职业技能等级评价培训教材

ZHONGYAO TIAOJIYAUN JICHU ZHISHI CHUJI ZHONGJI

中药调剂员

基础知识、初级、中级

广州市医药职业学校职业技能培训教材编写委员会　组织编写

赵珍东　高　妮◎主编

中国出版集团有限公司

世界图书出版公司
广州·上海·西安·北京

图书在版编目（CIP）数据

中药调剂员：基础知识、初级、中级 / 赵珍东，高妮主编 . -- 广州：世界图书出版广东有限公司，2024. 11. --（职业技能等级评价培训教材）. -- ISBN 978-7-5232-1817-4

Ⅰ. R283

中国国家版本馆 CIP 数据核字第 2024G1S249 号

书　　名	职业技能等级评价培训教材　中药调剂员（基础知识、初级、中级） ZHIYE JINENG DENGJI PINGJIA PEIXUN JIAOCAI ZHONGYAO TIAOJIYUAN（JICHU ZHISHI CHUJI ZHONGJI）
主　　编	赵珍东　高　妮
责任编辑	刘　旭
责任技编	刘上锦
装帧设计	三叶草
出版发行	世界图书出版有限公司　世界图书出版广东有限公司
地　　址	广州市海珠区新港西路大江冲 25 号
邮　　编	510300
电　　话	（020）84460408
网　　址	http://www.gdst.com.cn
邮　　箱	wpc_gdst@163.com
经　　销	新华书店
印　　刷	广州方迪数字印刷有限公司
开　　本	889 mm × 1 194 mm　1/16
印　　张	30.5
字　　数	706 千字
版　　次	2024 年 11 月第 1 版　2024 年 11 月第 1 次印刷
国际书号	ISBN 978-7-5232-1817-4
定　　价	98.00 元

咨询、投稿：（020）84460408

编写人员名单

主　编　赵珍东　广东食品药品职业学院

　　　　高　妮　广州市医药职业学校

副主编　伍雪芳　广州市医药职业学校

　　　　谭志灿　广州市医药职业学校

　　　　邓晓迎　广东食品药品职业学院

　　　　顾炽源　广州医科大学附属中医院

编　委　（按姓氏笔画为序）

　　　　马　建　广州市医药职业学校

　　　　吕建军　山西药科职业学院

　　　　刘　佳　广东食品药品职业学院

　　　　刘　瑶　广东食品药品职业学院

　　　　肖　巍　广州紫和堂国医有限公司

　　　　张小红　广东省食品药品职业技术学校

　　　　张立庆　山东药品食品职业学院

　　　　郑慧芝　湖南食品药品职业学院

　　　　姚东云　河北化工医药职业技术学院

　　　　黄小龙　广州采芝林药业有限公司

　　　　黄雪莹　广州市医药职业学校

　　　　彭　刚　岭南中药饮片有限公司

　　　　蓝永锋　北京同仁堂广州药业连锁有限公司

　　　　路立峰　山东药品食品职业学院

　　　　戴　莹　广州市医药职业学校

前言 PREFACE

国务院关于印发《国家职业教育改革实施方案》的通知（国发〔2019〕4 号），中明确：从 2019 年开始，在职业院校、应用型本科高校启动“学历证书 + 若干职业技能等级证书”（即 1+X 证书）制度试点工作。深化复合型技术技能人才培养培训模式改革，借鉴国际职业教育培训普遍做法，制订工作方案和具体管理办法，启动 1+X 证书制度试点工作。各类职业技能等级证书具有同等效力，持有证书人员享受同等待遇。院校内实施的职业技能等级证书分为初级、中级、高级，是职业技能水平的凭证，反映职业活动和个人职业生涯发展所需要的综合能力。可见，职业技能等级水平评价是大势所趋。但一直以来，有关中药类专业的职业技能等级水平评价，如中药调剂员、中药炮制工等，因各种原因企业未能承担并开发相应资源。广东食品药品职业学院、广州市医药职业学校经过严谨的申报流程，于 2022 年被广东省人力资源和社会保障厅列入第一批职业技能等级认定社会培训评价组织名单（粤人社函〔2022〕76 号）。我们在前期反复调研的基础上，做好了中药调剂员职业技能等级水平评价资源库的开发工作，获得了广东省职业技能鉴定指导中心的认可。

职业技能等级证书——中药调剂员的考评，涉及知识技能面广，难度大，是一项难度较大的综合性考试。本书按照中药调剂员国家标准的要求，结合岗位职业能力标准，参考业界相关考试、职业技能竞赛的经验编写而成，主要包括中药调剂员基础知识（职业道德、相关法律法规、服务、安全、中药基础、中医基础及中成药基础知识）、180 种常用中药饮片识别、80 味饮片用法介绍、40 种中成药介绍、中药调剂、中成药调剂、中药煎药等核心技能项目。本教材以《中华人民共和国药典（2020 年版）》为基本标准，全面、精准地总结了中药调剂员职业技能等级证书考评的精髓，适合高职、中职在校生，医院药房、社会药店人员备考使用；亦适合医药卫生类职工技能提升、成人教育的技能培训等。

本书在编写过程中，以企事业单位的专家、学者、教师组成编审队伍，编写的内容力求贴近中药调剂员职业技能、岗位标准，保证内容实用、够用，有助于业界相关人士备考及自我提升。

本书是国家“双高计划”中药学专业群核心专业、教育部高等职业教育创新发展行动计划骨干专业、广东省一类品牌专业、高本衔接试点专业——中药学的阶段性建设成果之一。

在本书的编写过程中，我们参考了中药调剂员国家标准以及全国中医药职业教育教学指导委员会、中国医药教育协会职业技术教育委员会有关中药传统和中药调剂员等技能竞赛的方案，得到了相关行业专家、同仁的大力支持和帮助。本书在广州市医药职业学校的鼎力支持下得以出版。对此我们表示衷心感谢！同时，我们也得到了广东食品药品职业学院中药学、中药制药、药学等专业在校生及毕业生的大力支持，他们从备考角度提出了宝贵建议，对此我们深表谢意。

本书的编写基于编委会全体专家的集体智慧，基于对中药调剂员职业岗位能力要求的深入分析，基于主编近年来对中药调剂员考评的思考。本书选取内容精准，实用性强，定会使考生备考效率得以提高。但限于编者水平，书中难免有不妥之处，恳请广大同仁和读者不吝赐教。

编写组

2024 年 8 月于广州

目录
CONTENTS

上篇 中药调剂基础知识

中篇 初级 中药调剂员

下篇 中级 中药调剂员

上篇

中药调剂基础知识

模块一　职业道德

项目一　职业道德基本知识

一、道德的含义和特点

1. 道德的含义

人们在社会生活的各个领域中进行着各种关系，与他人以及社会的整体发生各种联系。保持正常的社会生活秩序和人与人之间的关系，除了法制手段外还需要一定的规则和规范来约束人们的行为、调整彼此的关系，这种规范就是道德。道德指人们在社会生活中所形成的道德品质、道德境界和调整人和人之间关系的原则和规范。

道德是存在于人类社会活动中，由经济关系决定的，以善恶为评价标准，依靠社会舆论、传统习惯和内心信念的力量，调整人与人之间、人与社会之间关系的行为规范的总和。道德同法制手段一样，规范并约束人们的行为，调整人与人的关系，两者相互作用、相互影响，又相互补充，共同调整人们的行为规范。道德按照社会生活的结构可分为家庭道德、社会公德和职业道德。道德就是规定了人们应该做什么和不应该做什么，应该怎样做和不应该怎样做。

2. 道德的特征

道德与其他意识形态一样，相对独立，具有维护社会生活秩序的功能；道德是社会经济基础的反映，服务社会经济基础。作为意识形态的特殊形式，道德也有自身特点。

（1）媒介。道德与法律不同，不是靠强制力来实现，不需要专门机构来制定和执行。道德是靠社会舆论、传统习惯和个人内心信念等力量发挥作用，具有很强的稳定性。

（2）调节范围。道德的作用范围与法律相比更广泛。法律只干涉人们的违法行为，道德对人们行为干涉的范围则更广泛、更深入。受到道德谴责的不良行为，并不一定会受到法律的制裁。有的行为依靠道德规范进行调节，如中药调剂员上岗时需要的服务态度、文明用语和礼貌行为等。

（3）具有特殊的稳定性。道德规范不是由专门机构制定的，而是依靠社会舆论、教育、传统的习惯形成的，被人们自觉认同并广泛存在，就会深入人们的内心深处，形成传统并代代相传，有特殊的稳定性。

二、职业道德

1. 职业道德的含义

职业道德是指从事一定职业活动所应遵循的道德原则、特定职业思想、行为准则和规范。职业道德是所有从业人员在职业活动中应遵循的行为准则，涵盖了从业人员与服务对象、职业与职工之间的关系。职业道德不仅是一种行为要求，而且包括本行业对社会所承担的道德责任和道德义务，维护的是社会秩序或职业秩序。

随着社会主义精神文明活动的建设和社会分工精细化、专业化，伴随市场的激烈竞争，践行社会主义核心价值观，要求社会对从业人员倡导爱国、敬业、诚信、友善的道德准则，就要在职业观念、职业态度、职业技能、职业纪律和职业作风上做出表率，爱岗敬业、诚实守信、办事公道、服务群众、奉献社会就会成为精神文明建设的新风尚。

2. 职业道德的特点

（1）适用范围的有限性。因不同职业所承担的责任和义务不同，各自形成的职业道德的具体规范也不同。每种职业都担负着一种特定的职业责任和职业义务。

（2）发展的历史继承性。职业具有不断发展和继承延续的特征，这不仅是技术上要传承和发展，与其匹配的管理方法也有一定的继承性。急人所难、救死扶伤从古至今都是医药工作人员的职业道德要求。

（3）表达形式多样性。随着生产力的不断发展，社会分工越来越细，职业种类也来越多。而每种职业承担着不同的社会责任，有着特定的职业道德要求，因此，也就有多种多样的职业道德表达形式。

（4）强烈的纪律性。纪律是介于法律和道德之间的一种特殊的行为规范。自觉遵守纪律不仅是强制性要求，也体现了个人良好的职业道德。当职业道德以制度、章程、条例、守则的形式表达出来，从业人员能认识到遵守纪律的规范性和必要性，是个人品质的自然体现。

3. 职业道德的社会作用

职业道德是社会道德体系的重要内容，其社会作用表现包括：

（1）有助于调节职业活动中从业人员内部以及从业人员与服务对象间的关系

职业道德的基本职能是调节职能。一方面，职业道德规范约束职业内部人员的行为，促进内部人员爱岗敬业、团结合作，调节从业人员内部的关系，共同促进本行业的发展；另一方面，职业道德调节从业人员和服务对象之间的关系，有利于提升服务质量，如中药调剂员与患者之间的关系等。

（2）有助于维护和提高本行业的信誉

当行业产品和服务在社会公众中的信任程度越高，行业的信誉度就越高。从业人员的职业道德是关乎企业信誉、产品质量和服务质量的重要因素。从业人员职业道德水平越高，越能提供优质的产品和服务，越能为企业的发展带来长期的经济收益。

（3）有助于提高全社会的道德水平

职业道德是整个社会道德的重要组成部分。职业道德可以较好地体现出从业人员的工作态度、对职业的认同感，可以更好地反映从业人员的生活态度、价值观和方法观，同时，职业道德具有较强的稳定性和连续性。另外，职业道德也是一个职业集体、一个行业全体人员的行为表现。如果每个行业、每个职业集体都具备优良的道德，那么也会带动整个社会的道德水平的提高。

4. 社会主义职业道德

社会主义职业道德是人类历史上一种新型的职业道德，是指社会主义社会每个劳动者在职业活动中必须共同遵守的基本行为准则。集体主义是社会主义职业道德的基本原则，全心全意为人民服务是社会主义职业道德的核心。以爱祖国、爱人民、爱劳动、爱科学、爱社会主义为基本要求，以爱岗敬业、诚实守信、办事公道、尽职尽责、服务群众、奉献社会为基本规范和主要要求。社会主义职业道德建设是社会主义精神文明建设的主要内容，加强社会主义职业道德建设，不仅是国家经济繁荣、国力强盛、社会稳定、长治久安的需要，也是满足人民日益美好的生活需要的必要条件。

三、医药职业道德

1. 医药职业道德的含义

医药职业道德是职业道德的一种，是调节医药人员与患者、医药人员之间以及医药人员与国家、集体关系的行为准则和规范。社会主义职业道德在医药领域的体现与人民群众的密切相关，具有特殊的地位。保障人们身体健康、发展好医药事业，提高医疗服务质量，做好保健服务，加强医药职业道德的教育至关重要。

2. 医药职业道德的特点

作为上层建筑领域中的一部分，医药职业道德与其他职业道德一样，也有自身的特点。

（1）全人类性：全人类性的特征是医务职业道德最基本特征，体现了人道主义特征。作为医务工作者，为人类健康服务，救死扶伤、治病救人是其神圣职责。医药职业道德的全人类性是人类在同疾病斗争中建立的职业道德准则，不分国界、种族、贫富、老幼。

（2）严肃性：医务工作具有严肃性，必须认真对待，药品生产、经营、调配等过程必须依据国家制定的药事法律法规进行。医务工作关乎人的生命安全，不容有一丝马虎。药事法律法规是维护人们身体健康、保证医药行业在市场经济中公平竞争的重要法律依据。依法生产、经营和使用药品是法律规定的，也体现了医药职业道德的基本要求。

（3）平等性：医务工作者要对服务对象一视同仁，不分男女、老幼、贫富、关系亲疏、职位都平等对待。这就体现了医药职业道德的平等性。

3. 医药职业道德的基本原则

社会主义医药职业道德原则是所有从业人员在医药领域活动和实践中应遵循的根本原则，是评价与衡量从业人员行为和思想品质的最高道德标准。全心全意为人民身心健康服务是医药职业道德原则的根本目的，是医药职业道德原则的最终目标，也是医药人员必须坚持的最高宗旨。社会主义医药职业道德的原则主要包括：

（1）全心全意为人民服务

把为人民服务是社会主义职业道德的核心和宗旨，也是社会主义各种职业的共同要求。把为人民服务作为职业活动的出发点，在关乎人民身体健康的医药行业更应把病人利益放在首位，待病人如亲人，急病人之所急，全力为病人服务，全心全意为人民防病治病服务。

（2）救死扶伤，实行革命的人道主义。

救死扶伤，实行革命的人道主义是医药职业道德的基本原则之一。古往今来，坚持人道主义，是医药道德的精华，做好人道主义，其核心是珍视生命，一视同仁，关心和同情患者。社会主义道德建设也需要实行人道主义。

（3）坚持以病人利益为最高标准，提供药品服务

药品的质量与人们的健康和生命密切相关，医药行业从业人员要以病人的利益为重，牢固树立质量第一的思想，为病人提供安全、有效、经济的药品。

项目二 医药行业职业守则

一、医药行业的特点

医药行业的根本宗旨是为人民服务。保障用药安全，满足用药需要，是医药经营活动的目的。

1. 医药商品的特殊性

医药商品不同于一般商品，具有一定的特殊性。治疗与毒副作用的两重性、防病治病的专属性、用药的时效性，以及质量控制的严格性体现了其特殊性。

2. 医药商品质量的重要性

药品是用于预防、治疗、诊断疾病的特殊商品，关系到人的生命安全，因此，其质量要求比其他商品更为严格。药品没有精品、次品、等外品之分，只有合格和不合格之分。药品的生产、经营、使用企业和机构，必须按法律法规的要求保证药品的质量，不得生产、销售和使用不合格药品。而患者在使用药品的过程中也需要按照要求和指引进行，以确保药品安全、有效、均一、稳定，才能确保治疗效果。

3. 医药经营企业的两重性

医药经营企业具有经济事业和福利事业的两重性质，医药产品的商品性质决定了医药行业的本质是经济事业，遵循市场经济规律，同时，作为特殊的商品，它肩负着保证人民健康的重要使命，具有福利事业的性质。《中共中央、国务院关于卫生改革与发展的决定》中明确指出，我国卫生事业是政府实行一定福利政策的社会公益事业。在我国，为解决重大灾情、瘟疫及其他突发性事件用药，国家建立了药品储备制度，在紧急情况下，不惜一切代价，确保供应。这也就要求医药企业要有社会整体观念，要把社会效益与经济效益有机地结合起来。

二、医药行业职业守则

医药行业要求从业人员自觉约束自己的行为，遵守医药行业职业守则，具有高尚的医药职业道德素质，其特殊性表现在以下几点。

1. 遵纪守法，爱岗敬业

遵纪守法是医药行业从业人员必须具备的基本品质，是行业职业道德的一项重要规范。目前国家颁布了《中华人民共和国药品管理法》、《药物非临床研究质量管理规范》（GLP）、《药物临床试验质量管理规范》（GCP）、《药品生产质量管理规范》（GMP）、《药品经营质量管理规范》（GSP）等一系列相关的法律规范，医药从业人员必须严格遵守，自觉加强法律法规的学习，真正做到有法必依，将各项方针政策落实到位。

爱岗敬业作为最基本的职业道德规范。其中爱岗是敬业的基础，敬业是爱岗的具体表现。爱岗敬业是社会主义职业道德的基础，也是社会主义职业道德所倡导的首要规范。爱岗敬业就是热爱自己的工作岗位、热爱本职工作，对本职工作做到尽心尽力；敬业就是以恭敬、严肃的态度对待自己的职业，做到兢兢业业、精益求精、尽职尽责。

作为中药调剂员，热爱本职工作，对本职工作倾注热情，在做好本职工作中找到从事中药调剂员工作的幸福感、荣誉感。爱岗敬业就要做到认真学习药事法律法规，依法依规经营药品，严禁出售假劣药品。在专业技术上做到精益求精，在工作上认真对待，为解决患者的疾苦、保障人民身体健康、提高国民体质义不容辞。在销售药品时做到准确无误，正确告知患者药物的用法、用量和使用注意事项；调配处方必须严格审方，对处方药品不得擅自更改或者代用；对存在配伍禁忌或者超剂量的处方，应当拒绝调配。必要时，经处方医师更正或者重新签字，方可调配。

2. 质量为本，诚信经营

医药的质量主要包括医药产品本身质量和医药工作的服务质量。医药产品是保障人们身体健康的特殊产品，一方面，可防病治病；另一方面，也可因质量问题或未正确使用导致中毒甚至死亡。

质量为本是医药职业道德规范的重要内容，也是评价职业活动的主要依据。医药产品具有特殊性，与人们的健康息息相关。做到质量第一、安全有效，是每个医药工作者职业活动和职业行为的首要准则。产品的质量既综合体现了一个社会经济、技术和科学的水平，亦体现了企业管理、技术和经营水平。作为一名医药工作者，要务必树立质量第一的观念，对人民用药安全负责，把药品质量放在首位，杜绝出售假劣药品，同时不断学习和更新医药新知识，熟悉法律法规，提升对药品的鉴别能力，为消费者提供安全有效、质量可靠的药品，对消费者的安全要有高度的责任心。

诚实守信是做人的基本原则，也是社会主义职业道德的精髓。诚实反映客观事物，真实地表达自己的思想和感情；守信就是忠于自己应承担的职责、履行的义务，实践自己的诺言。对于我们从业人员，诚实守信不仅反映个人修养与素质，也反映单位企业文化；既反映公民道德，又反映社会公德。诚实守信要求重质量，重服务，讲信誉；要求诚实劳动，合法经营，做到实事求是，不欺骗患者。

3. 急人所难，救死扶伤

医药行业是从事维护人类生命健康的工作，也是服务群众的重要工作之一。了解群众需要，端正服务态度，改进服务措施，提高服务质量。服务群众就是为人民服务。在社会主义社会，人人都是服务员，人人都是服务对象。医药从业人员所赋有的职责、态度和专业技术水平直接关系到大众的安危。若从业人员道德高尚，尽心尽责，对广大患者来说，可以有效地减轻病痛。若无良好的职业守则，可能会给患者及家属带来严重损失。

作为医药从业人员，做好服务大众工作，把患者利益放在首位，对患者一视同仁，不分贫富、长幼、亲疏；以病人为中心，做到急病人之所急，救死扶伤，不考虑自身利益和得失。把患者的疾苦当作自己之疾苦，待患者如亲人。在做好服务的同时，还要具备扎实的专业知识和高超的技术技能，才能为患者提供高效的服务。

4. 文明经商，热情服务

从事医药经营人员，做的是为人民群众健康服务工作，责任重大。文明经商，热情服至关重要，其要求尊重服务对象，热情为他人服务，满怀热情地对待本职工作，还要注重营业场所的卫生整洁，保持良好的店容店貌，设计合理体贴的医药商品陈列等。文明经商，服务热情，要求做到：

（1）主动迎客，满怀热情。当顾客到店时，主动迎接，保持精神饱满，语言亲切柔和；对顾客的问题详细解答，对专业知识能深入浅出，浅显易懂，对药品的功效主治、用法、用量和注意事项进行认真细致讲解；发药时应称呼顾客姓名和尊称。

（2）仪表整洁，举止大方。穿着整洁，举止文雅、大方，佩戴证件，持证上岗，站柜姿势端正，言行雅正。在接待顾客时，做到眼勤、嘴勤、手勤、腿勤。

（3）尊重患者，平等待人。患者本身因生理和疾病的痛苦而心情不佳，医药行业从业人员要特别关心病人，和蔼可亲，满怀大爱之心，对别人的病痛保持同理心，满腔热情地开展服务。无论贫富，职业高低，男女老少，都平等对待。

（4）信誉为本，公平销售。从业人员要坚持原则，执行价格政策，不得因药品紧缺抬高价格，更不得利用工作之便谋取私利。

三、中药调剂员职业守则

1. 尊重患者，一视同仁

中药调剂员应当按照规定着装，佩戴标明其姓名和技术能力等内容的胸卡。中药调剂员应当言语雅正、举止文明，热心、耐心、平等对待患者，不得有任何歧视性或其他不道德的行为。务必尊重患者隐私，不得无故泄漏，更不能宣扬。除非确有正当合法的理由，在工作过程中不得拒绝为患者调配处方、提供药品或药学服务。无论贫富、职业高低，中药调剂员应当积极回答患者用药咨询需求，提供专业、准确的药学信息，不得在药学服务中欺骗患者。

2. 依法执业，质量第一

中药调剂员应恪守行业职业道德准则，遵循药品管理法律、法规，依法执业，认真履行职责，科学指导用药，确保药品质量和药学服务质量，确保公众用药安全、有效。同时，从业人员应当按照规定完成继续教育的要求，在合法的药品零售企业、医疗机构从事合法的药学业务，不得在从业场所外从事经营药品等业务。

作为中药调剂员，应当熟悉药品的功能主治、不良反应、禁忌和药物相互作用、储藏及注意事项。解释药品说明书要精准，对药品的使用方法、注意事项解释要详尽，耐心地回答患者疑问。应当客观地告知患者使用药品可能出现的副作用，既不夸大药品疗效，也不可对用药风险做出不恰当的表述或做虚假承诺。在工作中，中药调剂员应当凭中医师处方调配、销售处方药，对医师处方进行审核，确认处方的合理性，签字后依据处方正确调配、销售药品。对有配伍禁忌、超剂量等不合理的处方，应当拒绝调配，必要时经处方医师更正或者重新签字，方可调配、销售。中药调剂员应热情耐心、准确完整地解答患者提出的甲类、乙类非处方药的使用等问题；对于诊断不明、用药可能延误病情的情况，要准确判断，及时建议其寻求医师诊断、治疗。

对于特殊人群，如孕妇、儿童、老人等药品使用，或者用药后可能导致严重不良反应、或服用不当可能影响疗效甚至危及患者健康和生命安全的情况，在交付药品时，要特别注意向患者说明。遇到有危害患者生命安全、身体健康、违反社会伦理道德或法律的购药要求时，应当恪守履行职责的原则。

3. 进德修业，珍视声誉

中药调剂员应当模范遵循社会公德，珍视和维护职业声誉。应当积极主动接受继续教育，不断更新知识，关注与行业相关的法律法规的变化，提升从业水平。同时，应当深入社区为居民提供药品和药学服务，积极参加社会公益活动，大力普及安全用药知识和医药保健知识。

中药调剂员应当遵守行业竞争规范，公平竞争，自觉维护从业秩序，维护中药调剂员职业的荣誉和社会形象。不得有下列行为：

（1）贬低同行的专业能力和水平等或提供或承诺提供回扣招揽业务；

（2）利用新闻媒介或其他手段夸大自己的专业能力；

（3）采用有奖销售、附赠药品或礼品销售等方式向公众促销药品，干扰、误导购药；

（4）在名片或胸卡上印有各种职称、社会职务以及所获荣誉等；

（5）从业过程中饮酒、吸烟、饮食及其他与所提供药学服务无关的行为；

（6）与药品生产、经营企业及其业务人员、医疗机构及其医师等相关人员共谋不合法利益，参与不合法的商业活动。

4. 尊重同仁，密切协作

中药调剂员应当尊重同行，同业互助，公平竞争，共同提高业务水平，促进药学服务水平的提高，不应诋毁、损害其他重要从业人员的威信和声誉。中药调剂员应当加强与医护人员、患者之间的联系，保持良好的沟通、交流与合作，积极参与用药方案的制订、修订过程。应当与同事、医护人员相互理解，精诚合作，密切配合，建立和谐的工作关系。发生责任事故时，应分清自己的责任，不相互推诿和逃避。

模块一测试题

一、单项选择题

1. 除了（　　）外，均是道德的特征。

A. 调节范围

B. 媒介

C. 具有一定的强制性

D. 具有特殊的稳定性

2. 医药职业道德的特点包括（　　）。

A. 全人类性

B. 严肃性

C. 平等性

D. 以上均是

3. 社会主义职业道德的核心是（　　）。

A. 爱岗敬业

B. 服务群众

C. 尽职尽责

D. 全心全意为人民服务

4. 医药行业职业守则的包括（　　）。

A. 遵纪守法，爱岗敬业

B. 急人所难，救死扶伤

C. 文明经商，热情服务

D. 以上均是

5. 不属于中药调剂员尊重患者，一视同仁的做法是（　　）。

A. 适当夸大药品疗效

B. 言语雅正、举止文明

C. 尊重患者隐私，不无故泄漏

D. 按照规定着装

6. 社会主义职业道德主要内容不包括（　　）。

A. 爱岗敬业　　B. 诚实守信

C. 办事公道　　D. 效益为先

7. 中药调剂员职业守则不包括（　　）。

A. 尊重患者，一视同仁

B. 依法执业，质量第一

C. 进德修业，珍视声誉

D. 依法执业，效益为要

8. 不为中药调剂员尊重同仁，密切协作的做法是（　　）。

A. 尊重同行，同业互助

B. 保持良好的沟通、交流与合作

C. 积极主动接受继续教育，不断更新知识

D. 公平竞争，共同提高业务水平

二、判断题（下列判断正确的请打“√”，错误的打“X”）

9. 全心全意为人民服务是社会主义职业道德的核心。（　　）

10. 集体主义是社会主义职业道德的基本原则。（　　）

模块一测试题答案

一、单项选择题

1. C　2. D　3. D　4. D　5. A　6. D　7. D　8. C

二、判断题

9. √　10. √

模块二 相关法律、法规

项目一 中华人民共和国药品管理法

一、概述

1. 修订信息

《中华人民共和国药品管理法》于 1984 年 9 月 20 日第六届全国人民代表大会常务委员会第七次会议通过。

2001 年 2 月 28 日第九届全国人民代表大会常务委员会第二十次会议第一次修订。

根据 2013 年 12 月 28 日第十二届全国人民代表大会常务委员会第六次会议《关于修改〈中华人民共和国海洋环境保护法〉等七部法律的决定》第一次修正。

根据 2015 年 4 月 24 日第十二届全国人民代表大会常务委员会第十四次会议《关于修改〈中华人民共和国药品管理法〉的决定》第二次修正。

2019 年 8 月 26 日第十三届全国人民代表大会常务委员会第十二次会议第二次修订，2019 年 12 月 1 日起正式实施。

2. 立法宗旨

为了加强药品管理，保证药品质量，保障公众用药安全和合法权益，保护和促进公众健康，制定《中华人民共和国药品管理法》(以下简称《药品管理法》)。

3. 适用范围

在中华人民共和国境内从事药品研制、生产、经营、使用和监督管理活动，适用本法。本法所称药品，是指用于预防、治疗、诊断人的疾病，有目的地调节人的生理机能并规定有适应症或者功能主治、用法和用量的物质，包括中药、化学药和生物制品等。

二、药品上市许可持有人

药品上市许可持有人是指取得药品注册证书的企业或者药品研制机构等。

1. 药品上市许可持有人职责

药品上市许可持有人应当依照本法规定，对药品的非临床研究、临床试验、生产经营、上市后研究、不良反应监测及报告与处理等承担责任。其他从事药品研制、生产、经营、储存、运输、使用等活动的单位和个人依法承担相应责任。

药品上市许可持有人的法定代表人、主要负责人对药品质量全面负责。

2. 药品质量保证体系构建

药品上市许可持有人应当建立药品质量保证体系，配备专门人员独立负责药品质量管理。

药品上市许可持有人应当对受托药品生产企业、药品经营企业的质量管理体系进行定期审核，监督其持续具备质量保证和控制能力。

3. 药品生产规定

药品上市许可持有人可以自行生产药品，也可以委托药品生产企业生产。

药品上市许可持有人自行生产药品的，应当依照本法规定取得药品生产许可证；委托生产的，应当委托符合条件的药品生产企业。药品上市许可持有人和受托生产企业应当签订委托协议和质量协议，并严格履行协议约定的义务。

国务院药品监督管理部门制定药品委托生产质量协议指南，指导、监督药品上市许可持有人和受托生产企业履行药品质量保证义务。

血液制品、麻醉药品、精神药品、医疗用毒性药品、药品类易制毒化学品不得委托生产；但是，国务院药品监督管理部门另有规定的除外。

4. 药品上市放行管理

药品上市许可持有人应当建立药品上市放行规程，对药品生产企业出厂放行的药品进行审核，经质量受权人签字后方可放行。不符合国家药品标准的，不得放行。

5. 药品上市销售

药品上市许可持有人可以自行销售其取得药品注册证书的药品，也可以委托药品经营企业销售。药品上市许可持有人从事药品零售活动的，应当取得药品经营许可证。

药品上市许可持有人自行销售药品的，应当具备本法第五十二条规定的条件；委托销售的，应当委托符合条件的药品经营企业。药品上市许可持有人和受托经营企业应当签订委托协议，并严格履行协议约定的义务。

药品上市许可持有人、药品生产企业、药品经营企业委托储存、运输药品的，应当对受托方的质量保证能力和风险管理能力进行评估，与其签订委托协议，约定药品质量责任、操作规程等内容，并对受托方进行监督。

6. 药品追溯规定

药品上市许可持有人、药品生产企业、药品经营企业和医疗机构应当建立并实施药品追溯制度，按照规定提供追溯信息，保证药品可追溯。

药品上市许可持有人应当建立年度报告制度，每年将药品生产销售、上市后研究、风险管理等情况按照规定向省、自治区、直辖市人民政府药品监督管理部门报告。

药品上市许可持有人为境外企业的，应当由其指定的在中国境内的企业法人履行药品上市许可持有人义务，与药品上市许可持有人承担连带责任。

中药饮片生产企业履行药品上市许可持有人的相关义务，对中药饮片生产、销售实行全过程管理，建立中药饮片追溯体系，保证中药饮片安全、有效、可追溯。

经国务院药品监督管理部门批准，药品上市许可持有人可以转让药品上市许可。受让方应当具备保障药品安全性、有效性和质量可控性的质量管理、风险防控和责任赔偿等能力，履行药品上市许可持有人义务。

三、药品生产企业管理

1. 开办条件

开办药品生产企业，必须具备以下条件：具有依法经过资格认定的药学技术人员、工程技术人员及相应的技术工人，具有与其药品生产相适应的厂房、设施和卫生环境，具有能对所生产药品进行质量管理和质量检验的机构、人员以及必要的仪器设备，具有保证药品质量的规章制度。

2. 审批及许可证核发

开办药品生产企业，须经企业所在地省、自治区、直辖市人民政府药品监督管理部门批准并发给药品生产许可证。无药品生产许可证的，不得生产药品。药品生产许可证应当标明有效期和生产范围，到期重新审查发证。

3. 质量管理规范

从事药品生产活动，应当遵守药品生产质量管理规范，建立健全药品生产质量管理体系，保证药品生产全过程持续符合法定要求。

药品生产企业的法定代表人、主要负责人对本企业的药品生产活动全面负责。

4. 药品生产行为的管理

（1）除中药饮片的炮制外，药品必须按照国家药品标准和国务院药品监督管理部门批准的生产工艺进行生产，生产记录必须完整准确。药品生产企业改变影响药品质量的生产工艺的，必须报原批准部门审核批准。

中药饮片应当按照国家药品标准炮制；国家药品标准没有规定的，应当按照省、自治区、直辖市人民政府药品监督管理部门制定的炮制规范炮制。省、自治区、直辖市人民政府药品监督管理部门制定的炮制规范应当报国务院药品监督管理部门备案。不符合国家药品标准或者不按照省、自治区、直辖市人民政府药品监督管理部门制定的炮制规范炮制的，不得出厂、销售。

（2）生产药品所需的原料、辅料，应当符合药用要求、药品生产质量管理规范的有关要求。

生产药品，应当按照规定对供应原料、辅料等的供应商进行审核，保证购进、使用的原料、辅料等符合前款规定要求。

（3）直接接触药品的包装材料和容器，应当符合药用要求，符合保障人体健康、安全的标准。对不合格的直接接触药品的包装材料和容器，由药品监督管理部门责令停止使用。

（4）药品生产企业必须对其生产的药品进行质量检验，不符合国家药品标准，不得出厂。

药品生产企业应当建立药品出厂放行规程，明确出厂放行的标准、条件。符合标准、条件的，经质量受权人签字后方可放行。

（5）经省、自治区、直辖市人民政府药品监督管理部门批准，药品生产企业可以接受委托生产药品。

四、药品经营企业管理

1. 开办药品经营企业的审批程序

从事药品批发活动，应当经所在地省、自治区、直辖市人民政府药品监督管理部门批准，取得药品经营许可证。从事药品零售活动，应当经所在地县级以上地方人民政府药品监督管理部门批准，取得药品经营许可证。无药品经营许可证的，不得经营药品。

药品经营许可证应当标明有效期和经营范围，到期重新审查发证。

药品监督管理部门实施药品经营许可，除依据本法第五十二条规定的条件外，还应当遵循方便群众购药的原则。

2. 审批及许可证核发

开办药品批发企业，须经企业所在地省、自治区、直辖市人民政府药品监督管理部门批准并发给药品经营许可证；开办药品零售企业，须经企业所在地县级以上地方药品监督管理部门批准并发给药品经营许可证。无药品经营许可证的，不得经营药品。

3. 开办药品经营企业的条件

开办药品经营企业必须具备以下条件：

（1）具有依法经过资格认定的药学技术人员；

（2）具有与所经营药品相适应的营业场所、设备、仓储设施、卫生环境；

（3）具有与所经营药品相适应的质量管理机构或者人员；

（4）具有保证所经营药品质量的规章制度。

药品监督管理部门批准开办药品经营企业，还应当遵循合理布局和方便群众购药的原则。

4. 药品经营质量管理规范

从事药品经营活动，应当遵守药品经营质量管理规范，建立健全药品经营质量管理体系，保证药品经营全过程持续符合法定要求。

国家鼓励、引导药品零售连锁经营。从事药品零售连锁经营活动的企业总部，应当建立统一的质量管理制度，对所属零售企业的经营活动履行管理责任。

药品经营许可证应当标明有效期和经营范围，到期重新审查发证，有效期为5年。

5. 药品经营管理的其他规定

（1）药品上市许可持有人、药品生产企业、药品经营企业和医疗机构应当从药品上市许可持有人或者具有药品生产、经营资格的企业购进药品；但是，购进未实施审批管理的中药材除外。药品经营企业购进药品，必须建立并执行进货检查验收制度，验明药品合格证明和其他标识；不符合规定要求的，不得购进和销售。

（2）药品经营企业购销药品，必须有真实、完整的购销记录。购销记录必须注明通用名称、剂型、规格、产品批号、有效期、上市许可持有人、生产企业、购销单位、购销数量、购销价格、购销日期及国务院药品监督管理部门规定的其他内容。

（3）药品经营企业销售药品必须准确无误，并正确说明用法、用量和注意事项；调配处方必须经过核对，对处方所列药品不得擅自更改或者代用。对有配伍禁忌或者超剂量的处方，应当拒绝调配；必要时，经处方医师更正或者重新签字，方可调配。

（4）药品经营企业销售中药材，必须标明产地。

（5）药品经营企业必须制定和执行药品保管制度，采取必要的冷藏、防冻、防潮、防虫、防鼠等措施，保证药品质量。

（6）药品入库和出库必须执行检查制度。

（7）城乡集市贸易市场可以出售中药材。

（8）药品上市许可持有人、药品经营企业通过网络销售药品，应当遵守本法药品经营的有关规定。具体管理办法由国务院药品监督管理部门会同国务院卫生健康主管部门等部门制定。

疫苗、血液制品、麻醉药品、精神药品、医疗用毒性药品、放射性药品、药品类易制毒化学品等国家实行特殊管理的药品不得在网络上销售。

五、医疗机构的药剂管理

1. 医疗机构制剂的条件和范围

医疗机构应当配备依法经过资格认定的药师或者其他药学技术人员，负责本单位的药品管理、处方审核和调配、合理用药指导等工作。非药学技术人员不得直接从事药剂技术工作。医疗机构配制制剂，应当有能够保证制剂质量的设施、管理制度、检验仪器和卫生环境。医疗机构配制的制剂，应当是本单位临床需要而市场上没有供应的品种，并应当经所在地省、自治区、直辖市人民政府药品监督管理部门批准；但是，法律对配制中药制剂另有规定的除外。医疗机构配制的制剂应当按照规定进行质量检验；合格的，凭医师处方在本单位使用。经国务院药品监督管理部门或者省、自治区、直辖市人民政府药品监督管理部门批准，医疗机构配制的制剂可以在指定的医疗机构之间调剂使用。

医疗机构配制的制剂不得在市场上销售。

2. 医疗机构制剂许可证审批程序

医疗机构配制制剂，应当经所在地省、自治区、直辖市人民政府药品监督管理部门批准，取得医疗机构制剂许可证。无医疗机构制剂许可证的，不得配制制剂。

医疗机构制剂许可证应当标明有效期，到期重新审查发证。

3. 药剂管理的其他规定

（1）医疗机构购进药品，必须建立并执行进货检查验收制度，验明药品合格证明和其他标识；不符合规定要求的，不得购进和使用。

（2）医疗机构必须制定和执行药品保管制度，采取必要的冷藏、防冻、防潮、防虫、防鼠等措施，保证药品质量。

（3）医疗机构的药剂人员调配处方，必须经过核对，对处方所列药品不得擅自更改或者代用。对有配伍禁忌或者超剂量的处方，应当拒绝调配；必要时，经处方医师更正或者重新签字，方可调配。

六、药品管理

1. 新药审批及已有品种的审批

研制新药，必须按照国务院药品监督管理部门的规定如实报送研制方法、质量指标、药理及毒理试验结果等有关资料和样品，经国务院药品监督管理部门批准后，方可进行临床试验。药物临床试验机构资格的认定办法，由国务院药品监督管理部门、国务院卫生行政部门共同制定。

完成临床试验并通过审批的新药，由国务院药品监督管理部门批准，发给新药证书。

生产新药或者已有国家标准的药品的，须经国务院药品监督管理部门批准，并发给药品批准文号。但是，生产没有实施批准文号管理的中药材和中药饮片除外。实施批准文号管理的中药材、中药饮片品种目录由国务院药品监督管理部门会同国务院中医药管理部门制定。

药品生产企业在取得药品批准文号后，方可生产该药品。

2. 购药渠道规定

药品生产企业、药品经营企业、医疗机构必须从具有药品生产、经营资格的企业购进药品。但是，购进没有实施批准文号管理的中药材除外。

3. 特殊药品管理规定

国家对麻醉药品、精神药品、医疗用毒性药品、放射性药品，实行特殊管理。管理办法由国务院制定。

4. 禁止生产销售假药、劣药的规定

禁止生产（包括配制，下同）、销售、使用假药、劣药。有下列情形之一的，为假药：①药品所含成分与国家药品标准规定的成分不符的；②以非药品冒充药品或者以他种药品冒充此种药品的；③变质的药品；④药品所标明的适应症或者功能主治超出规定范围。

有下列情形之一的，为劣药：

①药品成份的含量不符合国家药品标准；②被污染的药品；③未标明或者更改有效期的药品；④未注明或者更改产品批号的药品；⑤超过有效期的药品；⑥擅自添加防腐剂、辅料的药品；⑦其他不符合药品标准的药品。

禁止未取得药品批准证明文件生产、进口药品；禁止使用未按照规定审评、审批的原料药、包装材料和容器生产药品。

5. 进出口药品的管理

（1）禁止进口疗效不确、不良反应大或者其他原因危害人体健康的药品。

（2）药品进口，须经国务院药品监督管理部门组织审查，经审查确认符合质量标准、安全有效的，方可批准进口，并发给进口药品注册证书。

（3）医疗单位临床急需或者个人自用进口的少量药品，按照国家有关规定办理进口手续。

（4）药品必须从允许药品进口的口岸进口，并由进口药品的企业向口岸所在地药品监督管理部门登记备案。海关凭药品监督管理部门出具的进口药品通关单放行。无进口药品通关单的，海关不得放行。

（5）口岸所在地药品监督管理部门应当通知药品检验机构按照国务院药品监督管理部门的规定对进口药品进行抽查检验。

（6）允许药品进口的口岸由国务院药品监督管理部门会同海关总署提出，报国务院批准。

（7）国务院药品监督管理部门对下列药品在销售前或者进口时，指定药品检验机构进行检验，检验不合格的，不得销售或者进口：国务院药品监督管理部门规定的生物制品、首次在中国境内销售的药品、国务院药品监督管理部门规定的生物制品、国务院规定的其他药品。

（8）国务院药品监督管理部门对已经批准生产或者进口的药品，应当组织调查；对疗效不确、不良反应大或者其他原因危害人体健康的药品，应当撤销批准文号或者进口药品注册证书。

（9）已被撤销批准文号或者进口药品注册证书的药品，不得生产或者进口、销售和使用。已经生产或者进口的，由当地药品监督管理部门监督销毁或者处理。

6. 药品储备管理

国家实行药品储备制度。国内发生重大灾情、疫情及其他突发事件时，国务院规定的部门可以紧急调用药品。

7. 药品名称规定

列入国家药品标准的药品名称为药品通用名称。已经作为药品通用名称的，该名称不作为药品商标使用。

8. 药品从业人员的健康要求

药品上市许可持有人、药品生产企业、药品经营企业和医疗机构中直接接触药品的工作人员，应当每年进行健康检查。患有传染病或者其他可能污染药品的疾病的，不得从事直接接触药品的工作。

七、药品包装的管理

1. 药品包装材料和容器的规定

直接接触药品的包装材料和容器，必须符合药用要求，符合保障人体健康、安全的标准，并由药品监督管理部门在审批药品时一并审批。药品生产企业不得使用未经批准的直接接触药品的包装材料和容器。对不合格的、直接接触药品的包装材料和容器，由药品监督管理部门责令停止使用。

2. 标签和说明书的规定

（1）药品包装必须适合药品质量的要求，方便储存、运输和医疗使用。发运中药材应当有包装。在每件包装上，应当注明品名、产地、日期、供货单位，并附有质量合格的标志。

（2）标签或者说明书应当注明药品的通用名称、成份、规格、上市许可持有人及其地址、生产企业及其地址、批准文号、产品批号、生产日期、有效期、适应症或者功能主治、用法、用量、禁忌、不良反应和注意事项。标签、说明书中的文字应当清晰，生产日期、有效期等事项应当显著标注，容易辨识。

（3）麻醉药品、精神药品、医疗用毒性药品、放射性药品、外用药品和非处方药的标签、说明书，应当印有规定的标志。

八、药品价格和广告的管理

1. 对药品价格进行管理的规定

依法实行市场调节价的药品，药品上市许可持有人、药品生产企业、药品经营企业和医疗机构应当按照公平、合理和诚实信用、质价相符的原则制定价格，为用药者提供价格合理的药品。

药品上市许可持有人、药品生产企业、药品经营企业和医疗机构应当遵守国务院药品价格主管部门关于药品价格管理的规定，制定和标明药品零售价格，禁止暴利、价格垄断和价格欺诈等行为。

医疗机构应当向患者提供所用药品的价格清单，按照规定如实公布其常用药品的价格，加强合理用药管理。具体办法由国务院卫生健康主管部门制定。

禁止药品上市许可持有人、药品生产企业、药品经营企业和医疗机构在药品购销中给予、收受回扣或者其他不正当利益。

禁止药品上市许可持有人、药品生产企业、药品经营企业或者代理人以任何名义给予使用其药品的医疗机构的负责人、药品采购人员、医师、药师等有关人员财物或者其他不正当利益。禁止医疗机构的负责人、药品采购人员、医师、药师等有关人员以任何名义收受药品上市许可持有人、药品生产企业、药品经营企业或者代理人给予的财物或者其他不正当利益。

2. 关于药品广告的规定

药品广告的监管药品广告应当经广告主所在地省、自治区、直辖市人民政府确定的广告审查机关批准；未经批准的，不得发布。

药品广告的内容必须真实、合法，以国务院药品监督管理部门批准的说明书为准，不得含有虚假的内容。

药品广告不得含有表示功效、安全性的断言或者保证；不得利用国家机关、科研单位、学术机构、行业协会或者专家、学者、医师、药师、患者等的名义或者形象作推荐、证明。

非药品广告不得有涉及药品的宣传。

九、药品监督

1. 药品监督检查

药品监督管理部门应当依照法律、法规的规定对药品研制、生产、经营和药品使用单位使用药品等活动进行监督检查，必要时可以对为药品研制、生产、经营、使用提供产品或者服务的单位和个人进行延伸检查，有关单位和个人应当予以配合，不得拒绝和隐瞒。

药品监督管理部门进行监督检查时，必须出示证明文件，对监督检查中知悉的商业秘密应当保密。

2. 药品质量抽查检验

药品监督管理部门根据监督管理的需要，可以对药品质量进行抽查检验。抽查检验应当按照规定抽样，并不得收取任何费用；抽样应当购买样品。所需费用按照国务院规定列支。

药品监督管理部门对有证据证明可能危害人体健康的药品及其有关材料可以采取查封、扣押的行政强制措施，并在七日内作出行政处理决定；药品需要检验的，必须自检验报告书发出之日起十五日内作出行政处理决定。

国务院和省、自治区、直辖市人民政府的药品监督管理部门应当定期公告药品质量抽查检验的结果；公告不当的，必须在原公告范围内予以更正。

3. 药品检验复验申请

当事人对药品检验结果有异议的，可以自收到药品检验结果之日起七日内向原药品检验机构或者上一级药品监督管理部门设置或者指定的药品检验机构申请复验，也可以直接向国务院药品监督管理部门设置或者指定的药品检验机构申请复验。受理复验的药品检验机构应当在国务院药品监督管理部门规定的时间内作出复验结论。

4. 药品不良反应报告制度

国家实行药品不良反应报告制度。药品上市许可持有人、药品生产企业、药品经营企业和医疗机构应当经常考察本单位所生产、经营、使用的药品质量、疗效和不良反应。发现疑似不良反应的，应当及时向药品监督管理部门和卫生健康主管部门报告。具体办法由国务院药品监督管理部门会同国务院卫生健康主管部门制定。

对已确认发生严重不良反应的药品，国务院或者省、自治区、直辖市人民政府的药品监督管理部门可以采取停止生产、销售、使用的紧急控制措施，并应当在 5 日内组织鉴定，自鉴定结论作出之日起 15 日内依法作出行政处理决定。

十、法律责任

1. 无证生产、销售药品的处罚

未取得药品生产许可证、药品经营许可证或者医疗机构制剂许可证生产、销售药品的，责令关闭，没收违法生产、销售的药品和违法所得，并处违法生产、销售的药品（包括已售出和未售出的药品，下同）货值金额十五倍以上三十倍以下的罚款；货值金额不足十万元的，按十万元计算。

2. 生产、销售、使用假药和劣药的法律责任

生产、销售假药的，没收违法生产、销售的药品和违法所得，责令停产停业整顿，吊销药品批准证明文件，并处违法生产、销售的药品货值金额十五倍以上三十倍以下的罚款；货值金额不足十万元的，按十万元计算；情节严重的，吊销药品生产许可证、药品经营许可证或者医疗机构制剂许可证，十年内不受理其相应申请；药品上市许可持有人为境外企业的，十年内禁止其药品进口。

生产、销售劣药的，没收违法生产、销售的药品和违法所得，并处违法生产、销售的药品货值金额十倍以上二十倍以下的罚款；违法生产、批发的药品货值金额不足十万元的，按十万元计算，违法零售的药品货值金额不足一万元的，按一万元计算；情节严重的，责令停产停业整顿直至吊销药品批准证明文件、药品生产许可证、药品经营许可证或者医疗机构制剂许可证。

生产、销售的中药饮片不符合药品标准，尚不影响安全性、有效性的，责令限期改正，给予警告；可以处十万元以上五十万元以下的罚款。

生产、销售假药，或者生产、销售劣药且情节严重的，对法定代表人、主要负责人、直接负责的主管人员和其他责任人员，没收违法行为发生期间自本单位所获收入，并处所获收入百分之三十以上三倍以下的罚款，终身禁止从事药品生产经营活动，并可以由公安机关处五日以上十五日以下的拘留。

对生产者专门用于生产假药、劣药的原料、辅料、包装材料、生产设备予以没收。

3. 违反药品管理法的其他有关规定

药品上市许可持有人、药品生产企业、药品经营企业、药物非临床安全性评价研究机构、药物临床试验机构等未遵守药品生产质量管理规范、药品经营质量管理规范、药物非临床研究质量管理规范、药物临床试验质量管理规范等的，责令限期改正，给予警告；逾期不改正的，处十万元以上五十万元以下的罚款；情节严重的，处五十万元以上二百万元以下的罚款，责令停产停业整顿直至吊销药品批准证明文件、药品生产许可证、药品经营许可证等，药物非临床安全性评价研究机构、药物临床试验机构等五年内不得开展药物非临床安全性评价研究、药物临床试验，对法定代表人、主要负责人、直接负责的主管人员和其他责任人员，没收违法行为发生期间自本单位所获收入，并处所获收入百分之十以上百分之五十以下的罚款，十年直至终身禁止从事药品生产经营等活动。

药品上市许可持有人、药品生产企业、药品经营企业或者医疗机构未从药品上市许可持有人或者具有药品生产、经营资格的企业购进药品的，责令改正，没收违法购进的药品和违法所得，并处违法购进药品货值金额二倍以上十倍以下的罚款；情节严重的，并处货值金额十倍以上三十倍以下的罚款，吊销药品批准证明文件、药品生产许可证、药品经营许可证或者医疗机构执业许可证；货值金额不足五万元的，按五万元计算。

伪造、变造、出租、出借、非法买卖许可证或者药品批准证明文件的，没收违法所得，并处违法所得一倍以上五倍以下的罚款；情节严重的，并处违法所得五倍以上十五倍以下的罚款，吊销药品生产许可证、药品经营许可证、医疗机构制剂许可证或者药品批准证明文件，对法定代表人、主要负责人、直接负责的主管人员和其他责任人员，处二万元以上二十万元以下的罚款，十年内禁止从事药品生产经营活动，并可以由公安机关处五日以上十五日以下的拘留；违法所得不足十万元的，按十万元计算。

提供虚假的证明、数据、资料、样品或者采取其他手段骗取临床试验许可、药品生产许可、药品经营许可、医疗机构制剂许可或者药品注册等许可的，撤销相关许可，十年内不受理其相应申请，并处五十万元以上五百万元以下的罚款；情节严重的，对法定代表人、主要负责人、直接负责的主管人员和其他责任人员，处二万元以上二十万元以下的罚款，十年内禁止从事药品生产经营活动，并可以由公安机关处五日以上十五日以下的拘留。

医疗机构将其配制的制剂在市场上销售的，责令改正，没收违法销售的制剂和违法所得，并处违法销售制剂货值金额二倍以上五倍以下的罚款；情节严重的，并处货值金额五倍以上十五倍以下的罚款；货值金额不足五万元的，按五万元计。

药品经营企业购销药品未按照规定进行记录，零售药品未正确说明用法、用量等事项，或者未按照规定调配处方的，责令改正，给予警告；情节严重的，吊销药品经营许可证。

除依法应当按照假药、劣药处罚的外，药品包装未按照规定印有、贴有标签或者附有说明书，标签、说明书未按照规定注明相关信息或者印有规定标志的，责令改正，给予警告；情节严重的，吊销药品注册证书。

违反药品价格管理的规定的，依照《中华人民共和国价格法》的规定处罚。

药品上市许可持有人、药品生产企业、药品经营企业或者医疗机构在药品购销中给予、收受回扣或者其他不正当利益的，药品上市许可持有人、药品生产企业、药品经营企业或者代理人给予使用其药品的医疗机构的负责人、药品采购人员、医师、药师等有关人员财物或者其他不正当利益的，由市场监督管理部门没收违法所得，并处三十万元以上三百万元以下的罚款；情节严重的，吊销药品上市许可持有人、药品生产企业、药品经营企业营业执照，并由药品监督管理部门吊销药品批准证明文件、药品生产许可证、药品经营许可证。

药品上市许可持有人、药品生产企业、药品经营企业在药品研制、生产、经营中向国家工作人员行贿的，对法定代表人、主要负责人、直接负责的主管人员和其他责任人员终身禁止从事药品生产经营活动。

药品上市许可持有人、药品生产企业、药品经营企业的负责人、采购人员等有关人员在药品购销中收受其他药品上市许可持有人、药品生产企业、药品经营企业或者代理人给予的财物或者其他不正当利益的，没收违法所得，依法给予处罚；情节严重的，五年内禁止从事药品生产经营活动。

医疗机构的负责人、药品采购人员、医师、药师等有关人员收受药品上市许可持有人、药品生产企业、药品经营企业或者代理人给予的财物或者其他不正当利益的，由卫生健康主管部门或者本单位给予处分，没收违法所得；情节严重的，还应当吊销其执业证书。

项目二 处方管理办法

一、概述

适用范围及处方界定

为规范处方管理，提高处方质量，2007 年 2 月 14 日卫生部（现卫健委）颁布了《处方管理办法》，共 8 章 63 条 2 个附件，自 2007 年 5 月 1 日起施行。该办法对处方书写、处方标准、处方开具、处方调剂、处方保管监督管理和有关法律责任等作出了具体规定。《处方管理办法》适用于与处方开具、调剂、保管相关的医疗机构及其人员。卫生部负责全国处方开具、调剂、保管相关工作的监督管理。

处方，是指由注册的执业医师和执业助理医师在诊疗活动中为患者开具的、由取得药学专业技术职务任职资格的药学专业技术人员审核、调配、核对，并作为患者用药凭证的医疗文书。处方包括医疗机构病区用药医嘱单。

医师开具处方和药师调剂处方应当遵循安全、有效、经济的原则。处方药应当凭医师处方销售、调剂和使用。

二、处方管理的一般规定

1. 处方书写规则

处方书写应当符合下列规则：

（1）患者一般情况、临床诊断填写清晰、完整，并与病历记载相一致。

（2）每张处方限于一名患者的用药。

（3）字迹清楚，不得涂改；如需修改，应当在修改处签名并注明修改日期。

（4）药品名称应当使用规范的中文名称书写；医疗机构或者医师、药师不得自行编制药品缩写名称或者使用代号；书写药品名称、剂量、规格、用法、用量要准确规范，药品用法可用规范的中文、英文、拉丁文或者缩写体书写，但不得使用“遵医嘱”“自用”等含糊不清字句。

（5）患者年龄应当填写实足年龄，新生儿、婴幼儿写日、月龄，必要时要注明体重。

（6）西药和中成药可以分别开具处方，也可以开具一张处方，中药饮片应当单独开具处方。

（7）开具西药、中成药处方，每一种药品应当另起一行，每张处方不得超过5种药品。

（8）中药饮片处方的书写，一般应当按照“君、臣、佐、使”的顺序排列；调剂、煎煮的特殊要求注明在药品右上方，并加括号，如布包、先煎、后下等；对饮片的产地、炮制有特殊要求的，应当在药品名称之前写明。

（9）药品用法用量应当按照药品说明书规定的常规用法用量使用，特殊情况需要超剂量使用时，应当注明原因并再次签名。

（10）除特殊情况外，应当注明临床诊断；

（11）开具处方后的空白处画一斜线以示处方完毕；

（12）处方医师的签名式样和专用签章应当与院内药学部门留样备查的式样相一致，不得任意改动，否则应当重新登记留样备案。

药品剂量与数量用阿拉伯数字书写。剂量应当使用法定剂量单位。

片剂、丸剂、胶囊剂、颗粒剂分别以片、丸、粒、袋为单位，溶液剂以支、瓶为单位，软膏及乳膏剂以支、盒为单位，注射剂以支、瓶为单位，应当注明含量，中药饮片以剂为单位。

2. 处方标准

（1）处方内容

处方标准由卫生部统一规定，处方格式由省、自治区、直辖市卫生行政部门统一制定，处方由医疗机构按照规定的标准和格式印制。

前记：包括医疗机构名称、费别、患者姓名、性别、年龄、门诊或住院病历号、科别或病区和床位号、临床诊断、开具日期等。可添列特殊要求的项目。麻醉药品和第一类精神药品处方还应当包括患者身份证明编号，代办人姓名、身份证明编号。

正文：以RP或R（拉丁文凡Recipe“请取”的编写）标示，分列药品名称、剂型、规格、数量、用法用量。

后记：医师签名者加盖专用签章，药品金额以及审核、调配，核对、发药药师签名或者加盖专用签章。

（2）处方颜色

普通处方的印刷用纸为白色；急诊处方印刷用纸为淡黄色，右上角标注“急诊”；儿科处方印刷用纸为淡绿色，右上角标注“儿科”；麻醉药品和第一类精神药品处方印刷用纸为淡红色，右上角标注“麻、精一”；第二类精神药品处方印刷用纸为白色，右上角标注“精二”。

三、处方权的获得

1. 经注册的执业医师在执业地点取得相应的处方权。

2. 经注册的执业助理医师在医疗机构开具的处方，应当经所在执业地点执业医师签名或加盖专用签章后方有效。

3. 经注册的执业助理医师在乡、民族乡、镇、村的医疗机构独立从事一般的执业活动，可以在注册的执业地点取得相应的处方权。

4. 医师应当在注册的医疗机构签名留样或者专用签章备案后，方可开具处方。

5. 试用期人员开具处方，应当经所在医疗机构有处方权的执业医师审核，并签名或加盖专用签章后方有效。

6. 进修医师由接收进修的医疗机构对其胜任本专业工作的实际情况进行认定后授予相应的处方权。

7. 麻醉药品与第一类精神药品处方权和调剂资格的规定如下：

医疗机构应当按照有关规定，对本机构执业医师和药师进行麻醉药品和精神药品使用知识和规范化管理的培训。执业医师经考核合格后取得麻醉药品和第一类精神药品的处方权，药师经考核合格后取得麻醉药品和第一类精神药品调剂资格。

医师取得麻醉药品和第一类精神药品处方权后，方可在本机构开具麻醉药品和第一类精神药品处方，但不得为自己开具该类药品处方。药师取得麻醉药品和第一类精神药品调剂资格后，方可在本机构调剂麻醉药品和第一类精神药品。

四、处方的开具

医师应当根据医疗、预防、保健需要，按照诊疗规范、药品说明书中的药品适应证、药理作用、用法、用量、禁忌、不良反应和注意事项等开具处方。开具医疗用毒性药品、放射性药品的处方应当严格遵守有关法律、法规和规章的规定。

1. 处方开具的药品名称要求

医师开具处方应当使用经药品监督管理部门批准并公布的药品通用名称、新活性化合物的专利药品名称和复方制剂药品名称。医师开具院内制剂处方时应当使用经省级卫生行政部门审核、药品监督管理部门批准的名称。医师可以使用由卫生部公布的药品习惯名称开具处方。

2. 处方开具的有效期与剂量要求

（1）处方开具当日有效。特殊情况下需延长有效期的，由开具处方的医师注明有效期限，但有效期最长不得超过 3 天。

（2）处方一般不得超过 7 日用量；急诊处方一般不得超过 3 日用量。对于某些慢性病、老年病或特殊情况，处方用量可适当延长，但医师应当注明理由。医疗用毒性药品、放射性药品的处方用量应当严格按照国家有关规定执行。医师应当按照卫生部制定的麻醉药品和精神药品临床应用指导原则开具麻醉药品、第一类精神药品处方。

（3）除需长期使用麻醉药品和第一类精神药品的门（急）诊癌症疼痛患者和中、重度慢性疼痛患者外，麻醉药品注射剂仅限于医疗机构内使用。为门（急）诊患者开具的麻醉药品注射剂，每张处方为一次常用量；控缓释制剂，每张处方不得超过 7 日常用量；其他剂型，每张处方不得超过 3 日常用量。

第一类精神药品注射剂，每张处方为一次常用量；控缓释制剂，每张处方不得超过 7 日常用量，其他剂型每张处方不得超过 3 日常用量。哌甲酯用于治疗儿童多动症时，每张处方不得超过 15 日常用量。第二类精神药品一般每张处方不得超过 7 日常用量；对于慢性病或某些特殊情况的患者，处方用量可以适当延长，医师应当注明理由。

（4）为门（急）诊癌症疼痛患者和中、重度慢性疼痛患者开具的麻醉药品、第一类精神药品注射剂，每张处方不得超过 3 日常用量；控缓释制剂，每张处方不得超过 15 日常用量；其他剂型，每张处方不得超过 7 日常用量。

（5）为住院患者开具的麻醉药品和第一类精神药品处方应当逐日开具，每张处方为 1 日常用量。对于需要特别加强管制的麻醉药品，盐酸氢埃托菲处方为一次常用量，仅限于二级以上医院内使用，盐酸哌替啶处方为一次常用量，仅限于医疗机构内使用。医疗机构应当要求长期使用麻醉药品和第一类精冲药品的门（急）诊癌症患者和中、重度患者复诊或者随诊一次。

3. 处方打印

医师利用计算机开具、传递普通处方时，应当同时打印出纸质处方，其格式与手写处方一致；打印的纸质处方经签名或者加盖签章后有效。药师核发药品时，应当核对打印的纸质处方，无误后发给药品，并将打印的纸质处方与计算机传递处方同时收存备查。

五、处方的调剂

1. 处方调剂人员资质和过程要求

（1）取得药学专业技术职务任职资格的人员方可从事处方调剂工作。药师在执业的医疗机构取得处方调剂资格。药师签名或者专用签章式样应当在本机构留样备查。具有药师以上专业技术职务任职资格的人员负责处方审核、评估、核对、发药以及安全用药指导；药士从事处方调配工作。药师应当凭医师处方调剂处方药品，非经医师处方不得调剂。

（2）药师应当按照操作规程调剂处方药品：认真审核处方，准确调配药品，正确书写药袋或粘贴标签，注明患者姓名和药品名称、用法、用量，包装；向患者交付药品时，按照药品说明书或者处方用法，进行用药交代与指导，包括每种药品的用法、用量、注意事项等。

（3）药师应当对处方用药适宜性进行审核，审核内容包括：规定必须做皮试的药品，处方医师是否注明过敏试验及结果的判定；处方用药与临床诊断的相符性；剂量、用法的正确性；选用剂型与给药途径的合理性；是否有重复给药现象；是否有潜在临床意义的药物相互作用和配伍禁忌；其他用药不适宜情况。

药师经处方审核后，认为存在用药不适宜时，应当告知处方医师，请其确认或者重新开具处方。药师发现严重不合理用药或者用药错误，应当拒绝调剂，及时告知处方医师，并应当记录，按照有关规定报告。

2. 调剂处方“四查十对”

药师调剂处方时必须做到“四查十对”。查处方，对科别、姓名、年龄；查药品，对药名、剂型、规格、数量；查配伍禁忌，对药品性状、用法用量；查用药合理性，对临床诊断。

药师在完成处方调剂后，应当在处方上签名或者加盖专用签章。

除麻醉药品、精神药品、医疗用毒性药品和儿科处方外，医疗机构不得限制门诊就诊人员持处方到药品零售企业购药。

六、监督管理

1. 未取得药学专业技术职务任职资格的人员不得从事处方调剂工作。

2. 处方由调剂处方药品的医疗机构妥善保存。普通处方、急诊处方、儿科处方保存期限为 1 年，医疗用毒性药品、第二类精神药品处方保存期限为 2 年，麻醉药品和第一类精神药品处方保存期限为 3 年。处方保存期满后，经医疗机构主要负责人批准、登记备案，方可销毁。

3. 医疗机构应当根据麻醉药品和精神药品处方开具情况，按照麻醉药品和精神药品品种、规格对其消耗量进行专册登记，登记内容包括发药日期、患者姓名、用药数量。专册保存期限为 3 年。

4. 医疗机构应当建立处方点评制度，填写处方评价表，对处方实施动态监测及超常预警，登记并通报不合理处方，对不合理用药及时予以干预。

七、法律责任

《处方管理办法》对违反处方管理办法规定的行为作出了规定。

1. 医疗机构有下列情形之一的，由县级以上卫生行政部门按照《医疗机构管理条例》第四十八条的规定，责令限期改正，并可处以 5000 元以下的罚款；情节严重的，吊销其医疗机构执业许可证：

（1）使用未取得处方权的人员、被取消处方权的医师开具处方的；

（2）使用未取得麻醉药品和第一类精神药品处方资格的医师开具麻醉药品和第一类精神药品处方的；

（3）使用未取得药学专业技术职务任职资格的人员从事处方调剂工作的。

2. 医疗机构未按照规定保管麻醉药品和精神药品处方，或者未依照规定进行专册登记的，按照《麻醉药品和精神药品管理条例》第七十二条的规定，由设区的市级卫生行政部门责令限期改正，给予警告；逾期不改正的，处 5000 元以上 1 万元以下的罚款；情节严重的，吊销其印鉴卡；对直接负责的主管人员和其他直接责任人员，依法给予降级、撤职、开除的处分。

3. 医师和药师出现下列情形之一的，由县级以上卫生行政部门按照《麻醉药品和精神药品管理条例》第七十三条的规定予以处罚：

（1）未取得麻醉药品和第一类精神药品处方资格的医师擅自开具麻醉药品和第一类精神药品处方的；

（2）具有麻醉药品和第一类精神药品处方医师未按照规定开具麻醉药品和第一类精神药品处方，或者未按照卫生部制定的麻醉药品和精神药品临床应用指导原则使用麻醉药品和第一类精神药品的；

（3）药师未按照规定调剂麻醉药品、精神药品处方的。

4. 药师未按照规定调剂处方药品，情节严重的，由县级以上卫生行政部门责令改正、通报批评，给予警告；并由所在医疗机构或者其上级单位给予纪律处分。

项目三 处方药与非处方药管理办法

一、概述

1999 年 6 月 18 日国家药品监督管理局令第 10 号公布《处方药与非处方药分类管理办法（试行）》，自 2000 年 1 月 1 日起施行。

1. 药品分类

根据药品品种、规格、适应症、剂量及给药途径不同，对药品分别按处方药与非处方药进行管理。处方药必须凭执业医师或执业助理医师处方才可调配、购买和使用；非处方药不需要凭执业医师或执业助理医师处方即可自行判断、购买和使用。

2. 非处方药目录的遴选、审批、发布和调整

由国家药品监督管理局负责。

3. 非处方药包装、标签、说明书

非处方药的包装必须印有国家指定的非处方药专有标识，必须符合质量要求，方便储存、运输和使用。每个销售基本单元包装必须附有标签和说明书。

非处方药标签、说明书除符合规定外，用语应当科学、易懂，便于消费者自行判断、选择和使用。非处方药的标签和说明书必须经国家药品监督管理局批准。

二、非处方药的分类及经营规定

根据药品的安全性，非处方药分为甲、乙两类。

经营处方药、非处方药的批发企业和经营处方药、甲类非处方药的零售企业必须具有药品经营企业许可证。

经省级药品监督管理部门或其授权的药品监督管理部门批准的其他商业企业可以零售乙类非处方药。

零售乙类非处方药的商业企业必须配备专职的具有高中以上文化程度，经专业培训后，由省级药品监督管理部门或其授权的药品监督管理部门考核合格并取得上岗证的人员。

三、处方药、非处方药广告规定

处方药只准在专业性医药报刊进行广告宣传，非处方药经审批可以在大众传播媒介进行广告宣传。

项目四 药品经营和使用质量监督管理办法

为了加强药品经营和药品使用质量监督管理，规范药品经营和药品使用质量管理活动，根据《中华人民共和国药品管理法》《中华人民共和国疫苗管理法》《中华人民共和国药品管理法实施条例》等法律、行政法规，2023 年 9 月 27 日国家市场监督管理总局令第 84 号公布最新《药品经营和使用质量监督管理办法》，2024 年 1 月 1 日起正式施行。

一、药品经营许可的管理

从事药品批发或者零售活动的，应当经药品监督管理部门批准，依法取得药品经营许可证，严格遵守法律、法规、规章、标准和规范。

药品上市许可持有人可以自行销售其取得药品注册证书的药品，也可以委托药品经营企业销售。但是，药品上市许可持有人从事药品零售活动的，应当取得药品经营许可证。

其他单位从事药品储存、运输等相关活动的，应当遵守本办法相关规定。

药品上市许可持有人、药品经营企业和医疗机构等应当遵守国家药品监督管理局制定的统一药品追溯标准和规范，建立并实施药品追溯制度，按照规定提供追溯信息，保证药品可追溯。

二、药品经营许可证的管理

1. 许可证效期

药品经营许可证有效期为五年。药品经营企业应当在有效期届满前六个月至两个月期间，向发证机关提出重新审查发证申请。药品经营许可证电子证书与纸质证书具有同等法律效力。

任何单位或者个人不得伪造、变造、出租、出借、买卖药品经营许可证。

2. 经营范围管理

药品批发企业经营范围包括中药饮片、中成药、化学药、生物制品、体外诊断试剂（药品）、麻醉药品、第一类精神药品、第二类精神药品、药品类易制毒化学品、医疗用毒性药品、蛋白同化制剂、肽类激素等。其中麻醉药品、第一类精神药品、第二类精神药品、药品类易制毒化学品、医疗用毒性药品、蛋白同化制剂、肽类激素等经营范围的核定，按照国家有关规定执行。

从事药品零售活动的，应当核定经营类别，并在经营范围中予以明确。经营类别分为处方药、甲类非处方药、乙类非处方药。

药品零售企业经营范围包括中药饮片、中成药、化学药、第二类精神药品、血液制品、细胞治疗类生物制品及其他生物制品等。其中第二类精神药品、血液制品、细胞治疗类生物制品经营范围的核定，按照国家有关规定执行。药品零售连锁门店的经营范围不得超过药品零售连锁总部的经营范围。

无论是批发还是零售企业，经营冷藏冷冻等有特殊管理要求的药品的，应当在经营范围中予以标注。

3. 销售管理

（1）企业对其购销人员的培训责任

药品上市许可持有人、药品经营企业应当加强药品采购、销售人员的管理，对其进行法律、法规、规章、标准、规范和专业知识培训，并对其药品经营行为承担法律责任。

（2）销售药品应当提供的资料

药品生产企业、药品批发企业销售药品时，应当提供下列资料：加盖本企业原印章的药品生产许可证或药品经营许可证和营业执照的复印件；加盖本企业原印章的所销售药品的批准证明文件复印件；销售进口药品的，按照国家有关规定提供相关证明。

药品经营企业应当建立覆盖药品经营全过程的质量管理体系。购销记录以及储存条件、运输过程、质量控制等记录应当完整准确，不得编造和篡改文件。

（3）药品销售凭证的内容及保存期限

药品批发企业销售药品时，应当开具标明供货单位名称、药品通用名称、药品上市许可持有人（中药饮片标明生产企业、产地）、批准文号、产品批号、剂型、规格、有效期、销售数量、销售价格、销售日期等内容的凭证；

药品零售企业销售药品时，应当开具标明药品通用名称、药品上市许可持有人（中药饮片标明生产企业、产地）、产品批号、剂型、规格、销售数量、销售价格、销售日期、销售企业名称等内容的凭证。

药品上市许可持有人、药品经营企业购销活动中的有关资质材料和购销凭证、记录保存不得少于五年，且不少于药品有效期满后一年。

药品零售企业应当遵守国家处方药与非处方药分类管理制度，按规定凭处方销售处方药，处方保留不少于五年。

4. 不得从事的经营活动

药品经营企业不得经营疫苗、医疗机构制剂、中药配方颗粒等国家禁止药品经营企业经营的药品。

药品零售企业不得销售麻醉药品、第一类精神药品、放射性药品、药品类易制毒化学品、蛋白同化制剂、肽类激素（胰岛素除外）、终止妊娠药品等国家禁止零售的药品。

药品零售企业不得以买药品赠药品或者买商品赠药品等方式向公众赠送处方药、甲类非处方药。处方药不得开架销售药品。

未经药品监督管理部门审核同意，药品经营企业不得改变经营方式和经营范围。

5. 销售处方药、甲类非处方药的人员要求

零售企业营业时间内，依法经过资格认定的药师或者其他药学技术人员不在岗时，应当挂牌告知。未经依法经过资格认定的药师或者其他药学技术人员审核，不得销售处方药。

三、医疗机构购进、储存药品的监督管理

1. 药品的购进

医疗机构购进药品，应当核实供货单位的药品生产许可证或者药品经营许可证、授权委托书以及药品批准证明文件、药品合格证明等有效证明文件。首次购进药品的，应当妥善保存加盖供货单位印章的上述材料复印件，保存期限不得少于五年。

医疗机构购进药品时应当索取、留存合法票据，包括税票及详细清单，清单上应当载明供货单位名称、药品通用名称、药品上市许可持有人（中药饮片标明生产企业、产地）、批准文号、产品批号、剂型、规格、销售数量、销售价格等内容。票据保存不得少于三年，且不少于药品有效期满后一年。

医疗机构应当建立和执行药品购进验收制度，购进药品应当逐批验收，并建立真实、完整的记录。

药品购进验收记录应当注明药品的通用名称、药品上市许可持有人（中药饮片标明生产企业、产地）、批准文号、产品批号、剂型、规格、有效期、供货单位、购进数量、购进价格、购进日期。药品购进验收记录保存不得少于三年，且不少于药品有效期满后一年。

2. 药品的储存

医疗机构设置的药房，应当具有与所使用药品相适应的场所、设备、仓储设施和卫生环境，配备相应的药学技术人员，并设立药品质量管理机构或者配备质量管理人员，建立药品保管制度。

医疗机构应当按照有关规定，根据药品属性和类别分库、分区、分垛储存药品，并实行色标管理。药品与非药品分开存放；中药饮片、中成药、化学药、生物制品分类存放；过期、变质、被污染等的药品应当放置在不合格库（区）；麻醉药品、精神药品、医疗用毒性药品、放射性药品、药品类易制毒化学品以及易燃、易爆、强腐蚀等危险性药品应当按照相关规定存放，并采取必要的安全措施。

项目五 中华人民共和国劳动法

一、概述

1. 修订信息及适用范围

《中华人民共和国劳动法》于 1994 年 7 月 5 日第八届全国人民代表大会常务委员会第八次会议通过。

根据 2009 年 8 月 27 日第十一届全国人民代表大会常务委员会第十次会议《关于修改部分法律的决定》第一次修正。

根据 2018 年 12 月 29 日第十三届全国人民代表大会常务委员会第七次会议《关于修改〈中华人民共和国劳动法〉等七部法律的决定》第二次修正。

在中华人民共和国境内的企业、个体经济组织和与之形成劳动关系的劳动者，适用《中华人民共和国劳动法》（以下简称《劳动法》）。

国家机关、事业组织、社会团体和与之建立劳动合同关系的劳动者，依照《劳动法》执行。

2. 劳动者的基本权利、义务

劳动者享有平等就业和选择职业的权利、取得劳动报酬的权利、休息休假的权利、获得劳动安全卫生保护的权利、接受职业技能培训的权利、享受社会保险和福利的权利、提请劳动争议处理的权利以及法律规定的其他劳动权利。

劳动者应当完成劳动任务，提高职业技能，执行劳动安全卫生规程，遵守劳动纪律和职业道德。

二、劳动就业制度

1. 平等就业原则

劳动者就业，不因民族、种族、性别、宗教信仰不同而受歧视。

妇女享有与男子平等的就业权利。在录用职工时，除国家规定的不适合妇女的工种或者岗位外，不得以性别为由拒绝录用妇女或者提高对妇女的录用标准。

2. 照顾特殊人群就业原则

残疾人、少数民族人员、退出现役的军人的就业，法律、法规有特别规定的，从其规定。

3. 禁止使用童工原则

禁止用人单位招用未满 16 周岁的未成年人。

文艺、体育和特种工艺单位招用未满 16 周岁的未成年人，必须依照国家有关规定，履行审批手续，并保障其接受义务教育的权利。

4. 双向选择原则

国家鼓励企业、事业组织、社会团体在法律、行政法规规定的范围内兴办产业或者拓展经营，增加就业。国家支持劳动者自愿组织起来就业和从事个体经营实现就业。

三、劳动合同

1. 订立劳动合同

劳动合同是劳动者与用人单位确立劳动关系、明确双方权利和义务的协议。建立劳动关系应当订立劳动合同。

订立和变更劳动合同，应当遵循平等自愿、协商一致的原则，不得违反法律、行政法规的规定。

劳动合同依法订立即具有法律约束力，当事人必须履行劳动合同规定的义务。

劳动合同可以约定试用期。试用期最长不得超过六个月。

劳动合同应当以书面形式订立。

2. 无效合同

下列劳动合同无效：

（1）违反法律、行政法规的劳动合同；

（2）采取欺诈、威胁等手段订立的劳动合同。

无效的劳动合同，从订立的时候起，就没有法律约束力。确认劳动合同部分无效的，如果不影响其余部分的效力，其余部分仍然有效。

劳动合同的无效，由劳动争议仲裁委员会或者人民法院确认。

3. 解除劳动合同

经劳动合同当事人协商一致，劳动合同可以解除。

（1）劳动者有下列情形之一的，用人单位可以解除劳动合同：

在试用期间被证明不符合录用条件的；

严重违反劳动纪律或者用人单位规章制度的；

严重失职，营私舞弊，对用人单位利益造成重大损害的；

被依法追究刑事责任的。

（2）有下列情形之一的，用人单位可以解除劳动合同，但是应当提前 30 日以书面形式通知劳动者本人：

劳动者患病或者非因工负伤，医疗期满后，不能从事原工作也不能从事由用人单位另行安排的工作的；

劳动者不能胜任工作，经过培训或者调整工作岗位，仍不能胜任工作的；

劳动合同订立时所依据的客观情况发生重大变化，致使原劳动合同无法履行，经当事人协商不能就变更劳动合同达成协议的。

4. 终止劳动合同

劳动合同期满或者当事人约定的劳动合同终止条件出现，劳动合同即行终止。

四、工作时间和休息休假

1. 工作时间

（1）国家实行劳动者每日工作时间不超过 8 小时、平均每周工作时间不超过 44 小时的工时制度。

（2）对实行计件工作的劳动者，用人单位应当根据上述规定中的工时制度合理确定其劳动定额和计件报酬标准。

（3）用人单位由于生产经营需要，经与工会和劳动者协商后可以延长工作时间，一般每日不得超过 1 小时；因特殊原因需要延长工作时间的，在保障劳动者身体健康的条件下延长工作时间每日不得超过 3 小时，但是每月不得超过 36 小时。

（4）有下列情形之一的，延长工作时间不受《劳动法》规定的限制：发生自然灾害、事故或者因其他原因，威胁劳动者生命健康和财产安全，需要紧急处理的；生产设备、交通运输线路、公共设施发生故障，影响生产和公众利益，必须及时抢修的；法律、行政法规规定的其他情形。

（5）用人单位不得违反《劳动法》规定延长劳动者的工作时间。

2. 休息、休假

（1）用人单位应当保证劳动者每周至少休息 1 日。

（2）企业应生产特点不能实行每日工作时间不超过 8 小时、平均每周工作时间不超过 44 小时的工时制度及每周至少休息 1 日的，经劳动行政部门批准，可以实行其他工作和休息办法。

（3）用人单位在下列节日期间应当依法安排劳动者休假：元旦，春节，国际劳动节，国庆节，法律、法规规定的其他休假节日。

（4）国家实行带薪年休假制度。

五、工资

1. 工资分配应当遵循按劳分配原则，实行同工同酬。

2. 工资水平在经济发展的基础上逐步提高。国家对工资总量实行宏观调控。

3. 用人单位根据本单位的生产经营特点和经济效益，依法自主确定本单位的工资分配方式和工资水平。

4. 国家实行最低工资保障制度。最低工资的具体标准由省、自治区、直辖市人民政府规定，报国务院有关部门备案。用人单位支付劳动者的工资不得低于当地最低工资标准。

5. 工资应当以货币形式按月支付给劳动者本人。不得克扣或者无故拖欠劳动者的工资。

6. 劳动者在法定休假日和婚丧假期间以及依法参加社会活动期间，用人单位应当依法支付工资。

六、劳动安全卫生

1. 用人单位必须建立、健全劳动卫生制度，严格执行国家劳动安全卫生规程和标准，对劳动者进行劳动安全卫生教育，防止劳动过程中的事故，减少职业危害。

2. 劳动安全卫生设施必须符合国家规定的标准。

3. 新建、改建、扩建工程的劳动安全卫生设施必须与主体工程同时设计、同时施工、同时投入生产和使用。

4. 用人单位必须为劳动者提供符合国家规定的劳动安全卫生条件和必要的劳动防护用品，对从事有职业危害作业的劳动者应当定期进行健康检查。

5. 从事特种作业的劳动者必须经过专门培训并取得特种作业资格。

6. 劳动者在劳动过程中必须严格遵守安全操作规程。劳动者对用人单位管理人员违章指挥、强令冒险作业，有权拒绝执行；对危害生命安全和身体健康的行为，有权提出批评、检举和控告。

7. 国家建立伤亡和职业病统计报告和处理制度。县级以上各级人民政府劳动行政部门、有关部门和用人单位应当依法对劳动者在劳动过程中发生的伤亡事故和劳动者的职业病状况，进行统计、报告和处理。

七、职业培训、社会保险和福利

1. 职业培训

国家通过各种途径，采取各种措施，发展职业培训事业，开发劳动者的职业技能，提高劳动者素质，增强劳动者的就业能力和工作能力。

各级人民政府应当把发展职业培训纳入社会经济发展的规划，鼓励和支持有条件的企业、事业组织、社会团体和个人进行各种形式的职业培训。

用人单位应当建立职业培训制度，按照国家规定提取和使用职业培训经费，根据本单位实际，有计划地对劳动者进行职业培训。从事技术工种的劳动者，上岗前必须经过培训。

2. 社会保险和福利

国家发展社会保险，建立社会保险制度，设立社会保险基金，使劳动者在年老、患病、工伤、失业、生育等情况下获得帮助和补偿。

社会保险基金按照保险类型确定资金来源，逐步实行社会统筹。用人单位和劳动者必须依法参加社会保险，缴纳社会保险费。

劳动者在下列情形下，依法享受社会保险待遇：退休、患病、因工伤残或者患职业病、失业、生育。劳动者死亡后，其遗属依法享受遗属津贴。劳动者享受社会保险待遇的条件和标准由法律、法规规定。劳动者享受的社会保险金必须按时足额支付。

社会保险基金经办机构依照法律规定收支、管理和运营社会保险基金，并负有使社会保险基金保值增值的责任。社会保险基金监督机构依照法律规定，对社会保险基金的收支、管理和运营实施监督。社会保险基金经办机构和社会保险基金监督机构的设立和职能由法律规定。任何组织和个人不得挪用社会保险基金。

国家鼓励用人单位根据本单位实际情况为劳动者建立补充保险。国家提倡劳动者个人进行储蓄性保险。

国家发展社会福利事业，兴建公共福利设施，为劳动者休息、休养和疗养提供条件。用人单位应当创造条件，改善集体福利，提高劳动者的福利待遇。

八、劳动争议

1. 用人单位与劳动者发生劳动争议，当事人可以依法申请调解、仲裁、提起诉讼，也可以协商解决。调解原则适用于仲裁和诉讼程序。

2. 解决劳动争议，应当根据合法、公正、及时处理的原则，依法维护劳动争议当事人的合法权益。

3. 劳动争议发生后，当事人可以向本单位劳动争议调解委员会申请调解；调解不成，当事人一方要求仲裁的，可以向劳动争议仲裁委员会申请仲裁。当事人一方也可以直接向劳动争议仲裁委员会申请仲裁。对仲裁裁决不服的，可以向人民法院提出诉讼。

4. 在用人单位内，可以设立劳动争议调解委员会。劳动争议调解委员会由职工代表、用人单位代表和工会代表组成。劳动争议调解委员会主任由工会代表担任。劳动争议经调解达成协议的，当事人应当履行。

5. 劳动争议仲裁委员会由劳动行政部门代表、同级工会代表、用人单位方面的代表组成。劳动争议仲裁委员会主任由劳动行政部门代表担任。

6. 提出仲裁要求的一方应当自劳动争议发生之日起 60 日内向劳动争议仲裁委员会提出书面申请。仲裁裁决一般应在收到仲裁申请的 60 日内作出。对仲裁裁决无异议的，当事人必须履行。

7. 劳动争议当事人对仲裁裁决不服的，可以自收到仲裁裁决书之日起 15 日内向人民法院提起诉讼。一方当事人在法定期限内不起诉又不履行仲裁裁决的，另一方当事人可以申请强制执行。

8. 因签订集体合同发生争议，当事人协商解决不成的，当地人民政府劳动行政部门可以组织有关各方协调处理。因履行集体合同发生争议，当事人协商解决不成的，可以向劳动争议仲裁委员会申请仲裁；对仲裁裁决不服的，可以自收到仲裁裁决书之日起 15 日内向人民法院提出诉讼。

九、监督检查

县级以上各级人民政府劳动行政部门依法对用人单位遵守劳动法律、法规的情况进行监督检查，对违反劳动法律、法规的行为有权制止，并责令改正。

县级以上各级人民政府劳动行政部门监督检查人员执行公务，有权进入用人单位了解执行劳动法律、法规的情况，查阅必要的资料，并对劳动场所进行检查。县级以上各级人民政府劳动行政部门监督检查人员执行公务，必须出示证件，秉公执法并遵守有关规定。

县级以上各级人民政府有关部门在各自职责范围内，对用人单位遵守劳动法律、法规的情况进行监督。

各级工会依法维护劳动者的合法权益，对用人单位遵守劳动法律、法规的情况进行监督。任何组织和个人对违反劳动法律、法规的行为有权检举和控告。

十、法律责任

用人单位制定的劳动规章制度违反法律、法规规定的，由劳动行政部门给予警告，责令改正；对劳动者造成损害的，应当承担赔偿责任。

用人单位违反《劳动法》规定，延长劳动者工作时间的，由劳动行政部门给予警告，责令改正，并可以处以罚款。

项目六 中华人民共和国消费者权益保护法

一、概述

1. 修订信息

《中华人民共和国消费者权益保护法》（以下简称《消费者权益保护法》）于 1993 年 10 月 31 日第八届全国人民代表大会常务委员会第四次会议通过。

根据 2009 年 8 月 27 日第十一届全国人民代表大会常务委员会第十次会议《关于修改部分法律的决定》第一次修正。

根据 2013 年 10 月 25 日第十二届全国人民代表大会常务委员会第五次会议《关于修改〈中华人民共和国消费者权益保护法〉的决定》第二次修正。

2. 适用范围及遵循原则

本立法目的是保护消费者的合法权益，维护社会经济秩序，促进社会主义市场经济健康发展。消费者为生活消费需要购买、使用商品或者接受服务，其权益受《消费者权益保护法》的保护。

经营者与消费者进行交易，应当遵循自愿、平等、公平、诚实信用的原则。

二、消费者享有的权利

1. 知情权

消费者享有知悉其购买、使用的商品或者接受的服务的真实情况的权利。

消费者有权根据商品或者服务的不同情况，要求经营者提供商品的价格、产地、生产者、用途、性能、规格、等级、主要成份、生产日期、有效期限、检验合格证明、使用方法说明书、售后服务，或者服务的内容、规格、费用等有关情况。

2. 选择权

消费者享有自主选择商品或者服务的权利。

消费者有权自主选择提供商品或者服务的经营者，自主选择商品品种或者服务方式，自主决定购买或者不购买任何一种商品、接受或者不接受任何一项服务。消费者在自主选择商品或者服务时，有权进行比较、鉴别和挑选。

3. 公平交易权

消费者享有公平交易的权利。

消费者在购买商品或者接受服务时，有权获得质量保障、价格合理、计量正确等公平交易条件，有权拒绝经营者的强制交易行为。

4. 获得赔偿权

消费者因购买、使用商品或者接受服务受到人身、财产损害的，享有依法获得赔偿的权利。

5. 监督权

消费者享有对商品和服务以及保护消费者权益工作进行监督的权利。

消费者有权检举、控告侵害消费者权益的行为和国家机关及其工作人员在保护消费者权益工作中的违法失职行为，有权对保护消费者权益工作提出批评、建议。

6. 受尊重权及信息得到保护权

消费者在购买、使用商品和接受服务时，享有人格尊严、民族风俗习惯得到尊重的权利，享有个人信息依法得到保护的权利。

7. 监督权

消费者享有对商品和服务以及保护消费者权益工作进行监督的权利。

消费者有权检举、控告侵害消费者权益的行为和国家机关及其工作人员在保护消费者权益工作中的违法失职行为，有权对保护消费者权益工作提出批评、建议。

8. 安全保障权

消费者在购买、使用商品和接受服务时享有人身、财产安全不受损害的权利。消费者有权要求经营者提供的商品和服务，符合保障人身、财产安全的要求。

三、经营者应承担的义务

1. 履行法定义务和约定义务

经营者向消费者提供商品或者服务，应当依照本法和其他有关法律、法规的规定履行义务。

经营者和消费者有约定的，应当按照约定履行义务，但双方的约定不得违背法律、法规的规定。经营者向消费者提供商品或者服务，应当恪守社会公德，诚信经营，保障消费者的合法权益，不得设定不公平、不合理的交易条件，不得强制交易。

2. 保障消费者安全

经营者应当保证其提供的商品或者服务符合保障人身、财产安全的要求。对可能危及人身、财产安全的商品和服务，应当向消费者作出真实的说明和明确的警示，并说明和标明正确使用商品或者接受服务的方法以及防止危害发生的方法。

宾馆、商场、餐馆、银行、机场、车站、港口、影剧院等经营场所的经营者，应当对消费者尽到安全保障义务。

3. 出具凭证和单据

经营者提供商品或者服务，应当按照国家有关规定或者商业惯例向消费者出具发票等购货凭证或者服务单据；消费者索要发票等购货凭证或者服务单据的，经营者必须出具。

4. 实行“三包”

经营者提供的商品或者服务不符合质量要求的，消费者可以依照国家规定、当事人约定退货，或者要求经营者履行更换、修理等义务。没有国家规定和当事人约定的，消费者可以自收到商品之日起7日内退货；7日后符合法定解除合同条件的，消费者可以及时退货，不符合法定解除合同条件的，可以要求经营者履行更换、修理等义务，经营者应当承担由此产生的必要费用。

5. 严格保护消费者个人信息

经营者收集、使用消费者个人信息，应当遵循合法、正当、必要的原则，明示收集、使用信息的目的、方式和范围，并经消费者同意。经营者收集、使用消费者个人信息，应当公开其收集、使用规则，不得违反法律、法规的规定和双方的约定收集、使用信息。

经营者及其工作人员对收集的消费者个人信息必须严格保密，不得泄露、出售或者非法向他人提供。经营者应当采取技术措施和其他必要措施，确保信息安全，防止消费者个人信息泄露、丢失。在发生或者可能发生信息泄露、丢失的情况时，应当立即采取补救措施。

经营者未经消费者同意或者请求，或者消费者明确表示拒绝的，不得向其发送商业性信息。

6. 瑕疵担保义务、瑕疵举证责任

经营者应当保证在正常使用商品或者接受服务的情况下其提供的商品或者服务应当具有的质量、性能、用途和有效期限；但消费者在购买该商品或者接受该服务前已经知道其存在瑕疵，且存在该瑕疵不违反法律强制性规定的除外。

经营者以广告、产品说明、实物样品或者其他方式表明商品或者服务的质量状况的，应当保证其提供的商品或者服务的实际质量与表明的质量状况相符。

经营者提供的机动车、计算机、电视机、电冰箱、空调器、洗衣机等耐用商品或者装饰装修等服务，消费者自接受商品或者服务之日起6个月内发现瑕疵，发生争议的，由经营者承担有关瑕疵的举证责任。

项目七 中华人民共和国反不正当竞争法

一、概述

1. 修订信息

《中华人民共和国反不正当竞争法》（以下简称《反不正当竞争法》）于1993年9月2日第八届全国人民代表大会常务委员会第三次会议通过。

2017年11月4日第十二届全国人民代表大会常务委员会第三十次会议修订。

根据2019年4月23日第十三届全国人民代表大会常务委员会第十次会议《关于修改〈中华人民共和国建筑法〉等八部法律的决定》修正。

2. 目的及界定

《反不正当竞争法》是为了促进社会主义市场经济健康发展，鼓励和保护公平竞争，制止不正当竞争行为，保护经营者和消费者的合法权益制定的法律。经营者在市场交易中，应当遵循自愿、平等、公平、诚实信用的原则，遵守公认的商业道德。

不正当竞争，是指经营者违反《反不正当竞争法》规定，损害其他经营者的合法权益，扰乱社会经济秩序的行为。

二、不正当竞争行为

1. 混淆行为

经营者不得实施下列混淆行为，引人误认为是他人商品或者与他人存在特定联系：

擅自使用与他人有一定影响的商品名称、包装、装潢等相同或者近似的标识；擅自使用他人有一定影响的企业名称（包括简称、字号等）、社会组织名称（包括简称等）、姓名（包括笔名、艺名、译名等）；擅自使用他人有一定影响的域名主体部分、网站名称、网页等；其他足以引人误认为是他人商品或者与他人存在特定联系的混淆行为。

2. 商业贿赂行为

经营者不得采用财物或者其他手段贿赂下列单位或者个人，以谋取交易机会或者竞争优势：

交易相对方的工作人员；受交易相对方委托办理相关事务的单位或者个人；利用职权或者影响力影响交易的单位或者个人。

经营者在交易活动中，可以以明示方式向交易相对方支付折扣，或者向中间人支付佣金。经营者向交易相对方支付折扣、向中间人支付佣金的，应当如实入账。接受折扣、佣金的经营者也应当如实入账。

经营者的工作人员进行贿赂的，应当认定为经营者的行为；但是，经营者有证据证明该工作人员的行为与为经营者谋取交易机会或者竞争优势无关的除外。

3. 侵犯商业秘密行为

经营者不得实施下列侵犯商业秘密的行为：

以盗窃、贿赂、欺诈、胁迫、电子侵入或者其他不正当手段获取权利人的商业秘密；

披露、使用或者允许他人使用以前项手段获取的权利人的商业秘密；

违反保密义务或者违反权利人有关保守商业秘密的要求，披露、使用或者允许他人使用其所掌握的商业秘密；

教唆、引诱、帮助他人违反保密义务或者违反权利人有关保守商业秘密的要求，获取、披露、使用或者允许他人使用权利人的商业秘密。

经营者以外的其他自然人、法人和非法人组织实施前款所列违法行为的，视为侵犯商业秘密。

第三人明知或者应知商业秘密权利人的员工、前员工或者其他单位、个人实施本条第一款所列违法行为，仍获取、披露、使用或者允许他人使用该商业秘密的，视为侵犯商业秘密。

本法所称的商业秘密，是指不为公众所知悉、具有商业价值并经权利人采取相应保密措施的技术信息、经营信息等商业信息。

4. 不正当有奖销售

经营者进行有奖销售不得存在下列情形：

所设奖的种类、兑奖条件、奖金金额或者奖品等有奖销售信息不明确，影响兑奖；

采用谎称有奖或者故意让内定人员中奖的欺骗方式进行有奖销售；

抽奖式的有奖销售，最高奖的金额超过五万元。

5. 利用网络从事生产经营活动须遵守的规定

经营者不得利用技术手段，通过影响用户选择或者其他方式，实施下列妨碍、破坏其他经营者合法提供的网络产品或者服务正常运行的行为：未经其他经营者同意，在其合法提供的网络产品或者服务中，插入链接、强制进行目标跳转；误导、欺骗、强迫用户修改、关闭、卸载其他经营者合法提供的网络产品或者服务；恶意对其他经营者合法提供的网络产品或者服务实施不兼容；其他妨碍、破坏其他经营者合法提供的网络产品或者服务正常运行的行为。

三、法律责任

经营者违反本法规定，给他人造成损害的，应当依法承担民事责任。

因不正当竞争行为受到损害的经营者的赔偿数额，按照其因被侵权所受到的实际损失确定；实际损失难以计算的，按照侵权人因侵权所获得的利益确定。经营者恶意实施侵犯商业秘密行为，情节严重的，可以在按照上述方法确定数额的一倍以上五倍以下确定赔偿数额。赔偿数额还应当包括经营者为制止侵权行为所支付的合理开支。

经营者违反本法规定贿赂他人的，由监督检查部门没收违法所得，处十万元以上三百万元以下的罚款。情节严重的，吊销营业执照。

经营者违反本法规定对其商品作虚假或者引人误解的商业宣传，或者通过组织虚假交易等方式帮助其他经营者进行虚假或者引人误解的商业宣传的，由监督检查部门责令停止违法行为，处二十万元以上一百万元以下的罚款；情节严重的，处一百万元以上二百万元以下的罚款，可以吊销营业执照。

经营者以及其他自然人、法人和非法人组织违反本法规定侵犯商业秘密的，由监督检查部门责令停止违法行为，没收违法所得，处十万元以上一百万元以下的罚款；情节严重的，处五十万元以上五百万元以下的罚款。

经营者违反本法规定进行有奖销售的，由监督检查部门责令停止违法行为，处五万元以上五十万元以下的罚款。

经营者违反本法规定损害竞争对手商业信誉、商品声誉的，由监督检查部门责令停止违法行为、消除影响，处十万元以上五十万元以下的罚款；情节严重的，处五十万元以上三百万元以下的罚款。

经营者违反本法规定妨碍、破坏其他经营者合法提供的网络产品或者服务正常运行的，由监督检查部门责令停止违法行为，处十万元以上五十万元以下的罚款；情节严重的，处五十万元以上三百万元以下的罚款。

经营者违反本法规定从事不正当竞争，有主动消除或者减轻违法行为危害后果等法定情形的，依法从轻或者减轻行政处罚；违法行为轻微并及时纠正，没有造成危害后果的，不予行政处罚。

经营者违反本法规定从事不正当竞争，受到行政处罚的，由监督检查部门记入信用记录，并依照有关法律、行政法规的规定予以公示。

经营者违反本法规定，应当承担民事责任、行政责任和刑事责任，其财产不足以支付的，优先用于承担民事责任。

妨害监督检查部门依照本法履行职责，拒绝、阻碍调查的，由监督检查部门责令改正，对个人可以处五千元以下的罚款，对单位可以处五万元以下的罚款，并可以由公安机关依法给予治安管理处罚。

项目八 中华人民共和国劳动合同法

一、概述

1. 修订信息

《中华人民共和国劳动合同法》（以下简称《劳动合同法》）于 2007 年 6 月 29 日第十届全国人民代表大会常务委员会第二十八次会议通过。

根据 2012 年 12 月 28 日《全国人民代表大会常务委员会关于修改〈中华人民共和国劳动合同法〉的决定》修订。

2. 目的及适用范围

为了完善劳动合同制度，明确劳动合同双方当事人的权利和义务，保护劳动者的合法权益，构建和发展和谐稳定的劳动关系，制定《劳动合同法》。

中华人民共和国境内的企业、个体经济组织、民办非企业单位等组织（以下称用人单位）与劳动者建立劳动关系，订立、履行、变更、解除或者终止劳动合同，适用本法。

3. 合同订立遵循原则

订立劳动合同，应当遵循合法、公平、平等自愿、协商一致、诚实信用的原则。依法订立的劳动合同具有约束力，用人单位与劳动者应当履行劳动合同约定的义务。

二、劳动合同的订立

1. 用人单位自用工之日起即与劳动者建立劳动关系。用人单位应当建立职工名册备查。

2. 用人单位招用劳动者时，应当如实告知劳动者工作内容、工作条件、工作地点、职业危害、安全生产状况、劳动报酬，以及劳动者要求了解的其他情况。用人单位有权了解劳动者与劳动合同直接相关的基本情况，劳动者应当如实说明。

3. 建立劳动关系，应当订立书面劳动合同。

已建立劳动关系，未同时订立书面劳动合同的，应当自用工之日起 1 个月内订立书面劳动合同。

用人单位与劳动者在用工前订立劳动合同的，劳动关系自用工之日起建立。

4. 劳动合同分为固定期限劳动合同、无固定期限劳动合同和以完成一定工作任务为期限的劳动合同。

用人单位与劳动者协商一致，可以订立无固定期限劳动合同。有下列情形之一，劳动者提出或者同意续订、订立劳动合同的，除劳动者提出订立固定期限劳动合同外，应当订立无固定期限劳动合同：

（1）劳动者在该用人单位连续工作满十年的；

（2）用人单位初次实行劳动合同制度或者国有企业改制重新订立劳动合同时，劳动者在该用人单位连续工作满十年且距法定退休年龄不足十年的；

（3）连续订立二次固定期限劳动合同，且劳动者没有本法第三十九条和第四十条第一项、第二项规定的情形，续订劳动合同的；

（4）用人单位自用工之日起满一年不与劳动者订立书面劳动合同的，视为用人单位与劳动者已订立无固定期限劳动合同。

5. 劳动合同由用人单位与劳动者协商一致，并经用人单位与劳动者在劳动合同文本上签字或者盖章生效，由用人单位和劳动者各执一份。

6. 劳动合同应当具备以下条款：

用人单位的名称、住所和法定代表人或者主要负责人；劳动者的姓名、住址和居民身份证或者其他有效身份证件号码；劳动合同期限；工作内容和工作地点；工作时间和休息休假；劳动报酬；社会保险；劳动保护、劳动条件和职业危害防护；法律、法规规定应当纳入劳动合同的其他事项。

劳动合同除前款规定的必备条款外，用人单位与劳动者可以约定试用期、培训、保守秘密、补充保险和福利待遇等其他事项。

7. 劳动合同期限：三个月以上不满一年的，试用期不得超过一个月；劳动合同期限一年以上不满三年的，试用期不得超过二个月；三年以上固定期限和无固定期限的劳动合同，试用期不得超过六个月。

同一用人单位与同一劳动者只能约定一次试用期。

以完成一定工作任务为期限的劳动合同或者劳动合同期限不满三个月的，不得约定试用期。

试用期包含在劳动合同期限内。劳动合同仅约定试用期的，试用期不成立，该期限为劳动合同期限。

劳动者在试用期的工资不得低于本单位相同岗位最低档工资或者劳动合同约定工资的80%，并不得低于用人单位所在地的最低工资标准。

8. 服务期的规定如下：

用人单位为劳动者提供专项培训费用，对其进行专业技术培训的，可以与该劳动者订立协议，约定服务期。

劳动者违反服务期约定的，应当按照约定向用人单位支付违约金。违约金的数额不得超过用人单位提供的培训费用。用人单位要求劳动者支付的违约金不得超过服务期尚未履行部分所应分摊的培训费用。

9. 劳动合同无效或者部分无效：

（1）以欺诈、胁迫的手段或者乘人之危，使对方在违背真实意思的情况下订立或者变更劳动合同的；

（2）用人单位免除自己的法定责任、排除劳动者权利的；

（3）违反法律、行政法规强制性规定的。

对劳动合同的无效或者部分无效有争议的，由劳动争议仲裁机构或者人民法院确认。

三、劳动合同的履行与变更

用人单位与劳动者应当按照劳动合同的约定，全面履行各自的义务。

用人单位应当按照劳动合同约定和国家规定，向劳动者及时足额支付劳动报酬。

用人单位拖欠或者未足额支付劳动报酬的，劳动者可以依法向当地人民法院申请支付令，人民法院应当依法发出支付令。

用人单位应当严格执行劳动定额标准，不得强迫或者变相强迫劳动者加班。用人单位安排加班的，应当按照国家有关规定向劳动者支付加班费。

劳动者拒绝用人单位管理人员违章指挥、强令冒险作业的，不视为违反劳动合同。

劳动者对危害生命安全和身体健康的劳动条件，有权对用人单位提出批评、检举和控告。

用人单位变更名称、法定代表人、主要负责人或者投资人等事项，不影响劳动合同的履行。

用人单位发生合并或者分立等情况，原劳动合同继续有效，劳动合同由承继其权利和义务的用人单位继续履行。

用人单位与劳动者协商一致，可以变更劳动合同约定的内容。变更劳动合同，应当采用书面形式。

四、劳动合同的解除和终止

用人单位与劳动者协商一致，可以解除劳动合同。

劳动者提前30日以书面形式通知用人单位，可以解除劳动合同。劳动者在试用期内提前三日通知用人单位，可以解除劳动合同。

用人单位有下列情形之一的，劳动者可以解除劳动合同：

（1）未按照劳动合同约定提供劳动保护或者劳动条件的；

（2）未及时足额支付劳动报酬的；

（3）未依法为劳动者缴纳社会保险费的；

（4）用人单位的规章制度违反法律、法规的规定，损害劳动者权益的；

（5）因本法第二十六条第一款规定的情形（即以欺诈、胁迫的手段或者乘人之危，使对方在违背真实意思的情况下订立或者变更劳动合同的）致使劳动合同无效的；

（6）法律、行政法规规定劳动者可以解除劳动合同的其他情形；

（7）用人单位以暴力、威胁或者非法限制人身自由的手段强迫劳动者劳动的，或者用人单位违章指挥、强令冒险作业危及劳动者人身安全的，劳动者可以立即解除劳动合同，不需事先告知用人单位。

劳动者有下列情形之一的，用人单位可以解除劳动合同：

（1）在试用期间被证明不符合录用条件的；

（2）严重违反用人单位的规章制度的；

（3）严重失职，营私舞弊，给用人单位造成重大损害的；

（4）劳动者同时与其他用人单位建立劳动关系，对完成本单位的工作任务造成严重影响，或者经用人单位提出，拒不改正的；

（5）因本法第二十六条第一款第一项规定的情形致使劳动合同无效的；

（6）被依法追究刑事责任的。

解除劳动合同的限制：劳动者有下列情形之一的，用人单位不得解除劳动合同：

（1）从事接触职业病危害作业的劳动者未进行离岗前职业健康检查，或者疑似职业病病人在诊断或者医学观察期间的；

（2）在本单位患职业病或者因工负伤并被确认丧失或者部分丧失劳动能力的；

（3）患病或者非因工负伤，在规定的医疗期内的；

（4）女职工在孕期、产期、哺乳期的；

（5）在本单位连续工作满 15 年，且距法定退休年龄不足 5 年的；

（6）法律、行政法规规定的其他情形。

劳动合同的终止：有下列情形之一的，劳动合同终止：

（1）劳动合同期满的；

（2）劳动者开始依法享受基本养老保险待遇的；

（3）劳动者死亡，或者被人民法院宣告死亡或者宣告失踪的；

（4）用人单位被依法宣告破产的；

（5）用人单位被吊销营业执照、责令关闭、撤销或者用人单位决定提前解散的；

（6）法律、行政法规规定的其他情形。

经济补偿及计算：经济补偿按劳动者在本单位工作的年限，每满 1 年支付 1 个月工资的标准向劳动者支付。6 个月以上不满 1 年的，按 1 年计算；不满 6 个月的，向劳动者支付半个月工资的经济补偿。

劳动者月工资高于用人单位所在直辖市、设区的市级人民政府公布的本地区上年度职工月平均工资 3 倍的，向其支付经济补偿的标准按职工月平均工资 3 倍的数额支付，向其支付经济补偿的年限最高不超过 12 年。

所称月工资是指劳动者在劳动合同解除或者终止前十二个月的平均工资。

五、集体合同

企业职工一方与用人单位通过平等协商，可以就劳动报酬、工作时间、休息休假、劳动 安全卫生、保险福利等事项订立集体合同。集体合同草案应当提交职工代表大会或者全体职工讨论通过。

集体合同由工会代表企业职工一方与用人单位订立；尚未建立工会的用人单位，由上级工会指导劳动者推举的代表与用人单位订立。

企业职工一方与用人单位可以订立劳动安全卫生、女职工权益保护、工资调整机制等专项集体合同。

在县级以下区域内，建筑业、采矿业、餐饮服务业等行业可以由工会与企业方面代表订立行业性集体合同，或者订立区域性集体合同。

集体合同订立后，应当报送劳动行政部门；劳动行政部门自收到集体合同文本之日起 15 日内未提出异议的，集体合同即行生效。依法订立的集体合同对用人单位和劳动者具有约束力。行业性、区域性集体合同对当地本行业、本区域的用人单位和劳动者具有约束力。

集体合同中劳动报酬和劳动条件等标准不得低于当地人民政府规定的最低标准；用人单位与劳动者订立的劳动合同中，劳动报酬和劳动条件等标准不得低于集体合同规定的标准。

用人单位违反集体合同，侵犯职工劳动权益的，工会可以依法要求用人单位承担责任；因履行集体合同发生争议，经协商解决不成的，工会可以依法申请仲裁、提起诉讼。

六、劳动争议的处理

用人单位直接涉及劳动者切身利益的规章制度违反法律、法规规定的，由劳动行政部门责令改正，给予警告；给劳动者造成损害的，应当承担赔偿责任。

用人单位提供的劳动合同文本未载明本法规定的劳动合同必备条款或者用人单位未将劳动合同文本交付劳动者的，由劳动行政部门责令改正；给劳动者造成损害的，应当承担赔偿责任。

用人单位有下列情形之一的，由劳动行政部门责令限期支付劳动报酬、加班费或者经济补偿；劳动报酬低于当地最低工资标准的，应当支付其差额部分；逾期不支付的，责令用人单位按应付金额 50% 以上 100% 以下的标准向劳动者加付赔偿金：

（1）未按照劳动合同的约定或者国家规定及时足额支付劳动者劳动报酬的；

（2）低于当地最低工资标准支付劳动者工资的；

（3）安排加班不支付加班费的；

（4）解除或者终止劳动合同，未依照本法规定向劳动者支付经济补偿的。

用人单位有下列情形之一的，依法给予行政处罚；构成犯罪的，依法追究刑事责任；给劳动者造成损害的，应当承担赔偿责任：

（1）以暴力、威胁或者非法限制人身自由的手段强迫劳动的；

（2）违章指挥或者强令冒险作业危及劳动者人身安全的；

（3）侮辱、体罚、殴打、非法搜查或者拘禁劳动者的；

（4）劳动条件恶劣、环境污染严重，给劳动者身心健康造成严重损害的。

项目九 医疗用毒性药品管理办法

一、概述

为加强医疗用毒性药品的管理，防止中毒或死亡事故的发生，根据《中华人民共和国药品管理法》的规定，制定《医疗用毒性药品管理办法》。

医疗用毒性药品，系指毒性剧烈、治疗剂量与中毒剂量相近，使用不当会致人中毒或死亡的药品。

毒性中药品种：砒石（红砒、白砒）、砒霜、水银、生马钱子、生川乌、生草乌、生白附子、生附子、生半夏、生南星、生巴豆、斑蝥、青娘虫、红娘虫、生甘遂、生狼毒、生藤黄、生千金子、生天仙子、闹阳花、雪上一枝蒿、红升丹、白降丹、蟾酥、洋金花、红粉、轻粉、雄黄。

西药毒药品种：去乙酰毛花苷丙、阿托品、洋地黄毒苷、氢溴酸后马托品、三氧化二砷、毛果芸香碱、升汞、水杨酸毒扁豆碱、亚砷酸钾、氢溴酸东莨菪碱、士的宁。

二、医疗用毒性药品的生产、收购、供应和配制

由省、自治区、直辖市医药管理部门根据医疗需要制定，经省、自治区、直辖市卫生行政部门审核后，由医药管理部门下达给指定的毒性药品生产、收购、供应单位，并抄报卫生部、国家医药管理局和国家中医药管理局。生产单位不得擅自改变生产计划，自行销售。

药厂必须由医药专业人员负责生产、配制和质量检验，并建立严格的管理制度，严防与其他药品混杂。每次配料，必须经复核无误，并详细记录每次生产所用原料和成品数，经手人要签字备查。所有工具、容器要处理干净，以防污染其他药品。标示量要准确无误，包装容器要有毒药标志。

毒性药品的收购、经营，由各级医药管理部门指定的药品经营单位负责；配方用药由国营药店、医疗单位负责。其他任何单位或者个人均不得从事毒性药品的收购、经营和配方业务。

凡加工炮制毒性中药，必须按照《中华人民共和国药典》(简称《中国药典》)或者省、自治区、直辖市 卫生行政部门制定的《炮制规范》的规定进行。药材符合药用要求的，方可供应、配方和用于中成药生产。

生产毒性药品及其制剂，必须严格执行生产工艺操作规程，在本单位药品检验人员的监督下准确投料，并建立完整的生产记录，保存 5 年备查。在生产毒性药品过程中产生的废弃物，必须妥善处理，不得污染环境。

生产单位不得擅自改变生产计划，自行销售。

药厂必须由医药专业人员负责生产、配制和质量检验，并建立严格的管理制度，严防与其他药品混杂。每次配料，必须经复核无误，并详细记录每次生产所用原料和成品数，经手人要签字备查。所有工具、容器要处理干净，以防污染其他药品。标示量要准确无误，包装容器要有毒药标志。

毒性药品的收购、经营，由各级医药管理部门指定的药品经营单位负责；配方用药由国营药店、医疗单位负责。其他任何单位或者个人均不得从事毒性药品的收购、经营和配方业务。

凡加工炮制毒性中药，必须按照《中华人民共和国药典》或者省、自治区、直辖市卫生行政部门制定的《炮制规范》的规定进行。药材符合药用要求的，方可供应、配方和用于中成药生产。

生产毒性药品及其制剂，必须严格执行生产工艺操作规程，在本单位药品检验人员的监督下准确投料，并建立完整的生产记录，保存 5 年备查。在生产毒性药品过程中产生的废弃物，必须妥善处理，不得污染环境。

三、医疗用毒性药品的保管、领发、核对制度

收购、经营、加工、使用毒性药品的单位必须建立健全保管、验收、领发、核对等制度，严防收假、发错，严禁与其他药品混杂，做到划定仓间或仓位，专柜加锁并由专人保管。

毒性药品的包装容器上必须印有毒药标志，在运输毒性药品的过程中，应当采取有效措施，防止发生事故。

医疗单位供应和调配毒性药品，凭医生签名的正式处方。国营药店供应和调配毒性药品，凭盖有医生所在的医疗单位公章的正式处方。每次处方剂量不得超过 2 日极量。

调配处方时，必须认真负责，计量准确，按医嘱注明要求，并由配方人员及具有药师以上技术职称的复核人员签名盖章后方可发出。对处方未注明“生用”的毒性中药，应当付炮制品。如发现处方有疑问时，须经原处方医生重新审定后再行调配。处方一次有效，

取药后处方保存 2 年备查。

擅自生产、收购、经营毒性药品的单位或者个人，由县以上卫生行政部门没收其全部毒性药品，并处以警告或按非法所得的 5 至 10 倍罚款。情节严重、致人伤残或死亡，构成犯罪的，由司法机关依法追究其刑事责任。

当事人对处罚不服的，可在接到处罚通知之日起 15 日内，向作出处理的机关的上级机关申请复议。但申请复议期间仍应执行原处罚决定。上级机关应在接到申请之日起 10 日内作出答复。对答复不服的，可在接到答复之日起 15 日内，向人民法院起诉。

模块二测试题

一、单项选择题

1.《药品管理法》的适用范围（　　）。

A. 药品研制、生产、经营、使用和监督

B. 药品研制、生产、经营、使用

C. 药品生产、经营、使用和监督

D. 药品生产、经营、使用

2. 开办药品经营企业必须具备条件包括：（　　）。

A. 具有依法经过资格认定的药学技术人员

B. 具有与所经营药品相适应的营业场所、设备、仓储设施、卫生环境

C. 具有与所经营药品相适应的质量管理机构或者人员

D. 以上均是

3. 药品批准文号的有效期为（　　）年。

A.1　B.3　C.5　D.7

4. 按照 GSP 的规定，药品的购销存记录要保存（　　）年。

A.1　B.3　C.4　D.5

5. 药品生产必须按照（　　）。

A. 国家药品标准

B. 中国药典

C. 国家药品标准和地方药品标准

D. 局颁标准

6.《药品经营质量管理规范》要求药品零售企业不得采用开架自选的方式陈列和销售的是（　　）。

A. 处方药

B. 甲类非处方药

C. 外用药

D. 内服药

7. 普通药品门诊处方一般不超过（　　）用量。

A.1 天　B.3 天　C.5 天　D.7 天

8. 药品经营企业销售中药材必须标明（　　）。

A. 产地

B. 收采时间

C. 收采方法

D. 有效成分

9. 儿科处方印刷用纸为（　　）。

A. 红色　B. 黄色

C. 蓝色　D. 绿色

10. 依照《药品管理法》规定，处方药的广告可以在（　　）发布。

A. 电视上

B. 收音机中

C. 大众广告中

D. 指定的医学刊物

11. 劳动合同可以约定试用期，试用期最长不得超过（　　）。

A.1 个月

B.3 个月

C.6 个月

D.12 个月

12. 因产品存在缺陷造成人身、他人财产损害的，受害人可进行索赔损失，下列说法正确的有（　　）。

A. 受害人只可向产品的生产者要求赔偿

B. 受害人只可向产品的销售者要求赔偿

C. 受害人可以向产品的生产者要求赔偿，也可以向销售者要求赔偿

D. 受害人可以同时向产品的生产者和销售者进行多次的赔偿

13. 经营者提供的商品或者服务不符合质量要求的，消费者可以行使以下权利，但不包括（　　）。

A. 消费者可以依照国家规定或当事人的约定退货

B. 消费者要求经营者履行更换、修理等义务

C. 没有国家规定和当事人约定的，消费者可以自收到商品之日起十五日内退货

D. 退货、更换、修理的运输等必要费用要求经营者承担

14. 下列说法错误的是（　　）。

A. 商家发现其医药商品存在缺陷，有可能危及人身安全，应当立即向有关行政部门报告和告知消费者

B. 消费者索要发票等购货凭证或者服务单据时，经营者必须出具

C. 经营者提供商品或者服务应当明码标价

D. 商品被召回所需的必要费用一般是由消费者自行承当

15. 企业可以买商品赠药品的方式向公众赠送的是（　　）。

A. 处方药

B. 甲类非处方药

C. 乙类非处方药

D. 以上均不可

16. 处方一般当天有效，特殊情况下如需延长处方有效期则需要由开具处方的医师注明，且有效期最多不能超过（　　）天。

A.1　　B.2　　C.3　　D.4

二、判断题（下列判断正确的请打“√”，错误的打“X”）

17. 已经作为药品通用名称的，该名称不得作为药品商标使用。（　　）

18. 在中成药的验收中，若中成药无注册商标，只要其他方面合格，可以进店销售。（　　）

19. 经济补偿按劳动者在本单位工作的年限，每满一年支付1个月工资的标准向劳动者支付。（　　）

20. 具有依法经过资格认定的药学技术人员是开办药品经营企业必须具备的条件。（　　）

21. 开具西药、中成药处方，每张处方不得超过8种药品。（　　）

模块二测试题答案

一、单项选择题

1.A　2.D　3.C　4.D　5.A　6.A　7.D　8.A　9.D　10.D　11.C　12.C　13.C　14.D　15.D　16.C

二、判断题

17. √　18. ×　19. ×　20. √　21. ×

模块三 服务知识

药品零售企业是经营医药商品的特殊企业，合理安全使用医药商品对人们的健康至关重要，否则可能会出现生命安全，甚者危及生命。因此，做好医药商品服务，坚持质量第一，生命至上，本着为人民健康负责的原则，做好医药商品服务。从事医药行业人员，要坚持依法经营、诚信经营，建立和完善销售服务机制，使药品销售服务做到规范化、标准化、制度化，进而提高服务质量，达到顾客购药、用药安全、满意的目的。

项目一 服务的含义及特点

一、概述

1. 服务的含义

服务有狭义和广义之分。狭义的服务是指行动、过程和表现。如中药调剂员进行药品销售服务实际就是向顾客展示行为和活动。服务从广义上讲，涵盖了包括所有产出为非有形产品的全部经济活动，在生产时即被消费，往往以便捷、舒适或健康的形式提供了附加价值。服务不仅仅产生于商业，也是许多生产制造商提供完整产品的一部分。

2. 服务的特点

相对于制造产品的有形性、标准化、生产和消费的分离性以及可储存性而言，服务则具有无形性、异质性、生产和消费的同时性和易逝性特点。

（1）无形性：服务和有形商品之间最本质的区别就在于服务的无形性。药品销售是药品调剂从业人员的服务行为，直接指向顾客 / 患者，这些行为能被他们所感知，却不能被触摸。

（2）异质性：服务是一种行为过程的表现，由于参与人的不同，也不可能出现两个完全相同的服务过程。员工所传递的服务，通常就是顾客所感知的服务。亦因每个顾客的特殊要求和经历，即使是同一人，每次也会产生不同的服务需求。异质性的关键在于人的行为（员工和顾客），而且变化无常。

（3）生产和消费的同时性：同时性是指服务的生产和消费的过程具有同时发生的特性。药品销售服务不可能在被出售之前就被生产出来，顾客购药实际上是生产和消费相辅相成，同时进行。这就意味着，当服务被生产时，顾客会在服务生产过程中相互影响，因此每位顾客的服务经历不同，最终服务效果也不尽相同。

（4）易逝性：服务过程不是实物，不可能被保存、储藏或重新销售或返还。

二、服务质量

要使顾客对药品经营企业满意，提高顾客对药品经营企业的忠诚度，提高服务质量是药品销售的基础。

1. 服务质量的含义

服务质量是指顾客对服务生产过程、服务的效用感知认同度的大小及对其需求的满足程度的综合表现。服务产品的质量水平不完全由服务企业所决定，与顾客自身感受也有很大的关系。药品销售的服务质量，不仅包括从业人员热情周到的服务，还包括药品经营企业提供的设施与设备的质量、药品质量、药品销售人员的医药专业知识、操作技能和工作效率等。

2. 服务质量的内容

顾客实际经历服务质量主要包括技术质量和功能质量两项内容。

（1）技术质量：所谓技术质量是指服务的结果，即顾客能从服务过程中得到的东西。服务企业为顾客提供的服务，会影响到顾客对服务质量的评估。如药品零售企业能为顾客提供安全、舒适、愉悦的购药环境和体验，药品零售服务使顾客获得质优价宜的药品等。技术质量可通过直观的方式评估，也容易被顾客所感知，从而成为顾客评价服务好坏的重要依据。

（2）功能质量：功能质量是指服务推广过程中，顾客所感受到服务人员在履行职责时的行为、态度、仪表等带来的感受。功能质量完全取决于顾客的主观感受，客观评价较难。技术质量和功能质量一起构成了服务质量的基本内容。因此，顾客对服务质量的感知不仅包括顾客在服务过程中得到的东西，而且还要考虑他们是如何得到这些东西，这就是服务质量的功能层面。因此功能质量是指服务过程的质量。

项目二 药店销售仪容规范

中药调剂员在药店从事药学服务工作时，需要遵循药店销售仪容规范要求。药学服务是一项专业工作。药店销售仪容规范不仅是药学服务人员个人形象的体现，更是其职业道德和职业操守的基石。因此仪容仪表、言行举止都体现了药品销售从业人员的服务水平的高低和服务质量的优劣。

一、仪容自然整洁

1. 发型自然大方

药学服务人员的发型应整齐、简洁，自然大方，不杂乱；避免怪异发型和发色，不佩戴繁杂的发饰；男性不留长发，不留大鬓角及胡须；女性如为长发应整齐束起，额前头发不遮眼睛；以免给服务对象留下不良印象。

2. 面容洁净

药学服务人员应保持面容洁净，不化浓妆，以免影响服务对象对药品的信任。此外，洁净的面容也能体现出个人的职业素养和工作态度。

3. 双手清洁

药学服务人员的双手应保持清洁，不留长指甲，不涂鲜艳的指甲油，以免给服务对象带来不卫生的感觉。同时，清洁的双手也能展现出个人的卫生习惯和职业素养。

4. 其他

除了头发、面部、颈部、手部的清洁外，还应清除口腔及身体的异味。上岗前不吃气味浓厚的食物，保持口气清新。勤换洗衣服，保持干净清爽。

二、仪表端庄大方

1. 着装规范

药学服务人员的着装应规范、整洁，穿统一制服；不穿奇装异服，以体现出专业和严谨的形象。工作时应佩戴工牌，以便服务对象辨认和监督。

2. 佩戴饰物适度

药学服务人员佩戴的饰物应适度，不宜过多或过于华丽，应体现端庄典雅。

三、仪态自然得体

1. 姿势端正

药学服务人员站立时应保持端正的姿势，不倚靠、不摇晃；走路时平稳，目视前方，展现出专业和自信的形象。同时，姿势端正也能体现出个人的职业素养和工作态度。

2. 微笑服务

药学服务人员应保持微笑服务，以友善和热情的态度对待每一位服务对象。微笑可以拉近与服务对象的距离，增强服务对象的信任感和满意度。

3. 动作稳重

在为服务对象服务过程中，动作应娴熟、稳重，避免慌张、忙乱。

四、语言文明礼貌

药学服务人员应使用文明礼貌的语言，与服务对象交流时语气要温和、语速要适中、表达要清晰。同时，要注意保护服务对象的隐私和权益，避免使用不当的语言或行为给服务对象带来不适或伤害。

五、电话接待礼仪

药店经常会接到顾客来电咨询，也经常需要用电话联系顾客。在使用电话联系时应注意电话接待礼仪。

1. 接听来电时，应主动问好，并自报店名和姓名。使用友善、热情的语言，给来电者留下良好的第一印象。拨打电话时，应主动问好、自报店名和姓名，与确认通话对方身份，说明来意，让对方知晓来电目的。

2. 在通话过程中，要确定来电者的身份，认真倾听来电者的需求和问题，并给予积极的反馈和回应。如遇重要或复杂问题，做好通话内容记录，并与对方确认。

3. 通话过程中注意声音要自然流畅，表情微笑自然，牢记礼貌用语。不要在通话中做其他事情或中断通话。

4. 如果来电者的需求超出了自己可处理范围，应该礼貌地将电话转接到相关部门或人员。在转接前，先告知来电者即将转接，并简单介绍接收者。

5. 通话结束时，应感谢通话对方接听电话，并表示如果将来有任何问题或需要帮助，都可以再次联系自己。

6. 通话结束，一般待对方先挂断电话；或在表达谢意后将电话轻轻挂断。

项目三 医药服务态度

医药服务态度是衡量医药服务质量的重要体现，是药学服务是医疗体系中不可或缺的一环，它直接关系到服务对象的质量。良好的医药服务态度能使顾客在的购药活动中，方便、舒心地购药，购药后如有问题亦能及时解决。

中药调剂员作为药学服务人员，要养成使用礼貌用语的习惯，注意个人仪容仪表、言谈举止，对待顾客要主动、热情、细心、周到。所售药品都要明码标价，不能以次充好，严禁出售危害、伪劣、假冒药品和失效药品。医药从业人员应掌握医药服务方法和技能，知晓顾客的需求，养成良好的医药服务态度。

一、药学服务的态度要求

1. 尊重与关爱

药学服务人员首先要尊重服务对象的生命和健康，尊重服务对象的自主权和尊严，关心和维护服务对象的合法权益。在与服务对象交流时，要尊重对方的人格尊严，用友善和关心的态度为他们提供帮助。同时，要善于倾听服务对象诉求，关注服务对象心理需求，使其感受到关心和支持。

2. 专业与诚信

药学服务人员应具备扎实的药学知识和技能，能够为服务对象提供科学、专业的用药建议。应以诚信为本，遵守职业道德，不参与任何不正当的药品销售和推广活动。做到以诚待人，用专业、细致、耐心的服务赢得服务对象的信任和满意。

3. 责任与奉献

药学服务人员应以高度的责任感对待工作，始终把服务对象的利益放在首位。在工作中，他们应该积极奉献，全心全意为服务对象服务，不断提升自己的专业水平和服务质量。

4. 热情与耐心

药学服务人员应具备热情、耐心的服务态度。无论服务对象提出什么问题或面临什么困难，他们都应该耐心倾听，并以热情的态度给予解答和帮助。在服务过程中，药学服务人员应多体谅和理解服务对象，学会换位思考，不能苛责求全，语气友善，不能咄咄逼人。

5. 沟通与协作

药学服务人员需要与服务对象、医生和其他医疗工作者进行有效的沟通，确保药品使用合理、安全、有效。良好的沟通与协作能力是药学服务人员必备的素质。

二、药学服务的细节

1. 热情接待

在接待服务对象时，要面带微笑，热情、友好地询问服务对象的病情和需求。同时，要给予服务对象适当的关心和安慰，缓解服务对象的紧张情绪。

2. 耐心倾听

在药学服务中，要耐心倾听服务对象的诉求和意见。不论服务对象说什么，都要认真倾听，不要随意打断或轻视服务对象的意见。同时，要关注服务对象的情绪变化，及时给予关注和支持。

3. 细致询问

在开展药学服务过程中，要细心观察服务对象的动作、体征。要细致询问服务对象的症状和病史，仔细观察服务对象的身体状况，确保判定的准确性和治疗的针对性。

4. 科学解答

在解答服务对象的问题时，要用通俗易懂的语言，科学、客观地解答服务对象的疑问。不要使用专业术语或过于复杂的语言，以免造成服务对象的困扰和不理解。

5. 尊重隐私

在药学服务中，要尊重服务对象的隐私和机密信息。要采取必要的措施保护服务对象的隐私和机密信息不被泄露或滥用。同时，要注意保护服务对象个人信息的保密性，防止信息泄露和滥用。

6. 文明礼貌

在药学服务中，要遵守文明礼貌的规范要求。要用礼貌的语言和良好的仪态与服务对象交流沟通，不得使用粗鲁或侮辱性的语言和行为。同时，要注意公共卫生和个人卫生，保持整洁干净的形象。

项目四　销售服务文明用语

药品销售直接服务于顾客，每天都与形形色色的人打交道，都必须以语言作为沟通媒介。因此语言沟通礼仪在药品销售工作中具有十分重要的作用，准确而适当地运用服务文明用语，是对广大药品销售从业人员的基本要求之一，也是做好本职工作所必需的基本技能。文明用语是药品销售行业的职业语言。

一、服务文明用语的原则和基本要求

在药品销售服务过程中，药品销售人员的恭敬、迎接的言语，用一些约定俗成的语言及其特定的表达，即药品销售行业的文明用语。

服务文明用语需要把握主动性、尊重性、准确性、适度性的原则。从业人员语言要亲切，语气要诚恳，语调要柔和，用语要恰当，音量要适中，使用普通话。不得使用讥讽、挖苦、埋怨、轻蔑等语言。销售人员需要掌握和运用手语、地方方言以及外语与有特殊需求的顾客群体进行交流的基本技能，为其提供语言无障碍医药服务。

服务文明用语的基本要求：文明、礼貌、亲切、准确。要做到“五声”，即来有迎声，问有答声，走有送声，不明白有解释声，不满意有道歉声。

二、文明用语

药学服务人员在与服务对象交流时，应使用文明礼貌的语言，尊重患者的人格尊严，要保持情感上的亲和，关注服务对象的感受和需求，并给予温暖和安慰。同时，要保持微笑，让患者感受到温暖和关爱。药品销售人员应熟练运用日常礼貌服务用语，准确使用问候语、赞赏语、祝贺语、答谢语、征询语、应答语、道歉语、告别语等服务类用语，灵活运用常用服务用语。

1. 销售常用服务用语举例

（1）“文明十字”：您、请、欢迎、对不起、谢谢、没关系、再见。

（2）接待顾客时：欢迎光临；早上好 / 中午好 / 下午好；欢迎您下次再来；您慢走等。

（3）销售服务时：请问有什么可以帮到您？对不起让您久等了；请拿好您的药品；有什么需要帮忙吗；谢谢，不客气；对不起，请稍等片刻；抱歉，请稍等一会；请到收银台结账；请拿好您的药品等。

（4）收款找零时：请问您有会员卡了吗；您购买的药品一共 ×× 元；请问是用现金还是信用卡支付；请输入您的信用卡密码；请在这里签名；请收好您的信用卡；请收好您的找零等。

（5）退换和投诉时：抱歉；请原谅；不好意思；多多包涵；没问题；我会尽量按照您的要求去调货；能找到的尽量找到；实在对不起；对不起，给您添麻烦了等。

2. 销售服务禁语举例

（1）顾客提前到来时，禁说：还没上班呢；出去等着吧；这么早就到。

（2）顾客询问有关事项时，禁说：不知道；自己不会看说明吗？不是告诉你了吗，怎么还不明白？真是麻烦。

（3）业务忙时，禁说：不要催，没看到我在忙吗？急什么，又不早点来；一边等着去。

（4）电脑出故障时，禁说：机器坏了，不能办理；我也没有办法，不收了。

（5）顾客有不同意时，禁说：有意见找领导去；爱上哪告就上哪告去；我已经说了好多次，你就是不听；你去投诉啊，不怕你。

（6）临近下班时，禁说：下班了不办了；怎么不早来；明天吧，今天赶不上。

模块三测试题

一、单项选择题

1. 服务的特点的不包括（　　）。
A. 无形性
B. 异质性
C. 生产和消费的同时性
D. 服务质量的两重性

2. 服务质量包括（　　）。
A. 批次质量
B. 技术质量
C. 功能质量
D. 技术质量和功能质量

3. 在药店工作期间，员工应保持以下哪种发型最为合适？（　　）
A. 长发披肩，显示个性
B. 短发清爽，易于打理
C. 染发显眼，吸引顾客注意
D. 随意扎起，不拘小节

4. 药店员工在接待顾客时，应如何穿着？（　　）
A. 穿着休闲装，显得亲切随和
B. 穿着正式制服，显示专业形象
C. 穿着时尚流行，吸引年轻顾客
D. 穿着个人喜好，展现独特风格

5. 药店员工在工作中，应如何保持面部清洁？（　　）
A. 无须特别注意，自然即可
B. 适度化妆，掩盖面部瑕疵
C. 清新自然，避免过浓妆容
D. 随意涂抹，不影响工作即可

6. 药店员工在与顾客交流时，应保持哪种表情？（　　）
A. 严肃认真，显得专业可信
B. 笑容满面，显得热情友好
C. 无表情，避免情绪影响工作
D. 随意变换，根据个人心情而定

7. 药学服务时，要做到（　　）。
A. 最大化药物销售额
B. 增加药店的知名度和利润
C. 促进药品的研发和生产
D. 提供患者所需的药物治疗方案

8. 药师在为患者提供药学服务时，应首先考虑的是什么？（　　）
A. 药品的疗效
B. 药品的价格
C. 药品的品牌
D. 药品的副作用

9. 药学服务中，药师与患者沟通的目的是什么？（　　）
A. 推销更多的药品
B. 建立信任关系，确保患者用药安全有效
C. 了解患者的个人喜好
D. 增加药师的个人业绩

10. 当顾客进店询问药品时，药师应该首先说什么？（　　）
A. “你需要买什么药？”
B. “我们店里有很多药，你随便看。”
C. “你看这个怎么样？”
D. “您好，请问您有什么需要帮助的？”

11. 当顾客对某种药品有疑问时，药师应该如何回应？（　　）

A.“我不知道，你问别人吧。”

B.“这种药很好，很多人都在用。”

C.“请稍等，我为您详细介绍一下。”

D.“你自己看吧，我不懂。”

12. 不是销售服务禁语的是（　　）。

A. 急什么，又不早点来

B. 还没上班呢

C. 机器坏了，不能办理

D. 对不起，给您添麻烦了

二、判断题

13. 在药品销售结束时，药师应感谢顾客并热情欢迎顾客再来。（　　）

14. 在药店工作中，员工可以随意佩戴首饰，不影响工作即可。（　　）

15. 药学服务中，药师对患者进行用药教育的目的是确保患者了解药品的用法、用量和注意事项。（　　）

模块三测试题答案

一、单项选择题

1.D　2.D　3.B　4.B　5.C　6.B　7.D　8.A

9.B　10.D　11.C　12.D

二、判断题

13.×　14.×　15.√

模块四 安全知识

项目一 安全知识概述

安全就是没有危险的状态。安全是一切活动顺利开展的前提和基础。狭义的安全是指在劳动生产过程中消除可能导致人员伤亡、职业危害或设备、财产损失的因素，保证人身安全、健康和资产安全。广义的安全还包括人们从事生产、生活的一切活动领域中的所有安全问题。如生产领域的生产安全，生活领域的个人防护、交通安全、公共安全、食品安全、消防安全等，以及各种自然灾害如台风、水灾、雷击、海啸、地震防范等。

一、安全知识

安全知识作为守护生命安全的重要基石，涵盖了多个方面，无论是个人防护、防火防爆知识，还是食品安全、交通安全知识等，都是不可或缺的。

（一）个人防护知识

个人防护知识包括如何避免各种可能对身体健康造成危害的因素，如保持个人卫生、正确使用化妆品、避免接触有毒物质等。此外，还需要了解如何应对突发事件，如火灾、地震等，以便在危险发生时能够迅速采取正确的应对措施。

（二）火灾逃生知识

火灾逃生知识包括了解如何正确使用灭火器、如何快速逃离火场、如何正确报警等。定期进行消防演练是非常重要的。通过消防演练可以提高对消防意识和火灾逃生技巧，在面对火灾时能迅速采取正确的应对措施，从而减少生命的损失。掌握火灾逃生技巧对于每一个人来说都至关重要。

（三）用电安全知识

用电安全是安全生产的重要组成部分，掌握用电安全知识非常重要。用电安全知识包括如何正确使用电器设备、如何避免触电、如何正确安装电线等。此外，还需要对电器和电路定期进行检查和维护，确保用电安全。

（四）交通安全常识

交通安全常识包括在如何正确使用交通工具、如何遵守交通规则、如何避免交通事故等。此外，还需要了解如何应对交通事故，如如何正确报警、如何保护现场等。

（五）网络安全防范

网络安全已成为现代生活中越来越重要的问题，网络安全知识包括如何保护个人信息、如何防范网络攻击、如何安全使用互联网等。

二、安全生产

安全生产是保护劳动者的安全、健康和国家财产，促进社会生产力发展的基本保证。《中华人民共和国安全生产法》中规定，安全生产工作应当以人为本，坚持人民至上、生命至上，把保护人民生命安全摆在首位，树牢安全发展理念，坚持安全第一、预防为主、综合治理的方针，从源头上防范化解重大安全风险。从业人员应了解关于安全生产的相关规定严格遵守，保证安全生产。

我国的安全生产方针是“安全第一，预防为主，综合治理”。

中药调剂员在从业过程中，要坚持安全第一的从业理念，严格遵守安全生产规章制度和操作规程，正确佩戴和使用劳动防护用品，养成良好的注意安全的习惯和作风。

项目二 防火防爆知识

消防即预防和扑灭火灾之意；国际上“消防”的含义还包括抢救其他紧急事故的活动，如水灾、风灾的救援等。火灾是一种常见的灾害，其带来的损失是巨大的。每年因火灾造成的人员伤亡和经济损失都十分惨重。火灾发生会造成财产损失，火灾现场的浓烟和高温环境往往会导致人员伤亡。了解导致火灾发生的因素，掌握预防措施是每个人应该具备的基本素质。

一、防火基本知识

（一）燃烧的本质和条件

1. 燃烧的本质

燃烧是可燃物质与氧化剂作用发生的一种放热反应，通常伴有火焰、发光和（或）发烟现象。燃烧的本质是剧烈的氧化还原反应。

2. 燃烧的条件

火灾是指在时间或空间上失去控制的燃烧所造成的灾害。燃烧的三个要素即可燃物、氧化剂（助燃物）和点火源（温度）。火灾发生时，火焰会迅速蔓延，释放出大量的热和光，同时产生烟雾和有毒气体。

（二）燃烧的类型

燃烧有四种类型，即闪燃、点燃、自燃和爆炸。

1. 闪燃

闪燃是指在一定温度下，液体表面上能产生足够的可燃蒸汽，遇火能产生一闪即灭现象。

2. 点燃

点燃也称强制着火，即可燃物质与明火直接接触引起燃烧，在火源移去之仍能保特继续燃烧的现象。可燃物开始持续燃烧所需要的最低温度称为燃点或着火点。

3. 自燃

自燃是指可燃物在空气中没有外来着火源的作用，靠自热和外热而发生的燃烧现象。根据物质的自燃分为本身自燃、受热自燃两类。本身自燃是由于物质内部自行发热而发生的燃烧现象，受热自燃是物质被加热到一定温度时发生的燃烧现象。

4. 爆炸

爆炸是由于物质急剧氧化或分解反应产生温度、压力分别增加或同时增加的现象。在瞬间迅速释放或急剧转化为光、热、功和机械等能量形态，释放出巨大能量的现象。

（三）火灾及其分类

火灾是指在时间或空间上失去控制的燃烧所造成的灾害。火灾发生时，火焰会迅速蔓延，释放出大量的热和光，同时产生烟雾和有毒气体。燃烧三要素为可燃物、氧化剂（助燃物）和点火源（温度）。

1. 可燃物

可燃物是可以燃烧的物品。凡是能与空气中的氧或其他氧化剂起燃烧化学反应的物质称为可燃物。按照相关国家标准规定，火灾可分为下列几类：

A 类火灾：指固体物质火灾，这种物质通常具有有机物性质，一般在燃烧时能产生灼热灰烬，如木材、棉、毛、麻、纸张火灾等。

B 类火灾：指液体或可熔化的固体物质火灾，如汽油、煤油、柴油、原油、甲醇、乙醇、沥青、石蜡火灾等。

C 类火灾：指气体火灾，如煤气、天然气、甲烷、乙烷、丙烷、氢气火灾等。

D 类火灾：指金属火灾，如钾、钠、镁、钛、锆、锂、铝镁合金火灾等。

E 类火灾：指带电火灾，是物体带电燃烧的火灾，如发电机、电缆、家用电器等。

F 类火灾：指烹饪器具内烹饪物火灾，如动、植物油脂等。

2. 助燃物

指可以帮助可燃物燃烧的物质，即能与可燃物质发生燃烧反应的物质。通常燃烧过程中的助燃物主要是氧，它包括游离的氧或化合物中的氧。火灾和爆炸事故中最常见的助燃物是空气。空气中含有大约 21% 的氧，可燃物在空气中的燃烧以游离的氧作为助燃剂的燃烧是最普遍的。

3. 着火源

即火源，是指能够使可燃物和助燃物（包括某些爆炸性物质）发生燃烧或爆炸的能量来源，这种能量来源常见的是热能，还有电能、机械能、化学能、光能等。常见的火源主要有以下八种：一是明火，如炉灶火、火柴火、蜡烛火等。二是高温物体，如点燃的烟头、发热的白炽灯、汽车排气管、暖气管等。三是电热能，如各种电热器具发热，电弧、电火花、静电火花、雷击放电产生的热等。四是化学热能，经过化学变化产生的热能，如燃烧生成的热，某些有机物发热自燃，化合物分解放出热等。五是机械热能，由机械能转变为热能，如摩擦热、压缩热、撞击热等。六是生物热，如微生物在新鲜稻草中发酵发热等。七是光能，由光能转变为热能，如日光聚焦等。八是核能，如分裂产生的热。

（四）仓库火灾

仓库是物资集中储存的场所，一旦发生火灾，不仅经济损失巨大，且对社会影响巨大，是企业防火工作的重点。

二、消防设备

消防设备包括灭火剂和灭火器。灭火剂是指能够有效地破坏燃烧条件并中止燃烧的物质。常用的灭火剂有水、泡沫、干粉、卤代烷烃、二氧化碳、沙子和岩粉等。应根据火灾的类别和具体情况，选用适当的灭火剂。灭火器是扑救初起火灾最常用的灭火设备，是由筒体、器头、喷嘴等部件组成，借助驱动压力将所充装的灭火剂喷出，达到灭火的目的。它能移动施救，轻便灵活，平时可固定设置。灭火器操作简单，稍经训练即可掌握其使用方法。

灭火器的种类很多，按其移动方式可分为：手提式和推车式；按驱动灭火剂的动力来源可分为：储气瓶式、储压式、化学反应式；按所充装的灭火剂则又可分为：泡沫、干粉、卤代烷、二氧化碳、酸碱、清水等。

1. 泡沫灭火器

适用于扑救一般 B 类火灾，如油制品、油脂等火灾，也可适用于 A 类火灾，但不能扑救 B 类火灾中的水溶性可燃、易燃液体的火灾，如醇、酯、醚、酮等物质火灾；也不能扑救带电设备及 C 类和 D 类火灾。

2. 酸碱灭火器

适用于扑救 A 类物质燃烧的初起火灾，如木、织物、纸张等燃烧的火灾。它不能用于扑救 B 类物质燃烧的火灾，也不能用于扑救 C 类可燃性气体或 D 类轻金属火灾。同时也不能用于带电物体火灾的扑救。

3. 二氧化碳灭火器

适用于扑救易燃液体及气体的初起火灾，也可扑救带电设备的火灾；常应用于实验室、计算机房、变配电所，以及对精密电子仪器、贵重设备或物品维护要求较高的场所。

4. 干粉灭火器

碳酸氢钠干粉灭火器适用于易燃、可燃液体、气体及带电设备的初起火灾；磷酸铵盐干粉灭火器除可用于上述几类火灾外，还可扑救固体类物质的初起火灾。但都不能扑救金属燃烧火灾。

三、灭火方法

灭火就是破坏燃烧条件使燃烧反应终止的过程。按照灭火原理可将其归纳为冷却灭火、窒息灭火、隔离灭火和化学抑制灭火。

1. 冷却灭火

即根据可燃物发生燃烧时必须达到一定的温度的条件，将灭火剂直接喷洒在燃烧的物质上，使可燃物质的温度降到燃点以下，从而使燃烧停止。用水冷却灭火，是扑救火灾的常用方法。

2. 窒息灭火

即根据可燃物质发生燃烧通常需要足够的空气（氧）的条件，采取适当措施来阻止空气流入燃烧区，或者用二氧化碳、氮气、水蒸气等气体来降低或稀释氧气的浓度，使燃烧物质因缺乏或断绝氧而熄灭。这种灭火方法适用于扑救封闭性较强的空间或设备容器内的火灾。

3. 隔离灭火

即根据发生燃烧必须具备可燃物的条件，将燃烧物与附近的可燃物隔离或分散开，使燃烧停止。这种灭火方法适用于扑救各种固体、液体和气体火灾。是扑救火灾比较常用的一种方法。

4. 化学抑制灭火

化学抑制法也称化学中断法，就是使灭火剂参与到燃烧反应历程中，使燃烧过程中产生的游离基消失，而形成稳定分子或低活性游离基，使燃烧反应停止。干粉灭火剂、卤代烷烃灭火剂就是利用这一原理产生灭火作用。

四、防火的原则和措施

1. 防灭的原则

防火的原则主要有：严格控制着火源，监视酝酿期特征，采取耐火建筑，阻止火焰蔓延，阻止火灾可能发展的规模，组织训练消防队伍，配备相应的消防器材等。

2. 防火的措施

（1）预防性措施：预防为主，此是最基本、最重要的措施。可分为两大类：消除导致火爆灾害的物质条件（即点火可燃物与氧化剂的结合）及消除导致火爆灾害的能量条件（即点火或引爆能源），从而从根本上杜绝发火（引爆）的可能性。

（2）限制性措施：即一旦发生火灾爆炸事故，限制其蔓延扩大及减少其损失的措施。如安装阻火、泄压设备，设防火墙、防爆墙等。

（3）消防措施：配备必要的消防设施，在万一不慎起火时，能及时扑灭。特别是如果能在着火初期将火扑灭，就可以避免发生大火灾或引发爆炸。这也是防火防爆措施的一部分。

（4）疏散性措施：预先采取必要的措施，如楼道、车辆、轮船等设置安全门或疏散楼梯、疏散通道等，一旦发生较大火灾时，能迅速将人员或重要物资撤到安全区，以减少损失。

（5）扑救各类火灾的选择

1）扑救 A 类火灾：可选择水型灭火器、泡沫灭火器、磷酸铵盐干粉灭火器，卤代烷烃灭火器。

2）扑救 B 类火灾：可选择泡沫灭火器（化学泡沫灭火器只限于扑灭非极性溶剂）、干粉灭火器、卤代烷烃灭火器、二氧化碳灭火器。

3）扑救 C 类火灾：可选用干粉灭火器、水型灭火器、七氟丙烷烃灭火器。

4）扑救 D 类火灾：可选择粉状石墨灭火器、专用干粉灭火器，也可用干砂或铸铁屑末代替。

5）扑救 E 类火灾：可选择干粉灭火器、卤代烷烃灭火器、二氧化碳灭火器等。带电火灾包括家用电器、电子元件、电气设备（计算机、复印机、打印机、传真机、发电机、电动机、变压器等）以及电线电缆等燃烧时仍带电的火灾，而顶挂、壁挂的日常照明灯具及起火后可自行切断电源的设备所发生的火灾则不应列入带电火灾范围。

6）扑救 F 类火灾：可选择便携式食用油专用灭火器或者厨房设备灭火装置系统。

项目三 安全用电知识

一、认识电器事故

电气事故主要包括电流伤害事故、电磁场伤害事故、雷电事故、静电事故、电气火灾和爆炸等。

1. 电流伤害事故

电流伤害事故是人体触及电流所发生的人身伤害事故，即通常所说的触电事故。电流在人体内对人体的伤害较大，严重时甚至可能致命。因此，了解电流危害是安全用电的重要前提。电流通过人体会引起灼伤、痉挛、麻痹等症状，甚至可能造成心跳停电流对人体伤害有两种情况，一种是电击，另一种是电伤。电击是电流通过人体内部，破坏人的心脏、神经系统、肺部的正常功能造成的伤害，使触电人员出现痉挛、窒息、心颤、心搏骤停乃至造成人员死亡。电伤是指电流的热效应、化学效应和机械效应对人体的伤害，主要是指电弧烧伤、熔化金属溅出烫伤等。影响电流对人体伤害程度的主要因素有电流强度、电流的作用时间、电流流经人体的途径、电流的频率、人体电阻及人体的健康状况等。

2. 电磁场伤害事故

电磁场会影响生物体的神经系统、免疫系统、生殖系统等。高频电磁场对人体的主要伤害是引起中枢神经系统功能失调等。

3. 雷电事故

雷击是一种自然灾害。雷击可能毁坏建筑和伤及人、畜等。

二、安全用电措施

（一）认识安全电压

安全电压是指对人体不会造成伤害的电压。我国规定的安全电压等级为 42V、36V、24V、12V 和 6V 等，特别要注意在使用电气设备时，一定要注意其额定电压是否符合安全电压的要求。

（二）使用安全电器

使用电器时，需要注意以下几个方面：①选购符合国家标准的电器产品；②使用电器前要检查电器是否正常；③注意电器的使用环境，避免潮湿、高温等环境；④注意电器的额定功率和使用时间，避免超负荷使用；⑤注意电器的维护和保养。

所有电源设备、电气设备应选用国家指定厂家生产并经技术质检合格的产品，不要购买“三无”产品。

（三）避免触电事故

要避免触电事故，需要注意以下几个方面：①不接触带电体，不进行电工作业；②不要使用绝缘皮破损的导线（例如插头、插座等）；③不要在接地不良的环境下使用电器；④不要用铜丝、铁丝等代替保险丝；⑤不要接触高压线或高压设备。

（四）保护接地线

接地线是保护人身安全的重要措施，它可以导走电器设备产生的静电荷和漏电电流，从而避免触电事故的发生。凡要求有保护接地、接零的电气设备，都应采用三脚插头和三眼插座，不得用双脚插头和双眼插座代用，造成接地（或接零）线空档。在使用电器设备和进行电工作业时，一定要注意保护接地线。

（五）设置警示标志

应在易发生触电事故或容易引发火灾的危险地点和设施设备附近设置安全用电标志，包括“当心触电”“有电危险”“严禁私拉乱接电线”等，提醒人们注意安全。

（六）预防电气火灾

预防电器火灾，可以采取以下措施：①定期检查电线、电缆和电器设备的状况，及时发现和排除故障；②不乱接电线、避免超负荷使用电器；③使用阻燃材料装修电气线路和设备；④使用合格电气火灾报警器和灭火器等设施。

如果遇到电气火灾或触电事故，应该保持冷静，采取适当的处理方法，并及时报警求助。

三、电器事故处理方法

如果发生电气火灾或触电事故，首先要切断电源，然后再进行灭火或施救。如果无法切断电源，可以使用绝缘物体将电线移开或将电器移开，同时保持与带电体的距离。如果发生触电事故，应该及时切断电源或使用绝缘物体将触电者与带电体分离，并拨打急救电话。

（一）迅速脱离损害状态

发生触电事故时，首先要马上切断电源，使病人脱离电流损害的状态，这是能否抢救成功的首要因素。

1. 事故附近有电源开关和电源插头时，可立即将闸刀打开、将插头拔掉，以切断电源。

2. 当有电的电线触及人体引起触电时，不能采用以上方法脱离电源时，可用绝缘的物体（如木棒、竹竿、手套等）将电线移掉，使病人脱离电源。必要时可用绝缘工具（如带有绝缘柄的电工钳、木柄斧头及锄头等）切断电源。

注意在切断电源前务必保证自身安全。

（二）及时采取急救措施

1. 检查体征

解脱电源后，病人往往处于昏迷状态，情况不明，故应尽快对心跳和呼吸情况进行判断，将脱离电源后的病人迅速移至通风、干燥的地方，使其仰卧，将上衣与裤带放松后进行检查：①观察一下有否呼吸存在。当有呼吸时，可看到胸廓和腹部的肌肉随呼吸上下运动。用手放在鼻孔处，呼吸时可感到气体的流动；②摸一摸颈部的动脉和腹股沟处的股动脉是否有搏动。颈动脉和股动脉都是大动脉，位置表浅，很容易感觉到搏动，因此常常作为是否有心跳的依据。此外在心前区也可听一听是否有心声；③看一看瞳孔是否扩大。当处于“假死”状态时，大脑组织细胞严重缺氧，处于死亡的边缘时，瞳孔会扩大。

2. 处理方法

对发生触电事故的病人一般可按下述情况分别处理：

（1）病人神志清醒，但感乏力、头昏、心悸、出冷汗，甚至有恶心或呕吐。此类病人应就地安静休息，减轻心脏负担，加快恢复；情况严重时，应及时送往医疗部门，请医护人员检查治疗。

（2）病人呼吸，心跳尚在，但神志昏迷。此时应使病人仰卧，周围的空气要流通，并注意保暖。除要严密地观察外，还要做好心肺复苏术（CPR）准备工作，并立即通知医疗部门或用担架将病人送往医院。在去医院的途中，要注意观察病人如突然出现呼吸停止、脉搏消失、瞳孔扩大等“假死”现象，应立即抢救。

（3）如经检查后，病人处于“假死”状态，则应立即针对不同类型的“假死”进行对症处理。如采取心肺复苏术，同时向医院告急求救。在抢救过程中，任何时刻抢救工作都不能中止，即便是在送院途中，也必须继续进行抢救，直到心跳、呼吸恢复。

（4）电灼伤与其他伤的处理。高压触电时（千伏以上），两电极间电的温度可为1 000~4 000℃，接触处可造成十分广泛、严重的烧伤，往往深达骨骼，处理较复杂。现场抢救时，要用干净的布或纸类进行包扎，减少污染，有利于此后的治疗。其他的伤，如脑震荡、骨折等，应参照外伤急救的情况，进行相应处理。现场抢救往往时间很长，且不能中断，要一直坚持到医务人员到现场接替抢救。

模块四测试题

一、单项选择题

1. 燃烧三个要素包括（　　）。

A. 可燃物　　B. 氧化剂

C. 点火源　　D. 以上都是

2. 非燃烧的类型的是（　　）。

A. 煅燃

B. 点燃

C. 自燃

D. 闪燃

3. 不是气体火灾的是（　　）。

A. 煤气

B. 甲烷

C. 氢气

D. 汽油

4. 以下哪项行为可能引发火灾？（　　）

A. 定期检查电器线路

B. 在煤气灶附近放置易燃物品

C. 使用合格的烟火产品

D. 存放易燃易爆物品时保持通风

5. 遇到火灾时，以下哪种做法是正确的？（　　）

A. 乘坐电梯逃生

B. 尽快打开所有门窗通风

C. 用湿毛巾捂住口鼻，尽量低姿势逃生

D. 跑到楼顶等待救援

6. 防火防爆的主要措施不包括以下哪项？（　　）

A. 控制可燃物

B. 控制氧气浓度

C. 提高温度

D. 消除点火源

7. 油锅起火时，以下哪种灭火方法是不正确的？（　　）

A. 用水浇灭

B. 用锅盖盖灭

C. 用灭火器喷射

D. 用湿布覆盖

8. 在加油站工作时，以下哪种行为是允许的？（　　）

A. 吸烟

B. 使用手机

C. 穿着防静电工作服

D. 随意丢弃烟蒂

9. 下列哪种灭火器不适用于扑灭电气火灾？（　　）

A. 干粉灭火器

B. 二氧化碳灭火器

C. 泡沫灭火器

D. 卤代烷烃灭火器

10. 干粉灭火器不适用于扑灭哪种类型的火灾？（　　）

A. 金属火灾气体火灾

B. 液体火灾

C. 气体火灾

D. 带电设备火灾

11. 泡沫灭火器适用于哪种类型的火灾？（　　）

A. 木材燃烧引起的火灾

B. 乙醇引起的火灾

C. 电气设备火灾

D. 煤气引起的火灾

12. 当发现有人触电时，以下哪种做法是正确的？（ ）

A. 立即用手将触电者拉开

B. 首先切断电源，然后用绝缘物体将触电者与电源分离

C. 用水泼向触电者以使其脱离电源

D. 大声呼救，等待他人来处理

13. 使用电器时，以下哪种行为是安全的？（ ）

A. 在同一个电源插座上连接多个高功率电器

B. 定期检查电线和插头的完好性

C. 使用损坏的电线或插头

D. 将电线随意缠绕在金属物品上

14. 当发现电器着火时，以下哪种措施是错误的？（ ）

A. 使用干粉灭火器灭火

B. 使用水或泡沫灭火器灭火

C. 断开电源后再进行灭火

D. 呼叫消防部门

15. 以下哪种行为可能导致电气火灾？（ ）

A. 定期清理电器灰尘

B. 使用合格的电器和电线

C. 使用损坏的电器或电线

D. 在干燥的环境下使用电器

二、判断题

16. 任何员工都有责任熟悉并使用所在工作场所的消防安全设施。（ ）

17. 爆炸极限是指可燃气体、蒸汽或粉尘与空气混合后，在特定条件下发生爆炸的浓度范围。爆炸极限与温度、压力等环境因素无关。（ ）

18. 爆炸品仓库应保证库内应有良好的通风、足够的照明设备，库内应设有防爆设备。（ ）

19. 安全用电就是确保电器在使用时不会引发火灾或触电事故。（ ）

20. 使用电器设备和进行电工作业时，可不用接地线。（ ）

模块四测试题答案

一、单项选择题

1.D 2.A 3.D 4.B 5.C 6.C 7.A 8.C 9.C 10.A 11.A 12.B 13.B 14.B 15.C

二、判断题

16. √ 17. × 18. √ 19. √ 20. ×

模块五 中药基础知识

任务一 中药饮片的鉴别方法

一、中药的概念与来源

中药是指在中医理论指导下，用于预防、治疗的各种物质。主要来源于自然界的植物、动物和矿物，也有少量为人工制品。由于中药以植物药居多，故有“诸药以草为本”的说法。因此，自古相沿将中药称作“本草”“草药”“中草药”等，中药古籍也多称本草。随着人们对中药的应用不断增加，对中药的基本理论、来源、产地、采集、加工、性能、功效、临床应用等方面的研究也逐渐深入，并形成了中药独特的理论体系和应用形式。

二、中药的起源与发展

中药是中医用以预防治疗疾病、保健养生的重要工具，在保障中华民族的繁衍生息和人民健康中发挥了重要作用，其发现和应用有着悠久的历史。

1. 中药的起源

在原始社会中，由于生产力低下，人类主要以渔猎和采食自然植物为生，在寻找食物的过程中发现有些食物可以导致呕吐、麻木、腹泻，有些食物可以缓解疼痛、排除不适，许多食物可以药用，药物和食物之间很难严格区分，这就是“药食同源”理论的基础。随着社会的进步与发展，人们开始有意识地收集、种植、驯养那些能够用来治疗疾病、缓解症状的植物和动物，将其专门用作“药物”，并将这些药物的使用方法口耳相授，代代流传。如古籍中有“神农尝百草，一日而遇七十毒”的记载，生动形象地记录了药物知识萌芽和经验积累的过程。随着人类文明的推进、生产技术的不断升级以及中外交流日益频繁，药物领域的发展也从天然药物逐渐扩展到涉及多种人工制品类药物并引进外来药物。记录和传播药物知识的方式也随着文字的出现而发生转变，从最初的“师学相承”“口耳相传”发展到文字记载，并逐步形成了药学专著，中医药学的理论也初具雏形。

2. 中药的发展

中药学起源和发展的历史，有文字记载的可以追溯到上千年前。据考古发现，商代的金文中已经出现了“药”字。西周时期的宫廷已设有专业的“医师”“掌医之政令，聚毒药以供医事”。《诗经》作为西周时期的文学作品，其中记载了300多种植物和动物，其中包括了许多后来本草学经典中提及的药材。中国最早的地理著作《山海经》中也记载了126种药物。1973年在长沙马王堆汉墓出土的《五十二病方》涉及240多种药物，据推测成书于战国时期。可见秦汉时期，本草学的发展已经相当完备。

三、中药的产地及采收加工

同一品种的中药，由于产地不同，其内在成分的质、量会存在着明显的差异。同一产地的中药，由于采收时间和加工方法不同，其有效成分也会出现明显差异，从而明显影响临床疗效。不合理的采收，也会损害药材资源。因此，中药的产地、采收都是影响药材质量的重要因素，也是保护药源和保证药物疗效的重要研究课题。

1. 中药的产地

我国幅员辽阔，水土、气候、日照、生物分布等生态环境各不相同，甚至差异巨大，这些对天然药材的分布和生长有着重要影响，故很多药材的生产都表现出特定的地域特征。中药的产地与其质量有着密切关系，即使分布较广的药材，也由于产地不同而有明显的质量优劣，因此逐渐形成了“道地药材”的概念。

所谓道地药材，又称地道药材，是指历史悠久、产地适宜、品种优良、产量丰厚、炮制考究、疗效突出、带有地域特点的药材。如四川的黄连、川芎、大黄，宁夏的枸杞子，山东的阿胶等。道地药材的确定，与药材的产地、品种、质量等多种因素有关，而临床疗效则是其关键因素，备受历代医药学家重视。

道地药材是在特定自然环境条件下形成的，但并非一成不变的。例如，三七原产于广西，称为广三七或田七，但云南后来居上，所产三七被称为滇三七，云南也成为三七的道地产区。

2. 中药的采收加工

中药的质量保证与采收时节和方法密切相关。由于植物和动物在不同生长阶段含有的有效和有害成分各有差异，所以药物的效果和副作用也会不同，因此采集药材必须选择合适的时机。通常来说，根据药用部位的成熟程度为依据，即在有效成分含量最高的时候进行采集。每种植物都有特定的采收时节和方法，可以总结为以下几个方面（表5-1）。

表 5-1　各类药材的采收原则

植物类药	全草类	多在植物充分生长、叶茂盛时采割，如青蒿、淡竹叶等；香薷、益母草等在花开时采收。春季采的茵陈为“绵茵陈”，秋季采的为“花茵陈”
	叶类	多在植物光合作用旺盛期，开花前或果实未成熟前采收，如枇杷叶、荷叶、大青叶、艾叶等。但桑叶须在深秋经霜后采收，如霜桑叶
	花类	花类一般采收花蕾或刚开放的花朵，以免香味散失、花瓣散落而影响质量，如野菊花、金银花、辛夷等。蒲黄、松花粉等以花粉入药者，则须在花朵盛开时采取
	果实种子类	除青皮、枳实、覆盆子、乌梅等少数药材要在果实未成熟时采收外，一般都在果实成熟时采收，如火麻仁、槟榔等。牵牛子、决明子等种子类药材也需要在果实成熟时采收。有些既用全草又用种子入药的，可在种子成熟后割取全草，随后将种子打下晒干并分别储存，如车前子、紫苏子等。还有些药材在种子成熟时易脱落或果壳易裂开致使种子飘落，如小茴香、牵牛子等，则宜在刚成熟时即采集。易变质的浆果类药材，如枸杞子等，则最好在略熟时于清晨或傍晚时分采收
	根及根茎类	一般在春初或秋末，即二月、八月采收为佳，早春及深秋时通常植物根茎中的有效成分含量较高，此时采集则产量和质量都较高，如天麻、葛根、玉竹、大黄等。但也有少数例外，如半夏、太子参、延胡索等由于植株枯萎时间较早，则可在夏季采收
	树皮根皮类	通常在春、夏时节采收，此时植物生长旺盛，浆液充沛，皮部与木部容易分离，如黄柏、杜仲、厚朴等。另有些植物根皮则以秋后采收为宜，如牡丹皮、苦楝皮、地骨皮等
	茎木类	一般在秋季和冬季采收，如大血藤、首乌藤等。有的全年可采收，如沉香、降香和苏木
	藻、菌、地衣类	采收时期因入药部位的不同而不同。如立秋后采收茯苓，夏秋两季采收海藻，子实体刚刚成熟时采收马勃
动物类药		采收时间随药物种类和药用部位不同而不同。大多数均可全年采收，如龟甲、五灵脂、海马。桑螵蛸在 3 月中旬前采收，以免虫卵孵化；蛤蟆油在霜降期采收；斑蝥在清晨露水未干时采收等
矿物类药		全年均可以采收。一般应择优选取杂质少的矿石作药用，如石膏、滑石、自然铜等

四、中药鉴定的依据及程序

（一）中药鉴定的依据

国家药监局发布《药品标准管理办法》，进一步规范和加强药品标准的管理工作，保障药品安全、有效和质量可控，促进药品高质量发展。办法自 2024 年 1 月 1 日起施行。办法指出，国家药品标准包括《中国药典》和局（部）颁药品标准。其中，局（部）颁药品标准是指由原卫生部颁布的药品标准、原食品药品监管总局和国家药监局颁布的药品标准。

因此，中药鉴定的依据是现行版《中国药典》和局（部）颁药品标准。它们都是国家药品标准，药品必须符合国家标准。国家药品标准对药品的质量规格和检验方法所做的技术规定，具有法律的约束力，是药品生产、供应、使用、检验部门必须遵循的法定依据。

中华人民共和国成立以来，《中国药典》先后颁布了11版，即1953年版、1963年版、1977年版、1985年版、1990年版、1995年版、2000年版、2005年版、2010年版、2015年版，以及现行的2020年版。2020年版《中国药典》分为四部：一部收载中药，二部收载化学药品，三部收载生物制品及相关通用技术要求，四部收载通用技术要求和药用辅料。

局（部）颁药品标准也是国家标准，是现行药典的补充，同样具有法律约束力，各有关单位也必须遵照执行。

（二）中药鉴定的一般程序

中药鉴定的一般程序：检品登记—取样—真实性鉴定—品质优良度鉴定—报告。

1. 检品登记

在登记检品时，务必认真填写送检单位、日期、送检目的、样品数量、状态和包装等信息。

2. 取样

（1）抽取样品前，应核对品名、产地、规格等级及包件式样，检查包装的完整性、清洁程度以及有无水迹、霉变或其他物质污染等情况，详细记录。凡有异常情况的包件，应单独检验并拍照。

（2）从同批药材和饮片包件中抽取供检验用样品的原则：总包件数不足5件的，逐件取样；5~99件，随机抽5件取样；100~1 000件，按5%比例取样；超过1 000件的，超过部分按1%比例取样；贵重药材和饮片，不论包件多少均逐件取样。

（3）每一包件至少在2~3个不同部位各取样品1份；包件大的应从10 cm以下的深处在不同部位分别抽取；对破碎的、粉末状的或大小在1 cm以下的药材和饮片，可用采样器（探子）抽取样品；对包件较大或个体较大的药材，可根据实际情况抽取有代表性的样品。每一包件的取样量：一般药材和饮片抽取100~500 g；粉末状药材和饮片抽取25~50 g；贵重药材和饮片抽取5~10 g。

（4）将抽取的样品混匀，即为抽取样品总量。若抽取样品总量超过检验用量数倍时，可按四分法再取样，即将所有样品摊成正方形，依对角线划“×”，使分为四等份，取用对角两份；再如上操作，反复数次，直至最后剩余量能满足供检验用样品量。

（5）最终抽取的供检验用样品量，一般不得少于检验所需用量的3倍，即1/3供实验室分析用，另1/3供复核用，其余1/3留样保存。

3. 真实性鉴定

真实性鉴定包括性状、显微、理化鉴定等项目。对供鉴定的样品药材，一般先进行性状鉴定，然后做显微鉴定及理化鉴定。在遇到无法确认样品原植（动）物来源的情况下，必须深入中药的商品流通渠道和产地进行进一步的调查与研究。最终通过核对文献、与标准品对照等方式来得出鉴定结论。

4. 品质优良度鉴定

品质优良度鉴定包括检查、浸出物测定、含量测定。

（1）检查：是指对药材的纯度、有害或有毒物质进行的限量检查。

1）纯净程度检查（纯度检定）：主要是检查药材中有无杂质及其数量是否超过规定的限度，检查药材中水分是否超过规定的限度。其中的杂质包括有机杂质（非药用部分或者是其他来源与规定不符的物质）以及无机杂质（例如沙石、泥块、尘土等）。检查方法一般采用拣出、过滤将杂质分离出来，然后对各类杂质分别称量，计算其在检品中的含量（%），通过总灰分、酸不溶性灰分定量等方法来进行测定。

2）有害或有毒物质检查：主要包括检查样品中的毒性成分、重金属、有害元素、农药残留量和黄曲霉素等。

（2）浸出物测定：是指用水或其他适宜的溶剂对药材中可溶性物质进行测定。对于化学成分复杂、特效成分明确以及目前尚未完全了解的中药，通常会采用浸出物测定的方法来确定其品质。

（3）含量测定：是指通过化学、物理或生物的方法，来测定药材中的有效成分、指标成分或类别成分的含量。

5. 报告

即对检品做出结论。检品报告书须经部门主管审核后签发。因此，所有鉴定项目的检验记录必须完整、真实和原始，以供审核之需。同时，必须妥善保存样品。药品检验部门签发的报告具有法律责任。若送检（或被检）单位对检验结果有疑问，可将保留的样品送至上级药品检验机构进行仲裁检验。

五、中药饮片的鉴定方法

常用的中药鉴定方法有四种，包括来源鉴定、性状鉴定、显微鉴定及理化鉴定。

（一）来源鉴定

来源鉴定包括原植物、原动物、原矿物鉴定，运用植物、动物、矿物分类学的知识，对中药的来源进行鉴别，以确保品种的准确性。由于中药绝大多数来源于植物，因此以植物药为例进行详细阐述。

原植物鉴定，是利用植物分类学的技术手段，对各种植物药从植物的来源进行鉴定，明确其学名。这是进行中药鉴定工作的基础，也是中药生产、资源开发以及新药研究工作的基础。原植物鉴定通常按照以下步骤进行。

1. 观察植物形态

对比较完整的检品，要注意观察植物的根、茎、叶、花、果实、种子等各个器官，尤其要对繁殖器官（花、果实或孢子囊、子实体等）进行仔细观察，同时要明确其药用部位。若需要观察微小特征，可以借助放大镜或显微镜。然而在实际操作中，常常会遇到不完整的标本。除了极少数具有明显鉴别特征的植物品种外，一般情况下都需要追溯到原植物，可能需要深入产地调查，采集实际植物标本，以便进一步进行对比鉴定。

2. 核对文献

根据已观察到的植物形态特征，核对相关文献。需要参考植物分类学的专著，比如《中国高等植物科属检索表》《被子植物分科检索表》《中国植物志》《中国高等植物图鉴》，以及相关的地区性植物志等文献。同时，也可查阅与中药鉴定相关的著作，例如《全国中草药汇编》《中药大辞典》《中华草本》《中药志》等。在必要的情况下，应进一步查阅原始文献，即首次公布新物种的研究员发表的文献。

3. 核对标本

当初步鉴定出检品所属的科、属后，再将检品与该属、种已定学名的标本进行核对。如果有必要，可以请求相关分类学专家协助鉴定，或参考该植物的模式标准（发表新种时所描述的植物标准）。

（二）性状鉴定

性状鉴定显著特点为简便易行，采用眼看、手摸、鼻闻、口尝、水试、火试等简便方法来鉴别中药的外观性状。主要适用于完整药材和饮片的鉴别，常从以下十个方面进行观察。

1. 形状

药材的形状通常较为固定，如圆柱形、圆锥形、纺锤形、板片状、卷筒状、扁心形、毛笔头形等。有些品种经验鉴别术语能更生动形象地描述药材的外形特征，如“鸡爪连”（味连）、“怀中抱月”（松贝）、“蚯蚓头”（防风）、“狮子盘头”（党参）、“马头蛇尾瓦楞身”（海马）。观察时一般不需预处理，如观察皱缩的全草、叶或花类时，可先浸湿使其软化后，展平，观察。观察某些果实、种子类时，如有必要可浸软后，取下果皮或种皮，以观察内部特征。

2. 大小

大小是指药材和饮片的长短、粗细（直径）、厚薄等。一般有一定的范围，允许有少量高于或低于规定的数值。但如果差异太大，应考虑其品种问题。应测量较多的供试品，得出比较正确的大小数值。测量时应用毫米刻度尺。对细小的种子或果实类，可将每 10 粒种子紧密排成一行，以毫米刻度尺测量后求其平均值。

3. 色泽

每种中药因其所含化学成分不同，呈现出其固有的色泽，因此色泽是衡量中药真伪优劣的重要标志。药物颜色改变，应考虑其质量及品种问题。最好在白天的自然光下或日光灯下观察中药颜色。

描述颜色时，同种药材的不同个体颜色有别，可写为“某色或某色”，通常将常见的、质量好的放在前面，如枸杞子呈鲜红色或暗红色，表明鲜红色的枸杞子为佳；同一个体颜色有别，写“某色至某色”，通常把浅色放在前面，如当归表面“黄棕色至棕褐色”；如用两种色调复合描述颜色时，以后一种色调为主，如黄棕色，即是以棕色为主，但比标准的棕色略微带黄。

对光泽的描述，常用“有”“微有”“无”描述；有时也用形象比喻的方法。如石膏纵断面显绢丝光泽；花蕊石具闪星状光泽。也有时在颜色前加“暗”，表示无光泽。饮片的色泽描述用“外皮某色”“切面某色”，以免与“表面”“断面”等术语混淆。

4. 表面

中药的表面特征各异，如光滑、粗糙、皮孔、纹理、毛茸、斑点等。如沙苑子表面光滑，合欢皮有椭圆形横向皮孔，槟榔有棕黄相间的大理石样花纹，漏芦有棕褐色纤维状硬毛。

5. 断面

断面包括折断面和切断面。

（1）折断面：是指折断药材时，观察到的断面现象，如易折断或不易折断，有无粉尘散落及折断时的断面特征。对自然折断的断面应注意是否平坦，是否显纤维性、颗粒性或裂片状，断面有无胶丝相连，是否可以层层剥离等。根及根茎类、茎藤类和皮类药材的折断面的观察尤为重要。如茅苍术易折断，断面放置能“起霜”（析出白毛状结晶）；白术不易折断，断面放置不“起霜”；甘草折断时有粉尘散落（淀粉）。杜仲折断时有细密、银白色、富弹性的橡胶丝相连；苦楝皮的断面显纤维性，呈层片状等。

（2）切断面：横切药材时断面的观察，如皮与木两部的比例、色泽、射线与维管束的排列形式、有无分泌组织等。描述中药的术语较多，如黄芪、甘草等的“菊花心”（较窄射线与维管束相间排列形成的细密放射状纹理），大黄的“星点”（髓部异型维管束），何首乌的“云锦花纹”（皮部异型维管束），粉防己、大血藤等的“车轮纹”（较宽射线与维管束相间排列形成的稀疏放射状纹理），天麻、石菖蒲等的“筋脉点”（散在有限外韧型或周木型维管束及纤维）、茅苍术的“朱砂点”（棕红色油室）等。这些典型特征常可用以区分植物不同的来源，鉴别中药的真伪。

6. 质地

质地是指中药的软硬、坚韧、疏松、粉性、黏性、油润、角质等特征。一般用手折（或手捏、压）的方法使其断裂、弯曲、体会断裂的难易程度，观察断裂时的变化如声音及内部是否有粉尘飞出等。性状鉴别中用于形容药材质地的术语很多。描述重量时用“体重”“体轻”；描述机械强度时通常用“质脆”“质韧”或“质软”“质硬”等；较厚而韧的叶常用“革质”“近革质”，如枸骨叶；质轻而松、断面多裂隙，称为“松泡”，如南沙参；富含淀粉，折断时有粉尘散落，称为“粉性”，如山药、牡丹皮等；具黏液质，称为“黏性”，如鲜石斛、黄柏等；柔软而润泽，称为“油润”，如当归；质地坚硬，断面半透明或有光泽，多因含大量淀粉的根、根茎类药材在加工时蒸、煮糊化而成，称为“角质”，如郁金、白附片、天麻等。

7. 气

有些中药含有挥发性物质，其气可直接以鼻嗅或在折断、破碎、揉搓后加以辨别。气不明显的药材，必要时可用热水浸泡一下再嗅。有的药材具有特殊的香气，如肉桂、薄荷、丁香、川芎等。有的药材具有特异臭气，如有大蒜样臭气的阿魏、有羊膻气的白鲜皮等。这些特异的气与中药中所含的挥发性成分有关，因此通过嗅气不仅可以辨别中药的真伪，还可衡量其质量。

8. 味

味是通过口尝提供的鉴别特征，不同于中药药性理论中“四气五味”的“味”。味与中药所含化学成分有关，有苦、酸、甜、辛辣、涩、咸、淡等。尝味时应使舌头的各部分充分接触药液，这样才能准确尝味。可取少量药材直接口尝，或加热水浸泡后再尝其浸出液的味道。有强烈刺激性或有毒的药材，口尝时要特别小心。取样要少，同时尝后应立即吐出、漱口、洗手，以免中毒，如草乌、天南星、半夏等。

药材的味道也与药材本身含有的成分有关，有些则是衡量药材品质的标准之一，如经验鉴别认为，乌梅、山楂以味酸为佳；黄连、黄柏以味苦为佳；甘草、党参以味甜为佳，这些都是与其所含成分及含量有密切关系。药材气味改变，就要考虑其品种和质量问题了。

9. 水试

水试是指有些药材放入水中可产生沉浮、溶解、颜色变化、膨胀、旋转、产生黏性等特殊现象，这些特殊变化可作为鉴别药材的依据之一。如：西红花入水，水液呈黄色，水面无油状物漂浮，水底无沉淀；丁香入水萼管垂直下沉；玄参以水浸泡，水即成黑色；苏木投入热水中，透明溶液呈鲜艳的桃红色；秦皮加水浸泡，日光下呈碧蓝色荧光；菟丝子入水中，加热煮至种皮破裂时，可露出卷旋状的胚，如吐丝。上述特征也与药材所含的化学成分密切相关，因此可作为鉴别方法。

10. 火试

火试是指有些药材用火灼烧，能产生特殊的烟雾、颜色、气味、响声等现象，这些因火烧发生的特殊现象可作为鉴别药材的依据之一。如：海金沙易点燃，发出爆鸣声及明亮火焰；血竭置纸上，下面用火烤，融化后对光透视呈鲜艳红色，无扩散油迹，并有呛鼻的烟气；麝香仁用火烧时有轻微爆鸣声，油点似珠，香气浓烈四溢，灰烬白色，无毛、肉焦臭，无火星、火焰出现。

（三）显微鉴定

显微鉴别法系指用显微镜对药材（饮片）切片、粉末、解离组织或表面制片及含饮片粉末的制剂中饮片的组织、细胞或内含物等特征进行鉴别的一种方法。鉴别时选择具有代表性的供试品，根据各品种鉴别项的规定制片。制剂根据不同剂型适当处理后制片。其主要适用于单凭性状不易鉴别的药材，形状相似不易区分的药材；破碎的、粉末状的药材；

粉末药材制成的中成药等。

1. 药材（饮片）显微制片

（1）横切片或纵切片制片：观察植物药材的根、根茎、茎、皮、叶、果实、种子等组织构造需作横切片；观察茎木类、果实和种子类药材的射线高度、宽度以及油管、乳管等特征时可作纵切片。一般制片操作：取供试品欲观察部位，经软化处理后，用徒手或滑走切片法，切成 10~20 μm 的薄片，必要时可包埋后切片。选取平整的薄片置载玻片上，根据观察对象不同，滴加甘油醋酸试液、水合氯醛试液或其他试液 1~2 滴，盖上盖玻片。必要时滴加水合氯醛试液后，在酒精灯上加热透化，并滴加甘油乙醇试液或稀甘油，盖上盖玻片。

（2）粉末制片：可观察具有鉴别意义的组织、细胞及细胞内含物等特征。一般坚硬的、细小的、破碎的、难以切片的，或呈粉末状的药材，以及含有药材粉末的中成药等，适于制作粉末片进行显微鉴定。一般制片操作：供试品粉末过四或五号筛，挑取少许置载玻片上，滴加甘油醋酸试液、水合氯醛试液或其他适宜的试液，盖上盖玻片。必要时，按上法加热透化。

（3）表面制片：可对叶类、花类药材，以及幼茎、果皮、种皮等部位进行表皮细胞、气孔、毛茸等表面特征的显微鉴定。一般制片操作：将供试品湿润软化后，剪取欲观察部位约 4 mm^2，一正一反置于载玻片上，或撕取表皮，加适宜的试液或加热透化后，盖上盖玻片。

（4）解离组织制片：可用于观察在粉末中易被打碎的纤维、导管、管胞等长形 细胞，以及不易分离的木质化、木醛化、角质化细胞等植物细胞的完整形态及立体结构。一般制片操作：将供试品切成长约 5 mm、直径约 2 mm 的段或厚约 1 mm 的片，如供试品中薄壁组织占大部分，木化组织少或分散存在，采用氢氧化钾法；若供试品质地坚硬，木化组织较多或集成较大群束，采用硝铬酸法或氯酸钾法。

1）氢氧化钾法。将供试品置试管中，加 5% 氢氧化钾溶液适量，加热至用玻璃棒挤压能离散为止，倾去碱液，加水洗涤后，取少量置载玻片上，用解剖针撕开，滴加稀甘油，盖上盖玻片。

2）硝铬酸法。将供试品置试管中，加硝铬酸试液适量，放置至用玻璃棒挤压能离散为止，倾去酸液，加水洗涤后，照上法装片。

3）氯酸钾法。将供试品置试管中，加硝酸溶液（1 → 2）及氯酸钾少量，缓缓加热，待产生的气泡渐少时，再及时加入氯酸钾少量，以维持气泡稳定地发生，至用玻璃棒挤压能离散为止，倾去酸液，加水洗涤后，照上法装片。

（5）花粉粒与孢子制片：取花粉、花药（或小的花）、孢子或孢子囊群（干燥的供试品浸于冰醋酸中软化），用玻璃棒研碎，经纱布过滤至离心管中，离心，取沉淀加新配制的醋酐与硫酸（9∶1）的混合液 1~3 mL，置水浴上加热 2~3 分钟，离心，取沉淀，用水洗涤 2 次，取沉淀少量置载玻片上，滴加水合氯醛试液，盖上盖玻片，或加 50% 甘油与

1% 苯酚各 1~2 滴，用品红甘油胶［取明胶 1 g，加水 6 mL，浸泡至溶化，再加甘油 7 mL，加热并轻轻搅拌至完全混匀，用纱布过滤至培养皿中，加碱性品红溶液（碱性品红 0.1 g，加无水乙醇 600 mL 及樟油 80 mL，溶解）适量，混匀，凝固后即得］封藏。

（6）磨片法制片：坚硬的动物、矿物类药，可采用磨片法制片。选取厚度 1~2 mm 的供试材料，置粗磨石（或磨砂玻璃板）上，加适量水，用食指、中指夹住或压住材料，在磨石上往返磨砺，待两面磨平，且厚度为数百微米时，将材料移置细磨石上，加水，用软木塞压在材料上，往返磨砺至透明，用水冲洗，再用乙醇处理和甘油乙醇试液装片。

2. 含饮片粉末的制剂显微制片

按供试品不同剂型取样，散剂、胶囊剂（内容物为颗粒状，应研细）可直接取适量粉末；片剂取 2~3 片；水丸、糊丸、水蜜丸、锭剂等（包衣者除去包衣）取数丸或 1~2 锭，分别置乳钵中研成粉末，取适量粉末；蜜丸应将药丸切开，从切面由外至中央挑取适量样品或用水脱蜜后，吸取沉淀物少量。根据观察对象不同，分别按粉末制片法制片（1~5 片）。

3. 细胞壁性质的鉴别

（1）木质化细胞壁：加间苯三酚试液 1~2 滴，稍放置，加盐酸 1 滴，因木质化程度不同，显红色或紫红色。

（2）木栓化或角质化细胞壁：加苏丹Ⅲ试液，稍放置或微热，显橘红色至红色。

（3）纤维素细胞壁：加氯化锌碘试液，或先加碘试液湿润后，稍放置，再加硫酸溶液（33→50），显蓝色或紫色。

（4）硅质化细胞壁：加硫酸无变化。

4. 细胞内含物性质的鉴别

（1）淀粉粒：①加碘试液，显蓝色或紫色。②用甘油醋酸试液装片，置偏光显微镜下观察，未糊化的淀粉粒显偏光现象；已糊化的无偏光现象。

（2）糊粉粒：①加碘试液，显棕色或黄棕色。②加硝酸汞试液，显砖红色。材料中如含有多量脂肪油，应先用乙醚或石油醚脱脂后进行试验。

（3）脂肪油、挥发油、树脂：①加苏丹Ⅲ试液，显橘红色、红色或紫红色。②加 90% 乙醇，脂肪油和树脂不溶解（蓖麻油及巴豆油例外），挥发油则溶解。

（4）菊糖：加 10% α－萘酚乙醇溶液，再加硫酸，显紫红色并溶解。

（5）黏液：加钌红试液，显红色。

（6）草酸钙结晶：①加稀醋酸不溶解，加稀盐酸溶解而无气泡发生。②加硫酸溶液（1→2）逐渐溶解，片刻后析出针状硫酸钙结晶。

（7）碳酸钙结晶（钟乳体）：加稀盐酸溶解，同时有气泡发生。

（8）硅质：加硫酸不溶解。

（四）理化鉴定

理化鉴定是指利用物理、化学或仪器分析的方法，对中药所含的有效成分或主要成分进行定性和定量分析，从而判断中药的真伪和优劣。理化鉴定适用于含不同化学成分药材、同名异物药材或性状相似而又无明显区别显微特征的药材。同时，理化鉴定还可以鉴定药材品质的优良度。在中药鉴定中，理化鉴定是发展最迅速的方法之一，其常用的方法如下。

1. 化学定性反应

化学定性反应鉴别中药真伪，是利用中药的化学成分能与某些化学试剂产生特殊的颜色、沉淀、结晶等反应来实现。这些反应可在药材的表面、断面、粉末、提取液中进行。如：山豆根表面滴加 10% 氢氧化钠试液显橙红色，渐变为血红色，久置不褪；马钱子胚乳部分切片，加 1% 钒酸铵硫酸溶液 1 滴，胚乳即显紫色（番木鳖碱反应），另取胚乳切片，加发烟硝酸 1 滴，即显橙红色（马钱子碱反应）。

2. 显微化学反应

显微化学反应是通过显微镜观察中药的化学定性反应。操作方法是将中药粉末、徒手切片或浸出液，取少量置于载玻片上，滴加特定化学试剂，盖上盖玻片，在显微镜下观察反应结果。如：黄连粉末滴加稀盐酸，可见针状、针簇状盐酸小檗碱结晶析出；丁香切片滴加碱液，油室内会析出针状丁香酚钠结晶。

3. 微量升华

微量升华是利用中药中所含的某些化学成分，在一定温度下能升华的性质，获得升华物，通过显微镜下观察其形状、颜色以及化学反应。具体的操作步骤：取金属片放置在有圆孔、直径约 2 cm 的石棉板上，金属片上放一高度约 8 cm 小金属圈，对准石棉板上的圆孔，圈内加入中药粉末一薄层，圈上放一载玻片，在石棉板下圆孔处用酒精灯徐徐加热数分钟，至粉末开始变焦，去火待冷后可见有升华物凝聚在载玻片上。将载玻片去下反转，在显微镜下观察结晶形状，并可加化学试剂观察其反应。如：大黄的升华物为黄色菱状针晶或羽状结晶，加碱液后，溶解显红色；取薄荷叶少许，经微量升华得油状物，加浓硫酸 2 滴及香草醛结晶少许，显橙黄色，再加蒸馏水 1 滴，即变成红色。

4. 荧光分析

荧光分析是利用中药所含有的某些化学成分，在经过酸、碱或其他化学处理后，能在紫外光或日光照射下产生特定颜色的荧光特性，从而作为鉴定中医药真伪的简便方法之一。一般可直接观察中药饮片、粉末或浸出液在紫外光（即荧光分析仪）或日光下的表现。如：黄连、黄柏饮片显金黄色荧光；大黄粉末显深棕色荧光，土大黄紫外光下呈亮蓝色荧光；秦皮水浸液在日光下呈碧蓝色荧光，在紫外光下呈天蓝色荧光；芦荟的水溶液与硼砂共热溶解，在日光下显绿色荧光，在紫外光下显亮黄色荧光。

5. 色谱法（层析法）

色谱法是分离和鉴别中药的化学成分的重要方法。色谱法包括薄层色谱法、纸色谱法、柱色谱法、高效液相色谱法、离子色谱法、气相色谱法等。在中药鉴定中，薄层色谱法常用于定性鉴别，而高效液相色谱法则广泛应用于定量测定。

6. 水分测定

中药若超过一定限度的含水量，容易发生虫蛀、霉烂等变质现象，会导致有效成分分解，从而影响临床疗效。因此，控制中药水分含量对保证中药质量至关重要，水分的多少可以作为储藏过程中保障质量的重要标志之一。《中国药典》（2020 版一部）规定了药材的水分含量限度，如三七不得过 14.0%，菊花不得过 15.0% 等。水分测定的方法在《中国药典》（2020 版四部）规定中有四种。

（1）烘干法：适用于不含或少含挥发性成分的药材，如三七、黄芪、菊花等的水分检查。（通则 0832 第二法）

（2）甲苯法：适用于含挥发性成分的药材，如薄荷、紫苏叶、干姜、川芎、木香、化橘红等的水分检查。（通则 0832 第四法）

（3）减压干燥法：适用于含有挥发性成分的贵重药材和提取物，如细辛、厚朴、猪胆粉、茵陈提取物、双黄连冻干粉针、金银花提取物等。（通则 0832 第三法）

（4）气相色谱法：适用范围较广，如辛夷、复方川芎胶囊等。（通则 0832 第五法）

7. 灰分测定

中药的灰分主要来源有两个：一是中药在经过灰化处理后产生的不挥发性无机盐残留，二是中药表面沉积的不挥发性无机盐类物质，这两者合称为总灰分。总灰分的含量对于保障中药的纯度具有重要意义。在没有外部杂质的情况下，同一种中药的总灰分应该在一定范围内。如果总灰分超过一定限度，就意味着中药可能掺有泥土、沙石等无机物质。《中国药典》（2020 版一部）规定了中药总灰分的最高限量，如黄芪总灰分不得过 5.0%，白芷不得过 6.0%，甘草不得过 7.0%，郁金不得过 9.0%。

中药中可能存在较多草酸钙结晶，这会使得中药的总灰分产生很大的差异。因此，仅测定总灰分并不能充分说明是否存在外来的无机盐物质，必须同时测定不溶于 10% 盐酸中的灰分，也就是酸不溶性灰分。大多数中药中的无机盐（包括钙盐）可以在稀盐酸中溶解，但来自泥沙的硅酸盐类却无法溶解而沉积残留。因此，通过测定酸不溶性灰分，可以相对准确地判断中药中是否含有泥沙等杂质，以及它们的含量。如甘草酸不溶性灰分不得过 2.0%，丹参、三七不得过 3.0% 等。

8. 浸出物测定

对于中药中的有效成分尚不清楚或无法精确定量时，可根据已知成分的溶解性质进行浸出物测定来确定其品质。这种方法是根据已知成分在水、乙醇或其他有机溶剂中的溶解性质来测算。在特定条件下，浸出物测定通过测试药材中可溶性物质的含量来进行。药材中浸出物的含量范围是一定的，因此用浸出物含量来控制中药质量是有实际意义的。浸出物测定通常包括水溶性浸出物测定法（如冷浸法、热浸法）、醇溶性浸出物测定法，以及挥发性醚浸出物测定法等。

9. 含量测定

含量测定是指用化学、物理或生物的方法对药材含有的有效成分、指标成分或有毒成分进行测定，包括挥发油及主成分的含量、生物效价的测定等。可根据各药材的具体要求进行。测定方法常用光谱法和色谱法。这是鉴定和评价中药质量最可靠、最准确的方法。

此外，测定相对密度、旋光度、折光率、沸点、熔点、凝点等物理常数，对于鉴定油脂类、挥发油类以及树脂类中药的真伪和质量具有重要的参考意义。

任务二　中药饮片的质量标准

中药饮片的质量优劣是影响临床疗效的决定性因素，为保证人们用药的安全有效，必须严格按照标准对中药饮片的质量进行控制和检查。中药饮片必须按照国家药品标准炮制。国家药品标准没有规定的，必须按照省，自治区、直辖市人民政府药品监督管理部门制定的炮制规范炮制。此外，中药饮片的质量还需达到以下标准。

一、饮片的净度标准

净度系指饮片的纯净度，亦即饮片中所含杂质药屑的限度。饮片不应夹带泥沙、灰屑、霉烂品、虫蛀品，规定除去的壳、核、芦、毛、头、足等不得带入。饮片中所含杂质、药屑必须符合有关规定，见表 5-2。

表 5-2　中药的净度要求

饮片类别	含药屑、杂质量
蜜炙、油炙	≤ 0.5%
炒黄、米炒、酒炙、醋炙、盐炙、姜汁炙、米泔水炙、发芽、发酵	≤ 1%
根、根茎、藤木、叶、花、皮、矿物、菌类、动物、炒煎、麦炒、煮制、煅制	≤ 2%
果实、种子、全草、树脂、炒炭、土炒、烫炙、煨制	≤ 3%

二、片型及粉碎粒度标准

1. 片型

经净选和水软化后的药材，根据药材特征和炮制要求，需要制成一定规格的片型，使之便于制剂、调配、鉴别、干燥和贮藏。切制后的饮片应均匀整齐，色泽鲜明，表面光洁，片面无机油污染，无整体，无长梗，无连刀片、掉边片、边缘卷曲等不合规定的饮片。异型片不得超过 10%，饮片应符合以下要求，见表 5-3。

表 5-3 常见的饮片类型及规格

类型	规格	适用药材	举例
极薄片	0.5 mm 以下	木质类及动物骨、角质类药材	羚羊角、鹿角、苏木、降香等
薄片	厚 1~2 mm	质地致密坚实，切薄片不易破碎的药材	白芍、乌药、槟榔、当归、天麻、三棱等
厚片	厚 2~4 mm	质地松泡、黏性大、切薄片易破碎的药材	天花粉、茯苓、山药、泽泻、升麻、南沙参等
斜片	厚 2~4 mm	长条形而纤维性强的药材。斜度小的称瓜子片；斜度稍大而体粗者称马蹄片；斜度更大而药材较细者称柳叶片	瓜子片：桂枝、桑枝，马蹄片：大黄，柳叶片：甘草、黄芪、银柴胡、漏芦、鸡血藤、木香等
直片（顺片）	厚 2~4 mm	形状肥大，组织致密，色泽鲜艳和需突出鉴别特征的药材	天花粉、白术、大黄、首乌等
丝	细丝 2~3 mm，窄丝 4~8 mm	皮类和果皮类药材	黄柏、厚朴、合欢皮、陈皮等
丝	宽丝 5~10 mm	叶类和薄的果皮类药材	荷叶、枇杷叶、淫羊藿、冬瓜皮、瓜蒌皮等
段（咀、节）	短段 5~10 mm，长段 10~15 mm。短段称咀，长段称节	全草类和形态细长，内含有效成分易于煎出的药材	荆芥、香薷、益母草、党参、青蒿、佩兰、牛膝、白茅根、石斛、忍冬藤、谷精草等
块	8~12 mm 立方块	煎熬时易糊化的药材	茯苓、葛根等

2. 粉碎粒度

一些不宜切制的药材，根据医疗上特殊需要可粉碎成颗粒或粉末，粉碎后的颗粒应粒度均匀，无杂质、粉末，分等应符合《中国药典》要求。

最粗粉：指能全部通过 1 号筛，但混有能通过 3 号筛不超过 20% 的粉末。

粗粉：指能全部通过 2 号筛，但混有能通过 4 号筛不超过 40% 的粉末。

中粉：指能全部通过 4 号筛，但混有能通过 5 号筛不超过 60% 的粉末。

细粉：指能全部通过 5 号筛，并含能通过 6 号筛不少于 95% 的粉末。

最细粉：指能全部通过 6 号筛，并含能通过 7 号筛不少于 95% 的粉末。

极细粉：指能全部通过 8 号筛，并含能通过 9 号筛不少于 95% 的粉末。

药筛分等标准见表 5-4。

表 5-4　药筛分等标准

筛号	筛孔内径（平均值）	目号
1 号筛	850 μm ± 29 μm	10 目
2 号筛	2000 μm ± 70 μm	24 目
3 号筛	355 μm ± 13 μm	50 目
4 号筛	250 μm ± 9.9 μm	65 目
5 号筛	180 μm ± 7.6 μm	80 目
6 号筛	150 μm ± 6.6 μm	100 目
7 号筛	125 μm ± 5.8 μm	120 目
8 号筛	90 μm ± 4.6 μm	150 目
9 号筛	75 μm ± 4.1 μm	200 目

三、饮片的含水量标准

饮片中水分的含量多少，直接影响饮片的质量和疗效。饮片中含水量过多，在贮存保管过程中易生虫、霉变，有效成分分解、水解变质，在调配称取时实际用量没有达到，影响治疗效果。若饮片含水量太少又会影响其质量，如胶类饮片易出现龟裂，硬度增大，花类饮片易破碎等。因此，必须控制饮片的水分含量。其标准为：一般饮片的含水量控制在 7%~13%，菌藻类饮片含水量控制在 5%~10%，醋淬类饮片含水量控制在 10% 以下，蜜炙类饮片含水量控制在 15% 以下。特殊饮片的含水量另有规定。

四、饮片的灰分标准

饮片的灰分是指饮片经高温炽灼灰化产生灰分，分为总灰分和酸不溶性灰分两部分。其中总灰分包括杂质灰分和生理灰分。杂质灰分由混入饮片中的无机杂质（如泥土、砂石等）形成，生理灰分由饮片组织内的无机成分组成；酸不溶性灰分是将总灰分通过盐酸处理，其中生理灰分溶解后所留下的残渣，即为无机杂质灰分，此可以直接反映饮片的纯度。

1. 总灰分测定

将粉碎后通过 2 号筛的饮片进行混合均匀，取供试品 2~3 g 或 3~5 g（需测定酸不溶性灰分时），置炽灼至恒重的坩埚中，称定质量（准确至 0.01 g），缓缓炽热至完全炭化时，逐渐升高温度至 500~600℃，使完全灰化并至恒重。根据残渣质量，计算供试品中总灰分的含量。如供试品不易灰化，可将坩埚放冷，加热水或 10% 硝酸铵溶液 2 mL，使残渣湿润，然后置水浴上蒸干，残渣照前法炽灼，至坩埚内容物完全灰化。

2. 酸不溶性灰分测定法

取总灰分，在坩埚中小心加入稀盐酸约 10 mL，用表面皿覆盖坩埚，置水浴上加热 10 min，表面皿用热水冲洗，洗液并入坩埚中，用无灰滤纸滤过，此锅内的残渣用水洗于滤纸上，并洗涤至洗液不显氯化物反应为止。滤渣连同滤纸移置同一坩埚中，干燥，炽灼至恒重。根据残渣质量，计算供试品中酸不溶性灰分的含量。

五、饮片的浸出物标准

饮片的浸出物，包括水溶性浸出物、醇溶性浸出物和挥发性醚浸出物。饮片加入一定的溶媒后，经过浸润、渗透－解吸、溶解－扩散、置换等作用，饮片中的某些成分包括有效成分会被提取出来。因此，测定浸出物的含量是表示饮片质量的一项指标。测定浸出物含量，对于有效成分不明或尚无定量方法的饮片质量控制有重要意义。

1. 水溶性浸出物测定法

供试品需粉碎，使过 2 号筛，并混合均匀。分冷浸法和热浸法。

（1）冷浸法：精密称定供试品 4 g，置 250~300 mL 锥形瓶中，精密加水 100 mL，密塞，冷浸，振摇 6 h，再静置 18 h，用干燥滤器迅速滤过，精密量取续滤液 20 mL，置已干燥至恒重的蒸发皿中，水浴蒸干，105℃干燥 3 h，干燥器中冷却 30 min，迅速精密称定质量。

（2）热浸法：取供试品 2~4 g，精密称定，置 100~250 mL 锥形瓶中，精密加水 50~100 mL，密塞，称定质量，静置 1 h 后，连接回流冷凝管，加热至沸腾，并保持微沸 1 h。放冷后，取下锥形瓶，密塞，称定质量，用水补足减失的质量，摇匀，滤过。精密量取滤液 25 mL，置已干燥至恒重的蒸发皿中，水浴蒸干，105℃干燥 3 h，置干燥器中冷却 30 min 迅速精密称定质量。

2. 醇溶性浸出物测定

除另有规定外，以各品种项下规定浓度的乙醇代替水为溶剂同上测定。

3. 挥发性醚浸出物测定

取过 4 号筛的供试品 2~5 g，精密称定，置五氧化二磷干燥器中干燥 12 h，置样品置于索氏提取器中，加乙醚适量，除另有规定外，加热回流 8 h，取乙醚液，置干燥至恒重的蒸发皿中，放置，挥去乙醚，残渣干燥 18 h 精密称定。缓缓加热至 105℃，干燥至恒重，减失的重量即为挥发性醚浸出物的重量。

六、饮片中有害成分的限量标准

饮片中的有害成分，主要包括金属、砷盐、农药残留物等，对这类有害成分建立限量标准，严格检查，才能确保用药安全。

七、饮片的卫生学标准

中药材在采集、加工、贮运过程中，均会受到细菌污染，饮片中含有糖、蛋白质、淀粉等都是微生物滋生繁殖的营养物质，更容易受到污染。因此，为了保证其质量，对饮片作卫生学检查也是必不可少的。主要对饮片中可能含有的致病菌、大肠杆菌、沙门菌、细菌总数、霉菌总数及活螨等做检查，并客观地制定出相应的标准。

八、包装检查

包装的目的是保护药物不受污染，便于贮存、运输和装卸。如能做到无菌包装，能有效防止微生物及害虫等侵蚀，避免外界温度、湿度和有害气体、阳光对药物的损害，保证药物的完整性和清洁。同时，还要检查包装是否完好无损，这对饮片在贮存、保管及运输过程中起着保质、保量的作用。

任务三 中药饮片的性能及应用

中药的性能是中药作用的基本性质和特征的高度概括。又称药性。中药调剂员要研究药性理论，药性理论是中药理论的核心，主要包括四气五味、升降浮沉、归经、毒性等。

药物性能的认识和论定，是前人在长期实践中对为数众多的药物的各种性质及其作用的了解与认识不断深化，进而加以概括和总结出来的，并以阴阳、脏腑、经络、治疗法则等医学理论为其理论基础，创造和逐步发展了中药基本理论，是中医学理论体系中一个重要组成部分。

中医学认为，药物防治疾病的基本功效，不外是扶正祛邪，消除病因，恢复脏腑功能的协调，纠正阴阳的偏盛偏衰，使之在最大程度上恢复到正常状态。药物之所以能够针对病情，发挥治疗作用，是因其各具若干特性和效用，也称之为偏性。以药物的偏性，调理脏腑功能，纠正疾病所表现的阴阳偏盛或偏衰，以达扶正祛邪、防治疾病之目的。

要知道，中药对人体的效用有两面性，即治疗效用和毒副作用。治疗效用即正效应，又称功效或功能。毒害作用即负效应，又称不良反应，包括副作用和毒性等。要充分而合理地利用中药的治疗作用，尽量避免毒害作用的发生，既是高效安全用药的重要保证，又是临床用药的基本原则。

一、四气五味

1. 四气

又称四性，是药物的寒、热、温、凉四种药性。它反映药物影响人体阴阳盛衰和寒热变化的作用特点，是说明药物作用性质的重要概念之一。四气之外，有的药物温凉之性不明显，作用和缓，称为平性。虽曰平性，但绝对的平性是没有的，只是偏性不明显，仍有偏温偏凉。所以药性虽然有五种，但没有超出四性的范畴，故仍称为四性或四气。

四气中，温热属阳，寒凉属阴，温次于热，凉次于寒。温相对于热或寒相对于凉，没有本质区别，只是热或寒的程度不同。所以，四性本质上，只有寒热两种性质的区分。此外，还用大热、大寒、微温、微寒等来标明药性不同程度的轻重。

药性寒热温凉，是从药物作用于机体所发生的反应概括出来的，是与所治疾病的寒热性质相对应的。能够减轻或消除热证的药物，一般属于寒性或凉性，如石膏、金银花对发热口渴、咽喉肿痛等热证，有清热泻火、利咽、解毒作用，这表明其具寒凉之性；反之，能减轻或消除寒证的药物，一般属于热性或温性，如附子、干姜、肉桂等对脘腹冷痛、四肢厥逆等寒证有效，有温中散寒、回阳救逆作用，即表明其具温热之性。

要正确掌握药物的功效，还必须认识到，药性寒热只是从药物对机体阴阳盛衰、寒热变化的影响来概括药物的性能，只是药物功效的抽象概括，并不说明药物的具体功效，所以掌握药性寒热，不能脱离药物的具体功效。

2. 五味

五味即辛、甘、酸、苦、咸五种味。有些药物还具有淡味和涩味，实际上不止五种，但辛、甘、酸、苦、咸是五种最基本的滋味。由于长期以来将涩附于酸，淡附于甘，故习称五味。至于其阴阳属性，则辛、甘、淡属阳，酸、苦、咸属阴。

五味的确定，最初是依据口尝确定药物的真实味道，如黄连之苦、甘草之甘、山楂之酸、细辛之辛、芒硝之咸等。后来，以药物的功效确定其味。比如葛根口尝味甘淡，但因能解肌退热、透疹，可治表证，故味辛；磁石并无咸味，因其能入肾潜镇浮阳，而肾在五行属水与咸相应，磁石因之而标以咸味。在此基础上，通过长期临床实践，不断地加以补充、发展，形成了系统的五味理论。“味”的主要确定依据主要有二：即药物的滋味和药物的作用。综合历代用药经验，其作用如表 5–5 所示：

表 5–5 五味的作用

五味	作用	举例	注意事项
辛	能散、能行，能够发散、行气、活血	一般治疗表证的药物，如麻黄、薄荷；治疗气血阻滞的药物，如木香、川芎，都有辛味	一般情况下气虚阴亏的患者要慎用，因为辛味药可以耗气伤阴
甘	能缓、能补、能和，有补益、和中、调和药性、缓急止痛的作用	一般用于治疗虚证的药物，如人参大补元气，熟地滋补精血，甘草调和诸药等。某些甘味药还具有解药食中毒的作用，如甘草、绿豆等，故又有甘能解毒之说	一般情况下湿阻、中满、有食积气滞的患者要慎用，因为甘味药大多滋腻，可以腻膈碍胃
酸	能收、能涩，有收敛、固涩作用	多用于体虚多汗、久泻久痢、肺虚久咳、遗精滑精、尿频遗尿等证。如山茱萸、五味子涩精、敛汗，五倍子涩肠止泻，乌梅敛肺止咳、涩肠止泻等	一般情况下邪未尽者应慎用，因为酸味药可以收敛邪气

（续表）

五味	作用	举例	注意事项
苦	能泄、能燥，泄指的是通泄、清泄、降泄，燥指燥湿	通泄，如大黄泻下通便，用于热结便秘；降泄如苦杏仁降泄肺气，用于肺气上逆之咳喘。枇杷叶除能降泄肺气外，还能降泄胃气，用于胃气上逆的呕吐呃逆；清泄，如栀子、黄连、黄芩清热泻火，用于火热上炎、心烦、目赤口苦等证。燥即燥湿，用于湿证。湿证有寒湿、湿热之不同。苍术、厚朴属温性的苦味药，用于寒湿证，称为苦温燥湿；黄连、黄柏属寒性的苦味药，用于湿热证，称为苦寒燥湿	一般情况下脾胃虚弱的患者用量不宜过大，因为苦味药可以伤津液、伐胃气
咸	能软、能下，即指具有软坚散结、泻下通便的作用	多用于瘰疬、瘿瘤、痰核等病证，如海藻、昆布消散瘰疬，用于大便秘结难下，如芒硝泻下通便等	一般情况下脾虚便溏的患者要慎用，因为咸味药物的泻下作用比较明显
涩	与酸味作用相似。依附于酸味，所以也具有收敛固涩的作用。	龙骨、牡蛎涩精，赤石脂涩肠止泻，莲子固精止带，乌贼骨收敛止血	同酸味药
淡	能渗、能利，有渗湿、利水作用	多用于治疗水肿、小便不利等证，如猪苓、茯苓等	一般情况下阴虚津亏的患者应慎用，因为淡味药能够耗伤津液

中药有四种气味，五种味道，因此药物的性味合称为“四气五味”，也称为“四性五味”。要注意，药物的性和味都是基本性能，是从不同的角度说明药物的作用，二者合参才能较全面地认识药物的作用和性能。比如，两种药物都是寒性，但药物有苦寒、辛寒、甘寒之不同，如黄连苦寒，功偏清热燥湿；石膏辛寒，功偏清热泻火；西洋参甘寒，功偏补气养阴，清火生津。反之，两种药物都具有辛味，但有辛寒、辛温之不同，如紫苏叶、薄荷皆有辛味，能发散表邪，但紫苏叶辛温，能发散风寒；薄荷辛凉，能发散风热。

二、升降浮沉

升降浮沉是指药物在机体内的作用趋向。这种趋向与所治疗疾患的病势趋向相反、与所治疗疾患的病位相同，是说明药物作用性质的概念之一。

升是上升，降是下降，浮表示发散，沉表示收敛固藏和泄利二便。实际上，包含着向内和向下两种作用趋向。一般具有升阳发表、祛风散寒、涌吐、开窍等功效的药物，都能上行向外，药性都是升浮的；具有泻下、清热、利水渗湿、重镇安神、潜阳息风、消导积滞、降逆止呕、收敛固涩、止咳平喘等功效的药物，则能下行向内，药性都是沉降的。但也有药物升降浮沉不明显，如南瓜子杀虫。有的药物则存在二向性，如麻黄既能发汗，又能平喘、利水；川芎既能“上行头目”，又能“下行血海”。药物的临床疗效是确定其升降浮沉的主要依据。

病势趋向常表现为向上、向下、向外、向内，病位常表现为在上、在下、在外、在里。在运用上，一般而言，病变在上、在表宜用升浮而不宜用沉降，如外感风寒，用麻黄、桂枝发表；在下、在里宜用沉降，而不宜用升浮，如里实便秘之证，用大黄、芒硝攻下。病势逆上者，宜降不宜升，如肝阳上亢之头痛，当用牡蛎、石决明潜降；病势陷下者，宜升而不宜降，如久泻、脱肛当用人参、黄芪、升麻等益气升阳。

药物升降浮沉的性能与药物的性味、质地有密切的关系，能升浮的药物大多具有辛、甘味和温、热性能；沉降的药物大多具有酸、苦、咸、涩味和寒、凉性。李时珍指出：“酸咸无升，辛甘无降，寒无浮，热无沉”。凡质轻的花、叶、皮、枝类药物，多升浮；质重的种子、果实、矿物、贝壳类药物，多沉降。但也有例外，如“诸花皆升，旋覆独降”“诸子皆降，苍耳升浮”等。

除此之外，炮制和配伍是影响药性升降浮沉的主要因素，如酒炒则升，姜汁炒则散，醋炒则收敛，盐水炒则下行。在复方配伍中，少量性属升浮的药，在同较多的沉降药配伍时，其升浮之性可受到一定制约；反之，少量性属沉降的药，在同较多的升浮药配伍时，其沉降之性可受一定制约。在某些情况下，又需利用升降配合以斡旋气机，以恢复脏腑功能。如血府逐瘀汤中用柴胡、枳壳一升一降，以助气血运行。可见，各种药物所具的升降浮沉性能能在一定的条件下通过人为控制而转化。故李时珍说：“升降在物，亦在人也。”

三、归经

归经是药物作用的定位概念，即表示药物作用部位。归是作用的归属，经是脏腑经络的概称。归经是用药后机体所发生的药效反应，是药物对人体某部分的选择性作用。即主要对某经（脏腑及其经络）或某几经发生明显的作用，而对其他经则作用较小，甚至无作用。比如同属性寒清热的药物，有的偏于清肺热或清心热，有的偏于清肝热，有的偏于清胃热；同属补药，也有补肺、补脾、补肝、补肾之不同。将这些认识加以归纳，使之系统化，便形成了归经理论。

归经是以脏腑经络理论为基础，以所治病证为依据而确定的。经络能沟通人体内外表里，所以体表病变可通过经络影响在内的脏腑，脏腑病变也可反映到体表。通过疾病过程中出现的症候表现以确定病位，就可知晓是某脏某腑的病变。例如，症见咳嗽、咯痰、气喘，为肺经病变；症见心悸、神昏，为心经病变；症见胁痛、抽搐，为肝经病变。根据药物的疗效与病机和脏腑、经络密切结合起来说明某药对某些脏腑、经络的病变起着主要作用。如桔梗、杏仁能治胸闷、喘咳，归肺经；全蝎能定抽搐，归肝经；朱砂能安神，归心经等。

要注意，在应用药物的时候只掌握药物的归经而忽略了药物的四性五味、升降浮沉等性能是不够全面的。因为某一脏腑、经络发生病变，可能有寒、热、虚、实之分。所以，不可只注意归经，而将能归该经的药物不加区别地应用。同归一经的药物其作用有温、清、补、泻之不同，如黄芩、干姜、百合、葶苈子都能归肺经，但是，在应用时须区别使用。黄芩主要清肺热，干姜能温肺寒，百合补肺虚，而葶苈子则泻肺实。可见，将中药的多种性能结合起来以指导中药的应用，才会收到预期的效果。

正如徐灵胎所说："不知经络而用药，其失也泛。"这说明掌握归经，有助于提高用药的准确性。例如，里实热证有肺热、心火、肝火、胃火等不同，应当分别选用清泄肺热、心火、肝火、胃火的药物来治疗。再如头痛，其发病的原因甚多，疼痛性质和部位亦有差别。葛根、白芷善治阳明经头痛，柴胡善治少阳经头痛，羌活善治太阳经头痛，细辛善治少阴经头痛。治疗头痛时，考虑到药物的归经特点可以提高疗效。

运用归经理论，还需考虑到脏腑经络病变的相互影响，在临床用药时并不单纯使用某一经的药物。如肺病见脾虚者，每兼用补脾的药物，使肺有所养而逐渐向愈；肝阳上亢因于肾阴不足者，每以平肝潜阳药加以滋补肾阴的药同用，使肝有所涵而亢阳自潜。若只知见肺治肺、见肝治肝，单纯分经用药，其疗效必受影响。故徐灵胎又指出："执经络而用药，其失也泥，反能致害"。

现代医学与中医的脏腑经络学说在理论体系构成、认知方法及含义等方面有本质区别，要注意区分。

四、有毒与无毒

中药的有毒与无毒是中药药性理论的重要组成部分，古籍本草均有记载，与现代医学对药物毒性的认识并不尽一致。"毒"的概念，在中药学中有狭义与广义之别。狭义的毒，指今之药物不良反应。广义的"毒"含义有：一为药物的总称，也就是说药即是"毒"，"毒"即是药；二为药物的偏性，药物之所以能治病，就在于其有某种偏性，这种偏性就是"毒"，其对人体具有两面性，既能治疗疾病，又能毒害人体，关键在如何应用。广义的"毒"是指药为偏性的总称。

毒性是指药物对机体的损害性。毒性反应与副作用不同，它对人体的危害性较大，甚至可危及生命。因此，必须认识中药毒性，了解毒性反应产生的原因，适时掌握中药中毒的解救方法和预防措施。

"毒药"一词，常是古代医药学文献对药物的总称。古人云，"神农尝百草，一日而遇七十毒。"药物都各有偏性，这种偏性就是毒。《周礼·天官》："医师聚毒药以供医事。"《素问·脏气法时论》："毒药攻邪，五谷为养，五果为助……"《神农本草经》提出了"有毒、无毒"的区分，并谓："若用毒药疗病，先起如黍粟，病去即止。不去倍之，不去十之，取去为度。"《内经》七篇大论中，亦有大毒、常毒、小毒等论述。从毒药到有毒、无毒的区分，反映了人们对毒性认识的进步。

中药毒性的大小，历史上没有统一的标准，近代也缺乏毒性分级的试验数据，目前采用的是《中国药典》（2020年版）记载的大毒、有毒、小毒的三级分类方法。掌握药物毒性的大小，可认识其作用的峻急和缓，以便根据体质的强弱、病情的轻重，恰当地选择药物并确定用量，做到中病即止，以防止过量中毒或蓄积中毒。

毒性反应是临床用药时应当尽量避免的。毒性反应的产生与药物炮制、配伍、剂型、给药途径、用量、使用时间长短以及病人的体质、年龄、证候性质等都有密切关系。因此，使用有毒药物时，应从上述各个环节进行控制，避免中毒发生。但是，有毒药物也有其可利用的一面，比如对于一些顽疾，如恶疮肿毒、疥癣、癌肿癥瘕，使用有毒药物进行治疗，能获得一定的疗效。

历代对有毒药物的记载，大部分是正确的。但是《神农本草经》认为丹砂无毒，《本草纲目》认为马钱子无毒等，实际上，这些药物的使用应特别慎重，要结合古今的临床经验和研究成果，才能更好地认识中药毒性。

中药的副作用有别于毒性，副作用是指在使用常用剂量即治疗剂量时出现与用药目的无关的不适反应。一般都比较轻微，对机体危害不大，停药后可逐渐消失。副作用的产生，与药物的特性、患者的体质等因素有关，临床多表现为恶心、呕吐、腹痛、腹泻、皮肤瘙痒等症状。通过炮制、配伍、制剂等方法，可减少或消除中药副作用。一味中药往往有多种作用，治疗时只能利用其中一种或一部分作用，其他作用便成为副作用。如大黄能清热泻火、泻下攻积，泻下攻积为治疗作用，而清热泻火便成为副作用，可造成寒凉损耗人体阳气等不良后果。

五、配伍

根据病情需要和药性特点，按照用药法度将两种或两种以上药物配合应用，称为配伍。前人把单味药的应用及药物之间的配伍关系概括为七种情况，称为“七情”。

“七情”的提法首见于《神农本草经》。其序例云：“药……有单行者，有相须者，有相使者，有相畏者，有相恶者，有相反者，有相杀者。凡此七情，合和视之。”其中首先谈到“单行”。单行就是指用单味药治病。病情比较单纯，选用一味针对性较强的药物即能获得疗效，如清金散单用一味黄芩治轻度肺热咳血；单用一味人参便可补气固脱等。若病情较重，或病情比较复杂，单味药力量有限，且难全面兼顾治疗要求；有的药物偏性较强，具有毒副作用，单味应用难以避免不良反应，当用相应药物佐制，以减轻其不良反应，以上情况往往需要同时使用两种以上的药物。前人总结的“七情”，除单行者外，其余六个方面都是讲配伍关系。现分述如下。

1. 相须

相须是指两种以上功效相同或相近的药物，配合应用能明显增强其原有的疗效。如麻黄与桂枝配合，能明显增强辛温解表的治疗效果；石膏与知母配合，能明显增强清热泻火的治疗效果；大黄与芒硝配合，能明显增强攻下泻热的治疗效果。

2. 相使

相使是指功效在某些方面相同或相近的药物，配伍应用能提高主药的疗效。如治脾虚水肿时将黄芪配茯苓，以补气利水消肿的黄芪为主药，配利水渗湿又健脾的茯苓，能增强黄芪补气利水之效；治疗热结便秘时大黄配厚朴，以大黄为泻下攻积的主药，配伍下气除满的厚朴，可通过气的推动使积滞下行，增强大黄的泻下之功。

3. 相畏

相畏是指一种药物的毒性或副作用，能被另一种药物减轻或消除。如半夏的毒性能被生姜减轻或消除，也就是指半夏畏生姜。相畏是针对有毒、作用峻猛或有副作用的药物在临床应用时常用的配伍方法。

4. 相杀

相杀是指一种药物能减轻或消除另一种药物的毒性反应或副作用，如生姜能减轻或消除半夏的毒性或副作用，称为生姜杀半夏毒。相畏、相杀实际上是同一配伍关系的两种提法，是药物间相互对待而言的。

5. 相恶

相恶是指两种药物合用后，各自的性能相互牵制而使原有的疗效降低甚至丧失。人参恶莱菔子，是因莱菔子能削弱人参的补气作用。

6. 相反

相反是指两种药物合用，能产生或增强毒性反应或副作用。如“十八反”“十九畏”中的若干药物（见“用药禁忌”）。

上述六种配伍关系，可以概括为以下内容：

在药物七情中，单行既不增效或减毒，也不增毒或减效，临床可据情酌选；相须、相使表示增效，临床用药要充分利用；相畏、相杀表示减毒，应用毒烈药时需考虑选用；相恶表示减效，用药时应加以注意；相反表示增毒，原则上应绝对禁止。

药物的配伍应用是中医用药的主要形式，是历代医学经验的总结，是通过长期的实践积累起来的，进一步研究药物的配伍，对开展方剂的研究有着重要的意义。

六、用药禁忌

用药禁忌，主要包括配伍禁忌、妊娠用药禁忌、服药食忌等内容。根据对患者造成的不良影响程度的不同，又常分为禁用和慎用。

1. 配伍禁忌

配伍禁忌是指某些药物合用后会产生毒副作用，应避免配合应用。对于配伍禁忌的认识，各种医籍中的说法不尽一致，目前普遍认可的配伍禁忌是“十八反”和“十九畏”。

（1）十八反：乌头反贝母、瓜蒌、半夏、白蔹、白及；甘草反甘遂、大戟、海藻、芫花；藜芦反人参、沙参、丹参、玄参、细辛、芍药。

记忆歌诀为：“本草明言十八反，半蒌贝蔹及攻乌，藻戟遂芫俱战草，诸参辛芍叛藜芦。”

（2）十九畏：硫黄畏朴硝，水银畏砒霜，狼毒畏密陀僧，巴豆畏牵牛，丁香畏郁金，川乌、草乌畏犀角，牙硝畏三棱，官桂畏石脂，人参畏五灵脂。

对于十九畏的记忆，亦有歌诀，但冗长难记。简述如下："硫朴水砒狼密陀，巴牵丁郁川草犀，牙三官石人参五。"

对于十八反、十九畏作为配伍禁忌，历代医药学家虽然遵信者居多，但亦有持不同意见者，有人认为十八反、十九畏并非绝对禁忌；有的医药学家还认为，相反药同用，能相反相成，产生较强的功效。

2. 妊娠用药禁忌

妊娠用药禁忌是指某些药物有损害胎元，甚至致堕胎的副作用，故属妊娠禁忌。妊娠禁忌药多根据临床实际经验，《中国药典》（2020年版一部）对所载药材和饮片的妊娠禁忌进行了叙述，分为妊娠禁用与慎用两类（详细见下）。属禁用的多系剧毒药，或药性作用峻猛之品及堕胎作用较强的药。慎用药则主要是活血祛瘀药、行气药、温里药中的部分药。

（1）禁用药：丁公藤、三棱、莪术、生川乌、草乌、商陆、甘遂、芫花、京大戟、巴豆、巴豆霜、牵牛子、千金子、千金子霜、马钱子、马钱子粉、土鳖虫、水蛭、全蝎、蜈蚣、斑蝥、雄黄、红粉、两头尖、阿魏、闹羊花、麝香、天仙子、天仙藤、天山雪莲、朱砂、洋金花、猪牙皂、罂粟壳、黑种草子。

（2）慎用药：人工牛黄、牛黄、体外培育牛黄、天花粉、三七、川牛膝、牛膝、制川乌、小驳骨、飞扬草、王不留行、天南星、制天南星、芦荟、天然冰片、艾片、冰片、木鳖子、片姜黄、白附子、大黄、华山参、附子、芒硝、玄明粉、西红花、益母草、肉桂、红花、苏木、牡丹皮、皂矾（绿矾）、郁李仁、虎杖、金铁锁、卷柏、草乌叶、枳实、枳壳、禹州漏芦、禹余粮、急性子、穿山甲、桂枝、桃仁、乳香、没药、凌霄花、通草、黄蜀葵花、常山、硫黄、番泻叶、漏芦、蒲黄、赭石、薏苡仁、苦楝皮、瞿麦、蟾酥。

凡属禁用的药物一般都应该避免使用。如果孕妇患有严重疾病，可酌情使用慎用药，但必须辨证准确，掌握好剂量与疗程，选择恰当的炮制和配伍方式，确保用药安全。

3. 服药食忌

服药食忌是指服药期间对某些食物的禁忌，简称食忌，也就是通常所说的忌口。一般而言，在服药期间，都应忌食生冷、辛辣、油腻、腥膻及有刺激性的食物。从病证方面而言，寒证、阴证应忌食生冷等寒凉伤阳的食物；热证、阳证应忌食辛辣、油腻、煎炸等助热伤阴的食物，胸痹患者应忌食肥肉、动物内脏及烟酒，肝阳上亢者应忌食胡椒、辣椒、大蒜、酒，胃肠虚弱者应忌食油炸黏腻、寒冷固硬、不易消化的食物，疮痈肿毒者应忌食羊肉、蟹、虾的腥膻发物及辛辣刺激性食品。另外，根据古籍记载，常山忌葱，地黄、何首乌忌葱、蒜、萝卜，薄荷忌鳖肉，茯苓忌醋，鳖甲忌苋菜等，也应作为服药禁忌的参考。

七、用量

用量也称剂量，一般是指单剂药的成人1日内服用量。也有指在方剂中药与药之间的比例分量，即相对剂量。中药的计量单位，明清以来，普遍采用16进制，即1斤=16两=160钱。现今我国对中药生药计量采用公制，即1 kg=1 000 g。为了方便处方和配药，特别是古方剂量的换算方便，通常按规定以近似值进行换算，即 1 两（16 进制）=30 g，1 钱 =3 g，1 分 =0.3 g，1 厘 =0.03 g。单味中药的成人每日内服常用剂量，除峻烈药、毒性药和某些精制品外，一般干品药为 3~10 g，部分为 10~30 g。用药剂量是否得当，是确保用药安全、有效的重要因素。

临床上主要依据药物性质、给药方法、患者情况、气候地域等因素来确定药物用量，规律如下。

1. 药物本身

（1）有毒无毒：有毒的药物用量宜小，并严格控制在安全范围之内。不同人体对药物耐受量不同，用量应从小量开始，逐渐增加用量，病势减退即可减量或停药；即使是无毒的药物，用量也要逐渐增加，幅度可稍大。

（2）药物性味：性味浓厚，作用较强的用量可较小；性味淡薄或作用较温和的，用量可较大。

（3）药材质地：质地较轻的花、叶类无毒药物，用量宜轻，一般为 3~10 g；质地较重的矿物、贝壳类无毒药物，用量宜重，一般为 10~30 g；同一药材，干品用量宜小，鲜品用量宜大。

（4）药材质量：质优者药力充足，用量不宜过大；质次者药力不足，用量可稍大。

2. 应用方面

（1）用药目的：根据用药目的，同一药物用量可不同。如槟榔 3~9 g，用以消积行气利水；而用于驱杀姜片虫、绦虫时，可用到 30~60 g。

（2）配伍：单味药应用时，用量宜大；复方中应用时，用量宜小；同一药物在复方中做主药（君药）时用量稍大，作辅药时用量可稍小。

（3）剂型：入汤剂时用量宜大；入丸、散剂时用量宜小。

3. 患者方面

（1）年龄：由于小儿身体发育尚未健全，老年人气血渐衰，对药物的耐受力均较弱，其用量应适当低于青壮年的用药量。对于作用峻猛、耗损正气的药物，更应该注意用量。一般而言，5 岁以内的小儿，通常用成人量的 1/4；6 岁以上可按成人量减半应用；老年人应根据年龄、体质等情况，酌减用量。

（2）体质：体质强壮者，用量宜重；体质虚弱者，用量宜轻。使用补益药也应从小剂量开始，以免虚不受补。

（3）病程：一般来说，新病患者正气损伤较小，用量宜重；久病患者正气损伤较大，用量宜轻。

（4）病势：病重势急者用量宜重，可力挫病势；病势轻缓者用量宜轻，即可治愈。

（5）性别：一般来说，男女用量区别不大，但妇女在月经期、妊娠期使用活血化瘀药时要注意用量不宜过大。

4. 因时因地制宜

药物剂量的确定，还应注意季节、地域及居处等自然环境的影响，做到因时、因地而制宜。同时，还应考虑到患者职业、生活习惯等方面的差异。如体力劳动者的腠理一般较为紧密，发汗解表药的用量较脑力劳动者可稍重一些；用辛热药治病时，喜食辛辣者，用量宜大，反之可减少。

八、用法

中药用法内容十分丰富，主要介绍中汤药剂内服时的煎法与服法。

1. 煎煮方法

汤剂是临床应用中药最常采用的剂型，大多由患者自制，为了保证临床用药能获得预期的疗效，作为中药调剂人员，应该熟悉中药煎煮的方法，并将正确煎煮中药方法给患者进行详细交代。

（1）煎药器具：最好选用砂锅、搪瓷器皿、不锈钢锅，因其化学性质稳定，不易与药物成分发生化学反应。忌用铁、铜、铝等金属器具。因金属元素容易与药液中的中药成分发生化学反应，可能使疗效降低，甚至产生毒副作用。

（2）煎药用水：用水必须洁净，可用泉水、河水及自来水，凡人们在生活上可作饮用的水都可用来煎煮中药。

（3）加水多少：将饮片适当加压后，水液面淹没过饮片约 2~3 cm 为宜。质地坚硬、黏稠或应久煎的药物加水量应适当多一些；若是质地疏松，或有效成分容易挥发，煎煮时间较短的药物，则加水量宜少些，液面淹过即可。

（4）煎前浸泡：大部分药物宜用冷水浸泡，一般药物可浸泡 30 min，若是种子、果实为主的药可浸泡至 1 小时。夏天炎热，浸泡时间不宜过长，以防腐败变质。

（5）煎煮火候及时间：煎煮中药还应注意火候与煎煮时间适宜。煎一般药宜先武火后文火，即未沸前用大火，沸后用小火保持微沸状态，以免药汁溢出或过快熬干。解表药及其他芳香性药物，一般用武火迅速煮沸，改用文火维持 10~15 min 即可。有效成分不易煎出的矿物类、骨角类、贝壳类、甲壳类药及补益药，一般宜文火久煎，使有效成分充分溶出。

（6）趁热滤汁：药煎煮好后，应趁热滤取药汁。按上法煎煮后煎得药液 100~150 mL，滤出。再加水适量，一般为第一煎的 1/3~1/2，并重复煎煮，仍得药液 100~150 mL 时滤出。

（7）煎煮次数：为了充分利用药材，避免浪费，一剂药可煎煮 3 次，最少应煎煮 2 次。在煎药的时候药物有效成分首先会溶解在进入药材组织的水液中，然后再扩散到药材外部的水液中。到药材内外溶液的浓度达到平衡时，因渗透压平衡，有效成分就不再溶出了。

（8）入药方法

大部分药物可同时入煎，但部分药物因其性质、性能及临床用途不同，所需煎煮时间不同。这些药物的特殊处理法，必须在处方中注明。煎煮汤剂时应该注意入药方法。

1）先煎：适用于有效成分不易煎出的矿物、贝壳类药，如石膏、石决明、牡蛎等；须去毒的药物，如附子、制川乌，均应先煎。即将药物先煎 30 min 左右，再放其他药同煎。

2）后下：适用于有效成分因煎煮易挥散或破坏而不耐久煎的药物，如薄荷、豆蔻、钩藤等，待药将煎成时再投入煎沸数分钟即可；大黄、番泻叶久煎则泻下力减缓，故欲泻下当后下或开水泡服。一般药物即将煎好前加入，同煎 5 min 左右即可。

3）包煎：适用于花粉、细小种子及细粉类药物，如蒲黄、葶苈子、滑石粉等；含淀粉、黏液质较多的药物应包煎，如车前子等；绒毛类药物包煎，如旋覆花等。

4）另煎：对于价格昂贵的药物，须另煎，如人参、西洋参、鹿茸等。

5）烊化：即溶化或熔化。胶类药容易黏附于其他药渣及锅底，容易熬焦，故应先行烊化，再与其他药汁兑服，如阿胶、鹿角胶等。

6）冲服：一些入水即化的药或原为汁液性的药，宜用煎好的其他药液或开水冲服，如芒硝、蜂蜜等。

2. 服药方法

中医临床主要给药方法是口服。口服给药的疗效受到服药时间、次数及冷热等因素的影响。

（1）服药时间：适时服药是合理用药的重要方面，是充分发挥药效的重要因素。须根据病情和药性来定。一般而言，峻下逐水药、攻积导滞药、驱虫药均宜空腹服。补虚药和治疗胃肠疾病的药物都宜饭前服。消食健胃药或对胃肠有刺激的药物宜饭后服。安神药、涩精止遗药宜睡前服。截疟药应在疟发前 2 小时服。对于病情急险，则当不拘时服，以便力挽狂澜。

（2）服药次数：服用汤剂时，多为每日一剂，分 2~3 次服。病情急重者，可每隔四小时左右服药一次，昼夜不停，使药力持续，顿挫病势；病情缓轻者，亦可间日服或煎汤代茶，以图缓治。在应用发汗药、泻下药时，如药力较强，一般以得汗得下为度，不必尽剂，以免汗下太过，损伤正气。

（3）服药冷热：一般汤药多宜温服。如治寒证，宜于热服；对于风寒表实证，所用汤剂不仅宜热服，服后还需温覆取汗。至于热证，如热在胃肠，患者欲饮冷者可凉服；如热在其他脏腑，患者不欲饮冷者仍以温服为宜。对于丸、散等固体药剂，除特别规定者外，一般宜用温开水送服。

3. 中药外用法

汤剂外用，多用于熏洗疮痈、痒疹等；散剂多用于外敷湿疮、溃疡等；软膏多用于外涂疮肿；酒剂多用于外擦风湿痹痛、跌打损伤。以上一般是每日 2~3 次，用量以适度为宜。硬膏药多用于外贴风湿痹痛、跌打伤痛和疮痈，在加热变软后趁热贴敷，但应避免烫伤，一般数日一次。

任务四 中药炮制的目的及对药物的影响

炮制是药物在应用或制成各种剂型以前必要的加工处理过程，包括对原药材进行一般修治整理和部分药材的特殊处理。古代称为炮炙、修治、修事等。中药的炮制必须以中医理论为指导，根据临床用药的需要，结合药物自身的特性，兼顾调剂、制剂等的要求，对药材进行加工处理。按照不同的药性和治疗要求而有多种炮制方法，有些药材的炮制还要加用适宜的辅料，并且注意操作技术和讲究火候。中药的炮制直接关系到药物的临床疗效。少数毒性和烈性药物的合理炮制，更是确保用药安全的重要措施。炮制的方法经过历代医药学家的锤炼，方法众多，内容丰富。

一、中药炮制的起源与发展

1. 中药炮制的起源

中药炮制古称“炮炙”，炮制从火而起，始于烹调。火的出现及应用，是人类一大进步。我国古代早就有“钻木取火”的传说，有了火不但对于防御和进攻野兽具有重要作用，还可以用以御寒取暖、炮生为熟等。经过长期的历史演进，中药炮制技术不断丰富、发展，“炮炙”两字已不能概括多种多样的加工处理方法，因而在表示术语上有了变化。

2. 中药炮制的发展

《五十二病方》大约成书于春秋战国时期，是迄今为止我国发现的最古老的医方书，文中对中药炮制有详细的记载，包括修治、切制、水制、火制、水火共制等多个方面。我国最早的医学经典著作《黄帝内经》中有关于半夏减毒加工处理的记载。东汉时我国第一部药学专著《神农本草经》载有诸多炮制法，如炼、蒸、烧等。南北朝时雷敩《雷公炮炙论》是我国医学史上最早的炮制专著，记载了多种药物的炮制，如甘草制远志、蜜制紫菀、乌头用水浸泡等，后世将其炮制的蒸、煮、炒、炮、煨、浸、飞等主要方法归纳成“雷公炮炙十七法”。我国最早的药典《新修本草》将炮制列为法定内容。宋代颁布的第一部国家成药规范《太平惠民和剂局方》对药物炮制十分重视，列专章强调“凡有修合，依法炮制”，该书还载有 187 种中药的炮制方法和要求。明代药物学著作《本草纲目》，对生药采集加工、饮片切制、炮制应用做了全面论述。缪希雍编撰的《炮炙大法》是继《雷公炮炙论》之后的第二部炮制专著，收载了 439 种药物的炮制方法，简要叙述了各种药物的出处、采药时间、优劣鉴别、炮制辅料、操作工艺、饮片贮藏。清代张仲岩所撰的《修事指南》为我国第三部炮制专著，收录药物 232 种，较为系统地叙述了各种炮制方法。炮制理论上也有所发挥，提出“吴茱萸汁制抑苦寒而扶胃气，猪胆汁制泻胆火而达木郁，牛胆汁制去燥烈而清润，秋石制抑阳而养阴，枸杞汤制抑阴而养阳……”等。中华人民共和国成立后，中药炮制得到了振兴和长足发展。各地对散在本地区的具有悠久历史的炮制经验进行了整理，由地方卫生部门制定了各省、自治区、直辖市的中药饮片炮制规范，作为地方法规在各辖区内执行。同时，中药的炮制也与时俱进，将传统技术与现代科技有机地结合起来，在设备、技术、质量标准等方面不断创新和提高。为适应我国中医药事业的不断发展，各地建立起规模不等的中药饮片厂，炮制生产规模不断扩大，炮制工艺不断更新，炮制设备不断改进，中药炮制的规模化、机械化、自动化程度越来越高，管理也更加科学规范，这一切都促进了中药炮制事业的发展。

二、中药炮制的目的和意义

炮制目的可简单概括为“减毒、增效”。但因药物不同，炮制目的亦有差异。概括起来，大致有以下几方面：

1. 降低或消除药物的毒副作用

有的药物疗效较好，但因毒性或副作用较大，临床应用不安全，则须通过炮制降低其毒性或副作用。例如川乌、草乌、附子、马钱子等生用内服易于中毒，炮制后能降低其毒性。巴豆泻下作用剧烈，宜去油取霜用。但要注意，对于既是有效成分，又是有毒成分的药材，要注意其炮制的程度，太过或者不及，均会影响药物的作用。如巴豆制霜，应保留脂肪油含量在18%~20%；马钱子砂烫，其士的宁（番木鳖碱）含量应在0.8%左右。

2. 改变药物的性能或功效

某些药物经过炮制后，能改变药物的性能和功效，更适合临床应用的需要。如地黄甘寒凉血，经炮制成熟地黄后，其药性微温而以补血见长，适宜于血虚证；何首乌生用能泻下通便，用黑豆汁蒸后则失去泻下作用而专补肾；天南星性温，用于治湿痰、寒痰、风痰诸证；胆汁制后性寒，而有清热化痰之功。

3. 增强药物的疗效

中药可通过配伍来提高疗效外，而炮制是达到这一目的的另一有效途径。明代《医宗粹言》中提到：“决明子、莱菔子、芥子、苏子、韭子、青葙子，凡药用子者俱要炒过，入药方得味出。”药材经过炒制后有效成分易被煎出，可提高临床疗效。辅料炮制能与药物产生协同作用而增强疗效，如蜜炙百部能增强润肺止咳，酒炒川芎能增强活血，醋制延胡索能增强止痛等。但有的药物不加辅料进行炮制药效增强，如白矾煅为枯矾，能增强燥湿、收敛作用；槐花经炒制后，能增强止血作用。

4. 改变或增强药物作用的趋向

通过炮制，可以改变药物作用趋向。例如大黄苦寒，性沉而不浮，生用走而不守，酒制后引药上行，治疗上焦实热引起的牙痛等症。莱菔子能升能降，生莱菔子，升多于降，用于涌吐风痰；炒莱菔子，降多于升，用于降气化痰，消食除胀。

5. 便于贮藏、调剂和制剂

中药材经水制软化，切制成一定规格的片、丝、段、块后，便于调剂时称量和煎煮。质地坚硬的矿物类、甲壳类及动物骨甲类药难粉碎，不便于制剂和调剂，采用明煅、煅淬、砂烫等方法，使之质地酥脆而便于粉碎，易于煎出有效成分。如砂烫醋淬龟甲，鳖甲，砂烫马钱子，蛤粉烫阿胶，火煅赭石、寒水石，火煅醋淬自然铜等。

多数中药材在采集以后，均可直接使用鲜品。诸如地黄、芦根、石斛等许多鲜品药材的疗效，较之干品更佳。但是，大部分药材因季节、环境等因素无法直接使用鲜品，皆需干燥处理，才可贮存、运输。如肉苁蓉可投入盐水湖中，加工为盐苁蓉，方可避免腐烂变质。

6. 提高药物净度，确保用药质量

中药在采收、运输、贮藏过程中常混有沙土、杂质、霉烂品及非药用部位，因此，必须加以净选、清洗等加工处理，使其达到一定的净度，以保证临床用药的卫生和剂量的准确。如皮类药物要去栓皮、杂质，花叶类去枝梗，动物类去头、足、翅等，根类药物要去芦头，同一中药不同药用部位要分开以适应临床需要，如麻黄，其茎发汗，根止汗。

7. 矫臭矫味，利于服用

某些药物具有令人不适的气味，难以口服或服后出现恶心呕吐、心烦等反应。经过炮制后能起到矫臭矫味的效果，如酒制乌梢蛇、紫河车，麸炒僵蚕，醋制乳香、没药等。

三、炮制对药性的影响

炮制对药性的影响包括对性味、升降浮沉、归经、毒性的影响等。

（1）炮制对四气五味的影响

炮制对性味的影响大致有三：一是通过“反制”纠正药物过偏之性；如栀子苦寒，用辛热的姜汁制后，能降低苦寒之性，以免伤中。二是通过“从制”使药物的性味增强，增强疗效；如胆汁制黄连，增强黄连苦寒之性，所谓寒者益寒。再如酒制仙茅，增强仙茅温肾壮阳作用，所谓热者益热。三是通过炮制改变药性，扩大药物的用途；如天南星加胆汁制成胆南星，则性味从辛温转为苦凉，具有清热化痰，息风定惊的功效；地黄甘寒，清热凉血，养阴生津，制成熟地黄后，则转为甘温之品，具滋补肝肾，益精填髓之功。

（2）炮制对升降浮沉的影响

李时珍曰：“升降在物，亦在人也。”药物经炮制改变了其性味，改变其作用趋向，尤其对具有双向性能的药物更明显。药物大凡花升籽降、根升梢降、生升熟降。辅料对药物影响更明显，通常酒炙性升，姜炙则散，醋炙能收敛，盐炙则下行。如大黄酒制后善清上焦血分热毒；黄芪益卫固表，托毒排脓偏走表，而蜜制后，益气补中偏走里。砂仁经盐炙后，可以下行温肾，治小便频数。

（3）炮制对归经的影响

药物经过不同辅料炮制后，其归经可改变。如醋制入肝，蜜制入脾，盐制入肾等。如蜜制百合功偏润肺止咳，盐制小茴香功偏暖肾散寒止痛，醋制青皮，功偏疏肝理气止痛。为了使药物更准确地针对主证，作用于主脏，发挥其疗效。如益智入脾、肾经，盐炙后则主入肾；知母入肺、胃、肾经，盐炙后则主要作用于肾经。

（4）炮制对毒性的影响

药物通过炮制可以减毒。去毒常用炮制方法有净制、水煮、水飞、砂烫、醋制、去油制霜等。如半夏用白矾水浸泡，蕲蛇去头，川乌、草乌蒸或煮制，雄黄、朱砂水飞，甘遂、芫花醋炙，巴豆制霜等，均可去其毒性。

要注意，炮制有毒药物时一定要注意去毒与存效并重，炮制太过可能造成毒去效失，达不到炮制目的。

四、炮制对药物理化性质的影响

中药的化学成分相当复杂，中药治病是发挥多成分的综合作用。中药经加热、水浸，以及酒、醋、蜜、盐、药汁等辅料处理，化学成分会发生变化，某些成分含量可能增加或减少，或者生成新的化合物。因此，为了探讨中药炮制作用及原理、炮制工艺、饮片质量标准，研究炮制对中药化学成分的影响意义重大。

1. 炮制对含生物碱类药物的影响

（1）水处理：含有小分子生物碱、季铵类生物碱易溶于水的药物要“少泡多润”，减少与水的接触时间，以免生物碱随水流失。

（2）酒炙：游离生物碱能溶于乙醇、氯仿等有机溶剂，药物经过酒制后能提高生物碱的溶出率，从而提高药物的疗效。如酒黄连。

（3）醋制：醋作为炮制辅料，可以增加生物碱的溶出率，提高疗效。如醋制延胡索，生物碱成分与醋酸结合生成醋酸盐，能溶于水，增强镇静止痛效果。

（4）加热炮制：川乌、草乌经烘、焙、煨等干热处理或蒸、煮等湿热处理，可使剧毒的乌头碱在高温条件下水解成毒性小得多的乌头原碱；砂烫马钱子，使士的宁在加热条件下转变为毒性较小的异士的宁及其氮氧化合物等，保证临床用药安全。

2. 炮制对含苷类药物的影响

苷一般易溶于水或乙醇中。由于苷类成分易溶于水，故大黄、甘草、秦皮等主含苷类成分的药材，切制前用水处理应少泡多润。含苷的药物用酒炮制，可提高其溶解度，增强疗效。如黄芩酒炙后，水煎液中黄芩苷的含量提高。含苷类成分的药物如槐花、苦杏仁、黄芩等，因含有相应的分解酶，在一定温度和湿度条件下可被酶分解，影响疗效。常用炒、蒸、烘、燀或曝晒的方法破坏或抑制酶的活性，以免其被酶解，保存药效。

3. 炮制对含挥发油类药物的影响

含挥发性的药材应及时加工处理，加水处理宜“抢水洗”。薄荷、荆芥等含有挥发油的药物，宜在采收后或喷润后迅速加工切制，不宜带水堆积久放，以免发酵变质。含挥发油的药材应及时加工处理，干燥处理宜阴干。苍术含挥发油较多，具有刺激性，用麸炒等方法炮制，可使挥发油减少，“燥性”降低。乳香所含挥发油具有明显的毒性和强烈的刺激性，通过炮制后可大部分除去，有利于临床应用。荆芥炒炭后，挥发油产生9种新的成分，产生止血作用。

4. 炮制对含鞣质类药物的影响

鞣质又称单宁、鞣酸，易溶于水，特别是热水，因此，在炮制过程中用水处理时要格外注意。鞣质能耐高温，对热较稳定，经高温处理一般变化不大。鞣质遇铁能发生化学反应，生成黑绿色的鞣质铁盐沉淀，因而忌用铁器炮制，宜用竹刀、钢刀、铜刀切制，煎药时要用不锈钢锅或砂锅，避免鞣质与铁的反应。

5. 炮制对含有机酸类药物的影响

低分子的有机酸大多能溶于水，具强烈酸性。水浸制应尽量少泡多润，经热处理，可破坏一部分以减少刺激性，适应临床需要，如焦山楂。含有机酸的药物往往和含有生物碱的药物共制，以增强生物碱的溶解度，增强疗效，如吴茱萸制黄连。

6. 炮制对含油脂类药物的影响

油脂类药具有润肠通便或致泻作用，有的作用峻烈，有一定毒性。经加热，压榨除去部分油脂类成分，以免滑肠致泻或降低毒副作用。如巴豆、千金子去油制霜；柏子仁、瓜蒌仁去油制霜降低或消除滑肠作用。巴豆油既是有效成分，又是有毒成分，则宜控制用量，使达适中。

7. 炮制对含无机化合物类药物的影响

磁石、自然铜等矿物类药物质质地坚硬，成分不易溶出，通常采用煅烧或煅红醋淬的方法炮制，同时也利于药物在胃肠道吸收。石膏、明矾等某些含结晶水的矿物，经烧制后，失去结晶水而改变药效。炉甘石等在加热炮制过程中，可改变某些药物的化学成分，产生治疗作用。

五、毒性中药的炮制

1. 毒性中药概述

（1）毒性中药：系指毒性剧烈，治疗剂量与中毒剂量相当接近，使用不当会导致人中毒或死亡的中药。毒性药品在《中华人民共和国药品管理法》中被列为特殊管理的药品，毒性药品的使用必须遵守国务院颁布的《医疗用毒性药品管理办法》。

（2）毒性中药的品种：根据国家有关规定，列入毒性中药的品种有生川乌、生天南星、生甘遂、生半夏、生白附子、生草乌、生附子、生狼毒、生巴豆、生马钱子、生千金子、洋金花、生天仙子、闹羊花、斑蝥、蟾酥、红娘虫、青娘虫、雄黄、砒石、砒霜、水银、雪上一枝蒿、红升丹、白降丹、生藤黄、红粉、轻粉，共28种。

2. 主要毒性中药的炮制

因毒性中药治疗剂量与中毒剂量接近，极易引起中毒症状，严重者导致死亡。因此，毒性中药炮制的主要目的是降低和消除药物的毒性和副作用，确保用药安全。

（1）炮制毒性中药对生物碱的影响。生物碱是含氮的有机化合物一类，它具有强烈的生理活性。可采用醋制、酒制、加热等方法降低其毒性，如川乌、草乌的炮制。

（2）炮制对毒性中药所含苷的影响。采用水浸法使毒性苷溶于水而降低毒性，或用烘、晒、炒等方法破坏酶的活性，或用醋来炮制减毒。

（3）炮制对毒性中药所含挥发油的影响。所含挥发油的毒性中药一般具有刺激性和毒副作用，在炮制中通过加热或与固体辅料共同拌炒，使有毒的挥发油挥发或被固体辅料吸附。

（4）炮制对毒性中药所含蛋白质的影响。蛋白质在一定的温度下受热能凝固，使其变性，故对有毒的蛋白质成分可采用加热的方法使其凝固而降低毒性。

（5）炮制对毒性中药所含无机盐成分的影响。水飞雄黄和朱砂中有毒的砷化物溶于水而降低毒性，采用煅法或煅淬法去除有毒的成分。

任务五 中药炮制标准基本知识

一、中药炮制的常用辅料

炮制辅料是指具有辅助作用的附加物料，它对主药起到增强疗效或降低毒性，或影响主药理化性质等作用。常用的辅料分为两大类：液体辅料和固体辅料。液体辅料有酒、醋、蜂蜜、食盐水、生姜汁、甘草汁、黑豆汁、米泔水等；固体辅料有麦麸、米、土、蛤粉、河砂、滑石粉、豆腐等。

1. 固体辅料

（1）麦麸：性味甘、淡，能和中益脾，与药物共制能缓和燥性，增强健脾和中，并能赋色矫味、吸附油质。常用麦麸炮制的药物有枳壳、枳实、僵蚕、白术、苍术、葛根等。

（2）米：性味甘、平，能补中益气，健脾和胃，除烦止渴，止泻痢。稻米与药物共制，可增强药物疗效，降低刺激性和毒性。常用米制的药物有党参、斑蝥、红娘子等。

（3）白矾：性味酸、寒，能解毒，祛痰杀虫，收敛燥湿，防腐。与药物共制，可防止腐烂，降低毒性，增强疗效，如白矾制半夏、天南星等。

（4）土：常用的是灶心土、赤石脂。灶心土性味辛、温，能温中和胃，止血，止呕，涩肠止泻。与药物共制后可降低药物的刺激性，增强补脾止泻等作用。如土炒白术、山药、白芍、当归等。

（5）蛤粉：性味咸、寒，能清热，利湿化痰，软坚。蛤粉炒阿胶可降低滋腻之性，矫味，增强清热化痰作用。

（6）滑石粉：呈白色或类白色，手摸有滑腻感。其性味甘、寒，能利尿，清热，解暑。滑石粉炒药物和煨药，如滑石粉炒刺猬皮，可使韧性大的动物药质地变得酥脆，利于粉碎；滑石粉煨肉豆蔻，可除去过量的油脂，以消除刺激性，增强止泻作用。

（7）河砂：作为中间传热体拌炒药物，具有温度高、传热快、受热均匀的特点，可使坚硬的药物经沙炒后质地松脆，以便粉碎和利于煎出有效成分，如砂烫骨碎补、狗脊、马钱子、龟甲、鳖甲等。

（8）豆腐：性味甘、凉，能益气和中，生津润燥，清热解毒。豆腐具有较强的吸附与沉淀作用，与药物共制后可降低其毒性，去除污物，如豆腐煮藤黄、硫黄降低毒性，豆腐煮珍珠洁净药物。

（9）朱砂：炮制用朱砂为经研磨或水飞后的洁净细粉，性味甘、微寒，具有镇惊，安神，解毒等功效。与药物同制后能起协同作用，增强疗效。常用朱砂拌制的药物有茯苓、茯神、远志等。

2. 液体辅料

（1）酒：有黄酒、白酒之分，炙药多用黄酒，浸药多用白酒。酒性大热、味甘、辛，能活血通络，祛风散寒，行药势，矫味矫臭。药物经酒炙后，有助于有效成分的溶出，增加疗效。大黄、黄芩、黄柏酒炙后可缓和药性，引药上行；当归、川芎经酒炙后，可协同增效；乌梢蛇、紫河车等经酒炙后，能矫嗅去腥，如乌梢蛇、紫河车；女贞子、肉苁蓉酒蒸后，主要增强药物的补益作用。

（2）醋：常用米醋。醋性味酸、苦温。具有引药入肝、理气、止血、行水、消肿、解毒、散瘀止痛、矫味矫臭作用。醋具酸性，能使药物中所含有的游离生物碱等成分结合成盐，增强溶解度而易煎出有效成分，如醋制延胡索等。峻下逐水药醋炙降低毒性，缓和泻下作用，如甘遂、商陆等。经醋炙后的乳香、三棱，可引药入肝经，增强活血散瘀止痛作用，柴胡、香附醋炙增强疏肝止痛作用。树脂类、动物粪便类药物醋炙可矫嗅矫味，如五灵脂、乳香、没药。五味子醋蒸可协同增强酸涩收敛之性。

（3）蜂蜜：有生熟之分，生品性凉，熟品性温。有补中润燥，解毒止痛，矫嗅矫味等作用。中药炮制常用的是炼蜜。如蜜炙百部、款冬花，能增强润肺止咳的作用；蜜炙甘草、黄芪能增强补脾益气作用。麻黄蜜炙后缓和辛散之性，增强润肺止咳；蜜炙马兜铃，既增强润肺止咳，又缓和苦寒之性，还能矫味免吐等

（4）食盐水：性味咸寒，能强筋骨，软坚散结，清热凉血，解毒，防腐，并能矫味。多制成食盐水溶液盐炙使用，可引药入肾经，增强疗效。如杜仲、巴戟天盐炙能增强补肝肾作用，小茴香、橘核、荔枝核盐炙能增强理气疗疝作用，知母、黄柏盐炙能增强滋阴降火作用，益智盐炙增强缩小便和固精的作用。

（5）生姜汁：生姜性味辛、温，能发表散寒，温中止呕，开痰，解毒。药物经姜汁制后能抑制其寒性，增强疗效，降低毒性。如厚朴姜炙后可缓和副作用，增强宽中和胃的功效，黄连、竹茹姜炙后可增强止呕作用，黄连还可缓和苦寒之性。半夏、南星、白附子常用生姜、白矾复制以降低毒性，并增强化痰作用。

（6）甘草汁：甘草性味甘、平，具补脾益气，清热解毒，祛痰止咳，缓急止痛的作用。如甘草汁煮远志、吴茱萸后能缓和药性，降低毒性。

（7）黑豆汁：黑豆性味甘、平，能活血利水，祛风，解毒，滋补肝肾。黑豆汁制后能增强药物的疗效，降低药物毒性或副作用，如何首乌等。

（8）米泔水：系淘米时第二次滤出之灰白色混浊液体，含少量淀粉和维生素。米泔水味甘，性凉。能益气除烦，止渴，解毒。对油脂有吸附作用，常用来浸泡含油质较多的药

物。如米泔水漂苍术、白术等，可除去部分油质，降低药物辛燥之性，增强补脾和中的作用

二、中药炮制的基本方法

炮制方法内容丰富，方法多样。结合现代实际炮制经验，可分为五类。

1. 修制

（1）净制：采用挑、拣、簸、筛、刮、刷等方法，去掉灰屑、杂质及非药用部分，使药物清洁纯净。如枇杷除叶，石韦刷毛，厚朴、肉桂刮皮，山楂去果柄等。

（2）粉碎：采用捣、碾、镑、锉等方法，使药物粉碎。如牡蛎、龙骨捣碎便于煎煮；川贝母捣粉便于吞服；水牛角、羚羊角镑成薄片，或锉成粉末等。现代多用药碾、粉碎机直接将药物研磨成粉末。

（3）切制：为使有效成分易于溶出、便于炮制、利于干燥和储藏，采用切、钢、刨、劈等方法，把药物切制成一定的规格。根据药材的性质和医疗需要，切片有很多规格。如天麻、槟榔宜切薄片，泽泻、白术宜切厚片，黄芪、鸡血藤宜切斜片，桑白皮、枇杷叶、淫羊藿宜切丝，白茅根、麻黄宜铡成段，茯苓、葛根宜切成块等。

2. 水制

水制是用水或其他液体辅料处理药物的方法。水制的目的主要是清洁药材以及软化药材，以便于切制和调整药性。常用的有洗、淋、泡、漂、浸、润、水飞等。

（1）润：润法有淋润、浸润、盖润、伏润、露润、复润等，目的使清水或其他液体辅料徐徐入内，在不损失或少损失药效的前提下，使药材软化，便于切制饮片，如伏润槟榔、天麻、酒洗润当归、姜汁浸润厚朴、盖润大黄等。

（2）漂：将药物置长流水中浸渍一段时间，并反复换水，以去掉腥味、盐分及毒性成分的方法。如将昆布、海藻、盐附子漂去盐分等。

（3）水飞：水飞是借药物的粗细粉末在水中悬浮性的不同，将不溶于水的矿物、贝壳类药物，经反复研磨，制备成极细粉末的方法。常用于矿物类、贝壳类药物的制粉。如飞朱砂、飞炉甘石、飞雄黄。

（4）洗：将药材放入清水中，快速冲洗，使其清洁和软化。如水洗丹参、芦根、白芍等。

（5）淋：将质地疏松的药材，用少量清水浇洒喷淋，使其清洁和软化。如喷淋薄荷等。

（6）泡：将质地坚硬的药材，放入水中浸泡一段时间，使其变软。如泡白术、槟榔等。但要注意易溶于水的成分不能丢失。

3. 火制

火制是使用最为广泛的炮制方法，常用的火制法有炒、炙、煅、煨、烘焙等，简述如下：

（1）炒：炒法包括清炒和加辅料炒两大类。

其中清炒法分为炒黄、炒焦、炒炭三种。用文火炒至药物表面微黄称炒黄，如炒莱菔子、芥子、王不留行等；用武火炒至药材表面焦黄或焦褐色，内部颜色加深，并有焦香气者称炒焦，如焦山楂、焦栀子、焦川楝子等。用武火炒至药材表面焦黑，部分炭化，内部焦黄，但仍保留有药材固有气味（即存性）者称炒炭，如地榆炭、荆芥炭等。

种子类药物炒后则煎煮时有效成分易于溶出。炒炭能缓和药物的烈性、减少副作用，或增强其收敛止血和功效。

除清炒法外，还有加固体辅料如麸、土、米炒等，可减少药物的刺激性，增强疗效，如土炒白术、麸炒枳壳、米炒斑蝥等。与砂或滑石、蛤粉同炒的方法习称烫，药物受热均匀酥脆，易于煎出有效成分或便于服用，如砂炒鳖甲、滑石粉烫水蛭、蛤粉烫阿胶等。

（2）炙：是将药材与液体辅料拌炒，使辅料逐渐渗入药材内部的炮制方法。其目的是改变药性，增强疗效或减少副作用。液体辅料常有蜜、酒、醋、姜汁、盐水等。如蜜炙黄芪、甘草、酒制川芎、醋制香附、盐水炙杜仲、姜炙竹茹等。

（3）煅：是将药物直接放于无烟炉火中或适宜的耐火容器内燃烧的方法。目的是使质地松脆，易于粉碎，充分发挥疗效。其方法有明煅、密闭煅或闷煅。直接放炉火上或容器内而不密闭加热者，称为明煅，多用于矿物药或动物甲壳类药，如煅牡蛎、煅石膏等。将药材置于密闭容器内加热煅烧者，称为密闭煅或焖煅，适用于质地轻松，可炭化的药材，如煅血余炭、煅棕榈炭。

（4）煨：是将药物用湿面或湿纸包裹，置于加热的滑石粉中，或将药物直接置于加热的麦麸中，或将药物铺摊吸油纸上，层层隔纸加热，以除去部分油脂的方法。其目的是除去药物中刺激性成分，以缓和药性，降低副作用，增强疗效等。主要有面裹煨、纸包裹、麦麸煨、烘煨或隔纸煨、直接煨等。其中以面糊包裹者，称为面裹煨；以湿草纸包裹着，称纸裹煨；以草纸分层隔开者，称隔纸煨；将药材直接埋入火灰中，使其高热发泡者，称为直接煨。煨法炮制如煨肉豆蔻、煨葛根、煨生姜等。

（5）烘焙：将药材用微火加热，使之干燥的方法称烘焙。如焙虻虫、焙蜈蚣，焙后可降低毒性和腥臭气味，且便于粉碎。

4. 水火共制

有些药物的炮制需要水火共制，其方法主要包括蒸、煮、𬊤、淬等。

（1）蒸：是利用水蒸气或隔水加热药物的方法，不加辅料者，称为清蒸；加辅料者，称为辅料蒸。如需改变药物性味功效者，宜久蒸或反复蒸晒，如蒸制地黄、何首乌；为便于干燥成杀死虫卵，加热蒸至“圆气”，即可取出晒干，如蒸桑螵蛸。

（2）煮：是用清水或液体辅料与药物共同加热的方法，如清水煮草乌、醋煮芫花可减低毒性，酒煮黄芩可制约苦寒之性，增强清肺热之效。

（3）𬊤：是将药物置于沸水中短时间浸煮，立刻取出放置冷水中去皮的方法。常用于种子类药物的去皮，如𬊤苦杏仁、桃仁、白扁豆。

（4）淬：是将药物煅烧红后，迅速投入冷水或液体辅料中，使其酥脆的方法。淬后不仅易于粉碎，且辅料被其吸收，可发挥预期疗效。如醋淬自然铜、鳖甲，黄连煮汁淬炉甘石等。

（5）其他制法：常用的有发芽、发酵、制霜等，其目的在于改变药物原有性能，增加新的疗效，减少毒性或副作用。①发芽法：如麦芽、谷芽等。②发酵法：如神曲、淡豆豉。③制霜法：如巴豆霜、西瓜霜。

三、有毒药品的炮制

1. 去除毒性中药非药用的有毒部分。如斑蝥、红娘子、青娘子去头、足、翅，蕲蛇去头、蜈蚣去头足。

2. 炮制去除毒性中药中的有毒成分。

（1）加热法：通过加热减毒，如炒苍耳子，炒后可使有毒成分凝固。川乌、草乌、附子先煎久煎，使其有毒的生物碱成分发生水解，从而降低毒性；米炒斑蝥，使斑蝥中斑蝥素升华，毒性降低；砂烫马钱子，士的宁及马钱子碱的毒性降低。

（2）制霜法：制霜法适用于巴豆的减毒，巴豆含有有毒蛋白油脂，其脂肪油既是有效成分，又是有毒成分，应保留脂肪油在18%~20%。砂烫马钱子，其士的宁含量应在0.8%左右。

（3）复制法：是指加入辅料按照一定的操作规程反复炮制，以降低药物毒性的方 法，主要用于天南星、半夏、白附子等有毒中药的炮制。

（4）水飞法：适用于含有有毒的砷化物等成分的矿物类药物，如水飞雄黄、朱砂等。

（5）豆腐煮：将净药物置豆腐块中，用水蒸气蒸制的方法，称为豆腐蒸法，能降低药物毒性，如豆腐煮藤黄、硫黄等。

四、中药炮制品的规格要求

中药饮片质量的优劣，直接影响到临床疗效，为保证用药安全有效，必须严格按照标准，对中药炮制品的质量进行控制和检测。中药炮制品必须按照国家药品标准进行炮制。国家药品标准没有规定的，必须按照省、自治区、直辖市人民政府药品监督管理部门制定的炮制规范炮制。此外，中药炮制品的质量还需达到以下标准。

1. 中药炮制品的净度标准

净度系指炮制品的纯净度，亦即炮制品中所含杂质及非药用部位的限度。炮制品应有一定的净度标准，以保证调配剂量的准确。饮片的“质”与“量”是影响临床疗效的主要因素。炮制品中不应夹带泥沙、灰屑、杂质、霉烂品、虫蛀品。应该剔除非药用部位，如壳、核、芦头、栓皮、头足、翅等。炒黄品、米炒品、炒炭品、土炒品、发芽制品及发酵制品含药屑、杂质不得超过1%；炒焦品、麸炒品、药汁煮品、豆腐煮品及煅制品含药屑、杂质不得超过2%；煨制品含药屑、杂质不得超过3%。

2. 中药炮制品片型及粉碎粒度标准

（1）片型：切制后的饮片应均匀、整齐、色泽鲜明，表面光洁，片面无机油污染，无整体，无长梗，无连刀片、掉刀片、边缘卷曲等不合规格的饮片。异形片不得超过10%；极薄片不得超过标准厚度的0.5 mm；薄片、厚片、丝、块不得超过标准厚度的1mm；段不得超过该标准厚度的2 mm。

（2）粉碎粒度：粉碎后的药物应粉粒均匀，无杂质，粉末的分等应符合药典要求。

3. 其他标准

（1）中药炮制品的含水量标准：按炮制方法及各药物具体性状，一般炮制品的水分含量宜控制在7%~13%。蜜炙品类不得超过15%，酒炙品类、醋炙品类、盐炙品类、姜汁炙品、米泔水炙品、蒸制品、煮制品、发芽制品、发酵制品，含水量均不得超过13%；烫制后醋淬制品，含水量不得超过10%等。

（2）中药炮制品的灰分标准：某些中药饮片在炮制过程中，可能带入一些无机杂质。常见的有泥土、砂石等。中药饮片总灰分、酸不溶性灰分的测定，为炮制品的质量评价提供了有力的佐证。要通过反复测试和比较，客观地制定各类炮制品的灰分限量，这对炮制工艺和饮片质量都有一定的意义。

（3）中药炮制品的浸出物标准：测定浸出物的含量是中药炮制品质量的一项指标。炮制品的浸出物尚无明确的标准，也不能完全套用药材标准。对于那些有效成分尚不完全清楚或尚无精确定量方法的炮制品，具有重要意义。根据炮制品中主要成分的性质和特点，通常选用不同性质的浸出溶媒。浸出物的测定，主要分为水溶性浸出物、醇溶性浸出物和挥发性醚浸出物三类。浸出物的测定，还可以检测炮制工艺方法，对于提高饮片的质量也具有重要意义。中药炮制品的浸出物标准应符合各品种项下规定。

（4）中药炮制品有毒成分的限量标准：中药既含有效成分，也可能含有毒成分。有毒成分的限量指标一般应包括：毒副作用成分、重金属的含量、砷盐含量、农药残留量等。有毒成分限量标准是保证临床用药安全必不可少的。如制川乌含酯型生物碱以乌头碱计不得超过0.15%；含生物碱以乌头碱计，不得少于0.20%。马钱子含士的宁应为1.20%~2.20%，含马钱子碱不得少于0.80%。巴豆霜含脂肪油应为18.0%~20.0%等。

（5）中药炮制品的卫生学标准：中药材在采集、加工、贮运过程中，均会受到杂菌的污染。对饮片作卫生学检查也是必不可少的。主要对饮片中可能含有的致病菌、大肠杆菌、沙门菌、细菌总数、霉菌总数及活螨等做检查。

五、中药炮制品的质量标准

中药炮制品的质量标准内容包括：制法、性状、鉴别、检查、含量测定、性味与归经、功能与主治、用法用量、使用注意、储藏等。

任务六 中药饮片的储存方法及分类保管

中药饮片质量的优劣直接关系到人民健康与生命安全。因此，了解影响中药饮片质量的自身因素和外界因素，认识常见变质现象，利用常用的中药饮片储存养护方法，做好中药饮片的分类保管和养护工作，为患者提供符合要求的饮片，也是中药调剂的一项重要任务。

一、影响中药饮片质量的自身因素

1. 含水量

水分是控制中药饮片质量的一个基本指标。失去或过量，其质量都会发生变化。控制中药饮片中的含水量在适宜的范围内，不仅可以防止霉败变质、虫蛀、有效成分分解或酶解，而且可保证配方剂量的准确。含水量见中药炮制品的含水量标准。

2. 化学成分

中药所含成分极为复杂，通常可分为非水溶性物质和水溶性物质两大类。非水溶性物质有纤维素、半纤维素、挥发油、树脂、蛋白质、部分生物碱、不溶性矿物质等，水溶性物质有糖、果胶、有机酸、鞣质、部分生物碱、色素、苷类及大部分无机盐类等。

（1）生物碱类　含此类成分的中药与空气和日光接触，可能发生部分氧化、分解而变质，故宜避光储存。

（2）苷类　苷类物质具有容易分解的特性，并与分解酶共存。当组织受损，酶就迅速作用，促进苷水解。含苷类中药在储存中还必须注意干燥，避免潮气侵入。

（3）鞣质类　含有鞣质类物质的中药露置空气及日光中经氧化，则渐渐变成棕黑色。故含此类成分的中药既要减少与空气接触，又要破坏或抑制氧化酶的活性。

（4）油脂类　油脂类药物经常与空气中的氧及水分接触，受到日光的影响，或微生物的作用，一部分发生氧化，另一部分分解为甘油和脂肪酸，产生败油气味，油脂中的游离酸也随之增多而“酸败”。含此类成分的中药，应置于密闭容器中，置于避光、低温、干燥处。

（5）挥发油类　挥发油类物质的物理、化学性质很不稳定，在空气中易挥发和氧化，从而使成分减少，质量降低。含此类成分的中药宜保存在密闭容器中，大量的可堆放在凉爽避光的库房中。对其温度必须严格控制，尤其在夏季。

（6）植物色素类　部分药材，如玫瑰花、月季花等，其所含的植物色素极不稳定，容易受到日光、空气等因素的影响而受损，受潮后也容易发霉、变色。中药的颜色是鉴别其品质的重要标志之一，因此在储存中应尽量避免阳光暴晒，以保持原有的颜色。

（7）淀粉　含淀粉较多的饮片容易虫蛀、霉变。

（8）黏液质　含有糖类和黏液质的药材，如枸杞子等，容易发霉、虫蛀。

二、影响中药饮片质量变异的外界因素

影响中药饮片质量的外界因素主要是环境因素，包括温度、湿度、空气、日光、霉菌、虫害等。另外，包装容器、贮存时间对中药的质量也有很大影响。如表 5–6 所示：

表 5–6 引起中药质量变异的环境因素

因素	变异现象
温度	一般来说，药物的成分在常温（15~20℃）条件下比较稳定，利于储藏。①当温度升高至 35℃时，胶类及树脂类饮片因受热和空气的影响，容易变软而粘连成块，如乳香、阿胶；②温度低于冰点时，对于某些新鲜的药物或某些含水量较多的药物会产生有害的影响，如鲜石斛、鲜芦根、鲜姜等
湿度	①一般炮制品的绝对含水量应控制在 7%~ 13%，贮存时要求空气的相对湿度在 60%~70%； ②当空气相对湿度达到 70%，温度达到 30℃时，易发生霉变现象，特别是含糖类、黏液质、淀粉类饮片更容易吸潮变质，如天冬、地黄、山药等，某些粉末状药物也易吸潮而粘连成块； ③相对湿度高于 70% 时，多数无机盐类矿物药都容易潮解，如芒硝； ④盐炙的饮片也容易吸收空气中的水分而变潮，继而生霉，如盐知母； ⑤某些蜜炙饮片特别容易吸湿粘连，吸湿后饮片表面也容易霉变，如炙甘草、炙黄芪、炙枇杷叶等； ⑥相对湿度低于 60% 时，如胆矾、芒硝等则易风化，叶类、花类、胶类中药因失水而干裂发脆，蜜丸失润发硬，含结晶水的药物会失去结晶水而风化
空气	与饮片发生氧化作用导致质量变异，如牡丹皮、大黄、黄精等所含的鞣质、油脂及糖类成分等与空气中的氧气接触而使药物发生变化；薄荷的变色、气味散失；经炮制加工制成中药饮片，饮片与空气的接触面积较原药材大，更容易发生泛油、虫蛀、霉变、变色等变异现象。因此，饮片一般不宜久贮，贮存时应包装存放，避免与空气接触
日光	①日光破坏药物色素而变色，如玫瑰花、月季花、桑叶、益母草等；②含有挥发油的饮片，如当归、丁香等直接照射日光易发生气味散失、泛油
霉菌	一般室温在 20~35℃，相对湿度在 75% 以上，霉菌极易萌发为菌丝，发育滋长，使瓜蒌、肉苁蓉等饮片发生霉变、腐烂变质而失效
虫害	①温度在 18~35℃，药材含水量达 13% 以上，空气的相对湿度在 75% 以上时，最利于常见害虫的繁殖生长。蕲蛇、泽泻、党参、莲子等含蛋白质、淀粉、油脂、糖类较多的饮片，易被虫蛀蚀心 ②在贮存保管过程中，仓鼠可盗食、污染药物，传播病毒和致病菌，破坏包装和建筑物，历来是中药贮存时防治的对象之一
包装容器	金属容易受酸碱及其他化学物质的腐蚀，所以易与金属发生化学反应的中药不宜用金属容器包装。塑料包装应选用无毒塑料
贮存时间	在储存过程中药物受内外因素的影响，药品质量会发生不同程度的变异。要做到先产先出、先进先出、近效期药品先出

三、中药饮片储存保管中常见的变异现象

1. 霉变

霉变又称发霉，是指药物受潮后，是霉菌在中药表面或内部的滋生现象。药表面附着的霉菌在 20~35℃，相对湿度 75% 以上或中药含水量超过 15% 和足够的营养条件下，进行生长繁殖，分泌的酶溶蚀药材组织，以致中药有效成分发生变化而失效。中药霉变的起因是大气中存在着许多真菌孢子，当其落在中药表面后，在适当的温度和湿度下即萌发为菌丝，从而分泌出酶来溶蚀药材的组织，并促使中药有效成分的破坏，失去药用价值。一般含脂肪、蛋白质、糖类、维生素、水分多的药材，最易发霉。

2. 虫蛀

虫蛀是指饮片被昆虫啮蚀的现象，在中药储存过程中危害最为严重。虫蛀一是与外界因素密切有关：①中药材在采收时果实、种子、根及根茎上可能已寄生有害虫的卵或幼虫，即田间害虫被带入仓库。②净选加工时未能彻底杀灭或清除害虫或卵。③贮藏容器或包装材料不洁净，仓库或周围环境不卫生。当温度在 18~35℃，空气相对湿度在 70% 以上，含水量达 13% 以上时，即可利于害虫生长。二是药物本身因素，一般含淀粉、糖类、脂肪、蛋白质等药物最易虫蛀，其本身的成分为害虫的生长提供了养料。

3. 泛油

又称走油或浸油，是指某些含油中药的油质溢于中药表面的现象。其原因是饮片中所含挥发油、油脂、糖类等，在受热或受潮时其表面返软、发黏、颜色变浑、呈现油状物质并发出油败气味的现象。一般的动物性药材油败气味往往更强烈。饮片泛油是一种酸败变质现象，导致饮片的药用价值降低甚至不能使用。

富含油脂的饮片如柏子仁、当归；富含糖分、黏液质的饮片如天门冬、党参；富含蛋白质、脂肪的动物药饮片如黄狗肾、九香虫等受热受潮后，出现泛油现象。

4. 变色

是指饮片的固有色泽发生变化，颜色由浅变深、由鲜变暗，或转变为其他颜色的现象，其原因是中药所含化学成分不很稳定，或由于酶的作用而发生氧化、聚合、水解等反应而产生新的有色物质，使中药变色。色泽的变化不仅改变饮片的外观，也预示着药物内在质量的变化。因保管不善或储存日久，一些色泽鲜艳的中药容易变色，如玫瑰花、月季花、款冬花、扁豆花、菊花、玳玳花、红花、金银花、槐花、莲须、莲子心、橘络、佛手片、通草、麻黄等。其中玫瑰花、款冬花、扁豆花、莲须、佛手片等最易变色。色泽是中药品质好坏的标志之一。

5. 气味散失

气味散失是指饮片固有的气味在外界因素的影响下，或因储藏日久，气味变淡薄或散失。一些中药含有易挥发的成分，因贮藏保管不当而造成挥散损失，使得中药的气味发生改变的现象。中药的气味是中药质量好坏的重要标志之一，由于挥散走气使其有效成分减少，气味发生变化，而导致疗效降低或丧失。如含挥发油的药物，如肉桂、沉香等，放置日久，受温度和空气等影响，气味逐渐散失；豆蔻、砂仁粉碎后，气味会逐渐挥发散失等。

6. 风化

风化是指某些含结晶水的矿物类药物，与干燥空气接触，日久逐渐失去结晶水而成为粉末状态的现象。风化会影响饮片的外观形状及质量，如芒硝、硼砂等。

7. 潮解

潮解是指固体药物吸收潮湿空气中的水分，其表面慢慢湿润，甚至溶化成液体状态的现象。一旦潮解变软，形态破坏，储存不易，且黏附包装、污染商品，药用价值降低，如咸秋石、青盐、芒硝、海藻、盐全蝎等。

8. 粘连

粘连是指某些熔点比较低的固体树脂类药物及一些胶类药物，受热或受潮后粘连结块的现象。如乳香、没药、芦荟、儿茶、阿胶、鹿角胶等。

9. 腐烂

腐烂是指某些新鲜饮片，因受温度和空气中微生物的影响，引起发热，使微生物繁殖而腐烂的现象。如鲜生地、鲜芦根、鲜石斛、鲜茅根等。饮片一旦腐烂，即不能再入药。

四、中药饮片的储存养护方法

1. 加热干燥养护

（1）晾晒法：也称阴干法，适用于芳香叶类、花类、果皮类等药材，如薄荷、紫苏叶、陈皮等。

（2）暴晒法：一般适用于根及根茎类较难干燥，暴晒后对质量影响不大的中药材，如白术、党参、羌活、大黄、地黄、何首乌等。

（3）烘炕法：含水量过高的中药，可采用火炕、烘箱、烘房等设施进行干燥，适用于阴天不能日晒或晒不透的药材。烘干药材时必须掌握烘干的温度、时间及其操作法，一定要根据药材的性质及加工炮制的要求，分别对待，以免影响质量。

（4）热蒸法：利用蒸汽杀灭害虫、霉菌及其他菌的方法。如郁金、何首乌、锁阳、肉苁蓉，以及筋皮类的动物类药材等。

2. 容器密封养护

对仓库及容器进行密封，防止药物吸潮、软化、虫蛀、霉变等。

3. 容器对抗养护（对抗同贮养护法）

利用不同中药所含成分及散发的特殊气味，同贮时相互克制起到防蛀、防霉、保色等作用。容器对抗养护一般适合数量不大的中药保存。如藏红花与冬虫夏草同贮，可防冬虫夏草生虫；大蒜与芡实、薏苡仁同贮，可防止芡实、薏苡仁生虫；泽泻、山药与牡丹皮同贮，可防泽泻、山药生虫，防牡丹皮变色。

4. 密封吸潮养护

即采用吸湿剂和机械除湿。吸湿剂有生石灰、炉灰或草木灰、木炭、硅胶、无水氯化钙等。机械除湿常用空气去湿机和空调。

5. 通风养护

利用空气自然流动的规律，使库内库外的空气进行交换，或利用机械设备使库房内外的空气得以循环，以达到调节和控制库内空气温湿度的目的。

6. 清洁养护

采用淘洗法、沸水烫洗法、醋洗法、酒洗法、油擦法、撞刷法等除去初霉现象的药材，利用暴晒、烘干、摊晾干燥等方法防霉、灭霉。

7. 冷藏养护

采用低温（2~10℃）的冷藏库或冷藏箱储藏中药。主要用于贵重中药和极易霉蛀药材的储存。

8. 气调养护

此法是将中药置于密封环境中，通过控制空气中的氧浓度进行储藏保管的方法。采用降氧、充氮气，或降氧、充二氧化碳的方法，人为地造成低氧或高浓度二氧化碳状态，达到杀虫、防虫、防霉抑霉、防止泛油、变色、气味散失等目的。这种方法不仅对不同质地的中药均适用，且操作安全，能维持药材原有的色泽和气味。对于贮藏极易遭受虫害的药材及贵重的、稀有的药材，更具实际应用价值。

9. 远红外加热干燥养护

此法主要是将电能转变为远红外线辐射能，被干燥物体的分子吸收后产生共振，引起分子、原子的振动和转动，导致物体变热，将大量水分变成气态而扩散，最终达到干燥的目的。通常在密闭箱内进行，具有干燥速度快，药物质量好，较高的杀菌、杀虫及灭卵能力，成本低的特点，被广泛应用。但对于厚度超过 10 mm 的药材，该法干燥的效果一般较差。

10. 微波干燥养护

微波干燥是将微波能转变为热能使湿物料干燥的方法。此法是一种感应加热和介质加热，中药材中的水和脂肪等不同程度地吸收微波能量，并将它转化为热能，利用其杀菌作用，抑制药材发霉、生虫。此法具有速度快，时间短，加热均匀，产品质量好，热效率高的特点，对药材中所含的挥发性物质及芳香性成分损失较少。

11. 气幕防潮

气幕又称气帘或气闸，是用来装在库房门上，配合自动门以防止库内冷空气排出库外，库外热空气侵入库内的装置。因此使用本法防潮时库房必须密封。

此外，化学药剂养护技术作为曾经普遍使用的方法，因在药材中残留毒性较大，已逐步被淘汰。目前，部分企业尚在使用的主要为相对高效低毒的磷化铝熏仓养护法。磷化铝对人畜具毒性，会导致人体神经系统、呼吸系统、心血管系统和肝脏损害，严重者出现痉挛、昏迷，甚至死亡。

五、中药饮片的分类保管和养护

中药饮片来源广泛，品种繁多，成分复杂，性质各异。应根据各种饮片的特性妥善养护。在储存保管养护时应注意以下几点：

1. 严格控制饮片含水量。一般应控制在 7%~13%。

2. 控制库房温湿度。中药饮片库房应保持阴凉、通风、干燥，避免日光直射，室温宜控制在25℃以下，相对湿度保持在75%以下。

3. 储存容器要合适。中药饮片一般可储藏于木箱、纸箱中，需密闭储藏的最好置严密封口的陶瓷罐、缸或桶中，加入石灰、硅胶等干燥剂。

4. 储存方法要适宜。根据中药饮片的特点采取合理的储存方法。见表5-7。

表5-7 中药饮片的贮藏要求

药材和饮片	贮藏要求	具体的药物举例
含淀粉多	应贮于通风、干燥处，以防虫蛀	山药、天花粉、粉葛
含挥发油多	应置阴凉、干燥处贮存，防止散失香气或泛油	薄荷、当归、川芎
含糖分及黏液质多	应贮于通风干燥处	肉苁蓉、熟地黄、天冬
种子类药材	应密闭贮藏于缸、罐中	紫苏子、柏子仁、莱菔子、薏苡仁
动物类药材	应密封保存，并有通风备阴凉贮存	皮、骨、甲、蛇虫躯体类药材
加酒、醋炮制的药品	应贮于密闭容器中，置阴凉处贮存	酒当归、酒大黄；醋芫花、醋大戟、醋香附、醋甘遂
盐炙品	应贮于密闭容器内，置通风干燥处贮存	知母、车前子、巴戟天
蜜炙品	通常密闭贮于缸、罐内，并置通风、干燥处，以免吸潮	款冬花、甘草、黄芪
某些矿物类饮片	应贮于密封的缸、罐中，并置于凉爽处贮存	芒硝、硼砂
贵重饮片	与一般饮片分开贮藏，专人管理。麝香瓶装密闭。牛黄宜瓶装，在霉季时放入石灰缸中	人参、西洋参、麝香、番红花等
毒性中药	专人负责管理，切不可与一般饮片混贮	
易燃药物	必须按照消防管理要求存放于安全地点	硫黄、火硝

5. 特殊中药饮片的储存

（1）毒性中药的储存：应严格遵守《中华人民共和国药品管理法》和《医疗用毒性药品管理办法》的有关规定，严禁与其他药品混杂，做到专人、专库、专柜（三专）储存，双人、双锁、双账、双领取、双复核管理（五双）。

（2）贵细中药的储存：贵细中药应与一般饮片分开储存，专人管理，及时查验是否防虫防霉，密封后置阴凉、通风、干燥处储存。麝香、牛黄宜瓶装密闭，在梅雨季节时放入石灰缸中，以防霉变；人参极易受潮、发霉、虫蛀、泛油、变色，也应放入石灰缸内储存等。

（3）易燃中药的储存：药材中遇火极易燃烧的品种，如硫黄、樟脑、海金沙等，必须储存在安全地点，并远离火源，专人保管及时查验。同时饮片要干燥，空气要流通，不宜过高堆垛。

模块五测试题

一、单项选择题

1. 以下不属于中药的来源的是（　　）。

A. 植物药　　B. 动物药

C. 矿物药　　D. 人工合成品

2. 根及根茎类药材一般（　　）采集为佳。

A. 果实成熟时

B. 春初或秋末

C. 春夏时节

D. 全年皆可采收

3. 皮类中药的采收期为（　　）。

A. 植株充分生长，茎叶茂盛时采

B. 春末夏初采收

C. 春季和秋季各采一次

D. 果实成熟时采一次

4. 在花蕾期采收的花类中药有（　　）。

A. 西红花　　B. 丁香

C. 红花　　D. 菊花

5. 中药饮片的性状鉴定不包括（　　）。

A. 形状　　B. 质地

C. 细胞特征　　D. 色泽

6. 需要在果实未成熟时采收的是（　　）。

A. 火麻仁　　B. 槟榔

C. 木瓜　　D. 青皮

7. 中药鉴定的依据是（　　）。

A.《中华人民共和国药品管理法》

B. 药品生产质量管理规范

C. 药厂、医院制定的标准

D.《中国药典》和《局颁药品标准》

8. 常见的中药鉴别方法不包括（　　）。

A. 来源鉴定　　B. 形状鉴定

C. 光谱分析　　D. 显微鉴定

9. 一般饮片的水分含量应为（　　）。

A.7% 至 13%

B. 不得超过 15%

C. 不得超过 13%

D. 不得超过 10%

10. 含有糖类和黏液质的药材，容易（　　）。

A. 腐烂　　B. 风化

C. 潮解　　D. 虫蛀

11. 以下除了（　　），均是影响中药饮片质量的外界因素。

A. 温度

B. 湿度

C. 含水量

D. 包装容器

12. 牡丹皮与（　　）对抗同贮可以防止牡丹皮变色。

A. 花椒　　B. 滑石

C. 大蒜　　D. 泽泻

13. 变色是指饮片的固有色泽发生了变化的现象，变化不包括（　　）。

A. 由浅变深

B. 由深变浅

C. 由鲜变暗

D. 转变为其他颜色

14. 需要放入石灰缸内储存的是（　　）。

A. 人参　　B. 海金沙

C. 甘草　　D. 巴戟天

15. 中药饮片库房室温宜控制在（　　）℃以下。

A.35　　B.30

C.25　　D.15

16. 中药饮片库房相对湿度宜保持在（　　）% 以下。

A.80　B.75　C.65　D.50

17. 能减轻或消除药物毒性的方法是（　　）。

A. 炮制、配伍　B. 配伍、服法

C. 炮制、服法　D. 煎法、服法

18. 将生地黄制成熟地黄，天南星制成胆南星，其目的在于（　　）。

A. 提高疗效

B. 改变药物性能

C. 便于服用

D. 改变药物作用部位

E. 消除或降低毒性

19. 能发散或有芳香气味（含挥发油）的药物，在煎煮时宜（　　）。

A. 先煎　B. 久煎

C. 包煎　D. 不宜久煎

20. 归经的理论基础和依据是（　　）。

A. 以四气五味为基础，以所治病为依据

B. 以脏腑经络理论为基础，所治具体病证为依据

C. 以药性为基础，药效为依据

D. 以治法为基础，脏腑为依据

21. 甘遂、川乌、巴豆等药物内服需炮制，其目的在于（　　）。

A. 降低或消除毒性、烈性、副作用

B. 改变药物性能

C. 提高疗效

D. 便于服用

22. 辛味药治气血阻滞之证是取其（　　）。

A. 发散之功

B. 宣泄之功

C. 行气血之功

D. 开窍之功

23. 酸涩味药治遗尿、遗精，是取其（　　）。

A. 补益之功　B. 固涩之功

C. 软坚之功　D. 固气之功

24. 甘、淡，寒的药物多具有（　　）。

A. 清热生津

B. 清热利尿

C. 清热凉血

D. 清热燥湿

25. 下列除（　　）外，均是甘味药的作用。

A. 补益　B. 和中

C. 缓急　D. 固涩

26. 下列除（　　）外，均是升浮类药一般具有的功效。

A. 升阳发表　B. 祛风散寒

C. 潜阳息风　D. 涌吐

27. 为了提高疗效和扩大用药范围的配伍形式是:（　　）。

A. 相须、相杀　B. 相畏、相反

C. 相使、相畏　D. 相须、相使

28. 在“十八反”中，下列除（　　）外，均反甘草。

A. 甘遂　B. 大戟

C. 芫花　D. 巴豆

29. 一般中药的常用剂量是（　　）。

A. 1~3 g　B. 15~30 g

C. 3~10 g　D. 30~40 g

30. 性能功效相类似的药物配合应用，使其疗效增强的配伍关系称为（　　）。

A. 相使　B. 相畏

C. 相杀　D. 相须

31. 在“十八反”中，下列除（　　）外，均反藜芦。

A. 人参　B. 沙参

C. 丹参　D. 太子参

32. 下列除（　　）外，均是常用的炮制大法。

A. 修治　　B. 切制

C. 水制　　D. 火制

33. 升降浮沉反映药物作用的（　　）。

A. 部位　　B. 原理

C. 范围　　D. 趋向性

34. 常用的火制法有:（　　）。

A. 炒、炙、煅、煨、烘焙

B. 炒、煎、燀、煨、煅

C. 燀、炒、煅、煨、烘焙

D. 烘焙、炙、蒸、炒、煨

35. 用醋炙延胡索，其炮制目的是（　　）。

A. 增效　　B. 减毒

C. 矫味　　D. 改变药性

36. 在“十八反”中，半夏反（　　）。

A. 甘草　　B. 藜芦

C. 乌头　　D. 细辛

37. 用液体辅料与药材拌炒，使辅料逐渐渗入药材内部的炮制方法是（　　）。

A. 炒黄　　B. 炒炭

C. 炙　　D. 淬

38. 葶苈子入煎剂，宜（　　）。

A. 先煎　　B. 包煎

C. 后下　　D. 冲服

39. 一般来说，药物的成分在（　　）条件下比较稳定。

A. 2~8℃　　B. 10~20℃

C. 15~20℃　　D. 20~30℃

40. 芒硝、硼砂在干燥空气接触，日久逐渐失去结晶水，此变异现象称为（　　）。

A. 风化　　B. 潮解

C. 粘连　　D. 虫蛀

二、判断题

41. 气调养护的原理是降氮充氧。（　　）

42. 一般炮制品贮存时的仓库的相对湿度应保持在40%~50%。（　　）

43. 中药炮制品贮存要做到先进先出，勤通风、勤倒垛、勤检查。（　　）

44. 泛油主要发生在含淀粉、蛋白质及纤维类多的根茎类药物中。（　　）

45. 长段的长度为10~15 mm。（　　）

46. 咸味药物有缓急、利水消肿的作用。（　　）

47. 草乌、川乌反半夏、瓜蒌、川贝母、白薇。（　　）

48. 暴晒法一般适用于根及根茎类较难干燥，暴晒后对质量影响不大的中药材，如白术、党参等。（　　）

49. 含挥发油多的药材应置阴凉、干燥处贮存，防止散失香气或泛油。（　　）

50. 炮制时，巴豆霜含脂肪油量应为18.0%~20.0%。（　　）

模块五测试题答案

一、单项选择题

1.D　2.B　3.A　4.B　5.C　6.D　7.D　8.C　9.A　10.D　11.D　12.D　13.B　14.A　15.C　16.B　17.A　18.B　19.D　20.B　21.A　22.C　23.B　24.B　25.D　26.C　27.D　28.D　29.C　30.D　31.D　32.A　33.D　34.B　35.A　36.C　37.C　38.B　39.C　40.A

二、判断题

41.×　42.×　43.√　44.×　45.√　46.×　47.×　48.√　49.√　50.√

模块六 中医基础理论

任务一 中医学的基本特点

中医药学理论体系是在中国古代哲学思想的指导下，经过长期的临床实践逐步形成的。中医药学有其独特的理论体系，基本特点是整体观念和辨证论治。

一、整体观念

整体，就是系统性和完整性。中医学认为人体是一个有机的整体，人与自然界密切相关，人与社会不可分割。这一思想贯穿于中医学的生理、病理、诊断、辨证、治疗和养生等各个领域。

中医认为，人体是一个有机的整体，人体的各个组成部分之间相互联系、相互制约，构成一个完整的生理系统。人体以五脏为中心，配合六腑，通过经络系统联结作用，把形体官窍、四肢百骸等全身组织器官有机联系起来，构成一个以五脏为中心的表里相联、上下沟通、协调共济、井然有序的统一整体。

在生理上，人体五脏六腑间相互关联，相互制约；病理上也相互影响。因此，中医学在诊断、治疗和预防疾病时，注重从整体出发，全面考虑人体的生理、病理变化，以及外界环境对人体的影响。整体观念强调人体内部各个器官、组织和功能的协调与平衡，以及人体与外界环境的相互关系，从而为疾病的诊断和治疗提供了全面的思路和方法。

中医认为，人是大自然的一部分，与自然中天地万物息息相通。各种自然条件的变化如昼夜、季节、地理、气候环境等，时刻影响着人的生理和心理，人遵循自然规律调养身心，才能在自然界里健康生存。

中医认为，人是社会的组成部分。社会环境对人的生理和心理健康具有重要影响。人们安居乐业则心情舒畅，身体健康。人们居无定所则心情郁闷，容易患病。

二、辨证论治

中医学认为，疾病的发生和发展是人体内部阴阳失调的结果。辨证论治是中医临床诊断与治疗的核心思想，源于《黄帝内经》，是以患者疾病的具体表现为依据，通过综合分析疾病的症状、体征，探究疾病的本质，从而得出相应的治疗原则和方法。

1. 辨证的基本概念

辨证即是认证识证的过程。

症，即症状，是指人体出现的异常感觉或状态，是疾病的表现形式。不同的疾病会有不同的症状，但同一疾病的不同阶段也可能出现不同的症状。症状的出现通常会伴随着身体的不适或痛苦，但有些症状也可能是疾病的预警信号。常见的症状包括头痛、发热、咳嗽、喉咙痛、恶心、呕吐、腹泻、疲劳等。对于任何持续出现的症状，都应该及时就医，以便早期诊断和治疗。

证，即证候。证候是指在中医理论指导下，对患者的病情进行综合分析和判断后得出的结果，是疾病发生、发展过程中某一阶段病理本质的反映。证候的确定对于中医治疗具有重要的指导意义。证候的表现形式多样，包括舌象、脉象、面色、症状等各个方面。例如，气滞证候可能出现疼痛、胀满等症状，而血瘀证候则可能出现疼痛、肿块等症状。对于不同的证候，中医会采用不同的治疗方法，以达到调节人体内部环境、恢复健康的目的。因此，正确的证候判断是中医治疗的关键之一。

病，即疾病，是指在人体上发生的异常情况，导致身体组织、器官的功能障碍或损伤。疾病的发生可能与多种因素有关，如遗传、环境、生活方式等。疾病的表现形式多种多样，包括疼痛、发热、咳嗽、呼吸困难等症状。

症、证、病之间相互联系，又各有区别，见表 6–1：

表 6–1　“证”“症”“病”的区别

名称	概念	范围的大小
证	是机体在发病过程中某一阶段的病理概括，包括病变的部位、原因、性质，以及邪正关系，能够反映出疾病发展过程中某一阶段的病理变化的本质	某一阶段
症	指疾病的外在表现，即症状	个别现象
病	疾病的简称，指有特定的致病因素、发病规律和病理演变的异常病变过程	完整的全过程

2. 辨证和论治的概念和关系

辨证是指在中医理论指导下，根据患者的具体病情，通过望、闻、问、切等多种方式，了解患者的病因、病理、病情轻重等因素，通过对患者病情的全面分析和综合判断，得出疾病本质的一种思维方式和方法。辨证是中医治疗疾病的基础，也是中医独特的理论体系之一。包括脏腑辨证、经络辨证、六经辨证等。所谓论治，就是根据辨证的结果，确定合适的治疗方案。

辨证是论治的前提和依据，论治是治疗疾病的手段和方法。辨证论治注重个体差异，因人制宜，针对不同的病情采取不同的治疗方法，以达到最佳的治疗效果。

3. 辨证论治的运用

（1）辨证的方法。常用的辨证方法有八纲辨证、脏腑辨证、气血津液辨证、六经辨证、卫气营血辨证、三焦辨证、病因辨证等。

（2）辨证论治的过程。辨证论治的基本过程是运用四诊对病人进行仔细的资料收集，辨证求因进行推理，判断其发病的病因，再结合地理环境，时令，气候，病人的体质、性别、职业等情况具体分析，找出疾病的本质，得出结论，从而确定治疗法则。

（3）病治异同。中医临床治疗疾病既要辨病，又要辨证，而辨证更重于辨病。中医辩证“病治异同”的治疗原则是根据患者的具体情况进行个体化的治疗，强调“异病同治”和“同病异治”。其理解见表 6–2：

表 6–2 “异病同治”和“同病异治”的理解

辨证论治	“病”	“证”	“治”
同病异治	同一种疾病	病机不同	治法不同
同病异治举例	感冒	疾病的发展阶段不同，分为风寒感冒和风热感冒	风寒感冒，宜辛温解表；风热感冒，宜辛凉解表
异病同治	不同的疾病	病机相同	治法相同
异病同治举例	胃下垂和子宫脱垂	胃下垂和子宫脱垂其证型均属中气下陷	均可采用补中益气法治疗

任务二 阴阳学说

一、阴阳的概念和属性

阴阳学说，作为中医理论的核心组成部分，系统地概括了人体的生理、病理变化以及疾病的诊断和治疗原则。在阴阳学说中，阴阳是一种对自然界中相互对立、相互依存的一对矛盾概念的概括。阴阳是万物生成和变化的根源，阴阳相互作用、相互依存，共同构成了宇宙万物的演变和发展。它既表现在气候的寒暑、日月的光暗、方位的上下和左右的对立和互换，也体现在万物的动静、生长和灭亡的转化之中。

阴阳学说对自然界和人类社会中的一切事物都具有广泛的适用性。如以天地而言，天气清轻向上为阳，地气重浊凝滞为阴。以水火而言，水性寒而润下为阴，火性热而炎上为阳。中医认为，凡是具有温热的、上升的、运动的、轻浮的、明亮的等事物和现象都是属“阳”，具有外向、弥散、推动、温煦、兴奋、升举等特性的物质和功能，均属于阳；凡是具有寒凉的、下降的、相对静止的、沉重的、晦暗的等事物和现象都是属“阴”，具有内守、凝聚、宁静、凉润、抑制、沉降等特性的物质和功能，均属于阴。如脏在内藏而不泻为阴，腑在外泻而不藏为阳；具有滋润作用在脉内的营气为阴，具有温煦作用在脉外的卫气为阳。

在阴阳学说中，事物的阴阳属性并不是一成不变的，而是在一定条件下可以相互转化的。在自然界中，阴阳属性的转化可以表现为四季的更替、昼夜的交替等现象。例如，春夏季节气温逐渐升高，阳气逐渐旺盛，而秋冬季节气温逐渐降低，阴气逐渐旺盛。同样地，白天为阳，夜晚为阴，这也是阴阳属性转化的表现。见表 6–3。

表 6–3 事物和现象的阴阳属性归纳表

属性	时间	空间	季节	温度	亮度	运动状态
阳	昼	上	春 夏	温热	明亮	兴奋亢进 向外 升 动 蒸腾气化
阴	夜	下	秋 冬	寒凉	晦暗	抑制衰退 向内 降 静 凝聚成形

事物的阴阳属性不是绝对的，而是相对的，可以随着比较的对象、时间、地点等不同来重新确定或相互转化。因此，一方面阴阳双方是通过比较而分阴阳的。而另一方面，事物阴阳属性的相对性还体现于事物的无限可分性。例如，昼为阳，夜为阴；上午与下午相对而言，上午为阳中之阳，下午为阳中之阴；前半夜与后半夜相对而言，前半夜为阴中之阴，后半夜为阴中之阳；而前半夜、后半夜又都可以根据明暗、寒温再分阴阳。任何事物都是这样，阳中有阴，阴中有阳，阴阳之中复有阴阳，也就是说，阴阳之中的任何一方可以再分阴阳。因此，《素问·阴阳离合论》中记载："阴阳者，数之可十，推之可百，数之可千，推之可万，万之大，不可胜数，然其要一也。"就是说阴阳可以无限划分下去。见表 6–4。

表 6–4 阴阳属性区分

属性	空间		时间	季节		温度	湿度	亮度	重量	运动状态				
阳	上	外	昼	春	夏	温热	干燥	明亮	轻	升	动	兴奋亢进	向外	蒸腾气化
阴	下	内	夜	秋	冬	寒凉	湿润	晦暗	重	降	静	抑制衰退	向内	凝聚成形

二、阴阳学说的基本内容

1. 阴阳对立制约

阴阳学说认为，世间万物皆有阴阳两面。阴阳的对立与统一是自然界的根本法则，是万物生长、变化和消亡的基础。没有阴阳的相互对立制约，就没有万物的生息。

阴阳对立表现在它们的相互区别和排斥。阴阳代表着两种相对的属性。使它们相互制约、相互排斥。如寒与热，柔与刚，均相互对立，互相制约。人体生理功能抑制与兴奋亦为阴阳对立的两个过程，两者处于相互对立、相互制约的平衡状态时，表现为人体生理功能正常。而阴阳相互制约的状态遭到破坏时，则阴阳失调，人体发生疾病。即“阴平阳秘，精神乃治”“阴胜则阳病，阳胜则阴病”。

2. 阴阳互根互用

阴阳互根是指阴阳双方具有互相依存，互为根本的关系。即阴和阳任何一方都以相对的另一方的存在作为自己存在的前提和条件，每一方都不能脱离另一方而单独存在。没有阴就没有阳，没有阳也就无所谓阴，如无寒则无所谓热。阴衬托出阳，阳反映出阴。如无柔则无所谓刚。阴阳互用，是指阴阳双方具有相互资生、促进和助长的关系。阳依赖于阴而存在，阴也依赖于阳而存在。如果由于某些原因，阴和阳之间的互根关系遭到破坏，就会导致“孤阴不生，独阳不长”，甚则“阴阳离决，精气乃绝”而死亡。如果人体阴阳之间的互资互用关系失常，就会出现“阳损及阴”或“阴损及阳”的病理变化。阴阳在相互对立中寻求平衡，在相互制约中寻求发展。阴阳的互根互用是阴阳转化的内在根据。

3. 阴阳消长平衡

消，即减少。长，即增加。阴阳消长是指一事物中所含阴阳的量和阴与阳之间的比例不是一成不变的，而是不断地消长变化着。阴阳消长的基本形式为阴消阳长和阳消阴长。例如，在四季更迭中，春夏为阳，秋冬为阴。冬春之季气候从寒冷逐渐转化到暖热即阴消阳长；秋冬季节气候从炎热逐渐到寒冷即阳消阴长；春分和秋分的白天和黑夜一样长；夏至和冬至时，白天和黑夜则分别最长和最短。阴阳消长稳定在一定范围内即为平衡。消长是绝对的，平衡是相对的。

4. 阴阳相互转化

阴阳相互转化是指事物或现象中的阴阳属性可以发生变化，在一定的条件下，对立的阴阳双方各自向其相反的方向转化，即阳可以转化为阴，阴也可以转化为阳。古人用“重阴必阳，重阳必阴”“寒极生热，热极生寒”来阐释阴阳转化的机制和事物发生发展的规律。任何事物都处在不断的运动变化之中，事物的发生发展规律总是由小到大，由盛而衰，即是说事物发展到极点就要向它的反面转化。例如在疾病的发展过程中，阴阳的转化常常表现为在一定条件下寒热证、虚实证的相互转化。如高热、面红、气喘、烦渴、脉数有力等属于实热阳证，但因邪热极盛耗伤正气，出现面色苍白、四肢厥冷、脉微欲绝等虚寒阴证。若寒饮停留日久，郁滞不行，可以化热，则属阴证转为阳证。

阴阳的对立制约、互根互用、消长平衡、相互转化都是相互影响、相互联系的。

三、阴阳学说在中医药学中的应用

阴阳学说贯穿于中医理论体系的各个方面，用来说明人体的组织结构、生理功能、病理变化，并指导临床诊断和治疗。

1. 说明人体的组织结构

阴阳学说认为，人体是由阴阳结合而成的有机整体，而各个组织结构，又都可以根据其所在的部位、机能特点来划分其阴阳属性。

确定人体脏腑组织的阴阳属性，大体上有两个方面：一是依据解剖的大体部位，如上下，内外，腹背、四肢的内外侧。如上部属阳，下部属阴，体表属阳，体内属阴；背属阳，腹属阴，四肢外侧属阳，内侧属阴。二是依据其生理活动的相对属性，如气属阳，血和津液属阴，六腑属阳，五脏属阴。阴阳之中复有阴阳，所以分属于阴阳的脏腑形体组织还可以再分阴阳。五脏之中，心、肺为阳，肝、脾、肾为阴；六腑之中，胆、胃、小肠、大肠、膀胱、三焦为阳，三焦则包括上焦、中焦、下焦。体表组织属阳，而皮肉为阳中之阳，筋骨为阳中之阴，继续细分则皮肤为阳中之阳，肌肉为阳中之阴；筋为阴中之阳，骨为阴中之阴。气为阳，血为阴；营卫为阳，精液为阴。

2. 概括人的生理功能

中医学通过阴阳学说分析人体健康和疾病的矛盾，从而提出维持人体阴阳平衡的理论。阴阳匀平即指健康人，机体阴阳平衡标志着健康，包括机体内部以及机体与环境之间的阴阳平衡。人体正常生命活动源于阴阳两个方面保持对立统一的协调关系，使阴阳处于动态平衡状态。中医学认为，阴阳双方相互依存，相互制约，同时又相互转化，处于不断的发展变化之中。机体阴阳平衡是人体健康的重要保障，任何一方失衡都会导致疾病的发生。因此，中医学注重调理阴阳，保持平衡，以促进人体健康。

中医学的形神关系中，形为阴，神为阳。“阴阳匀平，命曰平人”。阴阳和谐谓之健康。用阴阳学说来说，健康意味着形和神的匀平。用形气来表示，形气合一、形气统一。用形属阴，气属阳，那么阴阳统一、阴阳合一、意味着阴阳匀平。用阴阳学说来表达形和神之间的关系，得出的结论形神合一、形气统一。用阴阳学说来说，就是阴阳匀平。

人的精神活动属阳，物质属阴；生理功能属阳，病理变化属阴。这些划分是基于阴阳对立统一的原则。通过了解人体的阴阳对立统一关系，可以更好地理解人体的生理功能和病理变化，更好地应用中医理论和治疗手段。

3. 说明人体的病理变化

人体与外界环境的统一和机体内在环境的平衡协调，是人体赖以生存的基础。机体阴阳平衡是健康的标志，平衡的破坏意味着生病。疾病的发生，就是这种平衡协调遭到破坏的结果。阴阳的平衡协调关系一旦受到破坏而失去平衡，便会产生疾病。因此，阴阳失调是疾病发生的基础。中医应用阴阳学说阐释人体的病理变化，分析病因的阴阳属性和病理变化规律。

（1）病因的阴阳属性

疾病是由于病邪作用于人体，引起邪正相争，导致机体阴阳 失调、脏腑组织损伤和生理功能失常的结果。而病邪可以分为阴、阳两大类。一般而言，六淫属阳邪，饮食居处、情志失调等属阴邪。阴阳之中复有阴阳，六淫之中，风、暑、火（热）邪为阳，寒、湿邪为阴。

（2）病理变化规律

人体的阴阳失调是人体病理状态的概况。人体阴阳失调状态取决于正气和邪气。疾病的过程就是正气与邪气相互斗争的过程。阴阳失调的结果可以用阴阳偏盛或偏衰，以及阴阳互损来概括。阴阳偏盛，包括阳偏盛和阴偏盛，阴阳偏衰包括阳偏衰和阴偏衰。

1）阴阳偏盛

即指阴邪或阳邪偏盛，属于阴或阳任何一方高于正常水平的病理状态。《素问·阴阳应象大论》指出："阴胜则阳病，阳胜则阴病，阳胜则热，阴胜则寒。"

①阳偏盛　阳胜是指阳邪入侵而使机体阳气亢盛所致的一类病证。阳胜则热，阳胜则阴病；如温热之邪侵犯人体，可出现高热、烦躁、面赤、脉数等"阳胜则热"的热证。由于阳能制约阴，故在阳胜时必然要消耗和制约机体的阴，使津液产生减少，而出现口干舌燥，舌红少津的表现，即"阳胜则阴病"。

②阴偏盛　阴胜是指阴邪入侵而使机体阴气亢盛所致的一类病证。阴胜则寒，阴胜则阳病：如寒邪直中体内，可出现形寒、脘腹冷痛、舌淡苔白、脉沉迟或沉紧等"阴胜则寒"的寒证。由于阴能制约阳，故在阴胜时必然会损耗和制约机体的阳气，导致出现面色苍白、少气懒言、畏寒肢冷等，故说"阴胜则阳病"。

阴阳偏盛所形成的病证是实证。阳邪偏盛则导致实热证，阴邪偏盛则导致实寒证。故《素问·通评虚实论》说"邪气盛则实"。阴阳偏盛所形成的病证是实证，阳偏盛导致实热证，阴偏盛导致实寒证。

2）阴阳偏衰

阴阳偏衰即阴虚、阳虚，属于阴或阳任何一方低于正常水平的病理状态。

①阳偏衰　阳虚则寒：是指体内的阳气亏虚，不能制约人体的阴气而致阴相对偏盛，而显现虚寒之象，出现面色苍白、畏寒肢冷、神疲蜷卧、自汗、脉微等证。

②阴偏衰　阴虚则热：是指体内的阴液亏少，不能制约阳气而致阳气相对偏亢，出现虚热之象，表现为潮热、盗汗、五心烦热、口干舌燥、脉细数等证。

阴阳偏衰所导致的病证是虚证，阴虚则出现虚热证，阳虚则产生虚寒证，故《素问·通评虚实论》说"精气夺则虚"。

3）阴阳互损

根据阴阳之间互根互用的原理，当机体的阳气或阴液中的任何一方虚损到一定程度，都会导致另一方的不足，出现既有阳虚又有阴虚的临床表现，称为"阴阳互损"。当阳虚至一定程度，阳虚不能生阴，继而出现阴虚的现象，称为阳损及阴；当阴虚至一定程度，阴虚不能生阳，继而出现阳虚的现象，称为阴损及阳。无论阳损及阴还是阴损及阳，最终都导致阴阳两虚。

阴阳偏胜偏衰主要用来概括说明阴阳对立制约关系失调而出为现的寒热性病理变化。总结为："阳胜则热，阴胜则寒"；"阳胜则阴病，阴胜则阳病"；"阳虚则寒，阴虚则热"。阴阳互损主要用来说明精与气或气与血之间的互根互用关系失调的虚性病变。

4. 疾病的诊断和治疗

（1）疾病诊断

阴阳的偏盛偏衰事疾病过程的总纲。所以即使病症复杂，临床表现多样，都仍可用阴或阳来概括分析。在诊断方面，运用中医望、闻、问、切四诊，收集包括症状体征在内的临床资料，用阴阳学说来辨析其阴阳属性。如望诊以观察色泽的明暗，可以辨别病情的阴阳属性，色泽鲜明则病属于阳，色泽晦暗则病属于阴。以闻诊听其发出的声音，可以区别病情的阴阳属性，语声高亢洪亮、多言而躁动者，多属实、热，为阳；语声低微无力、少言而沉静者，多属虚、寒，为阴。观其气息，呼吸有力，声高气粗，多属于阳证；呼吸微弱，多属于阴证。通过问诊了解患者的动静、喜恶等情况，也可以区分病证的阴阳属性，躁动不安属阳，蜷卧静默属阴；身热恶热属阳，身寒喜暖属阴等。通过切脉分辨病证的阴阳属性，如寸为阳，尺为阴；至者为阳，去者为阴；数者为阳，迟者为阴；浮大洪滑为阳，沉涩细小为阴。

辨证论治是中医基本特点之一。辨证中阴、阳、表、里、寒、热、虚、实为八纲，阴阳则是八纲辨证的总纲。热、实、表为阳证，寒、虚、里为阴证。辨证中，先区分阴阳，才能抓住疾病的本质。

（2）疾病治疗

调整人体的阴阳，是阴阳学说对人体疾病的治疗原则。所谓调整阴阳，即补其不足，损其有余，恢复阴阳的相对平衡。

阴阳偏盛为实证，治疗原则为实则泻之，即损其有余。阳偏盛属于实热证，用寒凉药物治之，即“热者寒之”；阴偏盛属于寒实证，用温热药治之，即“寒者热之”。若在阳盛或阴盛的同时，因“阳胜则阴病”或“阴胜则阳病”而出现阴虚或阳虚时，则又当兼顾其不足，于“实者泻之”之中配以滋阴或助阳之品。

阴阳偏衰是虚证，治疗原则是虚则补之，即补其不足。阴偏衰导致虚热证，宜用补阴法治之，滋阴制阳；阳偏衰导致虚寒证，治疗宜用补阳法治之，扶阳抑阴。

阴阳互损的治疗原则是阴阳双补。阴阳互损导致阴阳两虚，对阳损及阴导致的以阳虚为主的阴阳两虚证，当补阳为主，兼以补阴；对阴损及阳导致的以阴虚为主的阴阳两虚证，当补阴为主，兼以补阳。如此则阴阳双方相互资生，相互为用。

（3）分析和归纳药物的性能

药物的性能，一般地说，主要靠它的气（性）、味和升降浮沉来决定，而药物的气、味和升降沉浮，又皆可以用阴阳来归纳说明。

药性主要指寒、热、温、凉四种药性，又称四气。其中寒凉属阴，温热属阳。一般来说，属于寒性或凉性的药物，能清热泻火，减轻或消除机体的热象，阳热证多用之；属于热性或温性的药物，能散寒温里，减轻或消除机体的寒象，阴寒证多用之。

药物的味，指酸、苦、甘、辛、咸五种味。辛味有发散之性，甘味能滋补与缓急，淡味有渗泄作用，酸味能收敛，苦味能降能坚，咸味能软坚和泻下。故认为辛、甘、淡属阳，酸、苦、咸属阴。

升降浮沉，是指药物在体内发挥作用的趋向。升是上升，浮为向外浮于表，升浮之药，其性多具有上升发散的特点，故属阳；降是下降，沉为向内沉于里，沉降之药，其性多具有收涩、泻下、重镇的特点，故属阴。

任务三 五行学说

五行学说认为宇宙万物都由五种元素构成，即木、火、土、金、水。这五种元素在不断地运动和变化，并相互作用。五行学说是中医基础理论，用来解释人体生理病理，及疾病的病因病机等。

一、五行的基本概念

五行是指木、火、土、金、水五种物质的运动变化。五行学说和阴阳学说一样，着眼于事物矛盾作用，以及事物的运动和变化。中国哲学家用五行理论来说明世界万物的形成及其相互关系。

二、五行的特性及事物的五行配属

五行特征见表 6–5。

表 6–5 五行特性

特性	引申事物的特性
木曰曲直	生长、升发、条达舒畅。“曲直”是形容树枝曲直地向上、向外伸长舒展的生发姿态。引申为凡具有生长、升发、条达、舒畅等性质或作用的事物，均归属于木
火曰炎上	温热、升腾。“炎上”是指火具有温热、上升的特性。引申为具有温热、光明、向上等性质或作用的事物，均归属于火
土爰稼穑	生化、承载、受纳。“稼穑”泛指人类种植和收获谷物的家事活动，引申为生化、承载、受纳等性质或作用的事物，均归属于土
金曰从革	清洁、肃降、收敛。“从革”是说明金是通过变革而产生的，引申为凡具有变革、沉降、肃杀、收敛等性质或作用的事物，均归属于金
水曰润下	寒凉、滋润、向下运行。“润下”是指水滋润、下行的特点。引申为凡具有滋润、下行、寒凉、闭藏等性质或作用的事物，均归属于水

五行学说将自然界的各种事物和现象，以及人体的脏腑组织器官的生理和病理现象进行广泛的联系，并以取象比类法和推演络绎法，按照事物的不同形态、作用和性质，分别归属于木、火、土、金、水五行之中。见表 6–6。

表 6-6　五行属性归纳表

自然界							五行	人体						
五音	五味	五色	五化	五气	五方	五季		五脏	五腑	五官	形体	情志	五液	五神
角	酸	青	生	风	东	春	木	肝	胆	目	筋	怒	泪	魂
徵	苦	赤	长	暑	南	夏	火	心	小肠	舌	脉	喜	汗	神
宫	甘	黄	化	湿	中	长夏	土	脾	胃	口	肉	思	涎	意
商	辛	白	收	燥	西	秋	金	肺	大肠	鼻	皮	悲（忧）	涕	魄
羽	咸	黑	藏	寒	北	东	水	肾	膀胱	耳	骨	恐	唾	志

五行脏腑配属是将人体内脏腑器官与五行属性相对应的一种配属方式。这种配属方式对于认识人体生理、病理以及指导临床诊断和治疗具有重要意义。根据中药性味的五行属性，可以结合具体病情进行合理的药物配伍。五行与情绪的对应关系体现了情绪与脏腑之间的内在联系，对于调节情绪、保持身心健康具有重要意义。五行与季节的对应关系体现了自然界四季轮回的规律，对于指导养生、保健等方面具有重要意义。

三、五行学说的基本内容

五行学说的基本内容包括五行相生与相克、五行相乘与相侮两个方面。五行的相生、相克是指木、火、土、金、水五行之间相互资生、相互制约的正常关系。事物之间正因为有这种生克关系才能维持彼此间协调平衡的正常状态。

1. 五行相生

生，即资生、助长、促进之意。五行相生，是指木、火、土、金、水之间存在着有序的依次递相资生、助长和促进的关系。

五行相生的次序：木生火，火生土，土生金，金生水，水生木。五行相生顺序体现了事物运动和变化的规律，自然界万物生长、变化、发展都离不开五行相生。相生关系中任何一行都有“生我”和“我生”两方面的关系。“生我”是母，“我生”是子，所以五行相生关系又称为“母子关系”。以木为例：“生我”者为水，水为木之母，木为水之子，同时木又生火，为火之母，火为木之子。水与木之间的关系称为母子关系，同样木与火之间也存在着母子关系。

2. 五行相克

五行相克是指五行之间相互制约、克制的关系。五行相克的次序：木克土，土克水，水克火，火克金，金克木。相克规律是自然界中一种重要的平衡机制，事物之间的相互制约和平衡是保持事物正常发展的重要条件。相克关系中任何一行都有“克我”和“我克”两方面的关系。以木为例：由于木克土，故“我克”者为土，土为木之“所胜”；由于金克木，故“克我”者为金，金为木之“所不胜”。

3. 五行制化

五行制化，是指五行相生与相克关系的结合，即五行之间既相互资生又相互制约，以维持五行之间的协调和稳定。制化，即“制则生化”（《素问·六微旨大论》）之义。五行之相生与相克是不可分割的两个方面：没有生，则没有事物的发生与成长；没有克，就没有在协调稳定下的变化与发展。只有生中有克，克中有生，相反相成，协调平衡，事物才能生化不息。制化规律是五行之间相互作用、相互制约、相互转化的一种动态平衡状态。

4. 五行子母相及与相乘相侮

如果五行之间的正常关系遭到破坏，就会出现一系列异常反应。主要有相乘相侮和母子相及。

子母相及即不正常的相生现象，包括母及于子和子及于母两个方面。例如木为火之母，木行影响到火行，称母及于子；木为水之子，木行影响到水行，称子及于母。

相乘相侮是异常情况下的相克现象。相乘是指五行中某一行对另一行的过度克制，即“乘虚侵袭”。例如，当木气过于亢盛时，就会过度克制土，使土更虚，就是木乘土。相乘的次序与相克相同，即木乘土，土乘水，水乘火，火乘金，金乘木。相侮则是指五行中某一行对另一行的反常克制，即“欺侮”。例如，当金气过于亢盛时，就会克制木，但同时自身也会受到木的反侮。相侮的次序与相克相反，即木侮金，金侮火，火侮水，水侮土，土侮木。

四、五行学说在中医药学中的应用

1. 说明脏腑的生理及相互关系

五行学说在中医理论中有着广泛的应用，它通过将人体的内脏分别归属于五行，以五行的特性来说明五脏的部分生理功能。

脏腑的五行属性和功能：

肝属木。木性可曲可直，条顺畅达，有生发的特性，故肝喜条达而恶抑郁，有疏泄的功能。这表明肝有保持全身气机疏通畅达，通而不滞，散而不郁的作用。

心属火。火性温热，其性炎上，心属火，故心阳有温煦之功。这意味着心阳能够温煦全身脏腑组织，维持其正常生理功能。

脾属土。土性敦厚，有生化万物的特性，脾属土，脾有消化水谷，运送精微，营养五脏、六腑、四肢百骸之功，为气血生化之源。这表明脾有运化水谷、化生精微，输布全身的功能，为气血生化之源。

肺属金。金性清肃，收敛，肺属金，故肺具清肃之性，肺气有肃降之能。这表示肺有宣发肃降的功能，能够将体内多余的津液和水道进行肃清和排泄。

肾属水。水性润下，有寒润、下行、闭藏的特性，肾属水，故肾主闭藏，有藏精、主水等功能。这表明肾有藏精、主水、主生长发育和生殖等功能。

脏腑之间的相生关系：①肝生心：木生火，如肝藏血以济心，肝之疏泄以助心行血。

②心生脾：火生土，如心阳温煦脾土，助脾运化。③脾生肺：土生金，如脾气运化，化气以充肺。④肺生肾：金生水，如肺之精津下行以滋肾精，肺气肃降以助肾纳气。⑤肾生肝：水生木，如肾藏精以滋养肝血，肾阴资助肝阴以防肝阳上亢。

脏腑之间的制约关系：①肾制约心：水克火，如肾水上济于心，可以防止心火之亢烈。②心制约肺：火克金，如心火之阳热，可以抑制肺气清肃太过。③肺制约肝：金克木，如肺气清肃，可以抑制肝阳的上亢。④肝制约脾：木克土，如肝气条达，可疏泄脾气之壅滞。⑤脾制约肾：土克水，如脾气之运化水液，可防肾水泛滥。

五行学说将人体的组织结构根据其功能特点，分属于五行系统中，以五脏为中心，与五腑相配合，联系五脏支配的五体、五官、五华等，形成了以五脏为中心的人体五大系统，奠定了藏象学说的理论基础。

2. 说明五脏病理变化的相互影响

五行学说还可以说明在病理情况下脏腑间的相互影响。脏腑病变的相互影响和传递，谓之传变，即本脏之病可以传至他脏，他脏之病亦可以传于本脏。在相生关系的传变，包括母病及子和子病及母两个方面；在相克关系的传变，包括相乘和相侮两个方面。如，肝病影响心，为母病及子；肝病影响肾，为子病及母；肝病影响脾，为木乘土；肝病影响肺，为木侮金等。

五行学说还可以说明在病理情况下脏腑间的相互影响。在相生关系的传变，包括母病及子和子病及母两个方面；在相克关系的传变，包括相乘和相侮两个方面。如，肝病影响心，为母病及子；肝病影响肾，为子病及母；肝病影响脾，为木乘土；肝病影响肺，为木侮金等。

相生关系的传变包括“母病及子”和“子病及母”两个方面。母病及子，是指疾病的传变从母脏传及子脏，如肾病及肝。子病及母，又称“子盗母气”，是指疾病的传变次序从子脏传及母脏，如心病及肝。

相克关系的传变包括“相乘”和“相侮”两个方面。相乘，是相克太过引起的传变，如“木旺乘土”和“土虚木乘”。相侮，又称反侮，是反向克制引起的传变，如“木火刑金”和“土虚水侮”。

运用五行相生、相克，以及生克制化理论，解释五脏之间的协同制约关系，阐释五脏生理功能之间的内在整体联系。五行学说不仅建构了以五脏为中心的人体整体观，同时又将自然界的五方、五时、五气、五化、五色、五味等与人体五脏系统也关联起来，构建了天人合一的五脏系统。

3. 指导疾病治疗

主要表现在根据药物的色、味，按五行归属确定其作用于何脏腑；按五行的生克乘侮规律，控制疾病的传变，确定其治疗大法。根据药物的色、味，按五行归属确定其作用于何脏腑；按五行的生克乘侮规律，控制疾病的传变，确定其治疗原则。例如，面见青色，喜食酸味，常感觉身体疼痛，脉象紧弦，可以诊断为肝病；面见赤色，口味苦，脉象洪大而实，可以诊断为心火亢盛。根据相生规律确定的治则治法有补母、泻子两个方面，即虚则补其母，实则泻其子。具体治法见表 6–7。

表 6–7 相生相克规律确定的治则与治法

关系	治则	治法
相生	虚则补其母，实则泻其子	滋水涵木法、益火补土法、培土生金法、金水相生法
相克	抑强扶弱	抑木扶土法、培土制水法、佐金平木法、泻南补北法

4. 指导药物的分类使用和疾病治疗

五行学说指导着药物的分类和使用。按照药物不同性能与归经，归纳五行归属。五色、五味与五脏的关系是以天然色味为基础，以其不同性能与归经为依据，按照五行归属来确定的。即青色、酸味入肝，赤色、苦味入心，黄色、甘味入脾，白色、辛味入肺，黑色、咸味入肾。如白芍、山茱萸味酸入肝经以补肝之精血，丹参味苦色赤入心经以活血安神，石膏色白味辛入肺经以清肺热，白术色黄味甘以补益脾气，玄参、地黄色黑味咸入肾经以滋养肾阴等。临床脏腑用药，除色味外，还必须结合药物的四气（寒、热、温、凉）和升降浮沉等理论综合分析，辨证应用。根据药物的五行归属和五行生克规律，根据药物的性味和功效，确定治疗疾病的处方。例如，肝木亢盛者可以选用酸味的药物来收敛肝气；心火亢盛者可以选用苦味的药物来清降心火。

任务四 脏腑学说

脏腑是人体内脏的总称，包括五脏六腑和奇恒之腑。五脏包括肝、心、脾、肺、肾，属实质性器官，五脏“藏精气而不泄，故满而不能实”，其共同的生理特点是化生和贮藏精气，它们共同维持着人体的生命活动。六腑包括胃、小肠、大肠、膀胱和三焦，主要是空腔性器官，六腑“传化物而不藏，故实而不能满也”，其共同的生理特点是受盛和传化水谷，即消化食物、吸收营养、排泄废物。五脏和六腑之间存在着相互依存、相互制约的关系。例如，胃与脾相表里，脾主吸收，胃主消化；心与小肠相表里，心主血脉，小肠主液；肝与胆相表里，肝主疏泄，胆主贮藏。它们相互配合，共同维持人体的生命活动。奇恒之腑包括脑、髓、骨、脉、胆、女子胞，这些器官在形态上多属于中空而与腑相似，但在功能上贮藏精气，与脏的生理功能相似。奇恒之腑的特点是既不象脏，也不象腑，非脏非腑，其功能和形态都有其独特之处，是脏非脏，是腑非腑，故另立一类称之为奇恒之腑。

一、五脏的生理功能

五脏在中医中指心、肝、脾、肺、肾。它们的主要功能是储藏精气，维持身体的生理功能。生理特点是藏而不泻，满而不实。与经脉有络属，主里属阴。

1. 心

心位于胸腔偏左，膈膜之上，外有心包护卫。由于心的主血脉和主藏神，起着主宰人体整个生命活动的作用，故称心为“君主之官”“五脏六腑之大主”。心的主要生理功能为主藏神与主血脉，在体为脉，其华在面，在窍为舌，在志为喜，在液为汗。心经与小肠经相互属络，互为表里。心在五行属火，与自然界夏气相通应。

（1）心的生理功能

1）心主血脉。即指推动和调控血液在脉管中运行，流注全身，发挥营养和滋润作用。包含心主血和心主脉两个方面。心主血脉的功能正常，必须满足三个条件：一是心气充足，心气是推动血液运行的动力；二是血液充盈，血液充盈于脉中，才能正常运行；三是脉管通利，脉为血之府，是血液运行的通道。心主血脉功能正常与否，可以从面色、舌象、脉象和胸部感觉等体现出来。心脏功能正常，脉象和缓有力，节律调匀，面色红润光泽。如心气不足，血液亏虚，则面色无华、脉象细弱无力。若脉道不利，则血液不畅，甚则发生气血瘀滞，血脉受阻，而见面色灰暗，唇舌青紫，心前区憋闷和刺痛，脉象促、结、代等。

2）心主神志。又称主神明、心藏神，主管人的精神活动。心与人的情感、思维、意识等心理活动密切相关。心情的波动、思考的深入以及意识的清晰程度等都与心的功能有关。心的健康状况对于人的精神状态和认知能力有着重要影响。心所藏之神，既有广义之神，又有狭义之神。广义之神，是指整个人体生命活动的主宰和总体现；狭义之神，是指人的精神、意识、思维、情感活动等精神活动。

心为神明之脏，主宰精神、意识、思维及情志活动。心在心神主导下，对外界客观事物做出反应，由五脏协作共同完成心理、意识和思维活动。由于心为藏神之脏、君主之官、生之本、五脏六腑之大主，故情志所伤首伤心神，次及脏腑。

心为“五脏六腑之大主”。人的精神意识思维活动，虽可分属于五脏，但主要归属于心主神明的生理功能。因此心主神明的生理功能正常，则精神振奋，神志清晰，对外界信息的反应灵敏和正常。如果心主神志的生理功能异常，即可出现精神意识思维异常，而出现失眠、多梦、神志不宁甚至狂躁；或可出现反应迟钝、健忘、精神萎顿，甚则昏迷，不省人事等临床表现。

心主血脉与心藏神功能在生理上是密切相关的。血液是神志活动的物质基础，正因为心具有主血脉的生理功能，所以才具有主神志的功能。心血充足则能化神养神而使心神灵敏不惑，而心神清明，则能驭气以调控心血的运行，涵养全身脏腑、形体、官窍及心脉自身。病理上，两者相互影响，如血虚，可导致失眠不寐、健忘、多梦等；如血热，则表现为烦躁、心神不宁、谵语，甚至不省人事等；如痰火扰心，则会出现少寐多梦、狂躁妄动等狂病症状。

（2）心的生理特性

心为阳脏而主通明。心位于胸中，在五行属火，为阳中之阳，故称为阳脏，又称为

“火脏”。心之阳气有推动心脏搏动，温通全身血脉，兴奋精神，以使生机不息的作用。心主通明，是指心脉以通畅为本，心神以清明为要。心主通明，是指通畅心脉，清明心神。在心阳温煦和推动、心阴凉润和宁静作用下，心脉畅通；在心阳鼓动和兴奋、心阴宁静和抑制作用下，心神清明。若心阳不足，则温煦鼓动不力，可导致血液运行迟缓，瘀滞不畅，出现面色晦暗、心胸憋闷、精神萎靡等表现；心阴不足，则出现心烦、失眠多梦、手足心热等症状。

（3）生理联系

1）在志为喜，是指心的生理功能与精神情志活动的“喜”有关。五志之中，喜为心志。喜乐愉悦，对人体属于良性刺激，有益于心主血脉等生理功能。如果喜乐过度，不仅能伤心，而且五志过极均能损伤心神，导致心不能集中或内守。

2）在液为汗。汗液是津液通过阳气的蒸腾气化后，从汗孔排出之液体。汗液的生成、排泄与心的功能活动密切相关。汗和血液均为水谷精气所化生，因此又有“血汗同源”之说，而心主血，故又有“汗为心之液”的说法。如心气虚损，则可见自汗；汗出过多，津液大伤，必然伤及心血，导致心阴亏虚出现心悸、失眠、健忘等症；心阳气暴脱，即可见大汗淋漓等。反之，汗出过多，也可损伤心脏阳气。

3）在窍为舌，又称“舌为心之苗”，是指舌的变化可以反映心的精气盛衰及其功能变化。舌的主要功能是主司味觉，表达语言。心的功能正常，则舌体荣润，柔软灵活，味觉灵敏语言流利。若心有病变，如心之阳气不足，则可见舌质淡白胖嫩；心之阴血不足，则舌质红浅瘦瘪；心火上炎则可见舌红，甚则生疮；若心血瘀阻，则可见舌质暗紫，或有瘀斑；舌又主发声，而言为心声。心主神志的功能异常，则可见舌卷、舌强、语謇或失语等症。

4）在体合脉，其华在面。在体合脉，是指全身的血脉统属于心，心脏不停地搏动，推动血液在经脉内循行，维持人体的生命活动，故脉与心脏的联系最为密切。其华在面，是说心的生理功能正常与否，可以反映于面部的色泽变化。中医学认为，五脏精气的盛衰，均可以显现于与之相通应的某些体表组织器官上，称为五华。心主血脉，人体面部的血脉分布比较丰富。因此，心脏气血的盛衰可从面部的颜色与光泽上反映于外，故称心“其华在面”。

附：心包络

心包络，称心包络，亦称“膻中”，简称心包，其经络与三焦经相为表里。心包为心脏的外围组织，对心脏具有保护作用。中医学认为心为君主之官，不能受邪。如果邪气侵及心脏，即由心包代心受邪。温病学说认为外感热病发展过程中所出现的高热、神昏、谵语等神志异常病理变化，称为“热入心包”。凉开三宝如“安宫牛黄丸”“紫雪丹”“至宝丹”等针对热入心包治疗，心包受邪所出现的病证，实际上是心的病证。

2. 肺

肺位于胸腔，左右各一，在膈膜之上，是五脏六腑中位置最高者，故称“华盖”。由于肺叶娇嫩，不耐邪侵，又称“娇脏”。肺的主要生理功能主气司呼吸，主宣发肃降，主通调水道，主朝百脉，主治节。在体合皮，其华在毛，在窍为鼻，在志为悲（忧），在液为涕。肺经与大肠经相互属络，互为表里。肺在五行中属金，与自然界秋气相通应。

（1）肺的生理功能

1）肺主气，司呼吸。是指肺具有主呼吸之气和主一身之气的作用。肺为体内外气体交换的场所。肺吸入自然界的清气，呼出体内的浊气，吐故纳新，促进气的生成，从而保证人体新陈代谢的正常进行。自然界的清气和水谷精气在肺内结合，积聚于胸中的气海，称之为宗气。宗气贯通心脉，以行气血而布散全身。肺主呼吸之气失常，肺气不利，则可见胸闷、气急、咳嗽等症。

肺主一身之气，是指肺有主持、调节全身脏腑经络之气的作用。主要体现在以下两个方面。一是气的生成。肺参与全身之气的生成，特别是宗气的生成。宗气的生成来源主要有肺吸入的自然界的清气，以及脾胃运化的饮食物中的水谷精微之气。清气和水谷精气结合生成宗气。宗气生成后聚积于胸中，其运行可上至喉咙，下蓄丹田，贯注于心肺之脉。其主要功能是出喉咙助肺以司呼吸，贯心脉助心以行血，为人体各种功能活动的动力。二是气机的调节。人体内有大量的气，人体的气处在不断地运动变化之中，气的升降出入运动推动着人的呼吸，促进着脾胃的升降运化，维持着人的整个生命活动。肺对气的升降出入运动起着十分重要的调节作用。肺的呼吸均匀和调，是气的生成和气机调畅的根本条件。若呼吸功能失常必然影响宗气的生成和气的运动，肺主持一身之气和呼吸之气的作用也就减弱；如果肺丧失了呼吸的功能，清气不能吸入，浊气不能排出，人的生命活动也就终结。肺主一身之气的作用，主要取决于肺的呼吸功能。

2）肺主宣发与肃降。宣即宣发，降即肃降。所谓宣发，即指宣布与发散。肺主宣发，是指肺气具有向上、向外升宣布散的生理功能；所谓肃降，即肃清、洁净和下降。肺主肃降，即指肺气具有向下通降和使呼吸道保持洁净的生理功能。

肺主宣发的生理作用，主要有三：一是通过肺的气化，排出体内的浊气；二是将脾所转输的津液和水谷精微，布散到全身，外达于皮毛；三是宣发卫气，调节腠理之开合将代谢后的津液化为汗液，排出体外。因此肺主宣发功能失常，则可出现咳嗽、咳喘、胸闷、鼻塞等症状。

肺主肃降，主要体现在：一是吸入自然界的清气；二是将肺吸入的清气和由脾转输至肺的津液和水谷精微向下布散；三是肃清肺和呼吸道内的异物，以保持呼吸道的洁净。若肺的肃降功能失常，则可出现呼吸表浅或短促、咳喘、气逆、胸闷等。

肺气的宣发和肃降功能是肺的生理功能相互制约、相互为用的两个方面。两者相互制约、相互依存，共同维持呼吸运动、水液代谢的正常运行。若宣发与肃降失调，病理上常以气病与津液病变为主。如感受外邪，肺的宣发功能异常，可见胸闷、鼻塞、喷嚏、恶寒发热、无汗、呼吸不畅等症；同时，肺的宣发功能异常亦引起肺的肃降功能失常，而伴有咳嗽、喘息、咳痰等。宣发与肃降失常又是相互影响，同时并见的。

肺的宣发与肃降，两者相互依存，相互制约，生理上互相联系，在病理上互相影响。宣发与肃降正常，则气道通畅，呼吸调匀。若二者功能失调，就会出现“肺气失宣”或“肺失肃降”的病变，出现肺气上逆之证。

3）肺主通调水道。通即疏通、调即调节，水道是水液运行和排泄的道路。是指肺的宣发和肃降对体内水液的输布、运行和排泄起着疏通和调节作用。一方面调节汗液排泄肺气宣发，使水液迅速向上向外输布，布散到全身，又使经肺代谢后的水液，通过呼吸、皮肤汗孔蒸发而排出体外。另一方面促进水液下行肺气肃降，使体内代谢后的水液不断地下行到肾，经肾和膀胱的气化作用，生成尿液而排出体外，由于肺对水液代谢的功能，称“肺主行水”。肺居上焦，故又称“肺为水之上源”。若肺气宣降失常，失去行水的职能，水道不调，则可出现水液输布和排泄障碍，如痰饮、水肿等。临床上对水液输布失常的痰饮、水肿等病证，按照“宣肺利水”和“降气利水”的方法进行治疗。

4）肺朝百脉，主治节。肺朝百脉是指全身的血液都要经过百脉聚会于肺，经过肺的呼吸作用，进行体内外清浊之气的交换，然后再将富含清气的血液通过百脉输送到全身。《素问·经脉别论》说：“食气入胃，浊气归心，淫精于脉，脉气流经，经气归于肺，肺朝百脉，输精于皮毛。”

肺主治节，是指肺气具有治理调节气、血、津液的作用。表现有三：一是治理调节呼吸，调理全身气机。二是治理调节血液的运行，通过肺朝百脉和气的升降出入运动，助心行血。三是治理和调节全身水液的输布与排泄。肺主治节，是对肺的主气司呼吸、宣发与肃降、通调水道三个生理功能的高度概括。因此肺被称为“相傅之官”。

（2）肺的生理特性

1）肺为华盖。肺位于胸腔，覆盖五脏六腑之上，位置最高，因而有“华盖”之称。肺居高位，又能行水，故称之为“水之上源”。由于肺为最高，与外界想通，故温邪外侵，首先被犯；肺又外合皮毛，风寒燥湿外袭，皮毛受邪，亦内合于肺。故肺为诸邪易侵之脏。

2）肺为娇脏。生理上，肺脏清虚而娇嫩，吸之则满，呼之则虚，为脏腑之华盖，百脉之所朝会；病理上外邪从皮毛或口鼻而入，常易犯肺而为病；其他脏腑病变，亦常累及于肺。简而言之，肺为最高，邪必先伤；肺为清虚之脏，清轻肃静。故无论外感、内伤或其他脏腑病变，皆可病及于肺而发生咳嗽、咯血、失音等病症。

（3）肺的生理联系

1）在志为忧（悲）。指悲忧为肺之精气经气化而表现于外的情感反映。悲哀和忧伤，虽属不良性情志刺激，但在一般情况下，并不都导致人体发病，只有在过度悲伤情况下，才能成为致病因素。它对人体的主要影响，是使气不断地消耗，悲则气消，肺主气，悲忧易于伤肺。

2）在窍为鼻。肺开窍于鼻，鼻在呼吸道的最上端，鼻与喉相通而联于肺，为气体出入的通道，具有主通气和主嗅觉的功能。肺气和、呼吸利，则嗅觉灵敏，声音能彰。若邪气犯肺，从口鼻而入，导致肺失宣发，则鼻的通气和嗅觉功能失常，在治疗鼻塞流涕、嗅觉失常等病证，多从治肺入手，而采用辛散宣肺之法。

3）在液为涕。涕为鼻黏膜的分泌液，有润泽鼻窍的功能。正常情况下，涕液可润泽鼻窍而不外流。如风寒犯肺，则鼻流清涕；风热犯肺，则鼻流黄稠涕；燥邪伤肺，则鼻干无涕。

4）在体合皮，其华在毛。皮毛，包括皮肤、汗腺、毫毛等组织，是一身之表。依赖于卫气和津液的温养和润泽，成为抵御外邪侵袭的屏障。肺与皮毛相互为用，即皮毛功能由肺所主，皮毛又能助肺呼吸肺宣发卫气于皮毛，以温皮肉、司开阖、主卫外御邪。肺将津液、水谷精微输布头面诸窍、皮毛肌肤以滋养。肺的生理功能正常，则皮肤致密，毫毛光泽；反之肺气虚，则卫表不固，抵御外邪侵袭的能力就低下，可出现多汗和易于感冒，或皮毛枯槁不泽、肌肤苍白等现象。

3. 脾

脾位于人体中焦，横膈之下的腹腔内。脾的主要生理功能为主运化，主统血，主升清。脾胃同居中焦，是人体对饮食物进行消化、吸收并输布其精微的主要脏器。人出生之后，生命活动的继续和精气血精液的化生和充实，均赖于脾胃运化的水谷精微，故称脾胃为“后天之本”。脾与六腑中的胃相表里。其在志为思、藏意，在体合肌肉，在窍为口，在液为涎，其华在唇，与自然界的长夏相通应。脾为太阴湿土，又主运化水液，故喜燥恶湿。

（1）脾的生理功能

1）脾主运化。运，即转运输送；化，即消化吸收。脾主运化是指脾具有把水谷化为精微，并将精微物质转输至全身的生理功能。脾主运化功能的两个方面，包括运化水谷和水液，二者可分而不可离。

一是运化水谷，即脾对饮食物的消化吸收作用。由于饮食水谷是人出生之后维持生命活动所必需的营养物质的主要来源，也是生成气血的物质基础。脾的运化水谷精微功能旺盛，化生精、气、血、津液充足，才能使脏腑、经络、四肢百骸以及筋肉皮毛等组织得到充分的营养。若运化水谷精微功能减退，出现腹胀、便溏、食欲不振，以至倦怠、消瘦和气血生化不足等症状。

二是运化水液，即脾对水液的吸收和转输，调节人体水液代谢的作用。运化水液的功能是对吸收的水谷精微中多余水分，能及时地转输至肺和肾，通过肺、肾气化功能，化为汗和尿排出体外。若脾失健运，即指脾气的运化功能减退，而出现脘腹胀满、便溏、食欲不振、倦怠乏力、形体消瘦等症。若脾运化水液的功能失常，必然导致水液在体内停聚而产生水湿痰饮，甚至导致水肿，故曰：“诸湿肿满，皆属于脾”（《素问·至真要大论》）。一般采用健脾燥湿和健脾利水之法治疗。

脾的运化功能，不仅是脾的主要生理功能，对于整个人体的生命活动至关重要，故称脾胃为“后天之本”“气血生化之源”。

2）脾主统血。指脾具有统摄血液在经脉中运行，防止溢出脉外的功能。脾统血的主要机理，其实是气的固摄作用。脾的运化功能健旺，则气血充盈，气能摄血，血液不会逸出脉外而导致出血。反之，脾的运化功能减退，气血生化无源，则气血虚亏，气的固摄作用减弱，导致出血。

3）脾主升清。升，即上升；清，指清阳，为轻清的精微物质。脾主升清，是指脾气具有把轻清的精微物质上输及维持人体脏器位置恒定的生理功能。主要体现在：一是可将精微上输于头目心肺，以滋养清窍，并通过心肺的作用化生气血，以营养周身。若脾不升清，可出现面色无华、头目眩晕。二是维持内脏位置的相对恒定。即脾气的上升作用，还可以对内脏起升托作用，使其恒定在相应位置。如果脾气虚损，生化无源，可出现神疲乏力、头目眩晕、腹胀、泄泻等症。脾的升托作用减退，导致内脏下垂，如胃下垂、子宫脱垂、直肠脱垂等，即中医学所说的“中气下陷证”。

（2）脾的生理特性

1）脾气主升。是指脾气以上升为主，具体表现在升清和升举内脏。升清是指脾气将水谷精微上输于心肺濡润全身。脾气的升清作用是脾气运化功能的表现。若脾气虚弱，运化无力，水谷精微输布运行失常，气血化生无源，输布障碍，全身得不到精气血津液的濡润，因而出现各种各样的代谢失常的病变。升举内脏是指脾气升提内脏，维持内脏位置的相对稳定，防止内脏下垂的作用。脾气主升是防止内脏下垂的重要保证。若脾气虚弱，升举无力，当升不升，脏器下陷，可导致某些下垂病症，如出现坠胀感、胃下垂、子宫脱垂、脱肛（直肠脱垂）等。临床治疗内脏下垂病证，常采用健脾升阳举陷之法，如补中益气汤（丸）。

2）喜燥恶湿。脾胃五行属土，但其为阴土，胃为阳土，脾为太阴湿土之脏，胃为阳明燥土之腑，脾喜燥恶湿，胃喜润恶燥。脾主运化水湿，以调节体内水液代谢的平衡。脾虚不运则最易生湿，而湿邪过多又最易困脾。故云脾“喜燥恶湿”。若脾气虚衰，运化水液失常，致使痰饮水湿内生，水湿又反过来困遏脾气，即湿困脾。由于湿易阻遏脾气，影响脾运化功能的发挥，因此脾喜燥而恶湿。临床上，对脾虚生湿兼湿困脾的病证，一般是健脾与利湿同治，如参苓白术散。

3）脾之气与长夏相应。中医学认为，脾为太阴湿土之脏，而长夏之气以湿为主，为土气所化，与人体脾土之气相通，故脾气应于长夏。若长夏之湿太过，易湿困脾，使脾运不展，脾为湿伤，多见身热不扬、肢体困重、脘闷不舒、纳呆泄泻等症状。故至夏秋之交，脾弱者易为湿伤，诸多湿病亦由此引起。用药时，往往加入广藿香、佩兰等芳香醒脾燥湿之品。

（3）脾的生理联系

1）在志为思。思为思考、思虑之义，属思维意识活动。正常思考问题对机体的生理活动并无不良的影响，但思虑过度会影响机体的正常生理活动，其中最主要的是影响气的正常运行，导致气滞、气结。思虑过度多影响脾的运化功能，导致脾胃呆滞，运化失常，消化吸收功能障碍，而出现脘腹胀闷、食欲不振、头目眩晕等症，即“思则气结”。

2）在窍为口，其华在唇。口为消化道的最上端，其生理功能是摄纳水谷，辨五味，泌津液，磨谷食。脾胃健运，则口味正常，而增进食欲。若脾失健运，则可出现口淡无味、口甜、口腻、口苦等口味异常的感觉，从而影响食欲。口唇的色泽，与全身的气血是否充盈有关。脾为气血生化之源，口唇的色泽不仅是全身气血状况的反映，也是脾胃运化水谷精微的功能状态的反映。若脾气健运，气血生化有源，则可见口唇色淡无华，甚则萎黄不泽。

3）在液为涎。涎是口腔中分泌的唾液中较清稀的部分，有保护口腔黏膜、润泽口腔的作用。在进食时分泌较多，有助于食品的吞咽和消化。在正常情况下，涎液上行于口，但不溢于口外。若脾胃不和，则往往导致涎液分泌急剧增加，发生口涎自出的现象，故说脾在液为涎。

4）在体合肌肉、主四肢。脾胃为气血生化之源，全身的肌肉，都有赖于脾胃所运化的水谷精微来营养。脾气健运，气血生化有源，周身肌肉才能得到水谷精微的充养，从而保持肌肉丰满，健壮有力。若脾失健运，气血化源不足，肌肉失养，则可致肌肉瘦削无力，甚至痿软不用。

4. 肝

肝脏位于横膈之下，腹腔之右上方，右胁之内。肝的生理特性是主升主动，喜条达而恶抑郁，故称之为“刚脏”，体阴而用阳。在五行中属木，与自然界春气相互通应。肝的主要生理功能为主疏泄和主藏血。肝与胆互为表里。其在志为怒；在窍为目；在液为泪；在体合筋；其华在爪。

（1）肝的生理功能

1）肝主疏泄。疏，疏通、畅达；泄，排泄。是指肝具有疏通、畅达全身气机的作用。肝主疏泄反映了肝为刚脏、主动、主升的生理特点，肝主疏泄的功能，主要表现在以下几个方面：

一是调畅精神情志。肝气的疏泄功能正常，则气机调畅，气血和调，心情舒畅，情志活动正常；若肝气的疏泄功能不及，肝气郁结，可见心情抑郁不乐，悲忧善虑；若肝气郁而化火，或大怒伤肝，肝气上逆，常见烦躁易怒，亢奋激动。

二是维持气血运行。肝的疏泄功能，能调畅气机，使全身脏腑经络之气的运行畅达有序。若气机郁结，则血行障碍，血运不畅，血液瘀滞停积而为瘀血，或为癥积，或为肿块，在女子可出现经行不畅、经迟、痛经、经闭等。若肝气上逆，迫血上涌，又可使血不循经，出现呕血、咯血等出血，或女子月经过多、崩漏不止等症。

三是促进脾胃运化。肝气疏泄，调畅气机，有助于脾胃之气的升降，从而促进脾胃的运化功能。另外，食物的消化吸收还要借助于胆汁的分泌和排泄。胆汁乃肝之余气所化，其分泌和排泄受肝气疏泄功能的影响。肝气的疏泄功能正常发挥，胆汁才能够正常地分泌与排泄。如果肝气的疏泄功能失常，出现肝气郁结或肝气上逆，胆汁则不能正常地分泌与排泄，可导致胆汁郁滞，影响饮食物的消化吸收，临床可出现食欲减退、口苦、黄疸、厌食油腻、腹胀、腹痛等症。

四是协助水液代谢。肝的疏泄作用能促进津液的输布代谢，使之无聚湿成水生痰化饮之患。若肝气疏泄功能失常，气机郁结，亦会导致津液的输布代谢障碍，形成水湿痰饮等病理产物，出现水肿、痰核等病症。

五是调节生殖功能。男子精液的储藏与施泄，是肝肾二脏之气的闭藏与疏泄作用相互协调的结果。肝气的疏泄功能发挥正常，则精液排泄通畅有度；肝失疏泄，则排精不畅。女子的按时排卵，也是肝气疏泄和肾气闭藏功能相互协调的体现。气机调畅又是女子行经能否通畅有度的重要条件。肝气的疏泄功能正常发挥，则月经周期正常，经行通畅；若肝失疏泄，气机失调，则见月经周期紊乱，经行不畅，甚或痛经。

2）肝主藏血。指肝脏具有贮藏血液、调节血量的生理功能。人体的血液由脾胃消化吸收来的水谷精微化生。血液生成后，一部分被各脏腑组织器官利用，另一部分则流入到肝脏贮藏起来，以制约肝阳气升腾，勿使过亢，以维护肝的疏泄功能，使之冲和条达。肝的藏血，亦有防止出血的作用。肝藏血的功能对防止出血、制约和涵养肝阳及妇女月经的调节也有重要意义。若肝不藏血，则可出现肝血不足，阳气升泄太过等病变，而且还可导致出血。肝血不足，不能濡养于目，则两目干涩昏花；若不能濡养于筋，则筋脉拘急，肢体麻木，屈伸不利等；血海空虚，还可见妇女月经量少，甚或经闭。

（2）肝的生理特性

1）肝为刚脏。肝为刚脏是指肝气主升主动，性刚强燥急。肝主升发，喜条达而恶抑郁，肝木四季属春，升发阳气以调畅气机。肝五行属木，具有冲和条达、伸展舒畅之能。

2）肝主升发。指肝具有升发阳气以调畅气机的作用，肝气对气机的影响主要表现为升举、疏通之作用。肝气升动太过，则出现肝气上逆、肝火上炎和肝风内动等证，临床多出现眩晕、面赤，甚则抽搐、角弓反张等症状。

（3）肝的生理联系

1）在志为怒，藏魂。怒是人们在情绪激动时的一种情志变化。怒对于机体的生理活动一般属于一种不良的刺激，可使气血上逆，阳气升泄。肝主疏泄，阳气升发，为肝之用，故说肝在志为怒。一方面，大怒可以伤肝，导致疏泄失常，血随气涌，可见面红目赤，眩晕耳鸣，甚则可见吐血、猝然昏倒、不省人事。另一方面，肝失疏泄，也可致情志失常，表现为情绪不稳，心烦易怒。

2）在窍为目。肝的经脉上连于目系，目的视觉功能，有赖于肝气之疏泄和肝血之荣养。肝气升发，肝血上升，循经至目，滋养“精明”，则视觉清晰，眼球活动自如。肝与目的关系非常密切。若肝之阴血不足，则两目干涩，视物不清或夜盲；肝火上炎，则可见目赤生翳；肝阳上亢，则头目眩晕；肝风内动，则可见目斜上视等。

3）在液为泪。肝开窍为目，泪从目出，具有润泽和保护眼睛的功能。肝气疏泄促进肝之阴精上行于目而为泪，泪濡润眼目而不外溢，且保护眼目。若肝之阴血不足，则两目干涩；若风火赤眼，肝经湿热，可见目眵增多、迎风流泪等症。

4）在体为筋，其华在爪。筋膜有赖于肝之气血的滋养，如果肝血虚少，血不养筋，则可见肢体麻木，屈伸不利，甚则拘挛震颤；若热邪侵袭人体燔灼肝经，劫夺肝阴，筋膜失养，则可见四肢抽搐，颈项强直，角弓反张等动风之象。故《素问·至真要大论》说："诸风掉眩，皆属于肝。"爪乃筋之延伸到体外的部分，故称"爪为筋之余"。爪甲的荣枯，可反映肝血的盛衰。肝血充足，爪甲坚韧明亮，红润光泽；肝阴不足，爪甲失养，则爪甲脆薄，颜色枯槁，甚则变形脆裂。

5. 肾

肾位于人体腹腔腰部，脊柱两侧，左右各一，外应于腰，故称腰为肾之府。肾的主要生理功能为主藏精，促进生长、发育与生殖，主水，主纳气。肾在志为恐，在体为骨，主骨生髓，其华在发，开窍于耳及二阴，在液为唾。与膀胱相表里。肾五行属水，为阴中之阴。与冬气相互通应。

（1）肾的生理功能

1）肾藏精，主生长、发育、生殖。肾藏精，是指肾具有储存、封藏精气的生理功能。精，又称精气，是构成人体和维持人体生命活动的最基本物质，是脏腑、形体、官窍功能活动的物质基础。肾所藏之精包括先天之精和后天之精。"先天之精"是禀受于父母的生殖之精，是构成胚胎发育的原始物质，所以称"肾为先天之本"。"后天之精"是指出生以后摄入的饮食物通过脾胃运化功能而生成的水谷之精气，以及脏腑生理活动中化生的精气通过代谢平衡后的剩余部分。

"先天之精"与"后天之精"的来源虽然不同，但均同归于肾。"先天之精"有赖于"后天之精"的不断培育和充养，才能充分发挥其生理效应；"后天之精"的化生，又依赖于"先天之精"的活力资助。二者相辅相成，在肾中密切结合而组成肾中精气。肾中精气的主要生理效应是促进机体的生长、发育和逐步具备生殖能力。肾中所藏之精主要有两方面作用：

一是促进生长发育和生殖。肾主生长发育和生殖，是肾精及其所化肾气的生理作用。精是构成人体和维持人体生命活动，促进人体生长发育和生殖的最基本物质。肾藏精，精化气，肾精所化之气为肾气，肾精足则肾气充，肾精亏则肾气衰。因而人体的生、长、壮、老、已的生命过程，以及在生命过程中的生殖能力，都取决于肾精及肾气的盛衰。生殖与肾的关系极为密切，肾的精气是构成胚胎发育的原始物质，又是促进生殖功能成熟的物质基础。人从幼年开始，肾的精气就逐渐充盛，到了青春期肾的精气进一步充盛，体内产生了一种叫"天癸"的物质。所谓"天癸"是指肾中精气充盛到一定程度所产生的一种具有促进人体生殖功能成熟的并维持人体生殖功能的物质。这时人的生殖器官已发育成熟，男子出现排精，女子月事以时下，从而具备生殖能力并维持到一定的年龄。从中年进入老年，肾中精气逐渐衰竭，"天癸"这种物质也逐渐消失，生殖能力即逐渐地丧失。如果肾的精气虚衰，必然会影响人体的生长、发育和生殖，发生相应的病理变化。

二是调节人体的阴阳平衡。肾阴、肾阳又称为“五脏阴阳之本”。肾阳为一身阳气之本，“五脏之阳气，非此不能发”，能够温煦和推动脏腑功能的正常运转。肾阴则是人体阴液的源泉。“五脏之阴气，非此不能滋”，能滋润和濡养脏腑组织。肾的阴阳平衡对于维持人体的正常生理功能和健康状况至关重要。

肾阴和肾阳是各胜阴阳之本，当肾阴阳失调时，会因此而导致其他各脏的阴阳失调。若肝失去肾阴滋养，可出现肝阳上亢，甚则肝风内动，即所谓“水不涵木”；心失肾阴的上承，则可引起心火上炎；肺失去肾阴的滋养，则可出现咽燥、干咳、潮热等肺肾阴虚之证；脾失去肾阳的温煦，则可出现五更泄泻、下利清谷等脾肾阳虚之证；心失去肾阳的温煦，则可出现心悸、汗出、肢冷、气短等心肾阳虚之证。反之，它脏阴阳失调，日久也必累及于肾，损耗肾中精气，导致肾的阴阳失调。肾阴和肾阳均是以肾中精气为其物质基础，肾阴虚时可累及肾阳，发展为阴阳两虚，称作“阴损及阳”；肾阳虚到一定程度的时候，也可累及肾阴，发展为阴阳两虚，称作“阳损及阴”。

2）肾主水。肾主水主要是指肾中精气的气化功能，对于体内津液的输布和排泄，维持体内津液代谢的平衡起着极为重要的调节作用。在正常生理情况下，津液的代谢是通过胃的摄入，脾的运化和转输，肺的宣散和肃降，肾的蒸腾气化，以三焦为通调，而输送到全身的。经过代谢后的津液，则化为汗液、尿液等排出体外。“肾主水”主要体现在两个方面：

一是肾的蒸腾气化作用对全身津液代谢的促进作用。所谓气化，即指精、气、血、津液各自的新陈代谢和相互转化。进入到人体内的水液，必须在阳气的蒸化下，像雾露一样输布于周身，起滋润濡养的作用。而代谢后的水液，也要经过气化，才能化为汗液、尿液和气排出体外。

二是肾升清降浊，司膀胱的开合。代谢过程中的部分水液可下达于肾，经过肾的气化而升清降浊，其清者上输于肺，重新参与水液代谢，输布周身，其浊者则下注膀胱，化成尿液，排出于体外。

因此，肾主水的功能失常，必然会出现相应的病理变化。若肾的精气阴阳失调，水液代谢障碍，可形成痰饮，水肿；肾的升清降浊失调，膀胱开合功能失常，可导致尿液排出失常。若肾的气化失常，导致膀胱气化不利，尿液生成排泄障碍，出现小便不利，甚或尿闭；若肾的精气不足，封藏不固，导致膀胱失约，则可见尿频，尿清长，遗尿甚或尿失禁等。

3）肾主纳气。肾主纳气是指肾有摄纳肺所吸入的清气，防止呼吸表浅的作用。肾的纳气功能，实际上是肾气的封藏作用在呼吸运动中的具体体现。肺吸入的清气在肾气的封藏作用下下达于肾，维持一定的深度，有利于清浊气体的内外交换。肾精充足，肾气充沛，摄纳有权，则呼吸均匀和调。《类证治裁·喘症》说：“肺为气之主，肾为气之根，肺主出气，肾主纳气阴阳相交，呼吸乃和”。若肾精亏虚，肾气衰减，摄纳无力，肺吸入之清气不能下纳于肾，则会出现呼吸表浅，或呼多吸少，动则气喘等病理表现，称为“肾不纳气”。

（2）肾的生理特性

1）肾为封藏之本。肾藏精、主纳气、主生殖、主二便等功能，都是肾主封藏生理特性的具体体现。肾的封藏、固摄作用，可以防止精、气、血、津液的过量排泄与亡失，同时还可以维持呼吸运动的平稳和深沉。当肾的封藏、固摄功能失常，则可见男子遗精，女子带下过多、滑胎等；尿液排泄可见尿频，小便清长，遗尿，尿失禁等；粪便排泄则可见大便滑脱不禁等；呼吸方面则可见呼多吸少，动则喘甚等。

2）肾主一身阴阳。五脏六腑之阴，非肾阴不能滋养；五脏六腑之阳，非肾阳不能温煦。肾阴，又称元阴、真阴、为人体阴液之根本，对全身各脏腑组织起着滋养和濡润的作用。肾阳，又称元阳、真阳、命门之火，为人体阳气之根本，对全身各脏腑组织起着推动和温煦作用。肾阴和肾阳，二者相互制约，相互为用，共同维持着人体生理上的动态平衡。

（3）肾与形、窍、志、液、时的关系

1）在志为恐。恐是人们对事物惧怕的一种精神状态。惊与恐相似，对机体的生理活动是一种不良的刺激。故《素问·举痛论》说：“恐则气下，惊则气乱。”“恐则气下”是指人在恐惧状态中，上焦的气机闭塞不畅，可使气迫于下焦，则下焦产生胀满，甚则遗尿。“惊则气乱”则是指机体正常的生理活动，可因惊慌而产生一时性的紊乱，出现心神不定，手足无措等现象。

2）在窍为耳和二阴。耳为听觉器官，主司听觉，能分辨各种声音，但中医认为耳的听觉功能与肾的精气盛衰有密切关系。只有肾精充足，耳有所养，才能维持正常的听力，如果肾之精气不足，髓海失养，不能充养于耳，则可见听力减退，耳鸣，甚或耳聋等。人到老年，肾中精气多见衰退，听力每多减退。故说肾开窍于耳。

二阴，即前阴和后阴。前阴是排尿和生殖的器官，后阴是排泄粪便的通道。尿液的生成与排泄依赖于肾的气化功能。肾主水，司膀胱的开合，故排尿与肾关系十分密切。肾的气化功能失常，则可见排尿困难；而肾的封藏不固，则可见尿频、遗尿、尿失禁。肾的功能失常，可导致生殖功能障碍，男子可见精少、遗精、阳痿；女子可见月事不调、不孕等。后阴，即肛门，其功能是排泄糟粕。粪便的排泄，本为大肠传导功能，但亦与肾的功能相关。故说肾开窍于二阴。

3）在液为唾。唾为口腔中分泌的一种液体，有润泽口腔、滋润食物及滋养肾精的功能。唾为肾精所化，咽而不吐，有滋养肾中精气的作用。若唾多或久唾，则易耗伤肾中精气。所以，古代养生家以舌抵上腭，待津唾满口后，咽之以养肾精，称此法为“饮玉浆”。

4）在体为骨、主骨生髓，其华在发。肾在体为骨，又称“肾主骨”，是指骨的生长发育与肾精关系密切。肾主骨、生髓的生理功能，实际上是肾中精气具有促进机体生长发育功能的一个重要组成部分。骨的生长发育，有赖于骨髓的充盈及其所提供的营养。肾精充盛，骨髓生化有源，骨髓充足，骨骼得养，则骨骼坚劲有力，耐久立而强劳作，牙齿也坚固不易脱落。如果肾精不足，骨骼失养，小儿则生长发育迟缓，骨软无力，出现“五迟”“五软”病理表现。成人则因骨质疏松痿软，而见腰膝酸软，甚则足痿不能行走，中医称之为“骨痿”，老年则因髓减骨枯，还易发生骨折。齿与骨同出一源，亦由肾精所充养，故称“齿为骨之余”。因此，牙齿的生长脱落，与肾中精气的肾衰密切相关。肾中精气充沛，则牙齿坚固而不易脱落；肾中精气不足，则牙齿易于松动，甚则早期脱落。

“齿为骨之余。”齿与骨同出一源，牙齿也由肾中精气所充养。牙齿的生长与脱落，与肾中精气的盛衰密切相关。肾中精气充沛，则牙齿坚固而不易脱落；肾中精气不足，则牙齿易于松动，甚至早期脱落。

其华在发，发即头发。发的生长，全赖于精和血。发的营养虽来源于血，但生机根本在肾。发的生长与脱落、润泽与枯槁不仅依赖于肾中精气之充养，而且有赖于血液的濡养，故称“发为血之余”。未老先衰，头发枯萎，早脱早白者，均与肾中精气不足和血虚有关。幼年时，肾气逐渐充盈，发长齿更；青壮年，肾气强盛头发浓密乌黑而有光泽；中年老年肾气逐渐衰减，头发花白脱落，失去光泽。故肾的精气不足，可导致发的病变，在幼年时可见发育迟缓，在成人则可见头发早白早落。

二、六腑的生理功能

六腑，是人体消化系统中的六个主要器官，包括胆、胃、小肠、大肠、膀胱和三焦。它们的主要功能是消化食物、吸收营养、排泄废物，与五脏相互配合，共同维持人体的生命活动。六腑生理特点是“泻而不藏”“实而不能满”。六腑的生理功能是“传化物”，受盛和传化水谷，每一腑都必须适时排空其内容物，才能保持六腑通畅，功能协调，故有“六腑以通为用，以降为顺”之说。

1. 胆

胆与肝紧密相连，附于肝之短叶间。肝与胆通过经脉相互络属，互为表里。胆为中空的囊状器官，内藏胆汁。又因其内藏精汁，与六腑传化水谷，排泄糟粕有别，故又属奇恒之腑。胆的生理功能主要有贮藏、排泄胆汁和主决断。

（1）贮藏和排泄胆汁

胆汁在肝内生成后，在肝的疏泄功能作用下，流入胆囊，贮藏起来，在进食时则贮存于胆囊的胆汁又流入肠腔，以助消化。若肝胆功能失常，胆汁的分泌排泄受阻，就会出现厌食、腹胀、腹泻等症状；若湿热蕴结肝胆，肝失疏泄，胆汁外溢，浸渍肌肤，则发为黄疸；若胆气不利，气机上逆，则可出现口苦、呕吐黄绿苦水等症状。

（2）主决断，调节情志

胆主决断，是指胆在精神意识思维活动中，具有判断事物、作出决定的作用。若是胆气豪壮之人，剧烈的精神刺激对其所造成的影响较小，且恢复也较快；胆气虚怯之人，在受到不良精神刺激的影响时，则易于形成疾病，出现胆怯易惊、失眠、多梦等症状。

形态上，胆与其他五腑均为中空有腔的管状或囊状器官，为六腑之一；但其又内藏精汁，类似五脏“藏精气”的特点，不与饮食水谷不直接接触，只是排泄胆汁入肠道以促进饮食物的消化和吸收，故又为奇恒之腑。

2. 胃

胃位于腹腔上部。胃又称胃脘，分上、中、下三部。胃的上部称上脘，包括贲门；胃的中部称中脘，即胃体的部位；胃的下部称下脘，包括幽门。胃是消化系统中的主要器官之一，能消化食物，故有“太仓”“水谷之海”之称，与脾构成表里关系，具有喜润恶燥特点。胃的主要生理功能是受纳与腐熟水谷，以降为和。

（1）主受纳、腐熟水谷

胃有接受容纳饮食物，并使饮食物初步消化，变成食糜。并在脾的帮助下化生精微，初步吸收。脾胃对饮食物的运化功能称为“胃气”。中医学强调“人以胃气为本”“脾胃为后天之本”。“顾护胃气”为养生治疗的重要原则。

（2）主通降，以降为和

胃为“水谷之海”，饮食物入胃，经胃的腐熟后，必须下行入小肠，进一步消化吸收，所以说胃主通降，以降为和。若胃失通降，不仅影响食欲，还导致浊气在上而发生口臭、脘腹胀闷等症状；若胃气不降，胃气上逆，则出现嗳酸吞酸，恶心、呕吐、呃逆等症。

3. 小肠

小肠位于腹中，包括十二指肠、空肠和回肠。其上口与胃幽门相接，下口与大肠阑门相连，是一个呈迂曲回环叠积之状的管状器官。小肠的主要生理功能是主受盛化物和泌别清浊。小肠与心有经脉互相络属，故与心相表里。

（1）主受盛化物

表现在两个方面：一是指小肠接受由胃腑下传的食糜而盛纳之，即受盛作用；二是指胃初步消化的饮食物，进一步进行消化，将水谷化为精微和糟粕两部分，即化物作用。小肠受盛化物功能失常，表现为腹胀、腹泻、大便溏等。

（2）主泌别清浊

主要体现于三方面：一是将水谷精微吸收，经脾气的转输作用输布全身；二是将食物残渣向大肠输送；三是吸收了大量的水液，参与水液代谢，故又称“小肠主液”。小肠泌别清浊的功能正常，则水液和糟粕各走其道而二便正常。若功能失常，清浊不分，水液归于糟粕，就会导致水谷混杂而出现便溏泄泻等症。

4. 大肠

大肠居腹中，包括结肠和直肠，是一个管腔性器官，呈回环叠积之状，其上口在阑门处接小肠，其下端连肛门。主要有传化糟粕与主津的生理功能，是吸收水分和形成粪便并有度排出的脏器。大肠与肺有经脉相互络属，而为表里。

（1）主传化糟粕

大肠的传化糟粕功能，实为对小肠泌别清浊功能的承接。大肠接受经过小肠泌别清浊后所剩下的食物残渣，再吸收其中多余的水液，形成粪便，经肛门而排出体外。故大肠有

"传导之官"之称。如大肠传导糟粕功能失常，则出现排便异常，如大便秘结或泄泻；若湿热蕴结大肠，还会出现腹痛、里急后重等症。

（2）大肠主津

大肠接受由小肠下传的含有大量水液的食物残渣，将其中的水液吸收。大肠吸收水液，参与体内水液代谢，故说"大肠主津"。若大肠主津功能失常，则大肠中的水液不得吸收，出现肠鸣、泄泻等症；若大肠实热，或大肠津亏，导致大便秘结。

5. 膀胱

膀胱位于小腹中央，为贮尿的器官。膀胱和肾直接相通，二者又有经脉相互络属，故为表里。膀胱的生理功能是储存和排尿。

（1）储存尿液

人体津液代谢后的浊液经肾气的蒸化作用，清者回流体内，重新参与水液代谢，浊者下输于膀胱，形成尿液，储存于膀胱。

（2）排泄尿液

肾气及膀胱之气的激发和固摄调节膀胱中的尿液，肾气与膀胱作用协调，则膀胱开合有度，尿液可及时地从溺窍排出体外。若二者协调作用失常，则出现尿频、尿急、小便不禁等症状。

6. 三焦

三焦是六腑中较为特殊的一个器官，它没有具体的生理构造，而是指人体上、中、下三个区域，分为上焦、中焦和下焦三个部分。其生理功能通行元气、水液运行之道路。

（1）主持诸气，总司全身的气机和气化

三焦是气的升降出入的通道，又是气化的场所，故有主持诸气，总司全身气机的气化的功能。

（2）运行水液

三焦具有疏通水道，运行水液的生理功能，是水液出入的通道。人体的津液代谢，是由肺、脾、肾等脏腑的协同作用来完成，但必须以三焦为通路，津液代谢才得以正常运行。把对水液代谢的协调平衡作用，称作"三焦气化"。

（3）上中下三焦部位的划分及其生理特点

1）上焦是指膈以上的胸部，包括心、肺两脏，以及头面部。上焦的生理功能主要是宣发卫气，布散水谷精微以充养周身。"上焦如雾"指的是心肺输布气血的作用。

2）中焦是指膈以下、脐以上的上腹部，包括脾胃和肝胆等脏腑。主要的生理功能是指脾胃消化饮食物，吸收精微，蒸化津液的作用。"中焦如沤"指的是脾胃肝胆等脏腑的消化饮食物的生理过程。

3）下焦是指脐以下的部位，包括小肠、大肠、肾、膀胱、女子胞、精室等脏腑以及两下肢。下焦的功能主要是排泄糟粕和尿液。"下焦如渎"指的是肾、膀胱、大肠等脏腑的生成和排泄二便的功能。

三、奇恒之腑

奇恒之腑包括脑、髓、骨、脉、胆、女子胞。奇恒之腑的形态似腑，多为中空的管腔或囊性器官，而功能似脏，具有藏精气的作用。其中除胆为六腑之外，余者皆无表里配合，也无五行配属，但与奇经八脉有关。本部分只阐述脑和女子胞。

1. 脑

脑位居颅腔，由髓汇集而成，故称“脑为髓之海”。脑的生理功能主要体现在两方面。一是脑藏元神，主精神意识。“脑为元神之府”，是生命的枢机，主宰人体的生命活动，如呼吸、心跳等。元神由先天之精化生，藏于脑中，为生命之主宰。脑为精神意识的枢纽，人的思维、意识和情志活动及记忆力等，都由脑的功能活动所主管。脑是精神意识活动的枢纽，故有“灵机记性不在心在脑”（《医林改错》）。二是脑主感觉运动。眼、耳、口、鼻、舌为五窍，皆位于头面，与脑相通，人的视觉、听觉等感觉功能都与脑有密切关系。

脑的功能隶属于五脏，但与心、肝、肾的关系更为密切，尤其是肾。因为心主神志，肝主疏泄而调畅情志活动，肾藏精，精生髓。

2. 女子胞

女子胞，又称胞宫、子宫、胞脏，在膀胱之后，直肠之前，通过阴道与外界相通，呈倒置的梨形，是女性生殖器官。有主通行月经和孕育胎儿的作用。女子胞功能主要受到三个因素影响。

一是肾中精气的作用。肾中精气充盛，即产生“天癸”，天癸是肾中精气充盛到一定程度所化生的精微物质，具有促进和维持生殖功能的作用。在天癸的作用下，女子的生殖器官发育成熟，始来月经；老年肾中精气亏虚，天癸随之减少，女子进入绝经期，丧失生殖功能。

二是心、肝、脾三脏的作用。女子以血为本，经水为血液所化，而血液来源于脏腑。脏腑之中，心主血，肝藏血、主疏泄而调节月经，脾生血统血。

三是经脉的作用，其中以冲、任脉为最。冲为血海，蓄溢阴血，胞宫才能泄溢经血，孕育胎儿，任脉为阴脉之海，蓄积阴血，为妇人妊养之本。任脉通畅，月经如常，方能孕育胎儿。冲为血海，任主胞胎，二者相资。所以，胞宫的作用与冲任二脉的关系更加密切。

四、脏腑之间的关系

人体五脏六腑，通过经络相连，以精气血津液为物质基础，共同构成一个有机整体。脏腑之间的密切联系，主要体现在生理上相互制约、相互依存、相互协同、相互为用，主要体现在呼吸、饮食物消化吸收与排泄、血液的生成运行、水液代谢等方面。

1. 脏与脏之间的关系

脏与脏之间的关系，古代医家多是以五行的生克乘侮来进行阐述。目前大多从各脏的生理功能、病理变化方面来阐释五脏之间的相互关系。心、肺、脾、肝、肾五脏有各自的生理功能和特定的病理变化，但五脏之间又存在着密不可分的生理联系和病理影响。

（1）心与肺

心肺同居上焦。心主血，肺主气；心主行血，肺主呼吸。这就决定了心与肺之间的关系，主要反映在气与血、血液循环与呼吸运动的关系方面。肺主气，心主血；肺气助心行血，心血运布肺气，气血运行畅利，呼吸吐纳协调。若肺气虚弱，行血无力或肺失宣肃，肺气壅塞，血液的运行失常，出现胸闷，心率改变，甚则唇青、舌紫等血瘀证表现；若心气不足，心阳不振，血行不畅，也可影响肺的呼吸功能，导致胸闷、咳嗽、气促等病理现象。

（2）心与脾

心主血脉，脾主统血，又为气血生化之源。心与脾之间的关系，主要体现在血液的生成和运行方面。若脾旺血足则使心血充盈，心阳温脾则脾健运不息。心行血，推动血行，脾统血，血液不逸脉外。若脾气健旺，则心血充盈；若脾失健运，化源不足，或统血无权，导致心失所养；如思虑过度，则耗心血损脾气，导致心脾两虚。在血液运行方面，心气充足，推动血液运行功能正常；脾气统摄，则血行脉中。若心气不足，行血无力，或脾气虚损，统摄无权，均可导致血行失常，抑或见气虚血瘀，或是气虚失摄的出血。

（3）心与肝

心主血脉，肝藏血；心主神志，肝主疏泄，调畅情志。心与肝的关系主要表现在血液和精神、情志方面。心主血，肝藏血，血液充足，则心有所主，肝有所藏。相互促进，血运通利。若全身血液亏虚，则导致心肝血虚证。心血瘀阻可累及肝，肝血瘀阻可累及心，最终导致心肝血瘀。

心主神明，主宰精神活动；肝主疏泄，调节精神情志，相互协作，神志正常，喜怒有节。当心血充盈，则心神健旺，肝气疏泄正常情志调畅；肝气疏泄有度，情志舒畅，则有利于心神内守。若心神不安、肝气郁结，导致精神恍惚等为主症的气郁证；若心火亢盛与肝火亢逆交织，则出现心烦失眠、急躁易怒的心肝火旺证。

（4）心与肾

心居胸中，属阳，在五行属火；肾在腹中，属阴，在五行属水。从理论上讲心火必须下降于肾，以资肾阳，使肾水不寒；肾水必须上济于心，以资心阴，使心火不亢。这样心肾之间的功能才能协调，而称“心肾相交”，亦称“水火既济”。反之心火不能下降于肾而独亢，水不能上济于心而凝聚，心肾之间的生理功能就会失去协调，则导致以失眠为主症的心悸、怔忡、心烦、腰膝酸软，或见男子梦遗、女子梦交等症的“心肾不交”证。

（5）肺与脾

主要表现为气的生成和水液代谢。肺为气之主，主呼吸而纳清气，脾为气血之源，主运化而生谷气，清气和谷气相结合，形成宗气。肺主通调水道，布散水精，脾主运化水液，转输水精，相互协作，促进津液代谢。若脾气虚损，导致肺气不足；脾失健运，则津液代谢障碍，水液停滞，则聚湿生痰，反之又影响肺的宣发和肃降，导致喘咳痰多，所以说“脾为生痰之源，肺为贮痰之器。”

（6）肺与肝

肝主升发，肺主肃降，肝升肺降，气机调畅，气血流行，脏腑安和，肺与肝的关系，主要体现于气机升降和气血运行方面。若肝升太过，或肺降不及，则多致气火上逆，可出现咳逆上气，甚则咯血，称之为“肝火犯肺”。反之肺失清肃，燥热内盛，影响及肝，肝失条达，疏泄不利，则出现咳嗽，胸胁引痛胀满、头晕头痛、面红目赤等症。

（7）肺与肾

肺为水之上源，肾为主水之脏；肺主呼吸，肾主纳气。故肺肾之间的关系主要表现为呼吸和水液代谢两方面。肺的宣发肃降和通调水道，有赖于肾的蒸腾。肾的生水功能，亦有赖于肺的宣发肃降和通调水道。肺主呼吸，肾主纳气，肺的呼吸功能需要肾的纳气作用来协作。由肺吸入的清气，必须下行至肾，由肾摄纳，从而保证呼吸运动的平稳，有利于气体的交换。若肾中精气不足，摄纳无权，气浮于上；又或肺气久虚，久病及肾，均可导致肾不纳气，出现动则气喘症。

（8）肝与脾

肝与脾的生理联系主要表现在疏泄与运化的相互为用、血液调控的关系。肝主疏泄，促进消化，脾主运化，散精于肝。肝主藏血，调节血量，供应脾运；脾主生血，统摄血液是肝血充足。肝脾相互协作，共同维持血液的正常运行。若肝失疏泄，导致肝脾不和，可见精神抑郁，胸胁胀满痛等。若脾虚气血生化乏源，或脾不统血，失血过多则可导致肝血不足。若脾胃湿热郁蒸，胆热液泄，又可形成黄疸。

（9）脾与肾

脾主运化，为后天之本，肾主藏精，为先天之本；脾主运化水液，肾主水液。脾肾之间的关系主要表现在先天与后天相互促进及水液代谢方面。脾主运化水液，为水液代谢的枢纽，肾主水液，气化作用贯彻在水液代谢始终，故曰水液代谢“其本在肾，其制在脾”。概括了脾肾两脏在水液代谢过程中的作用及其特点。脾与肾在生理上是后天与先天的关系，相互资助，相互促进。若肾阳不足，不能温煦脾阳，导致腹部冷痛，下利清谷或五更泄泻等症；若脾阳不足亦可导致肾阳亏虚，而成脾肾阳虚之病证。

（10）肝与肾

肝与肾的关系，主要表现在精血阴液相互滋生和相互转化，肝属木，赖肾水以涵养，肾属水，赖肝阴以补充，肾阳温肝阳，肝肾之阴制肝阳。精血同源，肝藏血，赖肾精化生滋养，肾藏精，赖肝血补充。精血皆由水谷之精生养。故说肝肾相互资生，精血同源。相火寄于肝肾，故曰肝肾同具相火。

肝主疏泄，肾主闭藏。肝肾之间存在着相互为用、相互制约、相互调节的关系。肝肾之间的这种关系，与女子经孕、男子排精尤为密切。若肾精亏损，可导致肝血不足，反之肝血不足，也可引起肾精亏损。肝主疏泄与肾主封藏之间亦存在着相互制约、相反相成的关系，主要关乎女子月经来潮、男子泄精的生理功能。若二者失调，则可出现女子月经周期的失常，经量过多，或闭经；男子遗精滑泄，或阳强不泄等症。肝肾阴阳，息息相通，相互制约，协调平衡，若肾阴不足可引起肝阴不足，阴不制阳而导致肝阳上亢称之为“水不涵木”；如肝阴不足，可导致肾阴的亏虚，而致相火上亢。

2. 脏与腑之间的关系

脏与腑的关系，即是脏腑阴阳表里相合的关系。五脏属阴，六腑属阳；五脏为里，六腑为表。脏腑在功能上相互协调，在病理上相互影响，脏腑之间之所以构成这种紧密关系，主要根据有以下几方面。

（1）心与小肠

手少阴经属心络小肠，手太阳经属小肠络心，心与小肠通过经脉相互络属构成了表里关系。心与小肠生理上相互为用。心主血脉，心阳之温煦，心血之濡养，有助于小肠的化物功能。若心有实火，可移热于小肠，引起尿少尿热赤、尿痛等症。反之小肠有热，亦可循经上炎于心，可见心烦，舌赤，口舌生疮等症。

（2）肺与大肠

手太阴经属肺络大肠，手阳明经属大肠络肺，通过经脉的相互络属，肺与大肠构成表里关系。肺与大肠的生理联系，主要体现在肺气肃降与大肠传导功能之间的相互为用关系。肺气清肃下降，气机调畅，并布散津液，能促进大肠的传导，有利于糟粕的排出。大肠传导正常，糟粕下行，亦有利于肺气的肃降。若大肠实热，腑气不通影响肺的肃降，导致胸满，喘咳等症。如肺失清肃，津液不能下达，则大便困难；肺气虚弱，气虚推动无力，则排便困难。

（3）脾与胃

脾与胃通过经脉相互络属而构成表里相合关系。脾与胃在生理上密切配合，共同完成饮食物的消化吸收及其精微的输布，滋养全身，故称脾胃为“后天之本”。脾气主升，以升为顺，胃气主降，以降为和。

脾主升，胃主降，相反相成。脾胃之间，纳运相合，升降相因，有序不乱，相反相成，饮食物得以正常的消化吸收。

脾胃在五行中均属土，但脾为阴土，喜燥而恶湿；胃为阳土，喜润而恶燥。脾喜燥恶湿，是指脾主运化水液，易被湿邪所困；胃喜润恶燥，是指胃为水谷之海，阳气亢奋，易化燥伤津。正因为脾胃有此特性，故临床上脾阳易损，而导致水湿不运，胃阴易伤，而致消化异常。若脾为湿困，运化失职，影响胃的受纳与和降，可出现呕吐，恶心，脘腹胀满等。若饮食失节，食滞胃脘，胃失和降，亦可影响脾的升清与运化功能，导致腹胀泄泻。

（4）肝与胆

胆附于肝，有经脉互为络属，构成表里关系，肝与胆的关系，主要表现在消化与情志方面。首先表现在胆汁的生成和排泄方面。但只有在肝主疏泄的功能正常的情况下，胆汁才能顺利生成并适时排入肠腔，以助消化。其次肝主疏泄，调畅情志，胆主决断，与人之勇怯相关。肝病常影响及胆，胆病也常波及于肝，常见如肝胆火旺、肝胆湿热等。

（5）肾与膀胱

肾与膀胱通过经脉相互络属，构成表里关系。肾与膀胱的关系主要表现在水液代谢方面。在生理上，膀胱的贮尿和排尿功能，均依赖于肾之气化和固摄作用。只有肾气充足，气化和固摄有权，膀胱才能开合有度，尿液才得以正常的生成、贮存和排泄。若肾气不足，气化失常，固摄无权，则膀胱开合失度，则导致小便不利或失禁、或遗尿、尿频等病症。老年人常见的小便失禁、多尿等，多为肾气衰弱所致。

3. 腑与腑之间的关系

六腑，是以“传化物”为其生理特点，六腑之间的相互关系，主要体现于饮食物的消化、吸收和排泄过程中的相互联系和密切配合。饮食入胃，经胃的腐熟和初步消化，下传于小肠，通过小肠的进一步消化，泌别清浊，其清者为精微物质，经脾的转输，以营养全身；其浊者，分为废水及食物残渣两部分。其中多余之水液渗入膀胱经肾的气化作用，生成尿液排出体外。而食物之残渣则下达于大肠，大肠吸收其多余的水分进行燥化，形成粪便由肛门排出体外。

在饮食物的消化、吸收和排泄过程中，还有赖于胆汁的排泄以助饮食的消化；三焦不仅是水谷传化的道路，更重要的是三焦的气化，推动和支持着传化功能的正常进行。

六腑在病理上，相互影响。如胃有实热，消灼津液，则导致大便秘结不通；而大肠燥结，便闭不行，亦可影响胃的和降，而使胃气上逆，出现恶心、呕吐等症。又如胆火炽盛，常可犯胃，导致胃失和降而见呕吐苦水。脾胃湿热，熏蒸肝胆，胆汁外泄，导致口苦、黄疸等症。

4. 脏与奇恒之腑之间的关系

在生理上，五脏与奇恒之腑之间相互资助、相互为用；五脏产生的精气、血等营养物质通过奇恒之腑的传导、分泌、排泄等功能，实现物质循环和代谢。同时，奇恒之腑也储存和供给五脏所需的营养物质，维持其正常生理活动。在病理上五脏与奇恒之腑相互影响。五脏的功能失调可影响奇恒之腑的正常生理功能；奇恒之腑的病变也可引起五脏的功能失调。因此，要注意调整五脏与奇恒之腑的关系，维持机体的健康。

任务五　病因学说

病因，即破坏人体阴阳相对平衡状态而引起疾病的原因。也称为“邪”或“病邪”。常见的病因有六淫、疠气、七情、饮食失宜、劳逸过度、外伤、虫兽伤等。在疾病过程中，某些病因既可是在某一病理阶段中形成的产物，又是导致另一阶段的病因，如痰饮、瘀血、结石等。此外，医药失当及先天因素，亦是病因之一。

中医学认为，临床上没有无原因的证候，任何证候都是在某种原因的影响和作用下，患病机体所产生的一种病态反映。中医认识病因，除了找到致病因素的客观条件外，主要是以病证临床表现为依据，通过分析疾病症状、体征来推求病因，为临床用药提供依据，这种方法称为“辨证求因”。中医学所讲的病因学，不但要研究病因的性质和致病特点，同时也探讨各种致病因素所致病证的临床表现，以便更好地指导临床诊断和治疗。

一、外感病因

外感病因是指来源于自然界的病因，多从肌表、口鼻侵入人体。外感致病因素包括六淫、疠气。

1. 六淫

六淫是风、寒、暑、湿、燥、火（热）六种外感病邪的统称。风、寒、暑、湿、燥、火（热）本是自然界四季气候的正常变化，称为“六气”，对人体是无害的。当六气发生太过或不及，气候变化过于急骤，人体的正气不足之时，六气才能成为致病因素，侵犯人体而发生疾病，称为“六淫”。六淫致病，共同特点包括季节性、相兼性、外感性、地域性和转化性。

（1）季节性：六淫致病多与季节气候、居处环境有关。如春季多风病，夏季多暑病，长夏初秋多湿病，深秋多燥病，冬季多寒病等。久居湿地常有湿邪为病，高温环境作业又常有燥热或火邪为病等等。

（2）相兼性：六淫邪气既可单独侵袭人体而致病，又可两种以上同时侵犯人体而致病。如风寒感冒、风寒湿痹、风湿热痹等。

（3）转化性：六淫在发病过程中，不仅可以互相影响，而且可以在一定的条件下相互转化，如寒邪入里可以化热；暑湿日久可以化燥伤阴等。

（4）外感性：六淫为病，其受邪途径多侵犯肌表，或从口鼻而入，或两者同时受邪，故又有“外感六淫”之称。

六淫致病从如今的临床实践看，除了气候因素外，还包括了生物（细菌、病毒等）、物理化学等多种致病因素作用于机体所引起的病理反映。

2. 六淫各自的概念、性质和致病特征

（1）风邪

凡致病具有善动不居、轻扬开泄等特性的外邪，称为风邪。风邪的性质及致病特点如下：

1）风为阳邪，其性开泄，易袭阳位：风邪具有流动、升散、向上、向外的特性，故为阳邪。“其性开泄”，是指风邪易使腠理疏松开张，津气外泄。风邪致病常侵犯人体头面和肌表，出现头痛，汗出，恶风等。

2）风邪善行数变：“善行”是指风邪致病，具有病位游移，行无定处的特性。“数变”，是指风邪致病，具有起病急、变幻无常的特点。如风疹之皮肤瘙痒、痹证之“行痹”或“风痹”。

3）风性主动：“动”是指动摇不定。风邪致病能使人体产生动摇不定的特点。临床常见眩晕、震颤、抽搐、颈项强直、口眼喎斜等。

4）风为百病之长：风邪常为外邪致病之先导，多兼它邪同病。如兼有寒、湿、燥、热诸邪，多依附于风邪而侵犯人体，如外感风寒、风热、风湿等。

（2）寒邪

凡致病具有寒冷、凝结、收引特性的外邪，称为寒邪。寒邪的性质及致病特点如下：

1）寒为阴邪，易伤阳气：感受寒邪，最易损伤人体阳气。若阳气受损，温煦功能减弱，体温下降，常出现畏寒肢冷等；若外寒侵肌表，卫阳被遏，就会见到恶寒；寒邪直中脾胃，可见脘腹冷痛，腹泻等；若心肾阳虚，寒邪直中少阴，则可见恶寒蜷卧，手足厥冷，下利清谷，小便清长等。

2）寒性凝滞主痛：寒邪伤阳，阳气受损则推动功能减弱，气血津液运行迟缓或局部气血凝结停滞，导致经脉不通，不通则痛。临床多见疼痛剧烈，得温痛减。

3）寒性收引：即收缩牵引之意。寒邪侵袭人体可使气机收敛，导致腠理、经络、筋脉收缩而挛急，出现踡卧，无汗，肢体屈伸不利，脉紧等。如寒邪侵袭肌表，毛窍腠理闭塞，可见恶寒发热，无汗；寒客血脉，则气血凝滞血脉挛缩，可见头身疼痛，脉紧；寒客经络关节，经脉拘急收引，则可使肢体屈伸不利，或冷厥。

（3）暑邪

暑为夏季的主气，乃火热所化。凡夏至之后，立秋以前，致病具有炎热、升散、兼湿特性的外邪，称为暑邪。暑邪的性质及致病特点如下：

1）暑为阳邪，其性炎热：暑邪纯属外邪，是夏季的火热之邪，其炎热的特性比其他季节的火邪更盛。暑邪伤人多出现一系列阳热症状，如高热，心烦，面赤，脉洪大等。

2）暑性升散，最易伤津耗气：暑为阳邪，阳性升发。“升”是指向上，易犯头面上焦而现头痛，心烦等；“散”是指向外，可致腠理开泄而多汗。汗出过多，伤津耗气，导致气津两虚，可出现口渴，尿少，气短，乏力等；甚则气随津脱，突然昏倒，不省人事。

3）暑多挟湿：暑季除气候炎热外，常多雨而潮湿，热蒸湿动，湿热弥漫，故湿邪为病，多兼挟湿邪侵犯人体。其临床特点除发热、烦渴症状外，还常伴有四肢倦怠、胸闷呕恶、大便溏泻不爽等湿阻症状。

（4）湿邪

凡致病具有重浊、黏滞、趋下特性的外邪，称为湿邪。湿为长夏主气。夏秋之交，阳热下降，水气上腾，为一年之中湿气最盛的季节。湿邪为病，当分外湿、内湿之分。湿邪的性质及致病特点如下：

1）湿为阴邪，伤阳阻气：湿性重浊，其性类水，故为阴邪。湿邪伤人，常先困脾，使脾阳不振，运化无权，水湿停聚，则为泄泻，小便短少，水肿等。湿为有形之邪，最易阻滞气机。气滞则胀，故湿邪致病常见胸腹胀满憋闷等。湿邪侵及人体，留滞于脏腑经络，最易阻遏气机，从而使气机升降失常，经络阻滞不畅，常出现胸闷脘痞小便短涩，大便不爽等症。

2）湿性重浊：“重”，指沉重、重着。是指感受湿邪，常可见头重如裹，周身困重四肢酸懒沉重等症状。“浊”指混浊、秽浊。湿邪侵犯人体，可使液态排泄物和分泌物增加且秽浊不清，出现面垢，眵多，大便溏泻，小便混浊，妇女带下过多，湿疮湿疹等。

3）湿性黏滞："黏"是指黏腻；"滞"是指停滞。湿性黏腻停滞，主要表现在两个方面：一是症状的黏滞性。如湿滞大肠，腑气不利，大便黏滞不爽；湿滞膀胱，气化不利，小便涩滞不畅，以及舌苔黏腻等。二是病程的缠绵性。湿邪致病多病程较长，缠绵难愈或反复发作，如湿疹、湿疮等。

4）湿性趋下，易袭阴位：湿性有下趋、下注的特性。湿邪致病多伤及人体下部。如妇女带下、淋浊泻痢、下肢水肿等。

（5）燥邪

凡致病具有干燥、收敛等特性的外邪，称为燥邪。燥为秋季主气。天气不断敛肃，空气中缺乏水分，在秋凉而劲急干燥的气候。燥邪的性质及致病特点如下：

1）燥性干涩，易伤津液：燥邪为干涩之病邪。"干"是指干燥；"涩"是指涩滞不畅。燥邪侵犯人体，最易损伤人体津液，出现各种干燥、涩滞的症状，如鼻咽干燥，咽干口渴，皮肤干燥甚至皲裂，毛发不荣，小便短少，大便干结等症。

2）燥易伤肺：肺为娇脏，喜润恶燥；肺开窍于鼻，与外界大气相通，燥邪伤人多从口鼻肌表而入，最易伤损肺津，出现干咳少痰或痰黏难咯等。

（6）火（热）邪

凡致病具有炎热、升腾等特性的外邪，称为火热之邪。火邪与热邪的本质都是阳盛，故往往火热并称。热为火之渐，火为热之极，两者只是程度上的不同。火热旺于夏季，无季节气候的限制，无明显的季节性，一年四季均可发生火热之邪伤人致病。火热之邪侵入所致的病证，称为外感火热病证或实火证。火热邪气的性质和致病特点如下：

1）火（热）为阳邪，其性炎上："炎"是指炎热，火热伤人，常见阳气偏亢之实热症状，如高热、恶热、烦渴汗出等。"上"是指向上，一指火热之症容易反映于头面官窍，发生头痛，目赤，耳鸣，牙痛，咽肿等；二指火热之邪容易上扰心神，出现心烦失眠，狂躁妄动，神昏谵语等症。

2）火（热）易伤津耗气：火（热）为阳邪，最易迫津外泄，消灼阴液。如高热病人因热迫津外泄而大量出汗，表现口渴喜饮，小便短赤，大便干结等。《素问·阴阳应象大论》指出："壮火食气"。壮火，即是指阳热亢盛的实火，最能损伤人体的正气而使全身性的津气衰脱。同时由于气随津泄，也会出现少气乏力等气虚症状。

3）火（热）易生风动血："生风"是指肝风内动。火热亢盛耗伤肝经津血，不能正常濡养筋脉，筋失所养而致肝风内动，又称"热极生风"，出现四肢抽搐，颈项强直，目睛上视，角弓反张等。"动血"是指出血。火热亢盛，灼伤血络，迫血妄行，导致吐血、咳血、便血、尿血、皮肤发斑及妇女月经过多、崩漏等证。

4）火（热）易致疮疡：火热之邪入血分，可聚于局部，腐蚀血肉发为痈肿疮疡。"疮疡"是指皮肤、黏膜发生红肿热痛和溃烂的疾病，如咽喉肿痛，口舌生疮及疖、疔、丹毒等。这些病证均伴有舌红，脉数等热证症状。此外，火热与心相应，心主血脉而藏神，故火盛除可见血热或动血症状外，还有火邪扰心的神志不安，烦躁，或谵妄发狂，或昏迷等症。

3. 疠气

是六淫之外的一类具有强烈传染性的外感病邪，不同于普通的六淫之气。在中医文献中，疠气又称为“疫气”“疫毒”“乖戾之气”等。疠气引起的疾病称为“瘟疫”或“瘟病”，相当于现代医学中的急性传染病。疠气的种类繁多，故所致病证种类不一。

疠气具有传染性强，易于流行；一气一病，症状相似；发病急骤，病情严重的致病特点。疠气多在气候反常、环境卫生恶劣、社会动荡、预防隔离失当的情况下形成和流行。

二、情志因素

情志因素是指因人的情志或行为不循常度，直接伤及脏腑而发病的原因。是与外感病因相对而言的，故亦称内伤病因。

七情是指喜、怒、忧、思、悲、恐、惊七种情志变化，是人体对客观外界事物的反映，属于正常的精神活动范围。一般不会使人患病。只有突然、强烈或长期持久的情志刺激，超过了人体所能调节的范围，导致气机紊乱，脏腑阴阳气血失调的发生，才会成为致病因素。七情的致病特点主要有以下几个方面：

1. 与精神刺激有关

七情致病不以人体正气盛衰，抗病能力为前提，而是以情志反应的强度和持续时间为前提，故本病常在长期或突然强烈的情志刺激后发病。病人通常有明显的精神刺激病史。在整个病程中，情绪的改变，可使病情发生明显的变化。

2. 直接伤及内脏

《素问·阴阳应象大论》说：“怒伤肝”“喜伤心”“思伤脾”“忧伤肺”“恐伤肾”。人体的情志活动与内脏有着密切的关系。七情致病直接伤及内脏，即惊喜伤心，怒伤肝，思伤脾，悲忧伤肺，恐伤肾。各种情志刺激都与心有关，心神受损而后涉及其他脏腑。但七情致病以心、肝、脾最为多见。如思虑劳神过度，常损伤心脾，导致心脾气血两虚，出现神志异常和脾失健运等症。郁怒伤肝，怒则气上，血随气逆，导致现肝经气郁两胁胀痛，善太息等症；或气血瘀，出现胁痛，妇女痛经、闭经等证。

3. 影响脏腑气机

《素问·举痛论》曰：“怒则气上，喜则气缓，悲则气消，恐则气下，惊则气乱，思则气结。”情志伤及内脏，主要是影响脏腑气机，气血运行紊乱导致疾病发生。

七情所致证候在发展过程中，有时会出现面赤口苦、心烦易怒、失眠以及吐血、衄血等内热症状，称为“五志化火”。五志化火是由阳气郁滞，久而化热所致，尤以怒、思、悲、喜致病为多见。

怒则气上，是指过度愤怒可使肝气横逆上冲，血随气逆。临床可见气逆，面红目赤，或呕血，甚则猝然昏倒。

喜则气缓，是指在正常情况下，喜能缓和精神紧张，使营卫通利，心情舒畅。但暴喜过度，又可使心气涣散，神不守舍，出现精神不集中，甚则狂乱等症状。

悲则气消，是指过度悲忧，可使肺气抑郁，意志消沉，肺气耗伤。

恐则气下，是指恐惧过度，可使肾气不固，可见二便失禁，或恐惧不解则伤精，发生遗精等症。

惊则气乱，是指突然受惊，以致心无所倚，神无所归，虑无所定，惊慌失措。

思则气结，是指思虑劳神过度，伤神损脾导致气机郁结。思虑劳神导致阴血暗耗，心神失养则心悸，健忘，失眠，多梦。气机郁结阻滞，脾运化无力，则胃的受纳腐熟失职，便会出现纳呆、脘腹胀满、便溏等症。

七情内伤影响内脏气机的特点总结见表 6–7。

表 6–7　七情影响内脏的特点

七情	直接伤及内脏	影响内脏气机	症状表现
怒	暴怒伤肝	怒则气上	急躁、易怒、头晕
喜	过喜伤心	喜则气缓	心悸、怔忡、失眠
思	过思伤脾	思则气结	纳呆、腹胀、便溏
悲（忧）	过悲伤肺	悲则气消	气短乏力、少气懒言、声音低微
恐	恐伤肾	恐则气下	大小便失禁、遗精
惊	惊伤肾	惊则气乱	惊悸、不安、精神错乱

4. 情绪波动，导致病情变化

情志不但可以致病，而且能够影响疾病的发展和预后。在许多疾病过程中，情绪的异常波动，可使病情加重或急剧恶化。如素体阳亢的病人遇事突然恼怒，导致肝阳暴张，气血上逆，突然头痛眩晕，甚则昏仆不语、半身不遂、口眼歪斜。心脏病患者，常因突然情志刺激，出现胸痹，表现为胸痛彻背，甚则猝然死亡。相反，若病后情绪乐观豁达，积极与疾病作斗争，可使五脏安和，气机调畅，病情可减轻或消除。因此，在疾病的治疗护理中，要充分重视病人的精神因素，积极防止和及时消除不良情绪，有利于疾病的治疗和康复。

三、饮食失宜

饮食物靠脾胃消化，饮食所伤，主要受病之脏腑是脾胃，可导致脾胃气机升降失常，进而累及其他脏腑而变生它病。另外，大病之后，余邪未尽，脾胃功能虚弱，则亦可因伤食而复发。饮食失宜，损伤脾胃，导致食积、聚湿、化热、生痰、气血不足，是内伤病的主要致病因素之一。饮食失宜包括：饮食不节，如饥饱失常、饮食偏嗜等；饮食不洁。

1. 饮食不节

饥饱失常和饮食规律失常，如超出脾胃的消化能力范围，则会损伤脾胃之气。过饥过饱，或饥饱无常，均可影响健康；良好的饮食行为，以适度为宜。饮食不节，饥饱无度，易致脾胃损伤；大病初愈，若暴食、进补失宜等，还可引起疾病复发；小儿喂养过量，易致消化不良，久则可致疳积等。

（1）过饥。过饥是指长期摄食不足，营养缺乏，气血生化减少，脏腑组织失养，功能活 动衰退，抗病力弱。长期摄食过少，可损伤胃气，出现胃部不适或胃脘疼痛等症，甚则发展为厌食症，重者可影响正常的生长、发育。

（2）过饱。过饱是指饮食过多，或暴饮暴食，超过脾胃运化功能，损伤脾胃而致病。临床可见脘腹胀痛、嗳腐吞酸、呕吐或泄泻、纳呆等。

（3）饮食偏嗜。饮食偏嗜是指特别喜食某些性味的食物。若饮食偏嗜或膳食结构失宜，或饮食过寒过热，或五味偏嗜，均可导致阴阳失调，或营养缺乏而发生疾病。如偏食寒凉生冷易伤阳气，偏食辛燥温热易生痰化火，过食油腻肥甘厚味则可损伤脾胃积湿生痰，嗜酒无度可酿生湿热痰浊，从而引发多种疾患。

2. 饮食不洁

进食不洁净的饮食，可引起胃肠疾病和肠道寄生虫病。严重者食物中毒，可危及生命。

四、劳逸过度

劳逸，包括过度劳累和过度安逸两个方面。正常的劳动和体育锻炼，有助于气血的流通，增强体质。必要的休息，可以消除疲劳，恢复体力和脑力，不会使人致病。

1. 过劳

过劳，指过度劳累，古称劳伤、劳倦。包括劳力过度、劳神过度和房劳过度。其中劳力过度，积劳成疾，可损伤人体正气，出现倦怠乏力、气短懒言、精神疲惫、形体消瘦等。劳神过度，思虑太过，损伤心脾，导致脾气不运，心血不足，出现纳呆、便溏及心悸、失眠、多梦、健忘等心脾两伤的病证。房劳过度，则耗伤肾中精气，出现腰膝酸软、眩晕耳鸣，或遗精、阳痿，或月经不调，或不孕不育等。

2. 过逸

过逸，指过度安逸休闲，长期不从事体力劳动和体育运动。过逸易使人体气血不畅，脾胃功能减弱，可出现食少乏力，精神不振，肢体软弱，或发胖臃肿，动则心悸，气喘等，还可继发眩晕、中风、胸痹等疾病。所以，中医又有“久卧伤气”“久坐伤肉”之说。此外，长期懒于动脑，无所事事，无所用心，过分安逸，也不利于健康，会出现记忆力减退、反应迟钝、精神萎靡等，甚至导致脏腑功能失调而百病生。

五、外伤

外伤病因一般有明确的病史，如外力损伤、烧烫伤、冻伤、虫兽所伤等。

1. 外力损伤

轻者出现疼痛、出血、瘀斑或血肿等，重者则可损伤筋骨、内脏。若毒邪侵入创口，导致感染，或损伤重要脏器，或出血过多，气随血脱，则可发生中毒抽搐，高热神昏，或虚脱亡阳等危重病变。

2. 烧烫伤

主要是指高温所引起的灼伤。烧烫伤总以火毒为患，其受伤部位，轻者可损伤肌肤，创面红、肿、热、痛；重者则可损伤肌肉筋骨，或炭化。除局部有严重症状外，则常可因剧烈痛楚（热痛），或火毒内攻，津液蒸发或渗出，而出现烦躁不安，发热，口干而渴，尿少、尿闭等阴阳失调之候。

3. 冻伤

严寒酷冷，可致局部经脉挛急，气血凝滞不畅，影响受冻局部的温煦和营养，致使局部肌肤苍白，冷麻，继而肿胀青紫，痒痛灼热，甚则皮肉溃破紫黑，形成冻疮，严重者阳气严重受损。还可出现寒战，面色苍白，唇、舌、指甲青紫，感觉麻木，神疲乏力等。

4. 虫兽所伤

轻则可以引起出血，皮肉损伤，疼痛等症；重则毒邪可较快地通过血脉而波及全身，发生全身性中毒症状。如毒蛇咬伤，中医学又有“风毒”“火毒”及“风火毒”之分；疯狗咬伤，又有特殊的精神症状，如烦躁、惶恐不安、恐水等症。

六、痰饮

痰饮是人体水液代谢障碍所形成的病理产物。稠浊者为痰，清稀者为饮。痰可分为有形之痰和无形之痰。有形之痰，是指视之可见，闻之有声的痰液，或触之有形的痰核，如咳嗽吐痰、喉中痰鸣、瘰疬瘿瘤等。

痰饮的形成多由外感六淫、饮食失宜、情志失调、劳逸不当等病因，使肺、脾、肾、三焦等气化功能失常，水液代谢障碍，水津停滞而成。肺主通调水道，脾主运化水液，肾主气化水液，三焦总司人体气化，为水液运行的道路。故肺、脾、肾、三焦功能失常，均可生成痰饮。痰饮形成以后，饮多留积于肠胃、胸胁及肌肤，而痰随气升降流行，内达脏腑，外至筋骨皮肉，形成多种病证，因此有“百病多由痰作祟”之说。

痰饮的致病特点：具有阻滞气血运行，影响水液代谢，易于蒙蔽心神，致病面广，变化多端的特点。

七、瘀血

1. 瘀血的基本概念

瘀血，泛指体内血液停滞。凡血液运行不畅，或局部血液停滞，以及存留在体内没有消散的离经之血，都称为瘀血。瘀血是疾病过程中形成的病理产物，又是某些疾病的致病因素。

2. 瘀血的形成

瘀血的形成原因主要有二：一是因气虚、气滞、血寒、血热等原因，使血行不畅而凝滞。气为血帅，气虚或气滞，不能推动血液的正常运行；或寒邪客于血脉，使经脉缩拘急，血液凝滞不畅，或热入营血，血热搏结等，均可形成瘀血。二是由于气虚无力统摄血液，血液溢于脉外可以成瘀；寒则血凝，热则血涸，所以偏寒偏热，也是形成瘀血的条件。跌仆损伤，离经之血留于体内没有及时排出或消散，也能形成瘀血。

3. 瘀血的致病特点

瘀血形成后，不仅失去正常血液的濡养作用，而且反过来又会影响全身或局部血液的运行，出现疼痛、出血、癥块等。瘀血的病证虽然繁多，但其临床表现有以下共同特点：

（1）疼痛　多为刺痛，拒按，痛处固定不移，疼痛持久顽固。多夜间痛甚。

（2）肿块　外伤瘀血，伤处可见青紫色血肿。体内脏腑组织发生瘀血，常可在患处触到肿块。肿块的特点是刺痛、绞痛，拒按，质硬，位置固定不移。

（3）出血　血色紫暗或夹有瘀块。大便出血则色黑如漆。

（4）紫绀　面部、口唇、爪甲青紫。久瘀可见面色黧黑，肌肤甲错。

（5）舌象　舌质紫暗，或有瘀斑、瘀点，或舌下脉络青紫、粗张、迂曲。

（6）脉象　脉沉弦、细涩或结代。

任务六　病机学说

病机是指疾病发生、发展与变化的机理。基本病机主要包括邪正盛衰、阴阳失调、气血失常、津液代谢失常。人体脏腑、经络的生理活动正常，气血阴阳协调平衡，即“阴平阳秘”。当某种致病因素作用于人体，人体脏腑、经络等生理活动异常，阴阳平衡协调关系受到破坏，导致人体“阴阳失调”，就出现各种临床症状而生病。中医学认为，疾病的发生和变化不外乎人体的正气和邪气两个方面。

一、邪正盛衰

邪正盛衰，是指在疾病的发生、发展过程中，邪气与机体抗病能力之间相互斗争所发生的盛衰变化。随着正邪斗争力量的消长，疾病的虚实病理变化就产生了。邪气偏盛则为实证，正气偏衰则为虚证。在疾病的发展变化过程中，正气与邪气这两种力量不是固定不变的，而是在其相互斗争的过程中，客观上存在着力量对比的盛衰变化。当正气增长而旺盛，则邪气必然消退而衰减；当邪气增长而亢盛，则正气必然虚损而衰退，此也意味着疾病的好转或痊愈，或恶化或危重等不同的预后和转归。

1. 邪正盛衰与疾病的虚实变化

所谓实，主要指邪气亢盛，是以邪气盛为矛盾主要方面的一种病理反应。主要表现为致病邪气的毒力和机体的抗病能力都比较强盛，脏腑机能亢进，能积极与邪气抗争。其形成多由外感六淫病邪侵袭，或由于痰、食、水、血等滞留于体内所致。临床可见壮热、狂躁、声高气粗、腹痛拒按、二便不通、脉实有力等症。

所谓虚，主要是正气不足，是以正气虚损为矛盾主要方面的一种病理反应。主要表现为人体生理机能减退，抗病能力低下，在临床上多出现一系列虚弱不足或衰退的证候表现。其形成多由素体虚弱，或慢性病耗损；或大汗、吐利、大出血等因素耗伤人体正气。常见于疾病后期及多种慢性病证，临床可见神疲体倦、面容憔悴、心悸气短、自汗、盗汗，或五心烦热，或畏寒肢冷、脉细弱无力等症。

邪正的消长盛衰，不仅可以产生单纯的虚或实的病理变化，而且在某些长期的、复杂的疾病中，往往多见虚实错杂的病理反应。先因病邪久留正气损伤成虚证，又因无力驱邪，病理产物停留而成实证；或者先因病理产物停留成实证，久之耗损正气而成虚证。总之，在疾病的发生和发展过程中，病机的虚和实，都只是相对的而不是绝对的，因而由实转虚、因虚致实和虚实夹杂，常常是疾病发展过程中的必然趋势。因此，在临床上不能以静止的、绝对的观点来对待虚和实的病机变化，而应以能动的相对的观点来分析虚和实的病机。

判断虚实主要根据表现出来的症状和征象，但疾病的现象与本质不完全一致的时候，则可出现某些与疾病本质不符合的假象，这些假象并不能真正反映病机的或虚或实。如“至虚有盛候”是真虚假实，“大实有羸状”则是真实假虚。辨清虚实，要透过现象看本质，而不被假象所迷惑，应把握住邪正盛衰所反映的真正虚实病机变化，从而了解病变发展过程的本质。

2. 邪正盛衰与疾病的转归

（1）正胜邪退

在邪正消长盛衰发展过程中，正气战胜邪气，或邪气被驱除，这是疾病向好转或痊愈方面发展的一种转归，也是在许多疾病中最常见的一种结局。这是由于患者正气比较充盛，抗御病邪的能力较强，或因及时得到正确的治疗，则邪气难以进一步发展，进而使病邪对机体的损害作用终止或消失，机体的阴阳两个方面在新的基础上又获得了新的相对平衡，疾病即告痊愈。例如外感疾病，邪气从皮毛或口鼻侵入人体，若机体正气不虚，抗御病邪的能力较强，则不仅能延缓病情的进一进发展，使病变局限在肌表或经络，而且可在机体正气抗御病邪的作用下，驱邪外出，一经发汗解表，则邪去而营卫和调，疾病痊愈。

（2）邪去正虚

在邪正消长盛衰发展过程中，疾病向恶化甚至死亡方面转归的一种结局。邪气被驱除，病邪对机体的损害作用已经消失，但疾病中正气被耗伤而见虚弱，有待恢复，这亦是多种慢性病常见的一种转归，也多见于重病的恢复期。此时要避免复感病邪。

（3）正虚邪恋

疾病后期，经过邪正斗争后，正气已虚，但邪气去而未尽，正气又一时无力驱邪外出，因而病势缠绵，经久而不能彻底痊愈。这是某些急性热病迁延不愈，或慢性病常见的一种转归。

（4）邪盛正衰

邪气亢盛，正气衰退，是在疾病发展，邪正消长盛衰的斗争过程中，病势趋向恶化，甚至向死亡方面发展的一种转归。若正气衰竭，邪气独盛，气血、脏腑等生理功能衰惫，严重者阴阳离决，生命活动亦告终止而死亡。

二、阴阳失调

阴阳失调，即是阴阳之间失去平衡协调的简称。是指机体在疾病的发生、发展过程中，由于致病因素的影响，导致机体阴阳两方面失去相对的协调与平衡，形成阴阳或偏盛，或偏衰，或阴不制阳，或阳不制阴，或互损，或亡失的病理状态。阴与阳两者之间相互制约、相互转化，既对立又统一，维持着动态的平衡。在中医学的病机理论中，阴阳的消长失去协调平衡，是对人体各种功能性和器质性病变的高度概括。

1. 阴阳偏胜（盛）

阴或阳的偏胜，主要可见于“邪气盛则实”的病机和病证。一般来说，病邪侵袭人体，在性质上必从其类，即阳邪伤人可导致机体阳偏胜；阴邪伤人可导致机体阴偏胜。其病理表现则为“阳胜则热，阴胜则寒”。故阴阳偏胜之病理状态，临床表现可有实寒、实热之特点。这里要注意，其所导致的是实证。

阳偏盛指在疾病过程中机体所表现出的一种阳气偏盛，机能亢奋，代谢活动亢进，机体反应性增强，热量过剩的病理状态。一般地说，其病变特点多表现为阳盛而阴未虚的实热证候。阳盛病机的形成，多由感受温热阳邪，或虽感阴邪，但入里从阳而化热，或情志内伤，五志过极而化火，或气滞、血瘀、食积等郁而化热所致。

阳偏盛以热、动、燥为其特点，故阳偏胜表现为壮热、烦渴、面红、目赤、尿黄、苔黄、脉数等热象。“阳胜则阴病”，是指阳盛则耗伤阴气，阳盛之初，为实热证；但随着病情发展，则由实至虚，出现虚实夹杂的实热兼阴亏证，则发展为虚热证。

阴偏盛，指在疾病过程中机体所表现出的一种阴气偏盛，机能抑制或减退，代谢活动障碍或低下，产热不足，以及病理性代谢产物积聚的病理状态。其病变特点多表现为阴盛而阳未虚的实寒证候。阴盛病机的形成，多由于外感寒湿阴邪，或过食生冷，因而阴寒邪盛，寒滞中阳，抑遏人体阳气温煦作用的发挥，或由于素体阳气虚损，无力温化阴液，导致阴寒内盛所致。

阴是以寒、静、湿为其特点，阴偏胜，就出现寒象，所以说“阴胜则寒”。如形寒、肢冷、舌淡等，为阴偏胜的具体表现。“阴胜则阳病”，即阴盛则阳虚。由于阳主动而易耗散，而且阴寒内盛多因素体阳虚，阳不制阴所致。

2. 阴阳偏衰

阴阳偏衰主要表现为“精气夺则虚”的病机和病证。所谓“精气夺”，是指机体的精、气、血、津液等的不足及其生理功能的减退，同时也包括脏腑、经络等生理功能的减退和失调。在正常情况下，阴阳之间存在着相互制约、互根互用及相互转化的关系，从而维持着相对的平衡状态。如果由于某种原因，导致阴或阳某一方面物质减少或功能不足时，则必然不能制约对方而引起对方的相对亢盛，从而形成“阳虚则寒（虚寒），阴虚则热（虚热）”的阳虚阴盛或阴虚阳亢等病机变化。

阳偏衰，指机体阳气不足，机能减退或衰弱，机体反应性低下，代谢活动减退，热量不足的病理状态。一般地说，其病变特点多表现为阳虚不能制阴，阴相对偏盛的虚寒证候。其成因多与先天禀赋不足，或后天饮食失养和劳倦内伤，或久病损伤阳气所致。

阳气不足，多以脾肾之阳虚为主。肾阳为诸阳之本，肾阳虚衰（命门之火不足）在阳偏衰的病机中占有极其重要的地位。由于阳气的虚衰，阳虚则不能制阴，阳气的温煦功能减弱，经络、脏腑等组织器官的某些功能活动也因之而减退，血和津液的运行迟缓，水液不化而阴寒内盛。阳虚则寒，可见面色苍白、畏寒肢冷、舌淡脉迟等寒象，但亦见小便清长、下利清谷等虚象。

阴偏衰，指机体精、血、津液等属阴的物质亏耗，以及由于阴虚不能制阳，导致阳相对偏亢，机能虚性亢奋的病理状态。一般地说，其病变特点多表现为阴液不足和滋养、宁静功能减退，以及阳气相对亢盛的虚热证候。其原因很多，多由阳邪伤阴，或五志过极化火伤阴，或因久病耗伤阴液所致。阴液不足，以肝肾之阴为主，因肾阴为诸阴之本，所以肾阴不足在阴偏衰的病机中占有极其重要的地位。由于阴液不足，不能制约阳气，出现五心烦热、骨蒸潮热、面红升火、消瘦、盗汗、咽干口燥、舌红少苔，脉细数无力等症状。

3. 阴阳互损

阴阳互损，是指在阴或阳任何一方虚损的前提下，病变发展影响相对的一方，形成阴阳两虚的病机。在阴虚的基础上，继而导致阳虚，则称为阴损及阳；在阳虚的基础上，继而导致阴虚，则称为阳损及阴。应当指出，由于肾藏精气，内寓真阴真阳，为全身阳气阴液之根本，因此，无论阴虚或阳虚，多在损及肾脏阴阳或肾本身阴阳失调的情况下，才易于产生阳损及阴或阴损及阳的病理变化。

4. 阴阳格拒

是阴阳失调中比较特殊的一类病机，包括阴盛格阳和阳盛格阴两方面，形成阴阳相互格拒的机理，主要是由于某些原因，使阴或阳的一方偏盛至极，或阴和阳的一方极端虚弱，双方盛衰悬殊，盛者壅遏于内，将另一方排斥格拒于外，迫使阴阳之间不相维系，从而出现真寒假热或真热假寒等复杂的病理现象。

5. 阴阳转化

是指病理变化的过程中阳的病变可以转化为阴的病变，阴的病变可以转化为阳的病变。它是通过病变的属性寒和热表现出来的，所以叫作寒极生热，热极生寒。用这个属性的变化来说明阴阳之间的转化，热极生寒也可写作重阳必阴，寒极生热也可写作重阴必阳。“重”和“极”就是阴阳转化的条件。

6. 阴阳亡失

是机体的阴液或阳气突然大量地亡失，导致生命垂危的一种病理状态。阴精和阳气是人体生命活动的根本物质，两者是相互依存、相互资生的对立统一体，当疾病发展至严重阶段时，不仅消耗阴精而使之亏竭，而且亦可劫夺阳气而使之衰脱。故阴阳亡失，实际上即是这两大类生命物质互根关系的解体，即“阴阳离决，精神乃绝”。

亡阳多由于邪盛，正不胜邪，阳气突然脱失所致。多见大汗淋漓，肌肤手足逆冷，神疲，脉微欲绝等危重证候。亡阴都由热邪炽盛，或邪热久留，大量煎灼阴液所致。多见喘渴，烦躁，手足虽温而汗多欲脱的危重证候。

三、精、气、血、津液失常

精、气、血、津液失常的病机，也是分析研究各种临床疾病病机的基础。精、气、血、津液是构成人体的基本物质，也是人体各种生理活动的物质基础。如果人体的精、气、血、津液失常，必然会影响机体的各种生理功能，导致疾病的发生。

1. 精的失常

人体的精，包括先天和后天。精的失常主要表现为精的不足及功能减退。精的不足，主要是指肾精（主要为先天之精）和水谷之精不足，及其功能低下所产生的病理变化。先天之精禀受于父母，赖后天之精的充养而维持，具有促进生长发育、生殖和生髓化血，充脑养神等功能。有关先天之精不足的原因主要包括先天禀赋不足、后天失养、过劳伤肾、脏腑精亏不足累及肾等。先天之精不足以肾精亏虚为主，可见生长发育不良、女子不孕、男子精少不育、耳鸣、健忘，以及体弱多病、未老先衰等症。

后天之精来源于水谷之精，是脾胃运化水谷而生的水谷精微物质，脾气散精，输布全身，滋润濡养各脏腑、形体、官窍，以维持机体的生命活动，多余的分藏于脏腑中，转化为脏腑之精。后天之精不足的原因包括脾失健运，或饮食不当，水谷之精乏源或生成不足等。后天之精亏虚以脾虚为主，临床可见面色萎黄、形体消瘦、头昏目眩、疲倦乏力等症。

2. 气的失常

气的失常主要包括两个方面：一是气的不足，功能减退，称为“气虚”；二是气的运动失常，如气滞、气逆、气陷、气闭、气脱等，称为“气机失调”。

（1）气虚

气虚，系指元气耗损，功能失调，脏腑功能衰退，抗病能力下降的病理状态。其原因与先天禀赋不足，或后天失养，劳倦内伤，久病不复等而致。气虚的常见症状有精神萎顿，倦怠，四肢无力，眩晕，自汗，易于感冒。因的气血、气津的关系极为密切，在气虚的情况下，必然会影响及血和津液的生成与运行，导致运行迟缓，或无故流失，从而引起血和津液的多种病变。

由于元气主要由先天之精所化，是生命活动的原动力。当元气亏虚可引起全身性气虚，而无论何种气虚亦终将导致元气亏损，特别在小儿和老人中表现得最为明显。

（2）气机失调

气机失调，是指气的升降出入失常而引起的气滞、气逆、气陷、气闭和气脱等病理变化。

1）气滞　即气机郁滞不畅。其原因与情志内郁，或痰、湿、食积、瘀血等阻滞有关。这些元素影响到气的流通，形成局部或全身的气机不畅或阻滞，从而导致某些脏腑、经络的功能障碍。若气滞于某一局部，可以出现胀满、疼痛、血瘀、水停，形成瘀血、痰饮等病理产物。气滞可见肺气壅滞、肝郁气滞，或脾胃气滞，肺、肝、脾、胃等脏腑功能的障碍也能形成气滞。

2）气逆　为气机升降失常，脏腑之气逆上的病理状态。多因情志所伤，饮食寒温不适，或因痰浊壅阻等所致。气逆最常见于肺、胃和肝。在肺，则肺失肃降，肺气上逆，发为咳逆上气；在胃，则胃失和降，胃气上逆，发为恶心、呕吐、呃逆。在肝，则肝气上逆，发为头痛头胀，面红目赤而易怒，严重者可导致血随气逆而致昏厥。

3）气陷　为气虚病机的一种，以气的无力升举为主要特征的一种病理状态。中医认为，机体内脏位置的相对恒定，全赖于气的正常升降出入运动。在气虚而升举力量减弱的情况下，就会导致某些内脏的下垂，如胃下垂、子宫脱垂、肛门脱垂等。与脾主升的功能密切相关。当脾胃气虚时，更易导致气陷，故气陷常称为中气下陷，伴见腰腹胀满重坠，便意频频，以及短气乏力，语声低微，脉弱无力等症。

4）气闭和气脱　都是以气的出入异常为主的病理状态，其临床表现多为厥、脱等重证。

气闭，多由于浊邪外阻，或因气郁之极，甚至气的外出亦为所阻，从而出现突然闭厥的病理状态。例如在外感热病过程中的热盛闭厥，突然精神创伤所致的昏厥等等，其病机都属于气的外出受阻而致气闭。

气脱，多由于正不敌邪，或正气的持续衰弱，以致气不内守而外脱，或因大出血、大汗等气随血脱或气随津脱而致气脱，从而出现功能突然衰竭的病理状态。

3. 血的失常

血的失常，主要表现在两个方面：一是血的生化不足或耗伤太过，或血的濡养功能减退，称为“血虚”；二是血的运行失常，或为血行迟缓，或为血行逆乱，从而导致血瘀、血热，以及出血等病理变化。

（1）血虚

血虚是指血液不足或血的濡养功能减退的病理状态。导致血虚的原因很多，与失血过多，新血生成不足；脾胃虚弱，化生血液的功能减弱；或因久病不愈，慢性消耗等因素而致营血暗耗等有关。全身各脏腑、经络等组织器官，都依赖于血的濡养。血虚时，临床可见头目眩晕，心悸怔忡，神疲乏力，形体消瘦，面色不华，或手足麻木，关节屈伸不利，或两目干涩，视物昏花等症状。

（2）血运失常

血液运行失常出现的病理变化，主要有血瘀和出血。

1）血瘀。血瘀是指血液的循行迟缓，流行不畅，甚则血液停滞的病理状态。血瘀主要表现为血液运行郁滞不畅，或形成瘀积，可以为全身性病变，亦可瘀阻于脏腑、经络、形体、官窍的某一局部，从而产生不同的临床表现。其原因与气滞而致血行受阻，或气虚无力推动血液运行，或寒邪入血，血寒则凝滞，或邪热入血，血液等等，均足以形成血瘀。血瘀的病机主要是血行不畅，不论病在何处，均易见疼痛，且痛有定处，甚则局部形成肿块，触之较硬，位置比较固定，如肿块生于腹内，唇舌紫暗以及舌有瘀点、瘀斑，皮肤赤丝红缕或青紫，肌肤甲错，面色黧黑等。

2）出血。是指血液逸出血脉的病理状态。逸出血脉的血液，称为离经之血。若此离经之血不能及时消散或排出，蓄积于体内，则称为瘀血。瘀血停积体内，又可引起多种病理变化。若突然大量出血，可致气随血脱而引起全身功能衰竭。导致出血的病机，与血热、气虚、外伤及瘀血内阻等因素有关。

4. 津液代谢失常

津液的正常代谢，是维持体内津液的正常输布、生成和排泄之间相对恒定的基本条件。津液代谢失常，是指全身或某一环节津液代谢发生异常，从而导致津液的生成、输布或排泄发生紊乱或障碍，主要表现为津液的亏损不足或津液的输泄障碍及停滞贮留等方面。

（1）津液不足

津液不足，是指体内津液在数量上的减少，导致内则脏腑，外则皮肤，孔窍缺乏津液，失其濡润滋养，产生一系列干燥失润的病理现象。多由于燥热之邪，或脏腑之火、五志过极化火灼伤津液；或因久病、精血不足而致津液枯涸；或过用燥热之剂，耗伤阴液所致。

津和液，在性状、分布部位、生理功能等方面均有所不同，津液不足的病机及临床表现，也存在着差异。津较清稀，流动性较大，其可充盈血脉，润泽脏腑，外达于皮毛和孔窍，易于耗散，也易于补充。液较稠厚，流动性较小，以濡养脏腑，充养骨髓、脑髓、脊髓滑，利关节为主，一旦损耗则亦不易迅速补充。如炎夏多汗，高热时的口渴引饮，气候干燥季节中常见的口、鼻、皮肤干燥等，均属于伤津的表现；如热病后期或久病精血不足等，可见舌质光红无苔，形体瘦削等，均属于液枯的临床表现。

（2）津液的输泄障碍

肺失宣降、脾运化无力、肾和膀胱气化蒸腾能力减弱、肝失疏泄、三焦水道不利则会引起津液的输布障碍，因而形成津液在体内的环流缓慢，或是津液停滞于体内某一局部，以致湿从内生，或酿为痰，或成饮，或水泛为肿等。

津液的排泄障碍，主要是指津液转化为汗液和尿液的功能减退，而致水液潴留，溢于肌肤而为水肿。引起津液输布障碍的原因很多，如肺失宣发和肃降，津液不得正常布散；脾失健运，运化水液功能减退；肝失疏泄，气机不畅，气滞津停；三焦的水道不利，不仅直接影响津液的环流，而且影响津液的排泄，凡此均致津液输布障碍而生痰饮水湿之患。上述成因中以脾气的运化功能障碍具有特殊意义。因脾主运化，不仅对津液的输布起重要作用，而且在津液的生成方面具主导作用。脾失健运不但使津液的输布障碍，而且水液不归正化，变生痰湿为患。故《素问·至真要大论》说：“诸湿肿满，皆属于脾”。

津液的排泄障碍，主要是指津液转化为汗液和尿液的功能减退，而致水液贮留体内，外溢于肌肤而为水肿。津液化为汗液，有赖肺气的宣发功能；津液化为尿液，有赖肾气的蒸化功能。肺和肾的功能减弱，均可引起水液贮留，发为水肿，但肾气的蒸化作用则起着主导作用。肾阳肾阴为五脏阴阳之根本，能推动和调节各脏腑的输布和排泄水液功能，而且水液主要是通过尿液而排泄的。

津液的输布障碍和排泄障碍，常相互影响，互为因果，导致湿浊困阻、痰饮凝聚、水液贮留等多种病变。

5. 精气血关系失调

精气互化，精血同源，气为血帅，血为气母，精、气、血三者，在生理上密切相关，在病理上则相互影响。

（1）精与气血关系的失调

二者在病理上常见相互影响、同病的病机变化。

1）精气两虚。精可化气，气聚为精，精气并虚或精伤及气、气伤及精，都可见精气两虚的证候。肾藏精，元气藏于肾，最具有代表性的是肾精气亏虚。肾之精气亏虚，导致生长、发育迟缓，生殖功能障碍，早衰。

2）精血不足。肾藏精，肝藏血。肾与肝，精血同源，故肝肾精血不足较为常见。多种疾病伤及肝肾，或肝病及肾、肾病及肝皆可形成肝肾精血不足的病机，症见面色无华、眩晕、耳鸣、神疲健忘、腰膝酸软，男子精少不育，女子月经愆期、经少、闭经及不孕等。

3）气滞精瘀和血瘀精阻。气机失调，疏泄失司及瘀血内阻，皆可致精道瘀阻而形成气滞精瘀或血瘀精阻的病机变化，而且二者可互为因果，同时并存。除有一般精瘀症状外，因情志因素导致的最多，阴部胀痛重坠明显；后者可见血精、阴部小核硬节等瘀血表现。

（2）气与血关系的失调

气血之间，无论在生理上，还是在病理变化方面，都有着十分密切的关系。生理上，二者相互依存，相互为用。气对于血，具有温煦、气化、固摄作用，而血对于气，则具有濡养和运载作用，所以气血在病理上相互影响。一般而言，气血关系失常的病机，主要有气滞血瘀、气虚血瘀、气不摄血、气随血脱、气血两虚等。

1）气滞血瘀 气滞和血瘀，常同时存在。因气运行不畅，导致血运的不畅形成气滞血瘀，或因闪挫外伤等因素，而致气滞和血瘀同时形成。首先肝主疏泄而藏血，肝的疏泄在气机调畅中起着关键的作用，因而气滞血瘀多与肝的生理功能异常密切相关。其次心主血脉而行血，当心的生理功能失调时，则多先发生血瘀而后导致气滞。气滞血瘀，在临床上多见胀满疼痛，瘀斑等病症。

2）气不摄血 气不摄血，是指因气的不足，固摄血液的生理功能减弱，血不循经，逸出脉外，而导致咯血、衄血、发斑、便血、尿血、崩漏等各种出血表现。中气不足，气虚下陷则可见崩漏、便血、尿血等病症。

3）气虚血瘀 气虚血瘀是指因气对血的推动无力而致血行不畅，甚至瘀阻不行的病理 状态。多见于心气不足，运血无力而致的惊悸怔忡、喘促、水肿及气虚血滞的肢体瘫痪等。

4）气随血脱 气随血脱，是指在大量出血的同时，气也随着血液的流失而散脱从而形成气血两虚或气血并脱的病理状态。常由外伤失血，或妇女崩漏、产后大出血等所致。血能载气，血脱则气失去依附，导致气随血脱。

5）气血两虚 气血两虚，即气虚和血虚同时存在的病理状态。多因久病消耗气血两伤所致；或先有失血，气随血耗；或先因气虚，血的生化无源而日渐衰少，从而形成气血两虚。在临床上可见面色淡白或萎黄，少气懒言，疲乏无力，心悸失眠，肢体麻木等气血不足之症。

6. 津液与气血关系失调

津液的代谢，依赖气机的运动，而气的升降出入以津液为载体，通达全身。津液与血液相互化生，津液充足，血脉充盈，血行通畅，因此，津液与气血的功能协调，人体生理活动方能正常。津液与气、血失其协调，则可出现津停气阻、气随液脱、津枯血燥、津亏血瘀、血瘀水停等病理变化。

（1）津停气阻 津停气阻，主要指津液代谢障碍，水湿痰饮潴留导致气机阻滞的病理状态。如水饮阻肺，肺气壅滞，宣降失职，可见胸满咳嗽，喘促不能平卧；水饮停滞中焦，阻遏脾胃气机，可致清气不升，浊气不降而见头昏困倦，脘腹胀满，纳化呆滞；水饮停于四肢，则可使经脉阻滞，表现为肢体沉重胀痛等临床表现。

（2）气随液脱 气随液脱，主要指津液丢失太过，气失其依附而随津液之外泄暴脱亡失的病理状态。多由高热伤津，或大汗伤津脱液，或严重吐泻耗伤津液等所致。《金匮要略心典·痰饮篇》亦指出："叶下之余，定无完气。"此说明频繁而大量的呕吐、泄泻，亦可使正气随津液的耗伤而脱失。

（3）津枯血燥 津枯血燥，主要指津液亏乏枯竭，导致血燥虚热内生或血燥生风的病理状态。津液是血液的重要组成部分，津血又同源于后天的水谷精微。若因高热伤津或烧伤引起津液损耗，或因失血脱液，或阴虚痨热津液暗耗，会导致津枯血燥，表现为心烦鼻咽干燥，或五心烦热，肌肉消瘦，皮肤干燥，或肌肤甲错等临床表现。

（4）津亏血瘀 津亏血瘀，主要指津液耗损导致血行郁滞不畅的病理状态。多由高热、烧伤，或吐泻、大汗出等因素所致。津液大量亏耗，则血容量减少，血液循行滞涩不畅从而可发生血瘀之病变。在原有津液不足的基础上，出现舌质紫绛，或有瘀点、斑，或见斑疹显露等临床表现。

（5）血瘀水停 血瘀水停是指因血脉瘀阻导致津液输布障碍而水液停聚的病理状态。

血瘀阻碍津液运行，水液内停；血瘀必致气滞，气不行津，津停为水，故血瘀常伴水停。如血脉瘀阻，除见心悸、口唇爪甲青紫、舌有瘀点或瘀斑，甚则胁下痞块等症外，亦见下肢、面目浮肿等水停证候。

任务七 八纲辨证

八纲，即阴、阳、表、里、寒、热、虚、实，是分析、归类临床症状的方法，亦是辨证论治的理论基础之一。通过四诊，掌握了辨证资料之后，根据病位的深浅，病邪的性质，人体正气的强弱等多方面的情况，进行分析综合，归纳为八类不同的证候，称为八纲辨证。

八纲是分析疾病共性的辨证方法，是各种辨证的总纲。适应于临床各科的辨证。内、外、妇、儿、眼、耳、鼻喉等科，无不应用八纲来归纳概括。其中，阴阳又是八纲中的总纲。八纲辨证并不意味着把各种证候截然划分为八个区域，它们是相互联系而不可分割的。因此，进行八纲辨证，不仅要熟练地掌握各类证候的特点，还要注意它们之间的相兼、转化、夹杂、真假，才能正确而全面认识疾病，诊断疾病。

八纲中，表实热证为阳证，属阳；里寒虚证为阴证，属阴。阴阳为总纲；表里表示病位深浅；寒热表示疾病性质；虚实表示邪正盛衰关系，邪气胜者为实证，正气衰者为虚证。

一、表里辨证

表里是辨别疾病病位内外和病势深浅的一对纲领。身体的皮毛、肌腠、经络这些部位受邪，属于表证；脏腑、气血、骨髓这些部位发病，统属里证。表里辨证，在外感病辨证中有重要的意义。可以察知病情的轻重，明确病变部位的深浅，预测病理变化的趋势。表证病浅而轻，里证病深而重。

1. 表证

表证是指六淫疫疠邪气经皮毛、口鼻侵袭人体时所产生的证候。多见于外感病的初期，一般起病急，病程短。

表证有两个明显的特点。一是外感时邪，表证是由邪气入侵人体所引起。二是病轻。表证的病位在皮毛肌腠，病轻易治。

其临床表现为恶寒、发热、头身疼痛、舌苔薄白、脉浮，兼有鼻塞、流涕、咳嗽、喷嚏、咽喉痒痛等证。

由于受邪的性质有寒热的不同，故表证又分为表寒证与表热证。

2. 里证

里证是疾病深在于里（脏腑、气血、骨髓）的一类证候。它与表证相对而言。多见于外感病的中、后期或内伤疾病。

里证的范围甚广，除了表证以外，其它疾病都可以说是里证。里证的特点也可归纳为以下两点：一是病位深在。二是里证的病情一般较重。

里证病因复杂，病位广泛，症状繁多，常以或寒或热，或虚或实的形式出现，故详细内容见各辨证。现仅举几类常见症，分析如下：

壮热，烦躁神昏，口渴引饮，或畏寒肢冷，倦卧神疲，口淡多涎。大便秘结，小便短赤或大便溏泄，小便清长，腹痛呕恶，苔厚脉沉。不同脏腑病变的症状亦不相同。

表里证鉴别要点：凡不具备发热恶寒，脉浮等表证，及往来寒热，脉弦等半表半里证者，均属里证。主要审查病人的寒热表现、舌象和脉象。

3. 半表半里证

半表半里证，是正邪相搏于表里之间的一类特殊证候的概括。临床表现：寒热往来，胸胁苦满，口苦咽干，心烦喜呕，默默不欲饮食等。多见于疟疾、肝炎和胆道感染等疾病。

4. 表证与里证关系

（1）表里同病。在疾病发展过程中，若表证和里证同时在一个病人身上出现，即表里二证俱在者，称为表里同病。原因有表证未罢，又及于里，或旧病未愈，又加新病。

（2）表邪入里。凡病表证，表邪不解，内传入里，称为表邪入里。多因机体抗邪能力下降，或邪气过盛，或护理不当，或失治误治等因素所致，提示病由轻转重。

（3）里邪出表。某些里证，病邪由里透达于外，叫里邪出表。治疗护理得当，机体抗邪能力增强而成，提示病由重转轻。

二、寒热辨证

寒热辨证是辨别疾病性质的两个纲领。寒证与热证反映机体阴阳的偏盛与偏衰，阴盛或阳虚的表现为寒证；阳盛或阴虚的表现为热证。《素问·阴阳应象大论》说：“阳胜则热，阴胜则寒。”一般来说，寒证多因外感寒邪、过食生冷或久病阳气受损所引起。热证因外感火热之邪，或外感寒湿等邪郁而化热，或过服辛辣温热之品，或素体阳热之气偏亢，或七情过激久而化火等因素引起。寒热辨证在治疗上有重要意义。《索问·至真要大论》说：“寒者热之”“热者寒之”，两者治法正好相反。所以寒热辨证，必须确切无误。

1. 寒证

寒证，是疾病的本质属于寒性的证候。可以由感受寒邪而致，也可以由机体自身阳虚阴盛而致。

各类寒证的临床表现不尽一致，但常见的有：恶寒喜暖，面色㿠白，肢冷蜷卧，口淡不渴，痰涎清稀，小便清长，大便稀溏，舌淡苔白润滑，脉迟或紧等。

2. 热证

热证，是疾病的本质属于热性的证候。可以由感受热邪而致，也可以由机体自身阴虚阳亢而致。

各类热证的证候表现也不尽一致，但常见的有：恶热喜冷，口渴喜冷饮，面红目赤，烦躁不宁，痰涕黄稠，吐血衄血，小便短赤，大便干结，舌红苔黄而干燥，脉数等。

3. 寒证与热证的关系

寒证与热证虽有本质的不同，但又互相联系，它们既可在同一病人身上出现，表现为寒热错杂的证候，又可在一定条件下，互相转化，在疾病发展过程中，特别是危重阶段，有时还会出现假寒或假热的现象。寒热转化的形式有：

（1）寒热错杂。在同一病人身上，既有寒证，又有热证，寒热交错出现。

（2）寒热转化。寒证转化为热证，表明机体正气尚盛，寒邪郁而化热；热证转化为寒证，多属邪盛，正虚，正不胜邪。

（3）寒热真假。寒热真假有两种，一是真寒假热，二是真热假寒。

三、虚实辨证

虚实辨证是辨别邪正盛衰的两个纲领。“邪气盛则实，精气夺则虚”。

虚实是辨别邪正盛衰的两个纲领。虚指正气不足；实指邪气盛实。一般新病、体质素健及青壮年患者，多为实证；久病、体质衰弱、老年患者，多为虚证。虚实辨证，可以掌握病者邪正盛衰的情况，为治疗提供依据，采用“虚者补之，实则泻之”之法，实证宜攻，虚证宜补。

1. 虚证

虚证是对人体正气虚弱各种临床表现的病理概括。可分为气虚、血虚、阴虚、阳虚四大类型。

各种虚证的表现极不一致，很难全面概括，常见的有：面色淡白或萎黄，精神萎靡、神疲乏力，心悸气短，形寒肢冷，自汗，大便滑脱，小便失禁，舌淡胖嫩，脉虚沉迟，或为五心烦热，消瘦颧红，口咽干燥，盗汗潮热，舌红少苔，脉虚数。

2. 实证

实证是对人体感受外邪，或体内病理产物堆积而产生的各种临床表现的病理概括。

由于病因不同，实证的表现亦极不一致，而常见的表现为：发热，腹胀痛拒按，胸闷，烦躁，甚至神昏谵语，呼吸气粗，痰涎壅盛，大便秘结，或下利，里急后重，小便不利，淋沥涩痛，脉实有力，舌质苍老，舌苔厚腻。

3. 虚证与实证的鉴别

虚证病程长，体质弱，精神萎靡，声息低微，疼痛喜按，大便稀溏，小便清长，舌淡嫩，少苔，脉无力。而实证病程短，体质实，精神兴奋，声高气粗，疼痛拒按，大便秘结，小便黄赤，舌苍老，苔厚腻，脉有力。

4. 虚证与实证的关系

虚证与实证之间，不是孤立不变的，而是相互联系变化的。在一定条件下，两者可以相互转化，也可同时并存，会出现虚实错杂、虚实转化、虚实真假变化。

四、阴阳辨证

阴阳是判断病症类别的一对纲领，是八纲的总纲。

在诊断上，可根据临床上证候表现的病理性质，将一切疾病分为阴阳两个主要方面。它可概括其他六个方面的内容，即表、热、实属阳；里、寒、虚属阴。故有人称八纲为“二纲六要”。

在临床上，由于表里寒热虚实之间有时是相互联系交织在一起的，不能截然划分。因此，阴证和阳证之间有时也不是截然分开的，往往出现阴中有阳、阳中有阴的复杂证候。如上面所说的表里同病、寒热错杂、虚实夹杂等证型就属这类情况。

1. 阴证与阳证

（1）阴证

阴证是机体阳气虚衰，阴寒内盛所致，在疾病过程中表现为晦暗、沉静、衰退、抑制、向内、向下，属于里证、寒证、虚证的一类证候。如里证、寒证、虚证概属阴证范围。

不同的疾病，所表现的阴性证候不尽相同，各有侧重，一般常见的有：面色暗淡，精神萎靡，身重踡卧，形寒肢冷，倦怠无力，口淡不渴，语声低怯，纳差，大便稀溏，小便清长。舌淡胖嫩，脉沉迟，或弱或细涩。

（2）阳证

阳证是机体阳气亢盛，脏腑功能亢进，疾病过程中表现为兴奋、躁动、亢进、明亮、表现于向外、向上，属于表证、热证、实证的一类证候。如表证、热证、实证概属于阳证范围。

不同的疾病表现的阳性证候也不尽相同。一般常见的有：面色红赤，肌肤灼热，神烦，躁动不安，语声粗浊，呼吸气粗，喘促痰鸣，口干渴饮，大便秘结，小便涩痛，舌质红绛，苔黄黑生芒刺，脉象浮数，洪大，滑实。

阴阳消长是相对的，阳盛则阴衰，阴盛则阳衰。如诊得脉象洪大，舌红苔燥，兼见口渴、壮热等，便可知阳盛阴衰。如诊得脉象沉迟，舌白苔润，兼见腹痛，下利等证，便可知其阴盛阳衰。此外，阴阳错综复杂的变化，具体表现于表里寒热虚实等六纲中，已以前面各节述及，不再重复。

2. 亡阴证与亡阳证

亡阴亡阳是疾病的危险证候，辨证一差，或救治稍迟，死亡立见。由于阴阳是依存互根的，所以亡阴可导致亡阳，而亡阳也可以致使阴液耗损。在临床上，宜分别亡阴、亡阳之主次，及时救治。

（1）亡阴

临床表现为身热肢暖，烦躁不安，口渴咽干，唇干舌燥，肌肤皱瘪，小便极少，舌红干，脉细数无力。通常还以大汗淋漓为主要特征，其汗温、咸而稀（吐、下之亡阴，有时可无大汗出）。

（2）亡阳

临床表现为大汗出、汗冷、味淡微粘、身凉恶寒、四肝厥冷、踡卧神疲、口淡不渴，或喜热饮，舌淡白润，脉微欲绝。

八纲辨证中的表、里、寒、热、虚、实、阴、阳各证候，都不是孤立出现的，而是相互交错，互相联系的。如表证与里证，有属寒、属热的区别，又有虚与实的不同；寒证与热证，是在表还是在里，在分清病变部位的前提下，又有虚实的差异。此外，在一定条件下，表里、寒热、虚实是可以转化的，如由表入里，由里出表，寒证化热，热证化寒，虚证转实，实证转虚等。在疾病发展到严重阶段，病势趋于极点时，会出现真热假寒、真寒假热等疾病本质与现象相反的假象。总之，疾病是千变万化的，所以八纲辨证必须灵活使用。

五、八纲辨证之间的相互关系及运用

通过八纲来分析、判断、归类证候，并不是彼此孤立、绝对对立、静止不变的，而是相互 间可有兼夹、错杂，可有中间状态，并随病变发展而不断变化。临床辨证时，不仅要注意八纲基本证候的识别，更应把握八纲证候之间的相互关系，只有将八纲联系起来对病情进行综合性分析考察，才能对证候有比较全面、正确的认识。

八纲证候间的相互关系，可以归纳为证候相兼、证候错杂、证候转化、证候真假。

1. 证候相兼

证候相兼，广义上是指各种证候的相兼存在；狭义上是指从表里病位、寒热病性、虚实病性等不同的角度对病情进行综合判断，以全面揭示疾病的本质。表、里、寒、热、虚、实，连在一起的，都是证候相兼。如表虚证、表实证、里实证、里虚证、表实寒证、里实热证等。证候相兼是从表里病位、寒热病性、虚实病性等不同角度，对并病情进行综合辨别。

2. 证候错杂

证候错杂是疾病某一阶段的证候，不仅表现为病变部位既有表又有里，而且呈现寒、热、虚、实相互交错，表现为表里同病、寒热错杂、虚实夹杂，临床辨证应对其进行综合考察。

3. 证候转化

证候转化是指一种证候在一定条件下转化为对立的另一种证候。八纲中相互对立的证候，可以发生相互转化。证候转化，大多是指一种证候转化为对立的另一种证候，本质与现象均已变换，因此它与证候的相兼、错杂、真假等概念皆不相同。但应看到，在出现证候转化这种质变之前，往往有一个量变的过程，因而在真正转化之先，又可以呈现出相兼、夹杂之类的证候关系。证候转化包括表里出入、寒热转化、虚实转化。

4. 证候真假

证候真假是指某些疾病在病情危重阶段，可以出现一些与疾病本质相反的“假象”，以掩盖病情的真象，必须认真辨别，才能去伪存真，抓住疾病的本质，对病情做出准确的判断。证候真假包括寒热真假、虚实真假。如“至虚有盛候”“大实有羸状”，就是指证候的虚实真假。

任务八 中医治则

治则，是治疗疾病必须遵循的基本原则。它是在中医学的整体观念和辨证论治理论指导下制定的，对临床立法、处方、用药具有重要指导意义。治则与治法不同，治则是用以指导治疗方法的总则。而治疗方法是治则的具体化应用。因此，任何具体的治疗方法，总是从属于一定的治疗法则。比如扶正祛邪为治疗总则，在此指导下，用益气、养血、滋阴、补阳等方法治疗疾病，就是扶正的具体方法。而发汗、涌吐、攻下、清热泻火等方法，则是祛邪的具体方法。必须善于从复杂多变的疾病现象中，抓住病变的本质，治病求本；根据邪正斗争所产生的虚实变化，扶正祛邪；按阴阳失调的病理变化，调整阴阳；按脏腑、气血失调的病机，调整脏腑功能、调理气血关系；按发病的不同的时间、地点和不同的病人，因时、因地、因人制宜。

一、扶正祛邪

扶正与祛邪，是指导临床治疗的两个基本原则。“邪”是指致病因素；“正”是指人体的生理功能及抗病、康复能力。邪与正是一对矛盾，邪正之间的消长与盛衰，决定着疾病的发生、发展变化及其转归。

1. 扶正

扶正是指扶助正气。即使用扶助正气的药物，或其他方法，例如针灸、按摩等，并配合适当的营养、调摄精神和功能锻炼等辅助方法，以增强体质，提高机体的抗病能力，即“虚则补之”。扶正适用于以正虚为主，而邪气不实的虚证。如气虚，阳虚证，采用补气、壮阳治法；血虚、阴虚，采用补血、滋阴治法。这些都是属于扶正治疗原则的范围。

2. 祛邪

祛邪是指祛除病邪。即利用驱除邪气的药物，或其他疗法，以祛除病邪，达到邪去正安，恢复健康的目的，即“实则泻之”。祛邪适用于以邪实为主，而正气未虚的实证。如外感病用汗法，实热证用清热法，气滞证用行气法，血瘀证用活血化瘀法等。

3. 扶正与祛邪并用

扶正与祛邪兼用，适用于正虚邪实的虚实夹杂证。例如扶正兼祛邪，即扶正为主，兼于祛邪。临床用于正虚为主，邪盛为次的病证。如正虚外感，应以补气为主，兼以解表。祛邪兼扶正，即祛邪为主，兼以扶正。临床用于邪盛为主，正虚为次的病证。如温热病邪热炽盛，损伤阴液，治以清热为主，兼以养阴。

在运用扶正祛邪治则时，要仔细分析正邪双方力量的对比情况，分清主次，决定扶正祛邪的单用或兼施，及扶正祛邪的先后。一般情况下，扶正用于正虚，祛邪用于邪实；如虚实错杂，则应扶正祛邪并施，但还须分清虚实的主次缓急，以决定扶正祛邪的主次和先后，要做到“扶正不留邪，祛邪不伤正”。

二、标本先后

“标”指现象；“本”指本质。标本是一个相对的概念，常用来概括说明事物的本质与现象、因果关系以及病变过程中矛盾的主次关系等。从邪正关系来说，正气为本，邪气为标；从病因与症状的关系来说，病因为本，症状为标；从疾病先后来说，旧病为本，新病为标，先病为本，后病为标；从疾病的现象本质来说，本质为本，现象为标。在复杂多变的病证中，标本不是绝对的，而是相对的，是不停地运动变化的，所以临床运用标本关系分析疾病的主次先后和轻重缓急，临床常用有“急则治标”“缓则治本”及“标本同治”。

1. 急则治标

是指在标病危急，如不先治其标病，即将危及病人的生命或影响本病的治疗，故必须采取急救措施先治其标。如各种原因引起大出血，危及病人的生命，当首先止血以治其标，而后针对病因以治其本。急则治标的最终目的，就是为治本创造条件，更好地治本。如大出血病人，因大出血会严重危及生命，故不论何种原因的出血，均应紧急止血以治标，待血止，病情缓和后再治其病本。

2. 缓则治本

是针对疾病本质进行治疗，多适用于病势较缓的病证。大多数情况下要分析疾病的症状，找出致病因素，针对病因给予治疗，才能彻底治愈疾病。例如：阴虚发热咳嗽的病人，发热咳嗽为标，阴虚为本，采用滋阴治本法，待阴虚改善后，发热、咳嗽自然缓解。此法对慢性病或急性病恢复期的治疗具有指导意义。

3. 标本同治

标本俱急或标本俱不急的情况下，采用标本兼治。如气虚感冒，气虚为本，感冒为标，此时单纯补气，则使邪气滞留，表证不解，病程延长。单纯解表则汗出伤气，使气虚更甚。故采用益气解表标本兼顾的治法，既益气又解表，提高疗效，缩短病程。

总之，凡病势发展缓慢的，当从本治；发病急剧的，当先治标；标本并重的，则当标本同治。善于抓疾病的主要矛盾，做到治病求本。

三、正治反治

一般情况下，疾病的本质和表现出来的现象是一致的，但由于病情变化复杂，有时疾病的本质和现象并不完全一致。正治和反治，就是针对药物性质的寒热、补泻与疾病本质和现象之间的从逆关系而言。

1. 正治

正治就是逆其证候性质而治的一种治疗法则，又称“逆治”。主要适用于疾病的临床表现与疾病本质相一致的病证。如寒病见寒象，热病见热象，虚病见虚象、实病见实象等，其正治法则有“寒者热之”“热者寒之”“虚者补之”“实者泻之”。

（1）寒者热之：是指寒证出现寒象，用温热药治疗的一种治法。如表寒证用辛温解表法，里寒证用辛热温里法等。

（2）热者寒之：是指热证出现热象，用寒凉药治疗的一种治法。如表热证用辛凉解表法，里热证用苦寒清里法等。

（3）虚者补之：是指虚证出现虚象，用补益法治疗的一种治法。如阳气虚证用温阳益气法，阴血虚证用滋阴养血法等。

（4）实者泻之：是指实证出现实象，用泻邪法治疗的一种治法。如食滞证用消导法，水饮停聚证用逐水法，血瘀证用活血化瘀法等。

2. 反治

反治，就是顺从疾病假象而治的一种治疗法则，又称“从治”。其实质仍是在治病求本法则指导下，针对疾病的本质而进行治疗。其反治法则有“寒因寒用”“热因热用”“通因通用”“塞因塞用”。

（1）寒因寒用：寒因寒用是指用寒性药物治疗具有假寒症状的病证。适用于里热炽盛，阳盛格阴的真热假寒证。如热厥证，因阳盛于内，格阴于外，虽有四肢厥冷的外假寒症状，但壮热、口渴、便燥、尿赤等热证是疾病的本质，故用寒凉药治其真热，假寒自然就消失了。这种治法，对其假寒的症状来说，就是“以寒治寒”的反治法。

（2）热因热用：热因热用指用热性药物治疗具有假热症状的病证。适用于真寒假热证，即阴寒内盛，格阳于外，形成里真寒外假热的病证。治疗时针对疾病的本质用热性药物治其真寒，真寒一去，假热也就随之消失了。这种方法就是以热治热的“热因热用”。如阴盛格阳证，由于阴寒内盛，阳气被格拒于外，临床既有下利清谷、四肢厥逆、脉微欲绝等真寒之征，又反见身热、面赤等假热之象。此时应用温热药治其真寒，里寒消散，阳气得复，而表现于外的假热，亦随之消失，这就是“以热治热”的具体运用。

（3）通因通用：通因通用是用通利的药物治疗具有实性通泄症状的病证。适用于真实假虚之候，如食积腹泻，治以消导泻下；瘀血所致的崩漏，治以活血化瘀等，这种以通治通的方法，就是通因通用。

（4）塞因塞用：塞因塞用是用补益药物治疗具有闭塞不通症状的病证。适用于因虚而致闭塞不通的真虚假实证。如脾胃虚弱，气机升降失司所致的脘腹胀满病证，治疗时应采取补益脾胃的方法，恢复脾升胃降之职，气机升降正常，脘腹胀满自除。这种以补开塞之法，就是塞因塞用。

总之，正治与反治，虽然概念有别，方法有逆从之分，但都是针对疾病的本质而治，同属治病求本的范畴。

四、调整阴阳

疾病的发生发展的根本原因，就是阴阳消长失去平衡，出现阴阳的偏盛偏衰的结果。

阴阳平衡是中医治疗疾病的重要法则。调整阴阳，补偏救弊，恢复阴阳的相对平衡，促进阴平阳秘，乃是临床治疗的根本法则之一。

1. 损其有余

损其有余是指对于阴阳偏盛有余的病证，采用“实则泻之”的方法治疗。如对“阳盛则热”所致的实热证，应用清泻阳热的治法；对“阴盛则寒”所致的实寒证，应用温散阴寒的治法。

2. 补其不足

补其不足是指对于阴阳偏衰不足的病证，采用“虚则补之”的方法治疗。如阴虚、阳虚、阴阳两虚的病证，可分别采用滋阴、补阳、阴阳双补的方法治疗。

在阴阳偏衰的疾病中，一方的不足，也可导致另一方的亢盛。如阳气亏虚，阳不制阴，使阴相对偏盛，形成阳虚则寒的虚寒证，应采用“益火之源，以消阴翳”的治法。反之，阴精亏损，阴不制阳，使阳相对偏亢，形成阴虚则热的虚热证，应采用“壮水之主，以制阳光”的治法。若阴阳俱虚，则应阴阳俱补。由于阴阳是互根互用的，在治疗阴阳偏衰的病证时，还要注意采用“阳中求阴”或“阴中求阳”的方法。

五、三因制宜

即因人因地因时制宜，是指治疗疾病要根据患者性别、体质、年龄以及所处的地理环境、季节气候等不同而确定相适宜的治疗方法。

1. 因人制宜

因人制宜是根据病人年龄、性别、体质、生活习惯等不同特点，考虑治疗用药的原则。例如人的年龄不同，生理功能和病理变化不同，治疗用药也应有所不同。老年人气血衰少，生机减退，患病多虚证或正虚邪实，治疗时，虚证宜补，实证宜攻，但亦应注意选择药物，攻补兼施，以免损伤正气。小儿生机旺盛，但气血未充，脏腑娇嫩，当慎用峻剂和补剂，且药量要轻。女性有经、孕、产等特殊情况，治疗用药尤须慎重。如妊娠期，禁用峻下破血、滑利之品，产后又要考虑气血亏虚及恶露、哺乳等情况。有如每个人的先天禀赋和后天调养不同，个体素质有强弱和偏寒偏热之分及患有某种慢性疾病等不同情况，所以治疗上就有所区别。如阳旺之人慎用温热药，阴盛之体慎用寒凉药物等。

2. 因时制宜

因时制宜是根据不同季节气候的特点，考虑治疗用药的原则。一年四季有寒热温凉的变化，对人体的生理、病理均有不同影响。如病在春夏，气温由温渐热，阳气升发，人体腠理疏松开泄，即使外感风寒之邪，也要注意慎用麻黄、桂枝等发汗力强的辛温发散之品，以免开泄太过，耗伤气阴。病在秋冬，人体腠理致密，则应慎用寒凉，以防苦寒伤阳。又如暑天多雨，暑湿交蒸，病多挟湿，治暑必兼除湿；秋天气候干燥，慎用香燥之剂，以防劫伤阴津。

3. 因地制宜

因地制宜是根据不同地理环境特点，考虑治疗用药的原则。不同的地理环境，其气候条件及生活习惯不同，人的生理病理变化也有区别，所以治疗用药要考虑不同地区的特点。同是风寒感冒，均采用辛温解表法，西北气候寒冷，人体腠理致密，常用麻黄、桂枝等辛热发散药；而东南气候温热，人体腠理疏松，多用荆芥、防风等微温性药物。

三因制宜的治疗原则，充分体现了中医治病的整体观念和辨证论治在实际应用中的原则性和灵活性。说明治疗疾病必须全面看待问题，具体情况具体分析，考虑适宜的治法和方药，从而提高治疗效果。

模块六测试题

一、单项选择题

1. 中医认为人体内部各个脏腑之间是相互联系、相互影响的，这体现了中医的（　　）。

A. 整体观念

B. 辨证论治

C. 阴阳五行

D. 经络学说

2. 中医所说的“阴阳失调”指的是（　　）。

A. 阴阳两者数量上的不相等

B. 阴阳两者在功能上的不协调

C. 阴阳两者在空间上的不对应

D. 阴阳两者在颜色上的不同

3. 中医辨证论治的核心是（　　）。

A. 辨病施治　　B. 辨证施治

C. 辨症施治　　D. 辨体施治

4. 中医辨证论治中，“同病异治”和“异病同治”的理论基础是（　　）。

A. 病因相同，治法相同

B. 病因不同，治法不同

C. 病因相同，治法不同；病因不同，治法相同

D. 病因相同，治法不同；病因不同，治法也不同

5. 在中医的辨证论治中，“证”的含义是（　　）。

A. 疾病的外在表现

B. 疾病的发展阶段

C. 疾病表象下的病因、病性、病位等本质

D. 疾病的病因

6. 阴阳学说在中医中主要用来解释（　　）。

A. 疾病的种类

B. 疾病的原因

C. 疾病的性质与变化

D. 疾病的治疗方法

7. 在阴阳学说中，阴和阳的关系是（　　）。

A. 互相对立　　B. 互相依存

C. 互相转化　　D. 以上均是

8. 根据阴阳学说，身体健康时人体内部阴阳状态被描述为（　　）。

A. 阴盛阳衰　　B. 阳盛阴衰

C. 阴阳平衡　　D. 阴阳失调

9. 阴阳学说认为导致疾病产生的原因之一是（　　）。

A. 阴阳平衡　　B. 阴阳失调

C. 阴阳转化　　D. 阴阳互依

10. 阴阳学说中，阴的特性通常描述为（　　）。

A. 温暖的、明亮的

B. 寒冷的、晦暗的

C. 活动的、上升的

D. 弥散的、温煦的

11. 阴阳的哪一特性是事物发展变化的内在动力？（　　）

A. 互根互用　　B. 对立统一

C. 相互转化　　D. 相互依存

12. 阳虚体质的人通常表现出（　　）。

A. 烦躁、失眠

B. 畏寒、肢冷

C. 口渴、多汗

D. 便秘、尿黄

13. 不属于阴阳学说在中医临床中的应用的是（　　）。

A. 诊断疾病

B. 判断预后

C. 指导治疗

D. 判断药物毒性

14. 中医治疗阳虚证常用（　　）。

A. 清热泻火　B. 温阳散寒

C. 滋阴润燥　D. 化痰止咳

15. 不是阴阳失调的表现的是（　　）。

A. 阴阳偏盛　B. 阴阳偏衰

C. 阴阳互损　D. 阴阳隔绝

16. 在阴阳学说中，阴阳对立是指（　　）。

A. 阴阳相互制约

B. 阴阳相互依存

C. 阴阳相互消长

D. 阴阳相互排斥

17. 阴阳学说认为，阴损及阳、阳损及阴的病理变化属于（　　）。

A. 阴阳对立　B. 阴阳互根

C. 阴阳转化　D. 阴阳失调

18. 以下五行相生的顺序中错误的是（　　）。

A. 木→火→土→金→水

B. 水→木→火→土→金

C. 土→金→水→木→火

D. 火→木→水→金→土

19. 五行与脏腑关系中，与“木”对应的脏腑是（　　）。

A. 心　B. 肝　C. 脾　D. 肺

20. 根据五行相生相克的原理，金克（　　）。

A. 木　B. 水　C. 火　D. 土

21. 五行平衡与调理中，若某人水行过旺，宜采用（　　）。

A. 补水　B. 泄水

C. 抑水　D. 补水并泄火

22. 根据五行与药性归类，具有滋润、补益作用的药物多属（　　）。

A. 木　B. 火

C. 土　D. 水

23. 根据五行子母相及的原理，若母脏功能衰退，会影响（　　）。

A. 子脏

B. 相克脏

C. 相侮脏

D. 无影响

24. 五行相侮是指（　　）。

A. 相生脏器的功能过于亢进，对相克脏器产生过度影响

B. 相克脏器的功能过于衰退，对相生脏器产生不足影响

C. 相克脏器的功能过于亢进，对相生脏器产生过度影响

D. 相生脏器的功能过于衰退，对相克脏器产生不足影响

25. 心的生理功能主要包括（　　）。

A. 主血脉，藏神志

B. 主疏泄，藏魂

C. 主运化，藏意

D. 主升清，藏魄

26. 肺的主要生理功能是（　　）。

A. 主气司呼吸，主宣发肃降，通调水道，朝百脉，主治节

B. 主疏泄，调畅气机

C. 主运化，输布水谷精微

D. 主升清，喜燥恶湿

27. 脾的主要生理功能是（　　）。

A. 主疏泄，调畅气机

B. 主运化，统血，输布水谷精微

C. 主升清，喜燥恶湿

D. 主藏精，主生长发育与生殖

28. 肝的主要生理功能是（　）。
A. 主疏泄，藏魂
B. 主运化，主升清
C. 主藏精，主生长发育与生殖
D. 主气司呼吸，通调水道

29. 肾的主要生理功能有（　）。
A. 主疏泄，调畅气机
B. 主运化，主升清
C. 主藏精，主生长发育与生殖，主水液代谢，主纳气
D. 主气司呼吸，朝百脉，主治节

30. 六腑中主要负责受纳和腐熟水谷的是（　）。
A. 胆　B. 胃
C. 小肠　D. 大肠

31. 大肠的主要生理功能是（　）。
A. 传导糟粕　B. 受纳水谷
C. 腐熟水谷　D. 分泌胆汁

32. 具有主疏泄，调畅气机功能的是（　）。
A. 小肠　B. 胆
C. 胃　D. 三焦

33. 六腑中，三焦的主要生理功能是（　）。
A. 受纳水谷　B. 腐熟水谷
C. 通调水道　D. 传导糟粕

34. 六淫致病，具有发病急，变化快的特点的邪气是（　）。
A. 寒邪　B. 热邪
C. 暑邪　D. 风邪

35. 易阻滞气机，损伤阳气的邪气是（　）。
A. 风邪　B. 热邪
C. 暑邪　D. 湿邪

36. 六淫邪气中，最易伤津的是（　）。
A. 寒　B. 燥　C. 湿　D. 风

37. 病人内热烦躁，继而汗出热解，烦躁亦减，其病机是（　）。
A. 由表入里　B. 由阳转阴
C. 里邪出表　D. 正虚恋邪

38. 三因制宜不包括（　）制宜。
A. 因时　B. 因病
C. 因地　D. 因人

39. 八纲中虚实辨证是辨别疾病的（　）。
A. 病位　B. 病因
C. 病性　D. 邪正盛衰

40. 病人腹胀满疼痛，按之痛减，时有缓解，脉弦按之无力，此属（　）。
A. 虚实夹杂　B. 因虚致实
C. 真实假虚　D. 真虚假实

41. 下列选项中，属于正治法的是（　）。
A. 热者寒之　B. 热因热用
C. 寒因寒用　D. 通因通用

42. 损伤心脾的因素是（　）。
A. 劳力过度　B. 劳神过度
C. 房劳过度　D. 过饱

43. 疾病发生的根本原因是（　）。
A. 正气　B. 气候因素
C. 正气不足　D. 邪气

44. 邪气亢盛，正气不衰的证候是（　）。
A. 实证　B. 虚证
C. 虚实夹杂证　D. 真虚假实证

45. 阳虚则寒出现（　）。
A. 实寒证　B. 虚寒证
C. 虚热证　D. 实热证

46. 阴虚则热可引起（　）。
A. 实寒证　B. 虚寒证
C. 虚热证　D. 实热证

47. 易袭阳位，具有轻扬向上特性的邪气是（ ）。

A. 暑邪 B. 风邪

C. 火邪 D. 燥邪

48. 八纲中寒热辨证是辨别疾病的（ ）。

A. 病位 B. 病因

C. 病性 D. 邪正盛衰

49. 热者寒之属于（ ）。

A. 正治法 B. 反治法

C. 治标法 D. 从治法

50. 用寒远寒，用热远热属于（ ）。

A. 因人制宜 B. 因时制宜

C. 因地制宜 D. 治未病

二、判断题

51. 阴阳学说中的“阴胜则阳病，阳胜则阴病”指的是阴阳之间的对立制约关系。（ ）

52. 治疗阴虚证常采用温阳散寒的方法。（ ）

53. 在脏腑学说中，五脏与六腑之间通过经络系统相互联系，共同维持着人体的生理功能。（ ）

54. 胆主决断，其主要生理功能是生产和贮存胆汁。（ ）

55. 肺主肃降，制约肝火上升，称为“金克木”。（ ）

56. 脏腑学说主要包含脏和腑两大类，其中脏指的是心、肝、脾、肺、肾，而腑则指的是胆、胃、小肠、大肠、膀胱、三焦。（ ）

57. 凡致病具有寒冷、凝结、收引特性的外邪，称为湿邪。（ ）

58. 病证急重时的标本取舍原则是标病急重，则当先治急治其标。（ ）

59. 八纲中的表里辨证是辨别疾病的病位。（ ）

60. 反治，即顺从疾病假象而治的一种治疗法则，又称“逆治”。（ ）

模块六测试题答案

一、单项选择题

1.A 2.B 3.B 4.C 5.C 6.C 7.D 8.C 9.B 10.B 11.B 12.B 13.D 14.B 15.D 16.D 17.B 18.D 19.B 20.A 21.B 22.D 23.A 24.A 25.A 26.A 27.B 28.A 29.C 30.B 31.A 32.B 33.C 34.D 35.D 36.B 37.C 38.B 39.D 40.D 41.A 42.B 43.C 44.A 45.B 46.C 47.B 48.C 49.A 50.B

二、判断题

51. √ 52. × 53. √ 54. × 55. √ 56. √ 57. × 58. √ 59. √ 60 ×

模块七 中成药基础知识

任务一 中成药的概念和处方来源

一、中成药的概念

中成药是指在中医药理论指导下，以中医方剂为依据，以中药饮片为原料，经过药学和临床研究，获得国家药品管理部门的批准，按照规定生产工艺和质量标准制成一定剂型，质量可控，安全有效，可供临床医生辨证使用，或患者根据需要直接购用的现成药品，简称成药。方剂是中成药制作的依据，中成药是方剂的主要体现。

中成药是我国历代医药学家经过千百年医疗实践创造、总结的有效方剂的精华。

二、中成药的处方来源

中成药内容丰富，历史悠久。随着现代科学技术的发展，近年国内外广泛交流使中成药的品种和质量得到了较快发展。处方来源有三个方面：历代医药文献记录处方、民间经验处方、新研制处方。

1. 历代医药文献记录处方：该类处方数量较大，约占中成药总数的 2/3，具有组成严谨、药味较少、针对性强、药效确切等优点，是历史上伟大的医药学家根据自己长期的实践经验或当时用药经验及总结前人的知识而成，如张仲景的《伤寒杂病论》、李时珍的《本草纲目》等。其中有的原本是成药（丸、散、膏、丹等），有的原来是汤剂或丸散，经后人改制而成为现代的中成药，如理中丸、六一散等。还有一部分是对原方进行加减变化，或对剂型改制，使它更加对症和便于使用，如清开灵注射液。

2. 民间经验处方：也称验方、经验方，是历代的文献记载中未收载而民间流传很广的有效经验处方。该类处方有的出自民间医生之手，有的是药店经营者所拟定，内容丰富，历代传用。验方成药虽然有效，但处方庞杂，名字或功效近似者亦多，如透骨搜风丹含 86 味中药，名为虎骨木瓜丸的各地处方共有十几种。

3. 新研制处方：也称新研方，是指近年来按《新药审批办法》或《药品注册管理办法》经过药理、药化、临床等研究试制，经过经国家或地方药政管理部门批准生产的中成药。新研制的品种大部分是按中医学理论研制的，部分是按现代医学理论和制药工艺方法研制的。由于新技术的应用，有的制成中药提纯精制品，或制成中药的纯化学单体成分。有的品种是中西药并用制剂，取中西药的复合作用，如维 C 银翘片、龙牡壮骨颗粒等。

任务二　中成药组方特点和命名方法

一、组方特点

中成药的组成处方和方剂一样，不是药物随意的叠加、凑合，而是遵循方剂“君臣佐使”的基本结构进行配伍，或按照现代药理作用组成复方。

1. 按配伍原则组方：即按照方剂的基本构成，即“君（主）、臣（辅）、佐、使”的规律组方，体现了中医的“整体观念”和“辨证施治”的指导思想。来源于历代医药文献的方药往往具有法度严谨、结构合理的特点，可最大程度发挥其治疗效果。但来源于经验方的中成药，有些处方庞杂，每方常由数味药物组成，药物众多，作用重叠，这类中成药的适应范围广，但针对性、专一性不足，大多适用于较轻的病证和疾病初起阶段。

2. 按现代科学组方：现代新研制的中成药，需要按照中医理论组方，经过药化、药理、临床等试验，确保安全、有效。这类中成药，往往针对性强，常是治疗某种疾病的有效药物，对于确诊的患者，使用较安全。

二、命名方法

中成药的命名涵盖了中医药学、语言学、心理学等多种学科知识，尤其是经典古籍中的药方名，折射出深厚的文化底蕴。学习中成药命名方法有助于正确理解、记忆中成药，方便在工作中应用。

1. 以中成药的功效命名：可以体现药物的基本功用，如理中丸指其有调理中焦之功，养血安神糖浆指其有养血安神之效，还有治声音嘶哑的清音片、杀灭肠道寄生虫的化虫丸。再如清热解毒颗粒、补中益气丸、归脾丸等等。该法是中成药普遍使用的命名方法。

2. 以中成药的主治病证命名：该法以该方主治的中、西病证为命名依据，方便临床使用及患者选择，大量新研制药多直接采用治疗病症命名。如寒喘丸，主治肺寒哮喘；痛经丸主治痛经；小儿泻痢片主治痢疾。又如白带丸、流感茶、风湿骨痛酒、小儿惊风散等。

3. 以中成药的组成命名：处方简单的中成药，多直接以组成药物命名。如香连丸，由木香和黄连组成；茵栀黄注射液，由茵陈、栀子和大黄组成；良附丸由高良姜、香附组成。还有磁朱丸、板蓝根颗粒、银黄口服液、参芪颗粒等。

4. 以中成药的主药命名：以该方的主药为命名的依据。如天麻丸，其主药是天麻；乌梅丸，其主药是乌梅；银翘散，主药是金银花和连翘。因君药是方中起主要治疗作用的药物，故此种命名法有助于使用者了解该成药的主要功用。

为了更好区分，该法也发展出取主药和功效同用的命名方法，如银翘解毒片以金银花、连翘为主药，具有散风解表之功；艾附暖宫丸以艾叶、香附为主药，有暖胞宫作用。现代新研方更以中成药的主要成分命名，如绞股蓝总苷胶囊、绞股蓝总苷片、复方木香小檗碱片等。

5. 以中成药药味数命名：以中成药的全部组成药物味数为命名依据。如六神丸由六味药组成，其他如十全大补丸、二冬膏、三妙丸、四神丸、五仁丸、七宝美髯丹、八正合剂、十香丸等均是以药味数命名。

为了更好区分，该法也有以组成药味数结合主药或功效命名，如六味地黄丸、二冬膏、五仁润肠丸、二十四味珍珠丸等。

6. 以中成药中药物的比例，或者服用剂量、服用方法命名：根据该方组成药物量的比例为依据的如六一散，因其组成药物（滑石和甘草）的用量为六比一而命名。以服用剂量命名的中成药品种不多，如七厘散、九分散、十滴水等，“七厘”“九分”“十滴”系分别指一次服用剂量，此类成药往往含剧毒药物，服用量一般较小，命名可提醒服用者注意用量，以免超量服用而中毒。按服用方法命名的如珠黄吹喉散、川芎茶调散等。

7. 以中成药来源、发明创造人、生产产地命名：根据处方原载书籍命名，可知其来源出处，如局方牛黄清心丸（源于《太平惠民和剂局方》）、金匮肾气丸（源于张仲景《金匮要略》）、济生肾气丸（源于《济生方》）。以发明创造人命名如冯了性风湿跌打药酒、史国公药酒、马应龙麝香痔疮膏、季德胜蛇药、万氏牛黄清心丸等。以中成药的产地命名，如云南白药、广东凉茶颗粒、山东阿胶膏、镇江膏药、沈阳红药、同仁乌鸡白凤丸等。

8. 以中成药药味炮制方法或性状特点命名：以中成药药味炮制方法命名的如十灰散、四生丸、九制大黄丸、四制香附丸等。以中成药制成后的性状特点命名的如紫雪（制成后色呈深紫，质松如霜雪），还有碧玉散、如意金黄散、桃花散、红丸药等。

9. 以其他方式命名：除以上命名方法以外还有一些使用较少的其他命名方法。有的借用了一些自然现象或神话传说、典故形象表达，如小青龙颗粒。以中医理论、阴阳五行学说等命名，如导赤散（赤在五脏理论中属心，从药名可知其泻心火）、泻白散（肺色白属金，可知其能清热、泻肺火），还有交泰丸（肾阴不足以上济心火，治疗心肾不交）。还有来自儒家术语的四君子汤、佛家术语的慈航丹、道家术语的太清饮等，其命名都蕴含了博大精深的中医药和传统文化的内涵。也有类比夸张方法暗喻药效的，如虎潜健步丸、金锁固精丸、玉屏风散、铁笛丸、万应膏等，这类命名含蓄巧妙，彰显了传统文化的神韵。

综上所述，中成药的命名方法众多，但基本上还是沿袭了传统方剂的命名法，即每一个中成药都由表示成药特征与表示剂型的两部分组成。正确使用中成药还必须全面了解其组成、功效和主治，特别是要在中医药理论指导下使用中成药，才能取得满意疗效。

任务三 中成药的分类、剂型及应用

一、分类

中成药的分类方法很多，每种分类方法各有优缺点和一定的局限性。常用的分类方法有以下几种。

1. 按临床科门系统分类

即将中成药先按内科、外科、妇科、儿科、五官科和其他科分类，然后在科下再按总功效或治病特点分若干门，或门下又按主要功效再分若干类。如内科中成药，下分补益门、时感瘟疫门、暑湿门、脾胃门、泻痢门等；补益门下又分补阴类、补阳类、补气类、补血类。

此种分类方法与医院临床分科基本一致，便于问病荐药和查阅资料，但中医病名与西医病名的不一致性，削弱了按病症分类法的实用性，导致分类概念不清，过于复杂，容易造成交叉混淆，剂型不明，不便于库房管理。

2. 按功效分类

这种方法在医院和药店中都常用。分为解表类、泻下类、和解类、清热类、祛暑类、温里类、补益类、祛湿类、安神类、驱虫类等近20类成药，与中药分类方法基本相似，符合中医的理法方药特点，有概念清楚、便于理解、容易记忆、便于临床辨证选用等优点。缺点是剂型不明，不便库房贮藏保管。

3. 按剂型分类

将中成药按丸剂、散剂、片剂、膏剂、丹剂、酒剂等10类剂型的次序排列。按剂型分类的优点是便于经营单位库房贮藏保管和养护，但由于功效不明，不便推荐应用。

4. 按病证分类

这种方法在医院和药店中也常用到。即将中成药按照不同适用病症的类型进行分类，可将中成药分为感冒类中成药、咳嗽类中成药、腹泻类中成药、胃痛类中成药等不同类型，方便问病荐药。

除此以外，还有将剂型与科门类系统相结合分类、科与功效相结合分类等综合分类方法。

二、剂型及应用

现代中成药经过千百年的发展应用，除了原有的丸、散、膏、丹等传统剂型外，更有片剂、颗粒剂、软膏剂、口服液、注射液、喷雾剂等现代剂型。以下介绍常用的剂型特点及应用。

1. 丸剂

丸剂是中成药最古老的剂型之一，有蜜丸、水蜜丸、水丸、糊丸、浓缩丸、微丸、滴丸等类型，是指将药材细粉或药材提取物加适宜的黏合剂或其他辅料制成的球形或类球形制剂，主要供内服。

丸剂的主要特点有：

（1）溶散释药速度较为缓慢，作用缓和而持久，故有“丸者缓也”之说，滋补类药物、小儿用药、贵重及含易挥发性成分的药物常制成蜜丸，多用于治疗慢性病和虚弱性疾病，如六味地黄丸、人参鹿茸丸等。毒性药物、刺激性药物也可缓慢释放，避免或减少产生不良反应和中毒现象；

（2）可容纳多种形式的药物，丸剂制备时加入中药的方式多样，固体、液体、半固体等均可实现丸剂的制备，也可用于有特异性气味的药物的制备，以掩盖不良气味；

（3）新型丸剂可用于急救，如速效救心丸、苏冰滴丸等；

（4）部分丸剂服用量大，小儿服用吞服困难，微生物容易超标，溶散时限难以控制。

2. 散剂

散剂也是我国古老剂型之一，是指由一种或多种药材混合制成的粉末状制剂，分为内服散剂和外用散剂，如银翘散、活血止痛散。

散剂的特点：

（1）表面积大，易分散，起效快，故有“散者散也”之说；

（2）治疗范围广；

（3）服用方便，尤其对小儿较为适用；

（4）对开放性伤口及溃疡有一定吸收分泌物和保护伤口、促进凝血的作用；

（5）制备方法简单，便于携带，且节省药材；

（6）有效成分不溶或难溶于水，或不耐高温，或剧毒不易掌握用量，或者贵重细料药物适宜于制成散剂，剂量可以随证调整，易于控制。但有效成分具挥发性或易散失，易吸潮，刺激性大、腐蚀性强、易吸湿的药物一般不宜制成散剂。

3. 片剂

片剂是常用的现代剂型之一，指将药材提取物、药材提取物加药材细粉或药材细粉与适宜辅料混匀压制而成的圆片状或异形片状的制剂，分为浸膏片、半浸膏片和全粉片。

片剂的特点：

（1）片剂体积小，含量均匀，用量准确，易崩解生效快，适用于各种疾病；

（2）化学稳定性较好，受外界空气、光线、水分等因素的影响较少，必要时可通过包衣加以保护；

（3）携带、运输、服用均较方便；

（4）生产的机械化、自动化程度较高，产量大、生产效率高、成本及售价较低；

（5）可以制成不同类型的各种片剂，以满足不同临床医疗的需要；

（6）幼儿及昏迷病人不易吞服；

（7）压片时加入的辅料，有时会影响药物的溶出和生物利用度；

（8）如含有挥发性成分，久储会使含量有所下降。

4. 颗粒剂

颗粒剂也是常用的现代剂型之一，又称冲剂，指由药材提取物与适宜的辅料或药材细粉制成的颗粒状制剂，分为可溶性颗粒剂、混悬性颗粒剂和泡腾性颗粒剂。颗粒剂主要供内服。

颗粒剂的特点：

（1）保持了传统汤剂起效速度快的特点，又能避免汤剂临时煎煮的麻烦，体积小，具有便于携带、运输和服用的优势；

（2）加入了矫味剂，可以掩盖不良气味，增加了患者的顺应性；

（3）易吸湿。

5. 胶囊剂

胶囊剂也是常用的现代剂型之一，指将药物装于空胶囊壳或软质囊材中制成的固体剂型，可分硬胶囊剂、软胶囊剂（胶丸）和肠溶胶囊剂，既能容纳固体药品也可容纳液体药物。胶囊剂主要供内服，亦可用于腔道。

胶囊剂的特点：

（1）外观美观，便于吞服；

（2）可掩盖药物的不良气味；

（3）剂量准确，生物利用度高；

（4）易氧化、分解、对光敏感的药物封装在囊材中可隔绝氧气或光线，稳定性较好；

（5）可制成缓释、控释胶囊和腔道胶囊，延缓药物释放和定位释放；

（6）生产简单，成本低；

（7）婴幼儿和吞咽困难的患者不宜服用；

（8）易潮解、易吸湿、易风化、易溶解的、有刺激性的药物不宜制成胶囊。

6. 合剂（口服液）

合剂是在汤剂的基础上改进而来的，是指将药材用水或其他溶剂，采用适宜方法提取、纯化、浓缩制成的内服液体制剂（单剂量灌装者也可称口服液）。合剂主要供内服。

合剂的特点：

（1）药材经过提取纯化，易吸收，起效速度快；

（2）加入一定矫味剂，可掩盖不良气味；

（3）服用量较汤剂小，可大量生产，储藏时间长；

（4）储藏中易形成沉淀或产生霉变。

7. 糖浆剂、煎膏剂（膏滋）

糖浆剂是指含有药物、药材提取物和芳香物质的浓蔗糖水溶液。煎膏剂是指将药材用水煎煮、去渣浓缩后，加炼蜜或糖制成的半流体制剂。都主要供内服。

糖浆剂、煎膏剂的特点：

（1）加入大量蔗糖或蜂蜜，口感好，可掩盖不良气味，利于服用；

（2）糖浆剂生产时易被微生物污染，煎膏剂储存不当会有蔗糖析出；

（3）糖尿病患者不宜服用。

8. 酒剂

酒剂是指将药材用黄酒提取制成的澄清液体制剂，又称药酒，可供内服或外用。

酒剂的特点：

（1）酒易吸收和发散，利于行血通络，祛风散寒，可助此类中药加强疗效；

（2）含醇量高，可久储不变质；

（3）儿童、孕妇、高血压等患者不宜服用。

9. 栓剂

栓剂是指将药材提取物或药粉与适宜基质制成供腔道给药的固体制剂。

栓剂的特点：

（1）既可用于局部疾病的治疗，又可用于全身疾病的治疗；

（2）不利于制成口服制剂的药物可制成栓剂，并可以避免药物受胃肠 pH 或酶的破坏；

（3）可避免肝脏的首过效应，又可减少药物对肝脏的毒副作用；

（4）可用于不能或不愿口服给药的患者；

（5）使用不方便；

（6）储藏温度不宜过高，否则易造成软化甚至液化现象；

（7）腔道内容物会影响药物的吸收。

10. 软膏剂

软膏剂是指将药物、药材细粉、药材提取物与适宜基质混合制成的半固体外用制剂。其常用基质分为油脂性、水溶性和乳剂型基质，其中用乳剂型基质的亦称乳膏剂。

软膏剂的特点：

（1）避免肝脏的首过效应，生物利用度高；

（2）药物不受胃肠道的破坏；

（3）避免刺激性药物对胃肠道的刺激；

（4）释药速度慢，延长作用时间，减少给药次数；

（5）易涂布，无不良刺激性，过敏少；

（6）生产工艺简单，使用方便；

（7）载药量小，易污染衣物，有的会妨碍皮肤的正常功能。

11. 气雾剂

气雾剂是指将药材提取物或药材细粉与适宜的抛射剂装在具有特制阀门系统的耐压严封容器中，使用时借助抛射剂的压力将内容物呈细雾状或其他形态喷出的制剂。

气雾剂的特点：

（1）起效速度快，药物分布均匀；

（2）剂量准确，生物利用度高；

（3）稳定性好，刺激性小；

（4）耐压容器安全性差，易发生爆炸；

（5）生产成本较高。

12. 注射剂

中药注射剂属于现代发展的剂型，指将从药材中提取的有效物质制成可供注入人体内的灭菌溶液或乳状液，以及供临用前配成溶液的无菌粉末或浓溶液。

注射剂的特点：

（1）奏效速度快，剂量准确，作用可靠；
（2）不宜口服的药物可制成注射剂，避免了消化液的破坏和肝脏的首过效应；
（3）可发挥定时、定位、定向作用；
（4）可以用于诊断疾病；
（5）给药不方便，且产生疼痛；
（6）使用不当，会产生严重的不良反应；
（7）质量要求高，生产条件严格，成本高。

13. 搽剂

搽剂是指将药材提取物、药材细粉或挥发性药物，用乙醇、油或适宜的溶剂制成的澄清或混悬的外用液体制剂。搽剂主要供外用。

14. 露剂

露剂是指将含挥发性成分的药材用水蒸气蒸馏法制成的芳香水剂。露剂既可内服也可外用。

15. 贴膏剂

贴膏剂又称硬膏剂，是指将药材提取物、饮片或化学药物与适宜的基质和基材制成的供皮肤贴敷，可产生局部或全身性作用的一类片状外用制剂，包括橡胶膏剂、凝胶膏剂和贴剂等。特点是与软膏剂相近，适应不同疾患需求，但不易污染衣物。

任务四　中成药的合理应用和使用注意事项

一、合理应用

WHO 把合理用药定义为：合理用药要求患者接受的药物适合他们的临床需要、药物的剂量符合他们个体需要、疗程足够、药价对患者及其社区最为低廉。其核心内容是安全、有效、经济。中成药的临床应用也必须符合合理用药的基本要求。中成药是在中医药理论指导下研制而成的，故中成药的应用有其独特的理论体系、原则和方法。

1. 中成药的选用原则

（1）辨证合理用药

辨证论治是中医诊断和治疗疾病的基本原则，是中医学的精髓。中成药是在中医理论指导下，结合现代技术制成的现成药品，作为目前治疗疾病的重要武器之一，必须在辨证论治思想的指导下有的放矢，才能发挥最佳疗效，正所谓药证相符，效如桴鼓。

所谓辨证，就是将望、闻、问、切四诊所收集的资料，包括症状和体征，运用中医学理论进行分析、综合，辨清疾病的病因、性质、部位以及发展趋向，然后概括、判断为某种性质的证的过程。辨证使用中成药就是根据病人的临床表现，进行综合分析，确立疾病的证候属性，进而立法、处方、用药，即“法随证立，方从法出”。

辨证论治作为指导临床诊治疾病的基本法则，既要看到同一疾病在不同的发展阶段，可以出现不同的证型；又要看到不同的疾病在其发展过程中又可能出现同样的证型。因此在治疗疾病时就可以分别采取“同病异治”或“异病同治”的原则。如常见的感冒，由于四时受邪不同，有外感风寒、外感风热、挟暑、挟湿的区分，虚人外感又有气虚、血虚、阴虚、阳虚的不同，风寒感冒者，治宜发汗解表、疏散风寒，可选用荆防败毒散等；若属风热感冒者，治宜疏散风热、清热解毒，可选用桑菊感冒片、银翘解毒片等，属于“同病异治”。而急性结膜炎、化脓性中耳炎、外耳道疖肿、急性黄疸型肝炎、盆腔炎、带状疱疹等均属西医不同系统的疾病，这些疾病若都属于中医的肝胆湿热证时，则均可选用龙胆泻肝丸（清肝胆，利湿热。用于肝胆湿热，头晕目赤，耳鸣耳聋，耳肿疼痛，胁痛口苦，尿赤涩痛，湿热带下）治疗，属于中医“异病同治”的范畴。

（2）辨病辨证相结合选药

临床实践中，辨证论治与辨病论治灵活结合，往往能取得更满意的临床效果。目前上市的不少中成药在主治病证的西医病名基础上增加了中医证候属性，对此类药物可采用辨证辨病相结合的方法，合理使用。如冠心病心绞痛属于中医胸痹范畴，主要病机是心脉痹阻，常分为气滞血瘀、瘀血阻络、寒凝心脉、心气不足、气阴两虚等证候类型，因此临床应用时需在明确冠心病心绞痛诊断的基础上，根据中医各证候表现不同对证选药。

1）瘀血阻络证，症见胸部刺痛，痛有定处，心悸失眠，舌质紫暗，脉沉涩。常可选用地奥心血康胶囊、丹参颗粒（片）、银杏叶胶囊（口服液、片）灯盏花素片等活血化瘀通络的药物治疗。

2）气滞血瘀证，症见胸部憋闷，刺痛，心悸失眠，舌见瘀斑，脉沉弦等。常可选用速效救心丸、复方丹参滴丸（片）等行气活血，通络止痛的药物治疗。

3）寒凝心脉证，症见胸闷、心痛、形寒肢冷，舌质淡，有瘀斑；常可选用冠心苏合滴丸、宽胸气雾剂等。

4）心气不足证，症见胸闷憋气、心前区刺痛、心悸自汗，气短乏力，少气懒言，舌质淡有瘀斑、脉细涩或结代；常可选用舒心口服液、通心络胶囊、补心气口服液等。

5）气阴两虚证，症见心悸气短、胸闷心痛、神疲倦怠，五心烦热、夜眠不安、舌红少苔、脉细数。常可选用黄芪生脉饮、滋心阴口服液（颗粒）等。

（3）辨病论治

在目前临床实践中，常见的一些西医疾病，其中医发病机理比较单一，证候属性区分度不强，因此可以采用辨病论治的方法，按照西医的疾病名称、病理状态或理化检查结果来使用中成药。例如糖尿病，按照中医的证候分型多属气阴不足证，因此已经上市的中成药品种中多是针对气阴不足而设，那么对于2型糖尿病均可选用此类中成药。如消渴平片、渴乐宁胶囊、参芪降糖颗粒（片、胶囊）等。

2. 配伍合理用药

中成药在临床应用中，常需采用联合用药的形式，合理的配伍常能增强疗效。目前常用的中成药配伍有中成药之间的配伍、中成药与汤剂的配伍、中成药配伍药引子使用以及中成药与西药配伍，其配伍规律也遵循中药“七情”的原则，即相须、相使者可同用。如中气下陷而又肾阳虚者，可用补中益气丸合金匮肾气丸。但配伍应用时，应注意含配伍禁忌的中成药尽量避免同用，如含“十八反”“十九畏”的中成药；含有毒成分的中成药亦应慎用，尤其避免重复用药，以免加大毒性成分的剂量，发生不良反应。

此外，为了满足某些疾病在治法上的特殊需要，如妇科、外科、皮科、五官科、骨伤科等许多疾病，常采用内服与外用两种不同使用方法的中成药配合应用才能取得良好的治疗效果，如妇女宫冷不孕，需内服艾附暖宫丸，外贴十香暖脐膏或妇女万应膏，共奏养血调经之效。

3. 中成药的给药方法

（1）给药途径

1）口服给药。口服给药的中成药主要是指通过口服并通过胃肠道系统吸收而发挥作用的一类制剂，是目前中成药给药的最主要途径。主要包括丸剂、片剂、散剂、胶囊剂、颗粒剂、合剂（口服液）、糖浆剂、膏滋等剂型。其使用的方法有直接口服、吞服、冲服、嚼服、泡服、调服、含化、吸入等。

2）外用给药。外用给药的中成药主要指在体表皮肤、腔道、黏膜等部位应用，具有杀虫止痒、消肿散结、化腐排脓、生肌收口、收敛止血等起到局部或全身作用的一类制剂。主要包括软膏剂、铅硬膏剂、橡皮膏剂、巴布剂、透皮贴剂、搽剂、散剂、液体制剂、气雾剂、栓剂、滴眼剂、膜剂、滴鼻剂、滴耳剂等剂型。其使用方法主要有涂抹、撒布、调敷、吹布、塞入、熨、灸、滴入、喷入等。

3）注射给药。注射给药的中成药主要是指将无菌药液注入体内给药的一类制剂。其主要通过皮下注射、肌内注射、静脉注射、穴位注射、局部注射等不同的给药方法，起到局部或全身治疗作用。

（2）给药剂量

中成药的给药剂量一般应严格按照说明书的服用剂量给药。切不可私自加大或减小剂量，剂量过小，药力不足，即血药浓度达不到治疗浓度，不但起不到治疗作用，而且还会贻误病情；剂量过大，药力又过猛，血药浓度高于治疗剂量，会对机体造成伤害，尤其是对肝肾等代谢器官损伤过大，可能会产生中毒甚至死亡现象。尤其是含有毒性或麻醉成分的中成药，应用时更应慎重。特殊情况下，也可按照医嘱剂量进行服药。

中成药的给药剂量还要根据患者的体质、年龄、病情、季节等情况全面考虑。如老年体质较弱，气血不足，对药物的耐受程度差，对于易伤正气的峻烈中成药应慎用。婴幼儿器官发育还不完善，给药剂量更要减少。而对于体弱患者和久病者也应减小剂量，或从小剂量开始，逐渐加大用药剂量。在应用补药时，老年人及极度虚弱的患者也要从小剂量开始，逐渐加大剂量，防止因用药过猛而虚不受补，导致病情加重。小儿 1 岁以内用药剂量是成人用量的 1/4，2~5 岁是成人用量的 1/3，5 岁以上是成人用量的 1/2。

（3）给药时间

中成药的给药时间一般应该按照说明书、病情或者根据医嘱确定，以取得良好的治疗效果。

1）口服给药的中成药。一般按照中医药的理论，口服时间有饭前、饭后、空腹、睡前服等，如没有特殊说明，一般按照一日量分2~3次，分早、中、晚各一次或早、晚各一次服用。

滋补药、开胃药、制酸药、祛痰药宜饭前服，解表药宜趁热服，健胃药、对胃肠刺激药宜饭后服，攻下药、驱虫药宜空腹服，截疟药宜发作前1~2小时服，涩精止遗药宜早、晚各一次，峻下逐水药宜空腹或半空腹服，涌吐药宜清晨或午前服，安神药宜睡前服。

2）外用给药的中成药。外用中成药给药时间较为复杂，贴膏剂一般每日一次，涂抹制剂一般一日2~3次，栓剂一般一日2~3次，滴眼剂、滴鼻剂、滴耳剂等一般一日2~3次或根据病情酌情给药。

3）注射给药的中成药。注射给药的中成药给药通常为每日一次。

二、使用注意事项

1. 注意说明书的作用

中成药说明书是载明药品重要信息的法定文件，是医务人员和患者了解、选用药品的重要途径和法定指南，也是医护人员对患者进行用药指导和合理使用的重要媒介。

中成药说明书主要的内容包括药品的名称（汉语拼音）、成分、性状、功能主治、规格、用法用量、不良反应、注意事项、药物相互作用、储藏、包装、有效期、执行标准、批准文号、生产企业（企业名称、生产地址、邮政编码、电话号码、传真号码、网址）等。

使用中成药前应认真阅读说明书，特别是对一些关于药品应用和安全的信息要有深刻的了解。如药品说明书上的有效期、生产日期、用法用量、适应证、禁忌、不良反应、注意事项、储藏方法等内容；药品说明书上特别标明的内容，如幼儿、老人，以及孕妇等特殊人群的用药，须严格遵守。

（1）药品名称。我国规定药品名称应当采用国家统一颁布或规范的专用词汇，中成药采用通用名，即品名加汉语拼音的形式。

（2）批准文号。批准文号是国家药品监督管理部门批准药品企业生产的文号，是药品生产合法的标志。其格式如下：国药准字+1位字母+8位数字，其中，字母中的“H”代表化学药品，“Z”代表中成药，“B”代表保健药品，“S”代表生物制品，“F”代表药用辅料，“T”代表体外化学诊断试剂，“J”代表进口药品。字母后8位阿拉伯数字中的第1、第2位代表批准文号的来源，第3、第4位表示批准某药生产的公元年号的后两位数字，第5、第6、第7、第8位数字（即最后四位数字）为顺序号。没有批准文号的是伪劣药品。

（3）生产日期、有效期。生产日期是指中成药完成所有生产工艺的日期。通常用数字来表示，前四位表示年，中间两位表示月，后两位表示日，如某企业生产的龙胆泻肝丸生产日期是 2023 年 11 月 5 日，则用 20231105 表示。生产日期与有效期是相联系的，如本批龙胆泻肝丸的有效期是 3 年，则有效期的表示方式为 20261104。超过有效期则药品失效，失效的药品一定不能再用。

（4）慎用、禁用、忌用。慎用是指应用药品时要谨慎，但并非绝对不能应用，一般在用药时要注意观察，一旦发现有不良反应等问题，必须立即停药。通常情况下，小儿、老人、孕妇及心、肝、肾功能不全者，往往被列入“慎用”范围。

禁用即禁止使用。凡属禁用的药品，一定要严格执行药品说明的规定，禁止特定人群使用，否则会对人体构成严重危害，甚至危及生命。

忌用即避免使用。有些药物会给病人带来不良后果，属于忌用范围的，一般应尽量避免使用。

2. 注意证候禁忌

每一种中成药都有特定的功能主治和适应证，临床用药一般有所禁忌，这种禁忌称为证候禁忌。如感冒退热颗粒，具有清热解毒之效，用于上呼吸道感染、急性扁桃体炎、咽喉炎等。处方主以苦寒清热药组成，风寒感冒证则不宜使用。而感冒清热颗粒，具有疏风散寒，解表清热之效，用于风寒感冒，头痛发热，恶寒身痛，鼻流清涕，咳嗽咽干等。处方主要以辛温解表药组成，故风热感冒证则不适用。所以，无论是医师、药师还是患者，在选用中成药时都要搞清中成药的功效主治和禁忌，才能达到最佳的治疗效果。

3. 注意配伍禁忌

在中成药使用的过程中还要注意中成药与中成药、中成药与汤剂之间的配伍禁忌，避免药效降低或产生毒副作用。这里指的配伍禁忌主要是“十八反”和“十九畏”，如一种中成药中含有附子，而另外一种中成药或汤剂中含有半夏，则这两类药物就不能同时使用，以免产生毒副作用。尽管现在对于“十八反”和“十九畏”，学术界尚有争论，但在还没有定论前，依然要慎重用药，避免同时使用具有配伍禁忌的中成药或汤剂。此外，某些中成药与化学药之间也会产生配伍禁忌，尤其是含有重金属类的中成药和某些化学药会发生化学反应，降低了药效或产生中毒现象等，因此，中成药与化学药之间的配伍越来越受到重视。

4. 注意妊娠禁忌

中成药中的成分复杂，某些中成药中的某种成分可对胎儿或孕妇产生不良反应，属于妊娠妇女禁用、忌用或慎用的药物。2020 年版《中国药典》第一部中记载的妊娠禁用或慎用的中药品种有 140 种，如禁用的中成药有苏合香丸、麝香保心丸、抗宫炎片等，慎用的中成药有木香顺气丸、龙胆泻肝丸、防风通圣丸等。

5. 注意饮食禁忌

在中成药使用期间，某些食物不宜同时服用，称为饮食禁忌，又称为忌口。饮食禁忌的目的主要是避免中成药和食物之间产生相互作用而降低中成药的疗效或产生毒副作用。

如寒证患者不宜食用生冷、清凉饮料及清泻类食物；温热病患者不宜食用温燥辛辣刺激的食物；痈疡证患者不宜食用辛辣、鱼肉、甜腻类食品；肾病水肿患者不宜食用过咸、过酸、过辣等类食物等。除此之外，一般情况下，服药期间应戒烟、戒酒。

6. 注意毒副作用

一般情况下，中药材必须经过净制、炮炙加工为饮片，毒性中药材在炮制后毒性会大大降低，才可以进一步制成中成药保证用药安全。但这并不证明中成药不会产生中毒现象。从临床和文献中都可以发现，中成药中毒或者产生不良反应的现象大量存在。因此，在应用中成药时要特别注意中成药的毒副作用，确保用药安全。

引起中成药中毒的原因主要有以下几个方面，一是患者长期过量服用毒性较强的中成药，产生中毒现象；二是患者体质差异较大，部分患者体质较差，耐受性小而导致不良反应；三是由于患者中医药知识匮乏，对自身的病证不能正确认识，导致选用的中成药药不对证而产生不良反应；四是制剂时中药材炮制方法不当，毒性药物的毒性没有很好地降低或去除，导致产生毒副作用。

为合理使用中成药，尤其是含有毒性成分的中成药，要在医师或者执业药师的指导下，根据个体差异，严格控制服用剂量，给予科学、合理治疗。另外，在中药炮制过程中要严格按照炮制规范进行炮制，以减少毒副作用的发生。

任务五 中成药的储存方法及分类保管

中成药是已经加工定型、可供患者直接服用的成品药剂，经历生产、储存、运输、配送、销售，最后到达顾客手中，在这一系列过程中，可能受到阳光、空气、水分、温度、湿度等因素影响，使中成药发生物理和化学变化，从而使其质量发生变化，影响疗效。做好中成药的储存保管与养护，不仅能减少损失、避免浪费，更是保障用药安全有效的重要环节。

一、影响中成药质量稳定的因素

1. 温度

一般中成药成分在常温（10~30℃）条件下性质比较稳定，但随着温度的升高，则物理、化学和生物学的变化均加速。

（1）高温的影响。大部分微生物是嗜温性的，温度升高超过30℃时，有利于它们的繁殖和活动，从而加速药物的霉变；气温升高，可使含有芳香性成分的制剂（如薄荷油、红花油等）有效成分挥发；含油质类基质的软膏剂和栓剂因温度升高而软化，或达到熔点，致使油质外溢，在药品包装上呈现油样物质而不便使用。

（2）低温的影响。在低温条件下，有些药品易发生物理变化，以致药效降低，甚至失效。如液体制剂，在温度低于0℃时易发生沉淀或结冰胀破容器，使药液外漏。

2. 湿度

一般中成药在相对湿度35%~75%条件下比较稳定。相对湿度过高，有些中成药，如颗粒剂、片剂会发生潮解、变形、霉变等变异现象；相对湿度过低，有些中成药会风化或干裂。

3. 光线

中药成分的化学反应（氧化、水解、聚合等）均可因光线（紫外线）照射而发生，如酚类的氧化、酯类的水解、挥发油的聚合等。如保管不当，药品被光线直接照射，含油脂的中成药会酸败，酒类能产生混浊物，含苷类或色素的中成药发生分解，导致药效降低或失去药用价值。因此，多数中成药要求避光保管。

4. 空气

空气中的氧气能引起挥发油树脂化，脂肪油氧化而结成块状并氧化酸败。另外，空气中的水蒸气、灰尘等对中成药质量也有较大影响，如散剂、颗粒剂吸附水蒸气而结块或霉变。故中成药一般要求密闭或密封储藏。

5. 储藏时间

有些中成药性质不稳定，尽管储藏条件适宜，但时间过长仍会变质失效，因此2020年版《中国药典》要求中成药必须标注产品批号、有效期。药物应在有效期内使用。

二、中成药储存保管中常见的变异现象

1. 虫蛀

虫蛀与原料药的性质及在生产、运输、储存中受到污染等因素有关，一旦遇到适宜的气候环境就会发生。易虫蛀的剂型有蜜丸、水丸、散剂、茶曲剂等。

2. 霉变

霉变即发霉，是指中成药外表或内部生长霉菌，出现霉点，并可改变药物原有的气味的现象。易霉变的剂型有蜜丸、膏滋、片剂、糖浆剂、煎膏剂等。

3. 酸败

酸败又称酵解，是药物经日光照射、高温或受潮，在酵母菌的作用下发酵、膨胀酸败而不能药用。易发生酸败的剂型有合剂、酒剂、煎膏剂、糖浆剂、软膏剂等。

4. 挥发

挥发是指在高温下中成药所含挥发油或乙醇的散失。易挥发的剂型有芳香水剂、酊剂等。

5. 沉淀

沉淀是液体制剂常见的一种变质现象。中成药的液体制剂，由于灭菌不严、过滤不清或储存过久，易产生絮状沉淀。易沉淀的剂型有药酒、口服液、注射剂等。

6. 其他

其他变异现象如煎膏剂会出现“返砂”现象，蜜丸会“变硬”，胶囊剂会“粘连”等。

三、中成药的一般储存方法

中成药的原料主要来源于动植物生命体，本身存在许多不稳定因素，加上外部环境的影响，在储存过程中如果保管不当，常会加速变化，较之化学合成药品更易发霉、变质、沉淀、虫蛀等。即使是在有效期内，也应注意各类中成药的储存方法，以避免变质导致药效降低、产生毒副作用等。

1. 药库、药店、药房等单位保管中成药

（1）保持药柜、药架卫生，定期消毒，减少微生物污染。

（2）温度、湿度要适当。保持室温在10~30℃，特殊储存要求的可放阴凉库保管（<20℃）。若柜内温度、湿度高于室内，或药库内温度、湿度高于室外，应适当打开柜门、库房门通风；反之则应紧闭柜门、库门，尽量少打开。必要时，可在柜内、库内放吸潮剂。

（3）做好药品进出库收发登记记录。

（4）熟悉中成药贮存中常发生的变质现象及其原因。若发现有变质现象，原则上不能使用，应及时联系药品批发企业和生产企业。

（5）加强药品外观质量检查。入库贮存中成药要检查包装是否完整，有无渗漏、潮湿、发霉及包装破损等。如有问题，经加工整理后仍不合格者，不宜贮存。

（6）看清批号、有效期，做到先生产的先使用，严防过期。

（7）分类贮存。内服药、外用药分开贮放；剧毒药、贵重药单独加锁另放；怕光药避光贮存；怕热、怕潮药放阴凉、干燥处；一般药亦宜放阴凉、干燥处。

（8）库存药品虽无须进行陈列，但也要注意摆放整齐，以利于管理。另外，切忌在通道口和安全出口处堆放库存药品。

2. 家庭个人保管中成药

（1）最好有一个药箱，药品能归类放置，方便查找和使用。

（2）药品要放在妥当的地方，避免日光直射、高温、潮湿，尤其是要防备小儿误吃。剧毒药尤应妥善存放，最好专人放置。

（3）注意定期检查药品的有效期，已过期药品应及时清理。定期检查药品有无发霉变质现象。遇有变质，及时清理。

（4）贮放中成药一定要有标签，写清药名、规格，切勿凭记忆无标签存放。

（5）对名称、规格有疑问的药，切勿冒然使用，以免发生意外。

（6）糖浆剂、口服液、合剂等易发霉、发酵变质的药，开启后要及时用完；未用完的最好放冰箱内，并尽早用完。遇有变质，及时清理。

（7）瓶装成药用多少取多少，对瓶装液体药更应注意，只能倒出，不宜再往回倒入，更不宜将瓶口直接对嘴服药。已经启用的瓶装成药应注意按瓶签说明保管（如加盖、防潮等）。

（8）在家贮存中成药，不宜过多，避免浪费。

四、中成药常用剂型的分类保管养护

1. 散剂

保管养护的关键是防潮，应在阴凉干燥处密闭保存。另外，尚需防鼠害和虫蛀。

2. 丸剂

蜜丸含蜂蜜，受潮易霉变、黏结、虫蛀、蜜味减失；水丸易干枯失泽，受潮易霉变、虫蛀，糊丸、浓缩丸也类同。因此，丸剂宜密封，置阴凉干燥处储藏，防潮湿和微生物污染。

3. 片剂

中药片剂因含药材粉末或浸膏量较多，易吸收空气中的水分，使药片松散、破碎，甚至发霉变质。湿度过低时，药片又易干裂。因此，片剂宜密封，在干燥阴凉处保存，严格防潮。

4. 颗粒剂

颗粒剂含有浸膏及大量糖分、淀粉等辅料，极易受潮结块、发霉。通常装入塑料袋，袋口热熔封严，包装于铁罐或塑料盒内，置于室内阴凉、干燥处，遮光、防潮、防高温。

5. 胶囊剂

胶囊剂容易吸收水分，轻者可鼓胀，胶囊表面浑浊，严重时可霉变、粘连，甚至软化、破裂。遇热则易软化、粘连。而过于干燥，水分过少，则易脆裂。应储藏于密闭塑料袋内或玻璃、塑料瓶中，置于阴凉干燥处保管。

6. 糖浆剂

蔗糖为糖浆剂的常用辅料。蔗糖是一种营养物质，其水溶液很容易被霉菌、酵母菌等所污染，使糖浆剂分解而酸败、混浊。盛装容器一般为容积不超过 500 mL 的棕色细颈瓶。于灌装后密封，储藏于室内阴凉干燥处，应避光、防潮、防热等。

7. 含乙醇的中药制剂

中药酊剂、药酒、流浸膏等制剂皆含乙醇（或白酒），具有良好的防腐作用，故储藏过程中相对比较稳定。但由于乙醇易挥发，应密闭存放。夏季应避热，冬季应防冻，置于室内阴凉干燥处储藏保管。

8. 注射剂

各大小容量的中药注射剂均怕热、怕光、易产生沉淀、变色、澄明度不及格。宜贮存在 20℃以下的阴凉库，放置在通风避光处。货件堆垛不宜过高，避免重压。

9. 膏药

多数膏药中含有挥发性药物，如冰片、樟脑、麝香等。如储藏时间过久，有效成分易散失；如储藏环境过热，膏料易渗过纸或布面；如储藏环境过冷或吸湿，黏性降低，贴时易脱落。故宜密闭储藏，置于干燥阴凉处，防热、防潮、避风保管。

模块七测试题

一、单项选择题

1. 常用中成药小柴胡颗粒，其处方来源属于（　　）。
A. 历代医药文献
B. 经验方
C. 新研方
D. 民间秘方

2. 以下处方来源属于新研方的中成药是（　　）。
A. 小柴胡颗粒
B. 龙牡壮骨颗粒
C. 藿香正气水
D. 木香顺气丸

3. 中成药良附丸的命名方法是（　　）。
A. 以成药功效命名
B. 以成药的主治病证命名
C. 以成药的组成命名
D. 以成药的主药命名

4. 以下以成药的主治病证命名的是（　　）。
A. 玉屏风散
B. 痛经丸
C. 香连丸
D. 补中益气丸

5. 中成药六一散的命名方法是（　　）。
A. 以发明创造人命名
B. 以成药功效命名
C. 以组成的中药味数命名
D. 以药物的比例命名

6. 具有吸收快、药效发挥迅速，而且可以根据病情的变化随证加减的剂型是（　　）。
A. 口服液
B. 注射剂
C. 散剂
D. 汤剂

7. 临床治疗慢性疾病或久病体弱、病后调和气血者多用（　　）。
A. 丸剂
B. 汤剂
C. 注射液
D. 散剂

8. 酒剂、酊剂最宜用于治疗（　　）。
A. 气血虚弱病证
B. 肝阳上亢证
C. 风湿痹证
D. 脾胃虚弱证

9. 肾阴虚证候选用六味地黄丸属于（　　）。
A. 对证用药
B. 对证用药
C. 对病用药
D. 辨证和辨病结合用药

10. 以下哪项属于正确合理使用药物?（　　）
A. 含丁香的中成药与含郁金的中成药同用
B. 老年人按说明书用量的两倍使用
C. 服用含人参的中成药同时吃萝卜
D. 云南白药撒布在外伤患处使用

11. 补肾涩精的中成药如锁阳固精丸、右归丸等，可用（　　）送服。
A. 黄酒　　B. 淡盐水
C. 姜汤　　D. 蜂蜜水

12. 阴凉处是指不超过（　　）的环境。
A.20℃　　B.15℃
C.10℃　　D.5℃

二、判断题

13. 中成药六味地黄丸既以中药味数命名，也以成药的主药命名。（ ）

14. 中成药之间也存在配伍应用，达到增效减毒的目的，如四君子丸可配伍香砂六君子丸同用增强补气作用。（ ）

15. 酒剂、糖浆剂、露剂、口服液、煎膏剂等剂型，均怕光、怕热、易酸败、发酵，应贮存在干燥阴凉、避免阳光处。（ ）

模块七测试题答案

一、单项选择题

1.A 2.B 3.C 4.B 5.D 6.D 7.A 8.C 9.A 10.D 11.B 12.A

二、判断题

13. √ 14. × 15. √

中篇

初级　中药调剂员

模块一 中药饮片识别

项目一 中药识别（初级 120 种药）

绵马贯众

【来源】本品为鳞毛蕨科植物粗茎鳞毛蕨的干燥根茎和叶柄残基。

【采收加工】秋季采挖，削去叶柄，须根，除去泥沙，晒干。

【产地】主产于黑龙江、吉林、辽宁等地。

【炮制】切厚片。

【性状】

1. **绵马贯众** 呈长倒卵形，略弯曲，上端钝圆或截形，下端较尖，有的纵剖为两半。表面黄棕色至黑褐色，密被排列整齐的叶柄残基及鳞片，并有弯曲的须根。叶柄残基呈扁圆形；表面有纵棱线，质硬而脆，断面略平坦，棕色，有黄白色维管束 5~13 个，环列；每个叶柄残基的外侧常有 3 条须根，鳞片条状披针形，全缘，常脱落。质坚硬，断面略平坦，深绿色至棕色，有黄白色维管束 5~13 个，环列，其外散有较多的叶迹维管束。气特异，味初淡而微涩，后渐苦、辛。

2. **绵马贯众饮片** 呈不规则的厚片或碎块，根茎外表皮黄棕色至黑褐色，多被有叶柄残基，有的可见棕色鳞片，切面淡棕色至红棕色，有黄白色维管束小点，环状排列。气特异，味初淡而微涩，后渐苦、辛。

【质量】绵马贯众以个大、须根少、质坚实、叶柄残基断面棕绿色者为佳。

【性味与归经】苦，微寒；有小毒。归肝、胃经。

【功能与主治】清热解毒，驱虫。用于虫积腹痛，疮疡。

【用法与用量】4.5~9 g。

大黄

【来源】本品为蓼科植物掌叶大黄、唐古特大黄或药用大黄的干燥根及根茎。

【采收加工】秋末茎叶枯萎或次春发芽前采收，除去细根，刮去外皮，切瓣或段，绳穿成串干燥或直接干燥。

【产地】掌叶大黄和唐古特大黄药材称为“北大黄”或“西大黄”，主产于青海、甘肃等地；药用大黄药材称为“南大黄”或“川大黄”，主产于四川。

【性状】

1. 大黄 呈类圆柱形、圆锥形、卵圆形或不规则块状。除尽外皮者表面黄棕色至红棕色，有的可见类白色网状纹理及星点（异型维管束）散在，残留的外皮棕褐色，多具绳孔及粗皱纹。质坚，有的中心稍松软，断面淡红棕色或黄棕色，显颗粒性；根茎髓部宽广，有星点环列或散在；根木部发达，具放射状纹理，形成层环明显，无星点。气清香，味苦而微涩，嚼之粘牙，有沙粒感。

2. 大黄饮片 呈不规则类圆形厚片或块，大小不等。外表皮黄棕色或棕褐色，有纵皱纹及疙瘩状隆起。切面黄棕色至淡红棕色，较平坦，有明显散在或排列成环的星点，有空隙。

【经验鉴别术语】

“高粱碴”：优质大黄断面颗粒性，显红棕色，习称“高粱碴”。

“锦纹”：优质大黄表面有时可见类白色菱形网纹，系由灰白色薄壁组织与棕红色射线交错而成，习称“锦纹”；“南大黄”表面微弯曲的棕色线纹，也习称“锦纹”；优质大黄断面红肉白筋，纹理清晰不乱，也习称“锦纹”。

【质量】大黄以质地坚实、锦纹明显、红棕色、味苦而微涩、嚼之粘牙者为佳。

【性味与归经】苦，寒。归脾、胃、大肠、肝、心包经。

【功能与主治】泻下攻积，清热泻火，凉血解毒，逐瘀通经，利湿退黄。用于实热积滞便秘，血热吐衄，目赤咽肿，痈肿疔疮，肠痈腹痛，瘀血经闭，产后瘀阻，跌打损伤，湿热痢疾，黄疸尿赤，淋证，水肿；外治烧烫伤。酒大黄善清上焦血分热毒，用于目赤咽肿、齿龈肿痛。熟大黄泻下力缓、泻火解毒，用于火毒疮疡。大黄炭凉血化瘀止血，用于血热有瘀出血症。

【用法与用量】3~15 g；用于泻下不宜久煎。外用适量，研末敷于患处。

【注意事项】孕妇及月经、哺乳期慎用。

牛膝

【来源】本品为苋科植物牛膝的干燥根。

【采收加工】冬季茎叶枯萎时采挖，除去须根和泥沙，捆成小把，晒至干皱后，将顶端切齐，晒干。

【产地】主产于河南武陟、孟州、温县、博爱、沁阳、辉县等地，为“四大怀药”之一。

【性状】

1. 牛膝 呈细长圆柱形，顺直或稍弯曲。表面灰黄色或淡棕色，有微扭曲的细纵皱纹、排列稀疏的侧根痕和横长皮孔样的突起。质硬脆，易折断，受潮变软，断面平坦，淡棕色，略呈角质样而油润，中心维管束木质部较大，黄白色，其外周散有多数黄白色点状维管束，断续排列成2~4轮。气微，味微甜而稍苦涩。

2. 牛膝饮片 呈圆柱形的段。外表皮灰黄色或淡棕色，有微细的纵皱纹及横长皮孔。质硬脆，易折断，受潮变软。切面平坦，淡棕色或棕色，略呈角质样而油润，中心维管束木部较大，黄白色，其外围散有多数黄白色点状维管束，断续排列成2~4轮。气微，味微甜而稍苦涩。

【质量】牛膝以条粗大、皮细、色土黄者为佳。

【性味与归经】苦、甘、酸，平。归肝、肾经。

【功能与主治】逐瘀通经，补肝肾，强筋骨，利尿通淋，引血下行。用于经闭，痛经，腰膝酸痛，筋骨无力，淋证，水肿，头痛，眩晕，牙痛，口疮，吐血，衄血。

【用法与用量】5~12 g。

【注意事项】孕妇慎用。

白头翁

【来源】本品为毛茛科植物白头翁的干燥根。

【采收加工】春、秋二季采挖，除去泥沙，干燥。

【产地】主产于东北、华北、华东等地。

【性状】

1. 白头翁 呈类圆柱形或圆锥形，稍扭曲。表面黄棕色或棕褐色，具不规则纵皱纹或纵沟，皮部易脱落，露出黄色的木部，有的有网状裂纹或裂隙，近根头处常有朽状凹洞。根头部稍膨大，有白色绒毛，有的可见鞘状叶柄残基。质硬而脆，断面皮部黄白色或淡黄棕色，木部淡黄色。气微，味微苦涩。

2. 白头翁饮片 呈类圆形的片。外表皮黄棕色或棕褐色，具不规则纵皱纹或纵沟，近根头部有白色绒毛。切面皮部黄白色或淡黄棕色，木部淡黄色。气微，味微苦涩。

【质量】白头翁以根粗长，外表灰黄色，头部有白色茸毛者为佳。

【性味与归经】苦，寒。归胃、大肠经。

【功能与主治】清热解毒，凉血止痢。用于热毒血痢，阴痒带下。

【用法与用量】9~15 g。

白芍

【来源】本品为毛茛科植物芍药的干燥根。

【采收加工】夏、秋二季采挖，洗净，除去头尾和细根，置沸水中煮后除去外皮或去皮后再煮，晒干。

【产地】主产于浙江、安徽、四川等地。

【性状】

1. 白芍 呈圆柱形，平直或稍弯曲，两端平截。表面类白色或淡棕红色，光洁或有纵皱纹及细根痕，偶有残存的棕褐色外皮。质坚实，不易折断，断面较平坦，类白色或微带棕红色，形成层环明显，射线放射状。气微，味微苦、酸。

2. 白芍饮片 呈类圆形的薄片。表面淡棕红色或类白色，平滑，切面类白色或微带棕红色，形成层环明显，可见稍隆起的筋脉纹呈放射状排列。气微，味微苦、酸。

【质量】白芍以粗壮、圆直、头尾等粗、体重、质坚实、无白心或裂隙者为佳。

【性味与归经】苦、酸，微寒。归肝、脾经。

【功能与主治】养血调经，敛阴止汗，柔肝止痛，平抑肝阳。用于血虚萎黄，月经不调，自汗，盗汗，胁痛，腹痛，四肢挛痛，头痛眩晕。

【用法与用量】6~15g。

【注意事项】不宜与藜芦同用。

赤芍

【来源】本品为毛茛科植物芍药或川赤芍的干燥根。

【采收加工】春、秋二季采挖，除去根茎、须根及泥沙，晒干。

【产地】芍药主产于内蒙古、黑龙江、吉林、辽宁等地；川赤芍主产于四川。

【性状】

1. 赤芍 呈圆柱形，稍弯曲。表面棕褐色，粗糙，有纵沟和皱纹，并有须根痕和横长的皮孔样突起，有的外皮易脱落。质硬而脆，易折断，断面粉白色或粉红色，皮部窄，木部放射状纹理明显，有的有裂隙。气微香，味微苦、酸涩。

2. 赤芍饮片 呈类圆形切片。外表皮棕褐色。切面粉白色或粉红色，皮部窄，木部放射状纹理明显，有的有裂隙。

【质量】赤芍以粗壮，外皮易脱落，断面粉白色、粉性足者为佳。

【性味与归经】苦，微寒。归肝经。

【功能与主治】清热凉血，散瘀止痛。用于热入营血，温毒发斑，吐血衄血，目赤肿痛，肝郁胁痛，经闭痛经，癥瘕腹痛，跌扑损伤，痈肿疮疡。

【用法与用量】6~12 g。

【注意事项】不宜与藜芦同用。

升麻

【来源】本品为毛茛科植物大三叶升麻、兴安升麻或升麻的干燥根茎。

【采收加工】秋季采挖，除去泥沙，晒至须根干时，燎去或除去须根，晒干。

【产地】主产于黑龙江、辽宁、山西等地。

【性状】

呈不规则的长形块状，多分枝，呈结节状。表面黑褐色或棕褐色，粗糙不平，有坚硬的细须根残留，上面有数个圆形空洞的茎基痕，洞内壁显网状沟纹；下面凹凸不平，具须根痕。体轻，质坚硬，不易折断，断面不平坦，有裂隙，纤维性，黄绿色或淡黄白色。气微，味微苦而涩。

【质量】升麻以个大、质坚、外皮黑褐色、断面黄绿色、无须根者为佳。

【性味与归经】辛、微甘，微寒。归肺、脾、胃、大肠经。

【功能与主治】发表透疹，清热解毒，升举阳气。用于风热头痛，齿痛，口疮，咽喉肿痛，麻疹不透，阳毒发斑，脱肛，子宫脱垂。

【用法与用量】3~10 g。

防己

【来源】本品为防己科植物粉防己的干燥根。

【采收加工】秋季采挖，洗净，除去粗皮，晒至半干，切段，个大者再纵切，干燥。

【产地】主产于浙江、安徽、江西、湖北等地。

【性状】

1. 防己 呈不规则圆柱形、半圆柱形或块状，多弯曲。表面淡灰黄色，在弯曲处常有深陷横沟而成结节状的瘤块样。体重，质坚实，断面平坦，灰白色，富粉性，有排列较稀疏的放射状纹理。气微，味苦。

2. 防己饮片 呈类圆形或半圆形的厚片。外表皮淡灰黄色。切面灰白色，粉性，有稀疏的放射状纹理。气微，味苦。

【质量】防己以条匀、质坚实、粉性足、去净外皮者为佳。

【性味与归经】苦，寒。归膀胱、肺经。

【功能与主治】祛风止痛，利水消肿。用于风湿痹痛，水肿脚气，小便不利，湿疹疮毒。

【用法与用量】5~10 g。

延胡索（元胡）

【来源】本品为罂粟科植物延胡索的干燥块茎。

【采收加工】夏初茎叶枯萎时采挖，除去须根，洗净，置沸水中煮至恰无白心时，取出，晒干。

【产地】主产于浙江、江苏、湖北、湖南等地，为“浙八味”之一。

【性状】

1. 延胡索 呈不规则的扁球形，直径 0.5~1.5 cm。表面黄色或黄褐色，有不规则网状皱纹。顶端有略凹陷的茎痕，底部常有疙瘩状突起。质硬而脆，断面黄色，角质样，有蜡样光泽。气微，味苦。

2. 延胡索饮片 呈不规则的圆形厚片。外表皮黄色或黄褐色，有不规则细皱纹。切面黄色，角质样，具蜡样光泽。气微，味苦。

【质量】延胡索以个大、饱满、质坚实、断面色黄者为佳。

【性味与归经】辛、苦，温。归肝、脾经。

【功能与主治】活血，行气，止痛。用于胸胁、脘腹疼痛，胸痹心痛，经闭痛经，产后瘀阻，跌扑肿痛。

【用法与用量】3~10 g；研末吞服，一次 1.5~3 g。

地榆

【来源】本品为蔷薇科植物地榆或长叶地榆的干燥根。后者习称“绵地榆”。

【采收加工】春季发芽时或秋季植株枯萎后采挖，除去须根，洗净，干燥，或趁鲜切片，干燥。

【产地】地榆主产于东北及内蒙古、山西、陕西等地；长叶地榆主产于安徽、浙江、江苏、江西等地。

【性状】

1. 地榆　呈不规则纺锤形或圆柱形，稍弯曲。表面灰褐色至暗棕色，粗糙，有纵纹。质硬，断面较平坦，粉红色或淡黄色，木部略呈放射状排列。气微，味微苦涩。

2. 绵地榆　呈长圆柱形，稍弯曲，着生于短粗的根茎上。表面红棕色或棕紫色，有细纵纹。质坚韧，断面黄棕色或红棕色，皮部有多数黄白色或黄棕色绵状纤维。气微，味微苦涩。

3. 地榆饮片　呈不规则的类圆形片或斜切片。外表皮灰褐色至深褐色。切面较平坦，粉红色、淡黄色或黄棕色，木部略呈放射状排列；皮部有多数黄棕色绵状纤维。气微，味微苦涩。

【质量】地榆以条粗、质硬、断面色红者为佳。

【性味与归经】苦、酸、涩，微寒。归肝、大肠经。

【功能与主治】凉血止血，解毒敛疮。用于便血，痔血，血痢，崩漏，水火烫伤，痈肿疮毒。

【用法与用量】9~15 g。外用适量，研末涂敷患处。

苦参

【来源】本品为豆科植物苦参的干燥根。

【采收加工】春、秋二季采挖，除去根头和小支根，洗净，干燥，或趁鲜切片，干燥。

【产地】主产于山西、河南、河北等地。

【性状】

1. 苦参　呈长圆柱形，下部常有分枝，长 10~30 cm，直径 1~6.5 cm。表面灰棕色或棕黄色，具纵皱纹和横长皮孔样突起，外皮薄，多破裂反卷，易剥落，剥落处显黄色，光滑。质硬，不易折断，断面纤维性；切面黄白色，具放射状纹理和裂隙，有的具异型维管束呈同心性环列或不规则散在。气微，味极苦。

2. 苦参饮片　呈类圆形或不规则形的厚片。外表皮灰棕色或棕黄色，有时可见横长皮孔样突起，外皮薄，常破裂反卷或脱落，脱落处显黄色或棕黄色，光滑。切面黄白色，纤维性，具放射状纹理和裂隙，有的可见同心性环纹。气微，味极苦。

【质量】苦参以条匀、无须根、断面色黄白、味极苦者为佳。

【性味与归经】苦，寒。归心、肝、胃、大肠、膀胱经。

【功能与主治】清热燥湿，杀虫，利尿。用于热痢，便血，黄疸尿闭，赤白带下，阴肿阴痒，湿疹，湿疮，皮肤瘙痒，疥癣麻风；外治滴虫性阴道炎。

【用法与用量】4.5~9 g。外用适量，煎汤洗患处。

【注意事项】不宜与藜芦同用。

山豆根

【来源】本品为豆科植物越南槐的干燥根和根茎。

【采收加工】秋季采挖，除去杂质，洗净，干燥。

【产地】主产于广西、广东、贵州、云南等地。

【性状】

1. 山豆根　根茎呈不规则的结节状，顶端常残存茎基，其下着生根数条。根呈长圆柱形，常有分枝，长短不一。表面棕色至棕褐色，有不规则的纵皱纹及横长皮孔样突起。质坚硬，难折断，断面皮部浅棕色，木部淡黄色。有豆腥气，味极苦。

2. 山豆根饮片　呈不规则的类圆形厚片。外表皮棕色至棕褐色。切面皮部浅棕色，木部淡黄色。有豆腥气，味极苦。

【质量】山豆根以根片大、外皮棕褐色、味苦者为佳。

【性味与归经】苦，寒；有毒。归肺、胃经。

【功能与主治】清热解毒，消肿利咽。用于火毒蕴结，乳蛾喉痹，咽喉肿痛，齿龈肿痛，口舌生疮。

【用法与用量】3~6 g。

附：北豆根

【来源】本品为防己科植物蝙蝠葛的干燥根茎。

【采收加工】春、秋二季采挖，除去须根和泥沙，干燥。

【产地】主产于东北、河北、山东及山西等地。

【性状】

1. 北豆根　呈细长圆柱形，弯曲，有分枝。表面黄棕色至暗棕色，多有弯曲的细根，并可见突起的根痕和纵皱纹，外皮易剥落。质韧，不易折断，断面不整齐，纤维细，木部淡黄色，呈放射状排列，中心有髓。气微，味苦。

2. 北豆根饮片　呈不规则的圆形厚片。表面淡黄色至棕褐色，木部淡黄色，呈放射状排列，纤维性，中心有髓，白色。气微，味苦。

【质量】北豆根以条粗长、外皮黄棕色、断面浅黄色、味苦者为佳。

【性味与归经】苦，寒；有小毒。归肺、胃、大肠经。

【功能与主治】清热解毒，祛风止痛。用于咽喉肿痛，热毒泻痢，风湿痹痛。

【用法与用量】3~9 g。

甘草

【来源】本品为豆科植物甘草、胀果甘草或光果甘草的干燥根及根茎。

【采收加工】春、秋二季采挖，除去须根，晒干。

【产地】主产于内蒙古、山西、甘肃、新疆等地。

【性状】

1. 甘草　根呈圆柱形，外皮松紧不一。表面红棕色或灰棕色，具显著的纵皱纹、沟纹、皮孔及稀疏的细根痕。质坚实，断面略显纤维性，黄白色，粉性，形成层环明显，射线放射状，有的有裂隙。根茎呈圆柱形，表面有芽痕，断面中部有髓。气微，味甜而特殊。

2. 胀果甘草　根和根茎木质粗壮，有的分枝，外皮粗糙，多灰棕色或灰褐色。质坚硬，木质纤维多，粉性小。根茎不定芽多而粗大。

3. 光果甘草　根和根茎质地较坚实，有的分枝，外皮不粗糙，多灰棕色，皮孔细而不明显。

4. 甘草片　呈类圆形或椭圆形的厚片。外表皮红棕色或灰棕色，具纵皱纹。切面略显纤维性，中心黄白色，有明显放射状纹理及形成层环。质坚实，具粉性。气微，味甜而特殊。

【质量】甘草以外皮细紧、红棕色，质坚实，断面黄白色，粉性足，味甜者为佳。

【性味与归经】甘，平。归心、肺、脾、胃经。

【功能与主治】补脾益气，清热解毒，祛痰止咳，缓急止痛，调和诸药。用于脾胃虚弱，倦怠乏力，心悸气短，咳嗽痰多，脘腹、四肢挛急疼痛，痈肿疮毒，缓解药物毒性、烈性。

【用法与用量】2~10 g。

【注意事项】不宜与海藻、京大戟、红大戟、甘遂、芫花同用。

炙甘草

【来源】本品为甘草的炮制加工品。

【炮制】照蜜炙法炒至黄色至深黄色，不粘手时取出，晾凉。

【性状】呈类圆形或椭圆形切片。外表皮红棕色或灰棕色，微有光泽。切面黄色至深黄色，形成层环明显，射线放射状。略有黏性。具焦香气，味甜。

【性味与归经】甘，平。归心、肺、脾、胃经。

【功能与主治】补脾和胃，益气复脉。用于脾胃虚弱，倦怠乏力，心动悸，脉结代。

【用法与用量】同甘草。

【注意事项】同甘草。

葛根

【来源】本品为豆科植物野葛的干燥根。习称野葛。

【采收加工】秋、冬二季采挖，趁鲜切成厚片或小块，干燥。

【产地】全国各地均产。

【性状】

1. 葛根　呈纵切的长方形厚片或小方块。外皮淡棕色至棕色，有纵皱纹，粗糙。切面黄白色至淡黄棕色，有的纹理明显。质韧，纤维性强。气微，味微甜。

2. 葛根饮片　呈不规则的厚片、粗丝或边长为 0.5~1.2 cm 的方块。切面浅黄棕色至棕黄色。质韧，纤维性强。气微，味微甜。

【质量】葛根以片块大、质坚实者为佳。

【性味与归经】甘、辛，凉。归脾、胃、肺经。

【功能与主治】解肌退热，生津止渴，透疹，升阳止泻，通经活络，解酒毒。用于外感发热头痛，项背强痛，口渴，消渴，麻疹不透，热痢，泄泻，眩晕头痛，中风偏瘫，胸痹心痛，酒毒伤中。

【用法与用量】10~15 g。

粉葛

【来源】本品为豆科植物甘葛藤的干燥根。

【采收加工】秋、冬二季采挖，除去外皮，稍干，截段或再纵切两半或斜切成厚片，干燥。

【产地】全国各地均产。

【性状】

1. 粉葛　呈圆柱形、类纺锤形或半圆柱形；有的为纵切或斜切的厚片，大小不一。表面黄白色或淡棕色，未去外皮的呈灰棕色。体重，质硬，富粉性，横切面可见由纤维形成的浅棕色同心性环纹，纵切面可见由纤维形成的数条纵纹。气微，味微甘。

2. 粉葛片　呈不规则的厚片或立方块状。外表面黄白色或淡棕色。切面黄白色，横切面有时可见由纤维形成的浅棕色同心性环纹，纵切面可见由纤维形成的数条纵纹。体重，质硬，富粉性。气微，味微甜。

【质量】粉葛以片块大、色白、质坚实、粉性足、纤维少者为佳。

【性味与归经】甘、辛，凉。归脾、胃经。

【功能与主治】同葛根。

【用法与用量】10~15 g。

远志

【来源】本品为远志科植物远志或卵叶远志的干燥根。

【采收加工】春、秋二季采挖，除去须根和泥沙，晒干。

【产地】主产于山西、陕西、吉林、河南等地。

【性状】

1. 远志　呈圆柱形，略弯曲。表面灰黄色至灰棕色，有较密并深陷的横皱纹、纵皱纹及裂纹，老根的横皱纹较密更深陷，略呈结节状。质硬而脆，易折断，断面皮部棕黄色，木部黄白色，皮部易与木部剥离。气微，味苦、微辛，嚼之有刺喉感。

2. 远志饮片　呈圆柱形的段。外表皮灰黄色至灰棕色，有横皱纹。切面棕黄色，中空。气微，味苦、微辛，嚼之有刺喉感。

【质量】远志以条粗、皮厚，远志筒、远志肉去净木心者为佳。

【性味与归经】苦、辛，温。归心、肾、肺经。

【功能与主治】安神益智，交通心肾，祛痰，消肿。用于心肾不交引起的失眠多梦、健忘惊悸、神志恍惚，咳痰不爽，疮疡肿毒，乳房肿痛。

【用法与用量】3~10 g。

西洋参

【来源】本品为五加科植物西洋参的干燥根。

【采收加工】秋季采挖，洗净，晒干或低温干燥。

【产地】原产于美国（因此习称花旗参）、加拿大，我国东北、华北、西北等地区亦有栽培。

【性状】

1. 西洋参　呈纺锤形、圆柱形或圆锥形。表面浅黄褐色或黄白色，可见横向环纹和线形皮孔状突起，并有细密浅纵皱纹和须根痕，主根中下部有一至数条侧根，多已折断。有的上端有根茎（芦头），环节明显，茎痕（芦碗）圆形或半圆形。体重，质坚实，不易折断，断面平坦，浅黄白色，略显粉性，皮部可见黄棕色点状树脂道，形成层环纹棕黄色，木部略呈放射状纹理。气微而特异，味微苦、甘。

2. 西洋参饮片　呈长圆形或类圆形片。外表皮浅黄褐色。切面淡黄白至黄白色，形成层环棕黄色，皮部有黄棕色点状树脂道，近形成层环处较多而明显，木部略呈放射状纹理。气微而特异，味微苦、甘。

【质量】西洋参以根条均匀、表面黄白色、体重质坚实者为佳。

【性味与归经】甘、微苦，凉。归心、肺、肾经。

【功能与主治】补气养阴，清热生津。用于气虚阴亏，虚热烦倦，咳喘痰血，内热消渴，口燥咽干。

【用法与用量】3~6 g，另煎兑服

【注意事项】不宜与藜芦同用。

白芷

【来源】本品为伞形科植物白芷或杭白芷的干燥根。

【采收加工】夏、秋间叶黄时采挖，除去须根和泥沙，晒干或低温干燥。

【产地】主产于四川、浙江、河南、河北、安徽等地。

【性状】

1. 白芷 呈长圆锥形。表面灰棕色或黄棕色，根头部钝四棱形（杭白芷）或近圆形，具纵皱纹、支根痕及皮孔样的横向突起，有的排列成四纵行（杭白芷）。顶端有凹陷的茎痕。质坚实，断面白色或灰白色，粉性，形成层环棕色，近方形（杭白芷）或近圆形，皮部散有多数棕色油点。气芳香，味辛、微苦。

2. 白芷饮片 呈类圆形的厚片。外表皮灰棕色或黄棕色。切面白色或灰白色，具粉性，形成层环棕色，近方形或近圆形，皮部散有多数棕色油点。气芳香，味辛、微苦。

【质量】白芷以粗壮、坚实、粉性足、油点多、香气浓郁者为佳。

【性味与归经】辛，温。归胃、大肠、肺经。

【功能与主治】解表散寒，祛风止痛，宣通鼻窍，燥湿止带，消肿排脓。用于感冒头痛，眉棱骨痛，鼻塞流涕，鼻鼽，鼻渊，牙痛，带下，疮疡肿痛。

【用法与用量】3~10 g。

当归

【来源】本品为伞形科植物当归的干燥根。

【采收加工】秋末采挖，除去须根和泥沙，待水分稍蒸发后，捆成小把，上棚，用烟火慢慢熏干。

【产地】主产于甘肃、云南、四川、陕西、湖北等地。

【性状】

1. 当归 略呈圆柱形，下部有支根 3~5 条或更多。表面浅棕色至棕褐色，具纵皱纹和横长皮孔样突起。根头（归头）具环纹，上端圆钝，或具数个明显突出的根茎痕，有紫色或黄绿色的茎和叶鞘的残基；主根（归身）表面凹凸不平；支根（归尾）上粗下细，多扭曲，有少数须根痕。质柔韧，断面黄白色或淡黄棕色，皮部厚，有裂隙和多数棕色点状分泌腔，木部色较淡，形成层环黄棕色。有浓郁的香气，味甘、辛、微苦。柴性大、干枯无油或断面呈绿褐色者不可供药用。

2. 当归饮片 呈类圆形、椭圆形或不规则薄片。外表皮浅棕色至棕褐色。切面浅棕黄色或黄白色，平坦，有裂隙，中间有浅棕色的形成层环，并有多数棕色的油点，香气浓郁，味甘、辛、微苦。

【质量】当归片以油润、外皮色黄棕、切面色黄白、气味浓者为佳。柴性大、干枯无油或断面呈绿褐色者不可供药用。市场有以独活片混充当归片者，注意鉴别。

【性味与归经】甘、辛，温。归肝、心、脾经。

【功能与主治】补血活血，调经止痛，润肠通便。用于血虚萎黄，眩晕心悸，月经不调，经闭痛经，虚寒腹痛，风湿痹痛，跌扑损伤，痈疽疮疡，肠燥便秘。酒当归活血通经。用于经闭痛经，风湿痹痛，跌扑损伤。

【用法与用量】6~12 g。

川芎

【来源】本品为伞形科植物川芎的干燥根茎。

【采收加工】夏季当茎上的节盘显著突出，并略带紫色时采挖，除去泥沙，晒后烘干，再去须根。

【产地】主产于四川，福建、广东也有产。

【性状】

1. 川芎　为不规则结节状拳形团块。表面灰褐色或褐色，粗糙皱缩，有多数平行隆起的轮节，顶端有凹陷的类圆形茎痕，下侧及轮节上有多数小瘤状根痕。质坚实，不易折断，断面黄白色或灰黄色，散有黄棕色的油室，形成层环呈波状。气浓香，味苦、辛，稍有麻舌感，微回甜。

2. 川芎饮片　为不规则厚片，外表皮灰褐色或褐色，有皱缩纹。切面黄白色或灰黄色，具有明显波状环纹或多角形纹理（习称"蝴蝶花纹"），散生黄棕色油点。质坚实。气浓香，味苦、辛，微甜。

【质量】川芎以个大、饱满、断面色黄白、油性大、香气浓者为佳。

【性味与归经】辛，温。归肝、胆、心包经。

【功能与主治】活血行气，祛风止痛。用于胸痹心痛，胸胁刺痛，跌扑肿痛，月经不调，经闭痛经，癥瘕腹痛，头痛，风湿痹痛。

【用法与用量】3~10 g。

防风

【来源】本品为伞形科植物防风的干燥根。

【采收加工】春、秋二季采挖未抽花茎植株的根，除去须根和泥沙，晒干。

【产地】主产于黑龙江、吉林、辽宁、河北、四川、云南等地。

【性状】

1. 防风　呈长圆锥形或长圆柱形，下部渐细，有的略弯曲。表面灰棕色或棕褐色，粗糙，有纵皱纹、多数横长皮孔样突起及点状的细根痕。根头部有明显密集的环纹（习称"蚯蚓头"），有的环纹上残存棕褐色毛状叶基。体轻，质松，易折断，断面不平坦，皮部棕黄色至棕色，有裂隙，木部黄色。气特异，味微甘。

2. 防风饮片　呈圆形或椭圆形的厚片。外表皮灰棕色或棕褐色，有纵皱纹、有的可见横长皮孔样突起、密集的环纹或残存的毛状叶基。切面皮部棕黄色至棕色，有裂隙，木部黄色，具放射状纹理。气特异，味微甘。

【质量】防风以切面皮部色浅棕、木部色浅黄者为佳。

【性味与归经】辛、甘，微温。归膀胱、肝、脾经。

【功能与主治】祛风解表，胜湿止痛，止痉。用于感冒头痛，风湿痹痛，风疹瘙痒，破伤风。

【用法与用量】5~10 g。

龙胆

【来源】本品为龙胆科植物条叶龙胆、龙胆、三花龙胆或坚龙胆的干燥根及根茎。前三种习称“龙胆”，后一种习称“坚龙胆”。

【采收加工】春、秋二季采挖，洗净，干燥。

【产地】龙胆主产于东北地区；坚龙胆主产于云南、四川等地。

【性状】

1. 龙胆 根茎呈不规则的块状；表面暗灰棕色或深棕色，上端有茎痕或残留茎基，周围和下端着生多数细长的根。根圆柱形，略扭曲；表面淡黄色或黄棕色，上部多有显著的横皱纹，下部较细，有纵皱纹及支根痕。质脆，易折断，断面略平坦，皮部黄白色或淡黄棕色，木部色较浅，呈点状环列。气微，味甚苦。

2. 坚龙胆 表面无横皱纹，外皮膜质，易脱落，木部黄白色，易与皮部分离。

3. 龙胆饮片 呈不规则形的段。根茎呈不规则块片，表面暗灰棕色或深棕色。根圆柱形，表面淡黄色至黄棕色，有的有横皱纹，具纵皱纹。切面皮部黄白色至棕黄色，木部色较浅。气微，味甚苦。

4. 坚龙胆饮片 呈不规则形的段。根表面无横皱纹，膜质外皮已脱落，表面黄棕色至深棕色。切面皮部黄棕色，木部色较浅。气微，味甚苦。

【质量】坚龙胆以条粗壮、黄色或黄棕色者为佳。

【性味与归经】苦，寒。归肝、胆经。

【功能与主治】清热燥湿，泻肝胆火。用于湿热黄疸，阴肿阴痒，带下，湿疹瘙痒，肝火目赤，耳鸣耳聋，胁痛口苦，强中，惊风抽搐。

【用法与用量】3~6 g。

白薇

【来源】本品为萝藦科植物白薇或蔓生白薇的干燥根及根茎。

【采收加工】春、秋二季采挖，洗净，干燥。

【产地】主产于山东、安徽、辽宁、河南、河北等地。

【性状】根茎粗短，有结节，多弯曲。上面有圆形的茎痕，下面及两侧簇生多数细长的根。表面棕黄色。质脆，易折断，断面皮部黄白色，木部黄色。气微，味微苦。

【质量】白薇以根粗、色淡黄者为佳。

【性味与归经】苦、咸，寒。归胃、肝、肾经。

【功能与主治】清热凉血，利尿通淋，解毒疗疮。用于温邪伤营发热，阴虚发热，骨蒸劳热，产后血虚发热，热淋，血淋，痈疽肿毒。

【用法与用量】5~10 g。

丹参

【来源】本品为唇形科植物丹参的干燥根和根茎。

【采收加工】春、秋二季采挖，除去泥沙，干燥。

【产地】主产于河北、安徽、江苏、四川等地。

【性状】

1. 丹参 根茎短粗，顶端有时残留茎基。根数条，长圆柱形，略弯曲，有的分枝并具须状细根。表面棕红色或暗棕红色，粗糙，具纵皱纹。老根外皮疏松，多显紫棕色，常呈鳞片状剥落。质硬而脆，断面疏松，有裂隙或略平整而致密，皮部棕红色，木部灰黄色或紫褐色，导管束黄白色，呈放射状排列。气微，味微苦涩。

栽培品较粗壮。表面红棕色，具纵皱纹，外皮紧贴不易剥落。质坚实，断面较平整，略呈角质样。

2. 丹参饮片 呈类圆形或椭圆形的厚片。外表皮棕红色或暗棕红色，粗糙，具纵皱纹。切面有裂隙或略平整而致密，有的呈角质样，皮部棕红色，木部灰黄色或紫褐色，有黄白色放射状纹理。气微，味微苦涩。

3. 酒丹参 形如丹参片，表面红褐色，略具酒香气。

【质量】丹参以色紫红者为佳。

【性味与归经】苦，微寒。归心、肝经。

【功能与主治】活血祛瘀，通经止痛，清心除烦，凉血消痈。用于胸痹心痛，脘腹胁痛，癥瘕积聚，热痹疼痛，心烦不眠，月经不调，痛经经闭，疮疡肿痛。

【用法与用量】10~15 g。

【注意事项】不宜与藜芦同用。

玄参

【来源】本品为玄参科植物玄参的干燥根。

【采收加工】冬季茎叶枯萎时采挖，除去根茎、幼芽、须根及泥沙，晒或烘至半干，堆放 3~6 天，反复数次至干燥。

【产地】主产于浙江、江苏、四川、湖北等地。

【性状】

1. 玄参 呈类圆柱形，中间略粗或上粗下细，有的微弯曲，似羊角状。表面灰黄色或灰褐色，有不规则的纵沟、横长皮孔样突起和稀疏的横裂纹和须根痕。质坚实，不易折断，断面黑色，微有光泽。气特异似焦糖，味甘、微苦。

2. 玄参饮片 呈类圆形或椭圆形的薄片。外表皮灰黄色或灰褐色。切面黑色，微有光泽，有的具裂隙。气特异似焦糖，味甘、微苦。

【质量】玄参以片大、皮细、质坚、切面乌黑色者为佳。

【性味与归经】甘、苦、咸，微寒。归肺、胃、肾经。

【功能与主治】清热凉血，滋阴降火，解毒散结。用于热入营血，温毒发斑，热病伤阴，舌绛烦渴，津伤便秘，骨蒸劳嗽，目赤，咽痛，白喉，瘰疬，痈肿疮毒。

【用法与用量】9~15 g。

【注意事项】不宜与藜芦同用。

地黄

【来源】本品为玄参科植物地黄的新鲜或干燥块根。

【采收加工】秋季采挖，除去芦头、须根及泥沙，鲜用；或将地黄缓缓烘焙至约八成干。前者习称“鲜地黄”，后者习称“生地黄”。

【性状】

1. 鲜地黄 呈纺锤形或条状。外皮薄，表面浅红黄色，具弯曲的纵皱纹、芽痕、横长皮孔样突起及不规则疤痕。肉质，易断，断面皮部淡黄白色，可见橘红色油点，木部黄白色，导管呈放射状排列。气微，味微甜、微苦。

2. 生地黄 多呈不规则的团块状或长圆形，中间膨大，两端稍细；有的细小，长条状，稍扁而扭曲。表面棕黑色或棕灰色，极皱缩，具不规则的横曲纹。体重，质较软而韧，不易折断，断面棕黑色或乌黑色，有光泽，具黏性。气微，味微甜。

3. 地黄饮片 呈类圆形或不规则的厚片。外表皮棕黑色或棕灰色，极皱缩，具不规则的横曲纹。切面棕黑色或乌黑色，有光泽，具黏性。气微，味微甜。

【质量】地黄以片大、体重、切面乌黑者为佳。

【性味与归经】鲜地黄：甘、苦，寒。归心、肝、肾经。生地黄：甘，寒。归心、肝、肾经。

【功能与主治】鲜地黄：清热生津，凉血，止血。用于热病伤阴，舌绛烦渴，温毒发斑，吐血，衄血，咽喉肿痛。

生地黄：清热凉血，养阴生津。用于热入营血，温毒发斑，吐血衄血，热病伤阴，舌绛烦渴，津伤便秘，阴虚发热，骨蒸劳热，内热消渴。

【用法与用量】鲜地黄：12~30 g。生地黄：10~15 g。

木香

【来源】本品为菊科植物木香的干燥根。

【采收加工】秋、冬二季采挖，除去泥沙和须根，切段，大的再纵剖成瓣，干燥后撞去粗皮。

【产地】主产于云南。

【性状】

1. 木香 呈圆柱形或半圆柱形。表面黄棕色至灰褐色，有明显的皱纹、纵沟及侧根痕。质坚，不易折断，断面灰褐色至暗褐色，周边灰黄色或浅棕黄色，形成层环棕色，有放射状纹理及散在的褐色点状油室。气香特异，味微苦。

2. 木香饮片　呈类圆形或不规则的厚片。外表皮黄棕色至灰褐色，有纵皱纹。切面棕黄色至棕褐色，中部有明显菊花心状的放射纹理，形成层环棕色，褐色油点（油室）散在。气香特异，味微苦。

【**质量**】木香以片大、质坚实、香气浓者为佳。

【**性味与归经**】辛、苦，温。归脾、胃、大肠、三焦、胆经。

【**功能与主治**】行气止痛，健脾消食。用于胸胁、脘腹胀痛，泻痢后重，食积不消，不思饮食。煨木香可实肠止泻。用于泄泻腹痛。

【**用法与用量**】3~6 g。

白术

【**来源**】本品为菊科植物白术的干燥根茎。

【**采收加工**】冬季下部叶枯黄、上部叶变脆时采挖，除去泥沙，烘干或晒干，再除去须根。

【**产地**】主产于浙江、湖北、湖南、江西等地。

【**性状**】

1. 白术　呈不规则的肥厚团块。表面灰黄色或灰棕色，有瘤状突起及断续的纵皱和沟纹，并有须根痕，顶端有残留茎基和芽痕。质坚硬不易折断，断面不平坦，黄白色至淡棕色，有棕黄色的点状油室散在；烘干者断面角质样，色较深或有裂隙。气清香，味甘、微辛，嚼之略带黏性。

2. 白术饮片　呈不规则的厚片。外表皮灰黄色或灰棕色。切面黄白色至淡棕色，散生棕黄色的点状油室，木部具放射状纹理；烘干者切面角质样，色较深或有裂隙。气清香，味甘、微辛，嚼之略带黏性。

【**质量**】白术以片大、外表面灰黄色、质坚实、香气浓者为佳。

【**性味与归经**】苦、甘，温。归脾、胃经。

【**功能与主治**】健脾益气，燥湿利水，止汗，安胎。用于脾虚食少，腹胀泄泻，痰饮眩悸，水肿，自汗，胎动不安。

【**用法与用量**】6~12 g。

苍术

【**来源**】本品为菊科植物茅苍术或北苍术的干燥根茎。

【**采收加工**】春、秋二季采挖，除去泥沙，晒干，撞去须根。

【**产地**】茅苍术主产于江苏、湖北、河南等地，以产于江苏茅山一带者质量最好，故名茅苍术。北苍术主产于内蒙古、山西、辽宁等地。

【**性状**】

1. 茅苍术　呈不规则连珠状或结节状圆柱形，略弯曲，偶有分枝。表面灰棕色，有皱纹、横曲纹及残留须根，顶端具茎痕或残留茎基。质坚实，断面黄白色或灰白色，散有多数橙黄色或棕红色油室（习称“朱砂点”），暴露稍久，可析出白色细针状结晶（苍术醇）。气香特异，味微甘、辛、苦。

2. 北苍术 呈疙瘩块状或结节状圆柱形。表面黑棕色，除去外皮者黄棕色。质较疏松，断面散有黄棕色油室。香气较淡，味辛、苦。

3. 苍术饮片 呈不规则类圆形或条形厚片。外表皮灰棕色至黄棕色，有皱纹，有时可见根痕。切面黄白色或灰白色，散有多数橙黄色或棕红色油室，有的可析出白色细针状结晶。气香特异，味微甘、辛、苦。

【质量】苍术以片大、切面朱砂点多、香气浓者为佳。

【性味与归经】辛、苦，温。归脾、胃、肝经。

【功能与主治】燥湿健脾，祛风散寒，明目。用于湿阻中焦，脘腹胀满，泄泻，水肿，脚气痿躄，风湿痹痛，风寒感冒，夜盲，眼目昏涩。

【用法与用量】3~9 g。

半夏

【来源】本品为天南星科植物半夏的干燥块茎。

【采收加工】夏、秋二季采挖，洗净，除去外皮和须根，晒干。

【产地】主产于四川、湖北、河南、贵州、安徽等地。

【性状】呈类球形，有的稍偏斜。表面白色或浅黄色，顶端有凹陷的茎痕，周围密布麻点状根痕；下面钝圆，较光滑。质坚实，断面洁白，富粉性。气微，味辛辣、麻舌而刺喉。

【质量】半夏以皮净、色白、质坚实、粉性足者为佳。

【性味与归经】辛、温；有毒。归脾、胃、肺经。

【功能与主治】燥湿化痰，降逆止呕，消痞散结。用于湿痰寒痰，咳喘痰多，痰饮眩悸，风痰眩晕，痰厥头痛，呕吐反胃，胸脘痞闷，梅核气；外治痈肿痰核。

【用法与用量】内服一般炮制后使用，3~9 g。外用适量，磨汁涂或研末以酒调敷患处。

【注意事项】不宜与川乌、制川乌、草乌、制草乌、附子同用；生品内服宜慎。

百部

【来源】本品为百部科植物直立百部、蔓生百部或对叶百部的干燥块根。

【采收加工】春、秋二季采挖，除去须根，洗净，置沸水中略烫或蒸至无白心，取出，晒干。

【产地】主产于华东、中南、华南等地区

【性状】

1. 直立百部 呈纺锤形，上端较细长，皱缩弯曲。表面黄白色或棕黄色，有不规则深纵沟，间或有横皱纹。质脆，易折断，断面平坦，角质样，淡黄棕色或黄白色，皮部较

宽，中柱扁缩。气微，甘、苦。

2. 蔓生百部　两端稍狭细，表面多不规则皱褶和横皱纹。

3. 对叶百部　呈长纺锤形或长条形。表面浅黄棕色至灰棕色，具浅纵皱纹或不规则纵槽。质坚实，断面黄白色至暗棕色，中柱较大，髓部类白色。

4. 百部饮片　呈不规则厚片或不规则条形斜片。表面灰白色、棕黄色，有深纵皱纹；切面灰白色、淡棕色或黄白色，角质样；皮部较厚，中柱扁缩，质韧软。气微、味甘、苦。

【质量】百部以片大、质坚实、断面角质样者为佳。

【性味与归经】甘、苦，微温。归肺经。

【功能与主治】润肺下气止咳，杀虫灭虱。用于新久咳嗽，肺痨咳嗽，顿咳；外用于头虱，体虱，蛲虫病，阴痒。蜜百部润肺止咳。用于阴虚劳嗽。

【用法与用量】3~9 g。外用适量，水煎或酒浸。

川贝母

【来源】本品为百合科植物川贝母、暗紫贝母、甘肃贝母或梭砂贝母、太白贝母或瓦布贝母的干燥鳞茎。按性状不同分别习称“松贝”“青贝”“炉贝”和“栽培品”。

【采收加工】夏、秋二季或积雪融化后采挖，除去须根、粗皮及泥沙，晒干或低温干燥。

【产地】主产于四川、青海、云南、甘肃等地。

【性状】

1. 松贝　呈类圆锥形或近球形，高 0.3~0.8 cm，直径 0.3~0.9 cm。表面类白色。外层鳞叶 2 瓣大小悬殊，大瓣紧抱小瓣，未抱部分呈新月形，习称“怀中抱月”；顶部闭合，内有类圆柱形、顶端稍尖的心芽和小鳞叶 1~2 枚；先端钝圆或稍尖，底部平，微凹入，中心有一个灰褐色的鳞茎盘，偶有残存须根。质硬而脆，断面白色，富粉性。气微，味微苦。

2. 青贝　呈类扁球形，高 0.4~1.4 cm，直径 0.4~1.6 cm。外层鳞叶 2 瓣，大小相近，相对抱合，顶部开裂，内有心芽和小鳞叶 2~3 枚及细圆柱形的残茎。

3. 炉贝　呈长圆锥形，高 0.7~2.5 cm，直径 0.5~2.5 cm。表面类白色或浅棕黄色，有的具棕色斑点。外层鳞叶 2 瓣，大小相近，顶部开裂而略尖，基部稍尖或较钝。

4. 栽培品　呈类扁球形或短圆柱形，高 0.5~2 cm，直径 1~2.5 cm。表面类白色或浅棕黄色，稍粗糙，有的具浅黄色斑点。外层鳞叶 2 瓣，大小相近，顶部多开裂而较平。

【质量】川贝母均以整齐、质坚实、粉性足、色白者为佳。

【性味与归经】苦、甘，微寒。归肺、心经。

【功能与主治】清热润肺，化痰止咳，散结消痈。用于肺热燥咳，干咳少痰，阴虚劳嗽，痰中带血，瘰疬，乳痈，肺痈。

【用法与用量】3~10 g；研粉冲服，一次 1~2 g。

【注意事项】不宜与川乌、制川乌、草乌、制草乌、附子同用。

天冬

【来源】本品为百合科植物天冬的干燥块根。

【采收加工】秋、冬二季采挖，洗净，除去茎基和须根，置沸水中煮或蒸至透心，趁热除去外皮，洗净，干燥。

【产地】主产于贵州、四川、广西等地。

【性状】呈长纺锤形，略弯曲。表面黄白色至淡黄棕色，半透明，光滑或具深浅不等的纵皱纹，偶有残存的灰棕色外皮。质硬或柔润，有黏性，断面角质样，中柱黄白色。气微，味甜、微苦。

【质量】天冬以粗壮、色黄白、半透明者为佳。

【性味与归经】甘、苦，寒。归肺、肾经。

【功能与主治】养阴润燥，清肺生津。用于肺燥干咳，顿咳痰黏，腰膝酸痛，骨蒸潮热，内热消渴，热病津伤，咽干口渴，肠燥便秘。

【用法与用量】6~12 g。

麦冬

【来源】本品为百合科植物麦冬的干燥块根。

【采收加工】夏季采挖，洗净，反复暴晒、堆置，至七八成干，除去须根，干燥。

【产地】主产于四川、浙江、湖北等地。

【性状】

1. 麦冬　呈纺锤形，两端略尖。表面淡黄色或灰黄色，有细纵纹。质柔韧，断面黄白色，半透明，中柱细小。气微香，味甘、微苦。

2. 麦冬饮片　形如麦冬，或为轧扁的纺锤形块片。

【质量】麦冬以根肥大、黄白色、质柔韧、嚼之黏性强者为佳。

【性味与归经】甘、微苦，微寒。归心、肺、胃经。

【功能与主治】养阴生津，润肺清心。用于肺燥干咳，阴虚痨嗽，喉痹咽痛，津伤口渴，内热消渴，心烦失眠，肠燥便秘。

【用法与用量】6~12 g。

附：山麦冬

【来源】本品为百合科植物湖北麦冬或短葶山麦冬的干燥块根。

【产地】主产于湖北、浙江、四川、广西等地，多自产自销。

【采收加工】夏初采挖，洗净，反复暴晒、堆置，至近干，除去须根，干燥。

【性状】

湖北麦冬：呈纺锤形，两端略尖。表面淡黄色至棕黄色，具不规则纵皱纹。质柔韧，干后质硬脆，易折断，断面淡黄色至棕黄色，角质样，中柱细小。气微，味甜，嚼之发黏。

短葶山麦冬：稍扁，具粗纵纹。味甘、微苦。

【质量】山麦冬以肥大、黏性强者为佳。

【性味与归经】甘、微苦，微寒。归心、肺、胃经。

【功能与主治】养阴生津，润肺清心。用于肺燥干咳，阴虚痨嗽，喉痹咽痛，津伤口渴，内热消渴，心烦失眠，肠燥便秘。

【用法与用量】9~15 g。

百合

【来源】本品为百合科植物卷丹、百合或细叶百合的干燥鳞叶。

【采收加工】秋季采挖，洗净，剥取鳞叶，置沸水略烫，干燥。

【产地】主产于湖南、浙江等地。

【性状】呈长椭圆形。表面黄白色至淡棕黄色，有的微带紫色，有数条纵直平行的白色维管束。顶端稍尖，基部较宽，边缘薄，微波状，略向内弯曲。质硬而脆，断面较平坦，角质样。气微，味微苦。

【质量】百合以肉厚、色白、质坚实、味苦者为佳。

【性味与归经】甘，寒。归心、肺经。

【功能与主治】养阴润肺，清心安神。用于阴虚燥咳，劳嗽咳血，虚烦惊悸，失眠多梦，精神恍惚。

【用法与用量】6~12 g。

山药

【来源】本品为薯蓣科植物薯蓣的干燥根茎。

【采收加工】冬季茎叶枯萎后采挖，切去根头，洗净，除去外皮和须根，干燥，习称“毛山药”；或除去外皮，趁鲜切厚片，干燥，称为“山药片”；也有选择肥大顺直的干燥山药，置清水中，浸至无干心，闷透，切齐两端，用木板搓成圆柱状，晒干，打光，习称“光山药”。

【产地】主产于河南温县、武陟县、博爱县、孟州市等地，为四大怀药之一；江苏、广西、湖南等地也有产。

【性状】

1. 毛山药　本品略呈圆柱形，弯曲而稍扁。表面黄白色或淡黄色，有纵沟、纵皱纹及须根痕，偶有浅棕色外皮残留。体重，质坚实，不易折断，断面白色，粉性。气微，味淡、微酸，嚼之发黏。

2. 山药片　呈不规则的厚片，皱缩不平。切面白色或黄白色，质坚脆，粉性。气微，味淡、微酸。

3. 光山药 呈圆柱形，两端平齐。表面光滑，白色或黄白色。

【质量】山药以条粗长、色洁白、质坚实、粉性足者为佳。

【性味与归经】甘，平。归脾、肺、肾经。

【功能与主治】补脾养胃，生津益肺，补肾涩精。用于脾虚食少，久泻不止，肺虚喘咳，肾虚遗精，带下，尿频，虚热消渴。麸炒山药补脾健胃。用于脾虚食少，泄泻便溏，白带过多。

【用法与用量】15~30 g。

牡丹皮

【来源】本品为毛茛科植物牡丹的干燥根皮。

【采收加工】秋季采挖根部，除去细根和泥沙，剥取根皮，晒干或刮去粗皮，除去木心，晒干。前者习称连丹皮，后者习称刮丹皮。

【产地】主产于安徽、河南、四川、湖南、湖北等地。

【性状】

1. 连丹皮 呈筒状或半筒状，有纵剖开的裂缝，略向内卷曲或张开。外表面灰褐色或黄褐色，有多数横长皮孔样突起和细根痕，栓皮脱落处粉红色；内表面淡灰黄色或浅棕色，有明显的细纵纹，常见发亮的结晶（丹皮酚）。质硬而脆，易折断，断面较平坦，淡粉红色，粉性。气芳香，味微苦而涩。

2. 刮丹皮 外表面有刮刀削痕，外表面红棕色或淡灰黄色，有时可见灰褐色斑点状残存外皮。

3. 牡丹皮饮片 呈圆形或卷曲形的薄片。连丹皮外表面灰褐色或黄褐色，栓皮脱落处粉红色；刮丹皮外表面红棕色或淡灰黄色。内表面有时可见发亮的结晶。切面淡粉红色，粉性。气芳香，味微苦而涩。

【质量】牡丹皮以条粗长、皮厚、无木心、粉性足、亮银星多、香气浓者为佳。

【性味与归经】苦、辛，微寒。归心、肝、肾经。

【功能与主治】清热凉血，活血化瘀。用于热入营血，温毒发斑，吐血衄血，夜热早凉，无汗骨蒸，经闭痛经，跌扑伤痛，痈肿疮毒。

【用法与用量】6~12 g。

【注意事项】孕妇慎用。

厚朴

【来源】本品为木兰科植物厚朴或凹叶厚朴的干燥干皮、根皮及枝皮。

【产地】主产于四川、湖北、安徽、浙江、福建等地。

【采收加工】4~6 月剥取，根皮和枝皮直接阴干；干皮置沸水中微煮后，堆置阴湿处，“发汗”至内表面变紫褐色或棕褐色时，蒸软，取出，卷成筒状，干燥。

【性状】

1. 厚朴　干皮呈卷筒状或双卷筒状，习称“筒朴”；近根部的干皮一端展开如喇叭口，习称“靴筒朴”。外表面灰棕色或灰褐色，粗糙，有时呈鳞片状，较易剥落，有明显椭圆形皮孔和纵皱纹，刮去粗皮者显黄棕色。内表面紫棕色或深紫褐色，较平滑，具细密纵纹，划之显油痕。质坚硬，不易折断，断面颗粒性，外层灰棕色，内层紫褐色或棕色，有油性，有的可见多数小亮星。气香，味辛辣、微苦。

根皮（根朴）呈单筒状或不规则块片；有的弯曲似鸡肠，习称“鸡肠朴”。质硬，较易折断，断面纤维性。

枝皮（枝朴）呈单筒状。质脆，易折断，断面纤维性。

2. 厚朴饮片　呈弯曲的丝条状或单、双卷筒状。外表面灰褐色，有时可见椭圆形皮孔或纵皱纹。内表面紫棕色或深紫褐色，较平滑，具细密纵纹，划之显油痕。切面颗粒性，有油性，有的可见小亮星。气香，味辛辣、微苦。

【质量】厚朴以内表面紫棕色、皮厚、肉细、油性足、有小亮星、香气浓者为佳。

【性味与归经】苦、辛，温。归脾、胃、肺、大肠经。

【功能与主治】燥湿消痰，下气除满。用于湿滞伤中，脘痞吐泻，食积气滞，腹胀便秘，痰饮喘咳。

【用法与用量】3~10 g。

肉桂

【来源】本品为樟科植物肉桂的干燥树皮。

【采收加工】多于秋季剥取，阴干。

【产地】主产于广西、广东、海南、云南等地。

【性状】呈槽状或卷筒状。外表面灰棕色，稍粗糙，有不规则的细皱纹和横向突起的皮孔，有的可见灰白色的斑纹；内表面红棕色，略平坦，有细纵纹，划之显油痕。质硬而脆，易折断，断面不平坦，外层棕色而较粗糙，内层红棕色而油润，两层间有 1 条黄棕色的线纹。气香浓烈，味甜、辣。

【质量】肉桂以不破碎、肉厚、体重、油性大、断面紫色、香气浓、味甜辣、嚼之少渣者为佳。

【性味与归经】辛、甘，大热。归肾、脾、心、肝经。

【功能与主治】补火助阳，引火归元，散寒止痛，温通经脉。用于阳痿宫冷，腰膝冷痛，肾虚作喘，虚阳上浮，眩晕目赤，心腹冷痛，虚寒吐泻，寒疝腹痛，痛经经闭。

【用法与用量】1~5 g。

【注意事项】有出血倾向者及孕妇慎用；不宜与赤石脂同用。

杜仲

【来源】本品为杜仲科植物杜仲的干燥树皮。

【采收加工】4~6 月剥取，刮去粗皮，堆置“发汗”至内皮呈紫褐色，晒干。

【产地】主产于四川、云南、贵州、湖北等地。

【性状】

1. 杜仲 呈板片状或两边稍向内卷，大小不一。外表面淡棕色或灰褐色，有明显的皱纹或纵裂槽纹，有的树皮较薄，未去粗皮，可见明显的斜方形横裂的灰白色皮孔。内表面暗紫色，光滑。质脆，易折断，折断处有细密、银白色、富弹性的橡胶丝相连，可拉长 1~3 cm 以上才断丝。气微，味稍苦。

2. 杜仲饮片 呈小方块或丝状。外表面淡棕色或灰褐色，有明显的皱纹。内表面暗紫色，光滑。折断时断面有细密、银白色、富弹性的橡胶丝相连。气微，味稍苦。

【质量】杜仲以皮厚、块大、去净粗皮、断面胶丝多、内表面暗紫色者为佳。

【性味与归经】甘，温。归肝、肾经。

【功能与主治】补肝肾，强筋骨，安胎。用于肝肾不足，腰膝酸痛，筋骨无力，头晕目眩，妊娠漏血，胎动不安。

【用法与用量】6~10 g。

合欢皮

【来源】本品为豆科植物合欢的干燥树皮。

【采收加工】夏、秋二季剥取，晒干。

【产地】主产于湖北、江苏、安徽、浙江等地。

【性状】

1. 合欢皮 呈卷曲筒状或半筒状。外表面灰棕色至灰褐色，稍有纵皱纹，有的成浅裂纹，密生明显的椭圆形横向皮孔，棕色或棕红色，偶有突起的横棱或较大的圆形枝痕，常附有地衣斑；内表面淡黄棕色或黄白色，平滑，有细密纵纹。质硬而脆，易折断，断面呈纤维性片状，淡黄棕色或黄白色。气微香，味淡、微涩、稍刺舌，而后喉头有不适感。

2. 合欢皮饮片 呈弯曲的丝或块片状。外表面灰棕色至灰褐色，稍有纵皱纹，密生明显的椭圆形横向皮孔，棕色或棕红色。内表面淡黄棕色或黄白色，平滑，具细密纵纹。切面呈纤维性片状，淡黄棕色或黄白色。气微香，味淡、微涩、稍刺舌，而后喉头有不适感。

【质量】合欢皮以皮细嫩、珍珠疙瘩（皮孔）明显者为佳。

【性味与归经】甘，平。归心、肝、肺经。

【功能与主治】解郁安神，活血消肿。用于心神不安，忧郁失眠，肺痈，疮肿，跌扑伤痛。

【用法与用量】6~12 g。外用适量，研末调敷。

地骨皮

【来源】本品为茄科植物枸杞或宁夏枸杞的干燥根皮。

【采收加工】春初或秋后采挖根部，洗净，剥取根皮，晒干。

【产地】枸杞主产于河北、河南、山西、陕西、四川、江苏、浙江等地，宁夏枸杞主产于宁夏、甘肃等地。

【性状】呈筒状或槽状。外表面灰黄色至棕黄色，粗糙，有不规则纵裂纹，易成鳞片状剥落。内表面黄白色至灰黄色，较平坦，有细纵纹。体轻，质脆，易折断，断面不平坦，外层黄棕色，内层灰白色。气微，味微甘而后苦。

【性味与归经】甘，寒。归肺、肝、肾经。

【功能与主治】凉血除蒸，清肺降火。用于阴虚潮热，骨蒸盗汗，肺热咳嗽，咯血，衄血，内热消渴。

【用法与用量】9~15 g。

川木通

【来源】本品为毛茛科植物小木通或绣球藤的干燥藤茎。

【产地】主产于西南、中南地区，以四川、湖南等地较多。

【采收加工】春、秋两季采收，除去粗皮，晒干，或趁鲜切薄片，晒干，称“川木通片”。

【性状】

1. 川木通　本品呈长圆柱形，略扭曲。表面黄棕色或黄褐色，有纵向凹沟及棱线；节处多膨大，有叶痕及侧枝痕。残存皮部易撕裂。质坚硬，不易折断。切片边缘不整齐，残存皮部黄棕色，木部浅黄棕色或浅黄色，有黄白色放射状纹理及裂隙，其间布满导管孔，髓部较小，类白色或黄棕色，偶有空腔。气微，味淡。

2. 川木通片　呈类圆形厚片。切面边缘不整齐，残存皮部黄棕色，木部浅黄棕色或浅黄色，有黄白色放射状纹理及裂隙，其间密布细孔状导管，髓部较小，类白色或黄棕色，偶有空腔。气微，味淡。

【质量】川木通以条匀、切面色黄白、无黑心者为佳。

【性味与归经】苦，寒。归心、小肠、膀胱经。

【功能与主治】利尿通淋，清心除烦，通经下乳。用于淋证，水肿，心烦尿赤，口舌生疮，经闭乳少，湿热痹痛。

【用法与用量】3~6 g。

附：木通

【来源】本品为木通科植物木通、三叶木通或白木通的干燥藤茎。

【产地】木通主产于江苏、浙江等地，三叶木通主产于浙江、江西等地，白木通主产于四川、湖北等地。

【采收加工】秋季采收，截取茎部，除去细枝，阴干。

【性状】

1. 木通 呈圆柱形，常稍扭曲。表面灰棕色至灰褐色，外皮粗糙而有许多不规则的裂纹或纵沟纹，具突起的皮孔。节部膨大或不明显，具侧枝断痕。体轻，质坚实，不易折断，断面不整齐，皮部较厚，黄棕色，可见淡黄色颗粒状小点，木部黄白色，射线放射状，髓小或有时中空，黄白色或黄棕色。气微，味微苦而涩。

2. 木通饮片 呈圆形、椭圆形或不规则形片。外表皮灰棕色或灰褐色。切面射线呈放射状排列，髓小或有时中空。气微，味微苦而涩。

【质量】木通以无黑心者为佳。

【性味与归经】苦，寒。归心、小肠、膀胱经。

【功能与主治】利尿通淋，清心除烦，通经下乳。用于淋证，水肿，心烦尿赤，口舌生疮，经闭乳少，湿热痹痛。

【用法与用量】3~6 g。

大血藤

【来源】本品为木通科植物大血藤的干燥藤茎。

【采收加工】秋、冬二季采收，除去侧枝，截段，干燥。

【产地】主产于湖北、湖南、河南、四川、江西等地。

【性状】

1. 大血藤 呈圆柱形，略弯曲，直径 1~3 cm。表面灰棕色，粗糙，外皮常呈鳞片状剥落，剥落处显暗红棕色，有的可见膨大的节和略凹陷的枝痕或叶痕。质硬，断面皮部红棕色，有数处向内嵌入木部，木部黄白色，有多数细孔状导管，射线放射状。气微，味微涩。

2. 大血藤片 呈类椭圆形的厚片。外表皮灰棕色，粗糙。切面皮部红棕色，有数处向内嵌入木部，木部黄白色，有多数导管孔，射线呈放射状排列。气微，味微涩。

【质量】大血藤以条匀、断面色棕红、纹理明显、片匀、茎粗者为佳。

【性味与归经】苦，平。归大肠、肝经。

【功能与主治】清热解毒，活血，祛风止痛。用于肠痈腹痛，热毒疮疡，经闭，痛经，跌扑肿痛，风湿痹痛。

【用法与用量】9~15 g。

苏木

【来源】本品为豆科植物苏木的干燥心材。

【采收加工】多于秋季采伐，除去白色边材，干燥。

【产地】主产于广西、广东、云南等地。

【性状】呈长圆柱形或对剖半圆柱形。表面黄红色至棕红色，具刀削痕，常见纵向裂缝。质坚硬。断面略具光泽，横切面年轮明显，有的可见暗棕色、质松、带亮星的髓部；

纵切面有细纵向条纹，伴有带闪亮光泽的横格纹。气微，味微涩。

经验鉴别：取苏木碎片置热水中浸泡，水呈桃红色，加酸（如醋）则变黄色，加碱（如石灰水）则呈猩红色。将苏木用火烧，灰烬为白色。

【饮片】本品呈细条状、不规则片状，或为粗粉。

【质量】苏木以粗大、质坚、条长、少节疤、色黄红者为佳。

【性味与归经】甘、咸，平。归心、肝、脾经。

【功能与主治】活血祛瘀，消肿止痛。用于跌打损伤，骨折筋伤，瘀滞肿痛，经闭痛经，产后瘀阻，胸腹刺痛，痈疽肿痛。

【用法与用量】3~9 g。

竹茹

【来源】本品为禾本科植物青秆竹、大头典竹或淡竹的茎秆的干燥中间层。

【采收加工】全年均可采制，取新鲜茎，除去外皮，将稍带绿色的中间层刮成丝条，或削成薄片，捆扎成束，阴干。前者称“散竹茹”，后者称“齐竹茹”。

【产地】主产于广东、海南等地。

【性状】

1. 竹茹　为卷曲成团的不规则丝条或呈长条形薄片状。宽窄厚薄不一，浅绿色、黄绿色或黄白色。纤维性，体轻松，质柔韧，有弹性。气微，味淡。

2. 姜竹茹　形如竹茹，表面黄色。微有姜香气。

【饮片】切段或揉成小团。

【质量】竹茹以丝细均匀、干燥、色黄绿、质柔软、有弹性者为佳。

【性味与归经】甘，微寒。归肺、胃、心、胆经。

【功能与主治】清热化痰，除烦，止呕。用于痰热咳嗽，胆火挟痰，惊悸不宁，心烦失眠，中风痰迷，舌强不语，胃热呕吐，妊娠恶阻，胎动不安。

【用法与用量】5~10 g。

辛夷

【来源】本品为木兰科植物望春花、玉兰或武当玉兰的干燥花蕾。

【采收加工】冬末春初花未开放时采收，除去枝梗，阴干。

【产地】全国大部分地区有产，主产于河南、四川、安徽、浙江、陕西、湖北等地。

【性状】

1. 望春花　呈长卵形，似毛笔头。基部常具短梗，梗上有类白色点状皮孔。苞片 2~3 层，每层 2 片，两层苞片间有小鳞芽，苞片外表面密被灰白色或灰绿色茸毛，内表面类棕色，无毛。雄蕊和雌蕊多数，螺旋状排列。体轻，质脆。气芳香，味辛凉而稍苦。

2. 玉兰　基部枝梗较粗壮，皮孔浅棕色。苞片外表面密被灰白色或灰绿色茸毛。

3. 武当玉兰　基部枝梗粗壮，皮孔红棕色。苞片外表面密被淡黄色或淡黄绿色茸毛，有的最外层苞片茸毛已脱落而呈黑褐色。

【质量】辛夷以花蕾大、未开放、身干、色黄绿、无枝梗者为佳。

【性味与归经】辛，温。归肺、胃经。

【功能与主治】散风寒，通鼻窍。散风寒，通鼻窍。用于风寒头痛，鼻塞流涕，鼻鼽，鼻渊。

【用法与用量】3~10 g，包煎。外用适量。

月季花

【来源】本品为蔷薇科植物月季的干燥花。

【采收加工】全年均可采收，花微开时采摘，阴干或低温干燥。

【产地】主产于江苏、浙江、广东、安徽、山东等地，其他各地亦有栽培。

【性状】呈类球形。花托长圆形，萼片5，暗绿色，先端尾尖；花瓣呈覆瓦状排列，有的散落，长圆形，紫红色或淡紫红色；雄蕊多数，黄色。体轻，质脆。气清香，味淡、微苦。

【质量】月季花以朵大、色紫红、不散瓣、气清香者为佳。

【性味与归经】甘，温。归肝经。

【功能与主治】活血调经，疏肝解郁。用于气滞血瘀，月经不调，痛经，闭经，胸胁胀痛。

【用法与用量】3~6 g。

玫瑰花

【来源】本品为蔷薇科植物玫瑰的干燥花蕾。

【采收加工】春末夏初花将开放时分批采收，及时低温干燥。

【产地】主产于江苏、浙江以及山东、安徽等地，其他各省多有栽培。

【性状】略呈半球形或不规则团状。残留花梗上被细柔毛，花托半球形，与花萼基部合生；萼片5，披针形，黄绿色或棕绿色，被有细柔毛；花瓣多皱缩，展平后宽卵形，呈覆瓦状排列，紫红色，有的黄棕色；雄蕊多数，黄褐色；花柱多数，柱头在花托口集成头状，略突出，短于雄蕊。体轻，质脆。气芳香浓郁，味微苦涩。

【质量】玫瑰花以朵大、颜色鲜艳、不散瓣、未开放、香气浓者为佳。

【性味与归经】甘、微苦，温。归肝、脾经。

【功能与主治】行气解郁，和血，止痛。用于肝胃气痛，食少呕恶，月经不调，跌扑伤痛。

【用法与用量】3~6 g。

槐花

【来源】本品为豆科植物槐的干燥花及花蕾。前者习称“槐花”，后者习称“槐米”。

【采收加工】夏季花开放或花蕾形成时采收，及时干燥，除去枝、梗及杂质。

【产地】主产于河北、天津、北京、山东、广西、辽宁等地。

【性状】

1. **槐花**　皱缩而卷曲，花瓣多散落。完整者花萼钟状，黄绿色，先端5浅裂；花瓣5，黄色或黄白色，1片较大，近圆形，先端微凹，其余4片长圆形。雄蕊10，其中9个基部连合，花丝细长。雌蕊圆柱形，弯曲。体轻。气微，味微苦。

2. **槐米**　呈卵形或椭圆形。花萼下部有数条纵纹。萼的上方为黄白色未开放的花瓣。花梗细小。体轻，手捻即碎。气微，味微苦涩。

【质量】槐花以个大、花萼色绿而厚、无枝梗者为佳。

【性味与归经】苦，微寒。归肝、大肠经。

【功能与主治】凉血止血，清肝泻火。用于便血，痔血，血痢，崩漏，吐血，衄血，肝热目赤，头痛眩晕。

【用法与用量】5~10 g。

丁香

【来源】本品为桃金娘科植物丁香的干燥花蕾。

【采收加工】当花蕾由绿色转红时采摘，晒干。

【产地】原产印尼。我国海南、广东有引种。

【性状】略呈研棒状。花冠圆球形，花瓣4，覆瓦状抱合，棕褐色或褐黄色，花瓣内为雄蕊和花柱，搓碎后可见众多黄色细粒状的花药。萼筒圆柱状，略扁，有的稍弯曲，红棕色或棕褐色，上部有4枚三角状的萼片，十字状分开。质坚实，富油性。气芳香浓烈，味辛辣、有麻舌感。

经验鉴别：用指甲刻划萼筒，有油渗出；入水后，球形花蕾浮于水面，萼管能垂直下沉。

【质量】丁香以朵大、深红色、油性足、气芳香浓烈、入水下沉者为佳。

【性味与归经】辛，温。归脾、胃、肺、肾经。

【功能与主治】温中降逆，补肾助阳。用于脾胃虚寒，呃逆呕吐，食少吐泻，心腹冷痛，肾虚阳痿。

【用法与用量】1~3 g，内服或研末外敷。

【注意事项】不宜与郁金同用。

金银花

【来源】本品为忍冬科植物忍冬的干燥花蕾或带初开的花。

【采收加工】夏初花开放前采收，干燥。

【产地】主产于山东、河南等地。以山东产量大、质量优，称“东银花”或“济银花”；河南产者，称“密银花”或“怀银花”，质量佳。

【性状】本品呈棒状，上粗下细，略弯曲。表面黄白色或绿白色（贮久色渐深），密被短柔毛。偶见叶状苞片。花萼绿色，先端5裂，裂片有毛，长约2 mm。开放者花冠筒状，先端二唇形；雄蕊5，附于筒壁，黄色；雌蕊1，子房无毛。气清香，味淡、微苦。

【质量】金银花以花蕾多、未开放、色黄白或绿白、气清香、无枝梗者为佳。

【性味与归经】甘，寒。归肺、心、胃经。

【功能与主治】清热解毒，疏散风热。用于痈肿疔疮，喉痹，丹毒，热毒血痢，风热感冒，温病发热。

【用法与用量】6~15 g。

菊花

【来源】本品为菊科植物菊的干燥头状花序。

【采收加工】9~11月花盛开时分批采收，阴干或焙干，或熏、蒸后晒干。药材按产地和加工方法不同，分为“亳菊”“滁菊”“贡菊”“杭菊”“怀菊”。

【产地】主产于安徽、浙江、河南、四川等地，山东、河北、湖南亦产。

【性状】

1. 亳菊　呈倒圆锥形或圆筒形，有时稍压扁呈扇形，直径1.5~3 cm，离散。总苞碟状；总苞片3~4层，卵形或椭圆形，草质，黄绿色或褐绿色，外面被柔毛，边缘膜质。花托半球形，无托片或托毛。舌状花数层，雌性，位于外围，类白色，劲直，上举，纵向折缩，散生金黄色腺点；管状花多数，两性，位于中央，为舌状花所隐藏，黄色，顶端5齿裂。体轻，质柔润，干时松脆。气清香，味甘，微苦。

2. 滁菊　呈不规则球形或扁球形，直径1.5~2.5 cm。舌状花类白色，不规则扭曲，内卷，边缘皱缩，有时可见淡褐色腺点；管状花大多隐藏。

3. 贡菊　呈扁球形或不规则球形，直径1.5~2.5 cm。舌状花白色或类白色，斜升，上部反折，边缘稍内卷而皱缩，通常无腺点；管状花少，外露。

4. 杭菊　呈碟形或扁球形，直径2.5~4 cm，常数个相连成片。舌状花类白色或黄色，平展或微折叠，彼此粘连，通常无腺点；管状花多数，外露。

5. 怀菊　呈不规则球形或扁球形，直径1.5~2.5 cm。多数为舌状花，舌状花类白色或黄色，不规则扭曲，内卷，边缘皱缩，有时可见腺点；管状花大多隐藏。

【质量】菊花以花朵完整、颜色新鲜、气清香、少梗叶者为佳。

【性味与归经】甘、苦，微寒。归肺、肝经。

【功能与主治】散风清热，平肝明目，清热解毒。用于风热感冒，头痛眩晕，目赤肿痛，眼目昏花，疮痈肿毒。

【用法与用】5~10 g。

红花

【来源】本品为菊科植物红花的干燥花。

【采收加工】夏季花由黄变红时采摘，阴干或晒干。

【产地】主产于河南、新疆、甘肃、四川等地。

【性状】为不带子房的管状花。表面红黄色或红色。花冠筒细长，先端5裂，裂片呈狭条形；雄蕊5，花药聚合成筒状，黄白色；柱头长圆柱形，顶端微分叉。质柔软。气微香，味微苦。

经验鉴别：水试花冠不脱色，水呈橙红色。

【质量】红花以花细长、色红鲜艳、无枝刺、质柔润、手握软如茸毛者为佳。

【性味与归经】辛，温。归心、肝经。

【功能与主治】活血通经，散瘀止痛。用于经闭，痛经，恶露不行，癥瘕痞块，胸痹心痛，瘀滞腹痛，胸胁刺痛，跌扑损伤，疮疡肿痛。

【用法与用量】3~10 g。

【注意事项】孕妇慎用。

谷精草

【来源】本品为谷精草科植物谷精草的干燥带花茎的头状花序。

【采收加工】秋季采收，将花序连同花茎拔出，晒干。

【产地】主产于江苏、浙江，湖北、安徽、湖南、四川等地亦产。

【性状】头状花序呈半球形。底部有苞片层层紧密排列，苞片淡黄绿色，有光泽，上部边缘密生白色短毛；花序顶部灰白色。揉碎花序，可见多数黑色花药和细小黄绿色未成熟的果实。花茎纤细，长短不一，淡黄绿色，有数条扭曲的棱线。质柔软。气微，味淡。

【质量】谷精草以花序大而紧密、色灰白、干燥、花茎短、无杂质者为佳。

【性味与归经】辛、甘，平。归肝、肺经。

【功能与主治】疏散风热，明目退翳。用于风热目赤，肿痛羞明，眼生翳膜，风热头痛。

【用法与用量】5~10 g。

银杏叶

【来源】本品为银杏科植物银杏的干燥叶。

【采收加工】秋季叶尚绿时采收，及时干燥。

【产地】全国大部分地区有产，主产于广西、四川、河南、山东、湖北、辽宁、江苏等地。

【性状】多皱折或破碎，完整者呈扇形。黄绿色或浅棕黄色，上缘呈不规则的波状弯曲，有的中间凹入，深者可达叶长的4/5。具二叉状平行叶脉，细而密，光滑无毛，易纵向撕裂。叶基楔形。体轻。气微，味微苦。

【质量】银杏叶以叶片多、色黄绿、无花茎者为佳。

【性味与归经】甘、苦、涩，平。归心、肺经。

【功能与主治】活血化瘀，通络止痛，敛肺平喘，化浊降脂。用于瘀血阻络，胸痹心痛，中风偏瘫，肺虚咳喘，高脂血症。

【用法与用量】9~12 g。

【注意事项】有实邪者忌用。

侧柏叶

【来源】本品为柏科植物侧柏的干燥枝梢及叶。

【采收加工】多在夏、秋两季采收，阴干。

【产地】除新疆、青海外，全国大部分地区均产。

【性状】

1. 侧柏叶 多分枝，小枝扁平。叶细小鳞片状，交互对生，贴伏于枝上，深绿色或黄绿色。质脆，易折断。气清香，味苦涩、微辛。

2. 侧柏炭 形如侧柏叶，表面黑褐色。质脆，易折断，断面焦黄色。气香，味微苦涩。

【质量】侧柏叶以枝叶嫩、色青绿、无粗枝及杂质者为佳。

【性味与归经】苦、涩，寒。归肺、肝、脾经。

【功能与主治】凉血止血，化痰止咳，生发乌发。用于吐血，衄血，咯血，便血，崩漏下血，肺热咳嗽，血热脱发，须发早白。

【用法与用量】6~12 g。外用适量。

桑叶

【来源】本品为桑科植物桑的干燥叶。

【采收加工】初霜后采收，除去杂质，晒干。

【产地】全国各地均有野生或栽培。

【性状】多皱缩、破碎。完整者有柄，叶片展平后呈卵形或宽卵形。先端渐尖，基部截形、圆形或心形，边缘有锯齿或钝锯齿，有的不规则分裂。上表面黄绿色或浅黄棕色，有的有小疣状突起；下表面颜色稍浅，叶脉突出，小脉网状，脉上被疏毛，脉基具簇毛。质脆。气微，味淡、微苦涩。

【质量】桑叶以叶厚、色黄绿、无黑点、无霉变者为佳。

【性味与归经】甘、苦，寒。归肺、肝经。

【功能与主治】疏散风热，清肺润燥，清肝明目。用于风热感冒，肺热燥咳，头晕头痛，目赤昏花。

【用法与用量】5~10 g。

番泻叶

【来源】本品为豆科植物狭叶番泻或尖叶番泻的干燥小叶。

【采收加工】狭叶番泻叶在开花前摘下叶片，阴干，然后压紧打包。尖叶番泻叶于9月间果实将成熟时，剪下枝条，摘取叶片晒干。

【产地】狭叶番泻叶主产于印度，又称印度番泻叶，埃及、苏丹亦产。尖叶番泻叶主产于埃及，多由亚历山大港输出，又称埃及番泻叶、亚历山大番泻叶。我国海南、云南也有栽培。

【性状】

1. 狭叶番泻 呈长卵形或卵状披针形，叶端急尖，叶基稍不对称，全缘。上表面黄绿色，下表面浅黄绿色，无毛或近无毛，叶脉稍隆起。革质。气微弱而特异，味微苦，稍有黏性。

2. 尖叶番泻 呈披针形或长卵形，略卷曲，叶端短尖或微凸，叶基不对称，两面均有细短毛茸。

【质量】番泻叶以叶片完整、叶形狭尖、片大、色绿、梗小、无杂质者为佳。

【性味与归经】甘、苦，寒。归大肠经。

【功能与主治】泻热行滞，通便，利水。用于热结积滞，便秘腹痛，水肿胀满。

【用法与用量】2~6 g，后下，或开水泡服。

【注意事项】孕妇慎用。

罗布麻叶

【来源】本品为夹竹桃科植物罗布麻的干燥叶。

【采收加工】夏季采收，除去杂质，干燥。

【产地】分布于东北、华北、西北等地。现江苏、山东、安徽、河北等地有大量种植。

【性状】多皱缩卷曲，有的破碎，完整叶片展平后呈椭圆状披针形或卵圆状披针形。淡绿色或灰绿色，先端钝，有小芒尖，基部钝圆或楔形，边缘具细齿，常反卷，两面无毛，叶脉于下表面突起；叶柄细，长约0.4 cm。质脆。气微，味淡。

【质量】罗布麻叶以完整、梗少、色绿者为佳。

【性味与归经】甘、苦，凉。归肝经。

【功能与主治】平肝安神，清热利水。用于肝阳眩晕，心悸失眠，浮肿尿少。

【用法与用量】6~12 g。

艾叶

【来源】本品为菊科植物艾的干燥叶。

【采收加工】夏季花未开时采摘，除去杂质，晒干。

【产地】全国各地均有分布，主产于山东、安徽、湖北、河北等地。

【性状】

1. 艾叶 多皱缩、破碎，有短柄。完整叶片展平后呈卵状椭圆形，羽状深裂，裂片椭圆状披针形，边缘有不规则的粗锯齿；上表面灰绿色或深黄绿色，有稀疏的柔毛和腺点；

下表面密生灰白色绒毛。质柔软。气清香，味苦。

2. 醋艾炭 呈不规则的碎片，表面黑褐色，有细条状叶柄。具醋香气。

【质量】艾叶以叶片上面色青、下面色灰白、茸毛多，叶厚、质柔软而韧、香气浓者为佳。

【性味与归经】辛、苦，温；有小毒。归肝、脾、肾经。

【功能与主治】温经止血，散寒止痛；外用祛湿止痒。用于吐血，衄血，崩漏，月经过多，胎漏下血，少腹冷痛，经寒不调，宫冷不孕；外治皮肤瘙痒。醋艾炭温经止血，用于虚寒性出血。

【用法与用量】3~9 g。外用适量，供灸治或熏洗用。

火麻仁

【来源】本品为桑科植物大麻的干燥成熟果实。

【采收加工】秋季果实成熟时采收，除去杂质，晒干。

【产地】全国各地均产，以山东、浙江、河北、东北及江苏量大。

【性状】

呈卵圆形。表面灰绿色或灰黄色，有微细的白色或棕色网纹，两边有棱，顶端略尖，基部有 1 个圆形果梗痕。果皮薄而脆，易破碎。种皮绿色，子叶 2，乳白色，富油性。气微，味淡。

【质量】火麻仁以颗粒饱满、种仁色乳白者为佳。

【性味与归经】甘，平。归脾、胃、大肠经。

【功能与主治】润肠通便。用于血虚津亏，肠燥便秘。

【用法与用量】10~15 g。

王不留行

【来源】本品为石竹科植物麦蓝菜的干燥成熟种子。

【采收加工】夏季果实成熟、果皮尚未开裂时采割植株，晒干，打下种子，除去杂质，再晒干。

【产地】主产于河北、山东、辽宁、黑龙江等地。

【性状】

1. 王不留行 呈球形。表面黑色，少数红棕色，略有光泽，有细密颗粒状突起，一侧有 1 条凹陷的纵沟。质硬。胚乳白色，胚弯曲成环，子叶 2。气微，味微涩、苦。

2. 炒王不留行 呈类球形爆花状，表面白色，质松脆。

【质量】王不留行以粒饱满、色黑者为佳。

【性味与归经】苦，平。归肝、胃经。

【功能与主治】活血通经，下乳消肿，利尿通淋。用于经闭，痛经，乳汁不下，乳痈肿痛，淋证涩痛。

【用法与用量】5~10 g。

【注意事项】孕妇慎用。

五味子

【来源】本品为木兰科植物五味子的干燥成熟果实。习称“北五味子”。

【采收加工】秋季果实成熟时采摘，晒干或蒸后晒干，除去果梗和杂质。

【产地】主产于黑龙江、辽宁、吉林、河北等地。

【性状】

1. 五味子 呈不规则的球形或扁球形。表面红色、紫红色或暗红色，皱缩，显油润；有的表面呈黑红色或出现“白霜”，果肉柔软，种子 1~2，肾形，表面棕黄色，有光泽，种皮薄而脆。果肉气微，味酸；种子破碎后，有香气，味辛、微苦。

2. 醋五味子 形如五味子，表面乌黑色，油润，稍有光泽。有醋香气。

【质量】五味子以粒大、肉厚、色紫红、有油润光泽者为佳。

【性味与归经】酸、甘，温。归肺、心、肾经。

【功能与主治】收敛固涩，益气生津，补肾宁心。用于久嗽虚喘，梦遗滑精，遗尿尿频，久泻不止，自汗盗汗，津伤口渴，内热消渴，心悸失眠。

【用法与用量】2~6 g。

木瓜

【来源】本品为蔷薇科植物贴梗海棠的干燥近成熟果实。

【采收加工】夏、秋二季果实绿黄时采收，置沸水中烫至外皮灰白色，对半纵剖，晒干。

【产地】主产于安徽、四川、浙江、湖北等地。

【性状】

1. 木瓜　呈长圆形，多纵剖成两半。外表面紫红色或红棕色，有不规则的深皱纹；剖面边缘向内卷曲，果肉红棕色，中心部分凹陷，棕黄色；种子扁长三角形，多脱落。质坚硬。气微清香，味酸。

2. 木瓜饮片　呈类月牙形薄片。外表面紫红色或棕红色，有不规则的深皱纹。切面棕红色。气微清香，味酸。

【质量】木瓜以个大、皮皱、肉厚、紫红色、质坚实、味酸者为佳。

【性味与归经】酸，温。归肝、脾经。

【功能与主治】舒筋活络，和胃化湿。用于湿痹拘挛，腰膝关节酸重疼痛，暑湿吐泻，转筋挛痛，脚气水肿。

【用法与用量】6~9 g。

山楂

【来源】本品为蔷薇科植物山里红或山楂的干燥成熟果实。

【采收加工】秋季果实成熟时采收，切片，干燥。

【产地】主产于山东、河南、江苏、浙江等地。

【性状】

1. 山楂饮片　本品为圆形片，皱缩不平。外皮红色，具皱纹，有灰白色小斑点。果肉深黄色至浅棕色。中部横切片具5粒浅黄色果核，但核多脱落而中空。有的片上可见短而细的果梗或花萼残迹。气微清香，味酸、微甜。

2. 炒山楂　形如山楂片，果肉黄褐色，偶见焦斑。气清香，味酸、微甜。

【质量】山楂以片大、皮红、肉厚、核少者为佳。

【性味与归经】酸、甘，微温。归脾、胃、肝经。

【功能与主治】消食健胃，行气散瘀，化浊降脂。用于肉食积滞，胃脘胀满，泻痢腹痛，瘀血经闭，产后瘀阻，心腹刺痛，胸痹心痛，疝气疼痛，高脂血症。焦山楂消食导滞作用增强。用于肉食积滞，泻痢不爽。

【用法与用量】9~12 g。

苦杏仁

【来源】本品为蔷薇科植物山杏、西伯利亚杏、东北杏或杏的干燥成熟种子。

【采收加工】夏季采收成熟果实，除去果肉和核壳，取出种子，晒干。

【产地】我国大部分地区均产。主产于北方各省，以内蒙古、辽宁、河北、山东产量最大。

【性状】

1. 苦杏仁　呈扁心形。表面黄棕色至深棕色，一端尖，另端钝圆，肥厚，左右不对称，尖端一侧有短线形种脐，圆端合点处向上具多数深棕色的脉纹。种皮薄，子叶2，乳白色，富油性。气微，味苦。

2. 焯苦杏仁　呈扁心形。表面乳白色或黄白色，一端尖，另端钝圆，肥厚，左右不对称，富油性。有特异的香气，味苦。

3. 炒苦杏仁 形如火单苦杏仁，表面黄色至棕黄色，微带焦斑。有香气，味苦。

【质量】苦杏仁以粒大、饱满、完整者为佳。

【性味与归经】苦，微温；有小毒。归肺、大肠经。

【功能与主治】降气止咳平喘，润肠通便。用于咳嗽气喘，胸满痰多，肠燥便秘。

【用法与用量】5~10 g，生品入煎剂后下。

【注意事项】内服不宜过量，以免中毒。

决明子

【来源】本品为豆科植物钝叶决明或决明的干燥成熟种子。

【采收加工】秋季采收成熟果实，晒干，打下种子，除去杂质。

【产地】全国大部分地区均有出产，以安徽、广西、四川、浙江、广东产量较大。

【性状】

1. 决明　略呈菱方形或短圆柱形，两端平行倾斜。表面绿棕色或暗棕色，平滑有光泽。一端较平坦，另端斜尖，背腹面各有1条突起的棱线，棱线两侧各有1条斜向对称而色较浅的线形凹纹。质坚硬，不易破碎。种皮薄，子叶2，黄色，呈“S”形折曲并重叠。气微，味微苦。

2. 小决明　呈短圆柱形，较小。表面棱线两侧各有1片宽广的浅黄棕色带。

3. 炒决明子　形如决明子，微鼓起，表面绿褐色或暗棕色，偶见焦斑。微有香气。

【质量】决明子以粒饱满，色绿棕者为佳。

【性味与归经】甘、苦、咸，微寒。归肝、大肠经。

【功能与主治】清热明目，润肠通便。用于目赤涩痛，羞明多泪，头痛眩晕，目暗不明，大便秘结。

【用法与用量】9~15 g。

枳壳

【来源】本品为芸香科植物酸橙及其栽培变种的干燥未成熟果实。

【采收加工】7月果皮尚绿时采收，自中部横切为两半，晒干或低温干燥。

【产地】主产于四川、江西，产四川者称川枳壳，产江西者称江枳壳。

【性状】

1. 枳壳　呈半球形。外果皮棕褐色至褐色，有颗粒状突起，突起的顶端有凹点状油室；有明显的花柱残迹或果梗痕。切面中果皮黄白色，光滑而稍隆起，边缘散有1~2列油室，瓤囊7~12瓣，少数至15瓣，汁囊干缩呈棕色至棕褐色，内藏种子。质坚硬，不易折断。气清香，味苦、微酸。

2. 枳壳饮片　呈不规则弧状条形薄片。切面外果皮棕褐色至褐色，中果皮黄白色至黄棕色，近外缘有1~2列点状油室，内侧有的有少量紫褐色瓤囊。

3. 麸炒枳壳　形如枳壳片，色较深，偶有焦斑。

【质量】枳壳以外果皮色绿褐、果肉厚、质坚硬、香气浓者为佳。

【性味与归经】苦、辛、酸，微寒。归脾、胃经。

【功能与主治】理气宽中，行滞消胀。用于胸胁气滞，胀满疼痛，食积不化，痰饮内停，脏器下垂。

【用法与用量】3~10 g。

【注意事项】孕妇慎用。

枳实

【来源】本品为芸香科植物酸橙及其栽培变种或甜橙的干燥幼果。

【采收加工】5~6月收集自落的果实，除去杂质，自中部横切为两半，晒干或低温干燥，较小者直接晒干或低温干燥。

【产地】主产于江苏、浙江、广东、贵州、四川、江西等地。

【性状】

1. 枳实 呈半球形，少数为球形。外果皮黑绿色或棕褐色，具颗粒状突起和皱纹，有明显的花柱残迹或果梗痕。切面中果皮略隆起，黄白色或黄褐色，边缘有1~2列油室，瓤囊棕褐色。质坚硬。气清香，味苦、微酸。

2. 枳实饮片 呈不规则弧状条形或圆形薄片。切面外果皮黑绿色至暗棕绿色，中果皮部分黄白色至黄棕色，近外缘有1~2列点状油室，条片内侧或圆片中央具棕褐色瓤囊。气清香，味苦、微酸。

3. 麸炒枳实 形如枳实片，色较深，有的有焦斑。气焦香，味微苦，微酸。

【质量】枳实以外果皮黑绿色、肉厚色白、质坚硬、香气浓者为佳。

【性味与归经】苦、辛、酸，微寒。归脾、胃经。

【功能与主治】破气消积，化痰散痞。用于积滞内停，痞满胀痛，泻痢后重，大便不通，痰滞气阻，胸痹，结胸，脏器下垂。

【用法与用量】3~10 g。

【注意事项】孕妇慎用。

川楝子

【来源】本品为楝科植物川楝的干燥成熟果实。

【采收加工】冬季果实成熟时采收，除去杂质，干燥。

【产地】主产于四川、甘肃、云南、湖北、贵州、河南等地，以四川产量大、质量优。

【性状】

1. 川楝子 呈类球形。表面金黄色至棕黄色，微有光泽，少数凹陷或皱缩，具深棕色小点。顶端有花柱残痕，基部凹陷，有果梗痕。外果皮革质，与果肉间常成空隙，果肉松软，淡黄色，遇水润湿显黏性。果核球形或卵圆形，质坚硬，两端平截，有6~8条纵棱，内分6~8室，每室含黑棕色长圆形的种子1粒。气特异，味酸、苦。

2. 炒川楝子 呈半球状、厚片或不规则的碎块，表面焦黄色，偶见焦斑。气焦香，味酸、苦。

【质量】川楝子以个大、饱满、外皮金黄色、果肉黄白色者为佳。

【性味与归经】苦，寒；有小毒。归肝、小肠、膀胱经。

【功能与主治】疏肝泄热，行气止痛，杀虫。用于肝郁化火，胸胁、脘腹胀痛，疝气疼痛，虫积腹痛。

【用法与用量】5~10 g。外用适量，研末调涂。

使君子

【来源】本品为使君子科植物使君子的干燥成熟果实。

【采收加工】秋季果皮变紫黑色时采收，除去杂质，干燥。

【产地】主产于四川、福建、广东、广西。

【性状】

1. 使君子　呈椭圆形或卵圆形，具 5 条纵棱。表面黑褐色至紫黑色，平滑，微具光泽。顶端狭尖，基部钝圆，有明显圆形的果梗痕。质坚硬，横切面多呈五角星形，棱角处壳较厚，中间呈类圆形空腔。种子长椭圆形或纺锤形；表面棕褐色或黑褐色，有多数纵皱纹；种皮薄，易剥离；子叶 2，黄白色，有油性，断面有裂隙。气微香，味微甜。

2. 使君子仁　呈长椭圆形或纺锤形。表面棕褐色或黑褐色，有多数纵皱纹。种皮易剥离，子叶 2，黄白色，有油性，断面有裂隙。气微香，味微甜。

3. 炒使君子仁　形如使君子仁，表面黄白色，有多数纵皱纹；有时可见残留有棕褐色种皮。气香，味微甜。

【质量】使君子以个大，表面紫黑色有光泽，仁饱满、色黄白者为佳。

【性味与归经】甘，温。归脾、胃经。

【功能与主治】杀虫消积。用于蛔虫病，蛲虫病，虫积腹痛，小儿疳积。

【用法与用量】使君子 9~12 g，捣碎入煎剂；使君子仁 6~9 g，多入丸散或单用，作 1~2 次分服。小儿每岁 1~1.5 粒，炒香嚼服，1 日总量不超过 20 粒。

【注意事项】服药时忌饮浓茶。

小茴香

【来源】本品为伞形科植物茴香的干燥成熟果实。

【采收加工】秋季果实初熟时采割植株，晒干，打下果实，除去杂质。

【产地】主产于山西、内蒙古、甘肃、辽宁。

【性状】

1. 小茴香　为双悬果，呈圆柱形，有的稍弯曲。表面黄绿色或淡黄色，两端略尖，顶端残留有黄棕色突起的柱基，基部有时有细小的果梗。分果呈长椭圆形，背面有纵棱 5 条，接合面平坦而较宽。横切面略呈五边形，背面的四边约等长。有特异香气，味微甜、辛。

2. 盐小茴香　形如小茴香，微鼓起，色泽加深，偶有焦斑。味微咸。

【质量】小茴香以颗粒均匀、饱满、黄绿色、香气浓者为佳。

【性味与归经】辛，温。归肝、肾、脾、胃经。

【功能与主治】散寒止痛，理气和胃。用于寒疝腹痛，睾丸偏坠，痛经，少腹冷痛，脘腹胀痛，食少吐泻。盐小茴香暖肾散寒止痛。用于寒疝腹痛，睾丸偏坠，经寒腹痛。

【用法与用量】3~6 g。

女贞子

【来源】本品为木犀科植物女贞的干燥成熟果实。

【采收加工】冬季果实成熟时采收，除去枝叶，稍蒸或置沸水中略烫后，干燥；或直接干燥。

【产地】主产于江苏、浙江、湖南、福建、四川，广西、江西、河南等地亦有产。

【性状】

1. **女贞子** 呈卵形、椭圆形或肾形。表面黑紫色或灰黑色，皱缩不平，基部有果梗痕或具宿萼及短梗。体轻。外果皮薄，中果皮较松软，易剥离，内果皮木质，黄棕色，具纵棱，破开后种子通常为1粒，肾形，紫黑色，油性。气微，味甘、微苦涩。

2. **酒女贞子** 形如女贞子，表面黑褐色或灰黑色，常附有白色粉霜。微有酒香气。

【质量】女贞子以粒大、饱满、色灰黑、质坚实者为佳。

【性味与归经】甘、苦，凉。归肝、肾经。

【功能与主治】滋补肝肾，明目乌发。用于肝肾阴虚，眩晕耳鸣，腰膝酸软，须发早白，目暗不明，内热消渴，骨蒸潮热。

【用法与用量】6~12 g。

蔓荆子

【来源】本品为马鞭草科植物单叶蔓荆或蔓荆的干燥成熟果实。

【采收加工】秋季果实成熟时采收，除去杂质，晒干。

【产地】主产于山东、浙江、江西、福建、海南等地。

【性状】

1. **蔓荆子** 呈球形。表面灰黑色或黑褐色，被灰白色粉霜状茸毛，有纵向浅沟4条，相互交叉于顶端形成十字形，顶端微凹，基部有灰白色宿萼及短果梗。萼长为果的1/3~2/3，5齿裂，其中2裂较深，密被茸毛。体轻，质坚韧，不易破碎，横切面可见4室，每室有种子1枚。气特异而芳香，味淡、微辛。

2. **炒蔓荆子** 形如蔓荆子，表面黑色或黑褐色，基部有的可见残留宿萼和短果梗。气特异而芳香，味淡、微辛。

【质量】蔓荆子以粒大、饱满、气芳香者为佳。

【性味与归经】辛、苦，微寒。归膀胱、肝、胃经。

【功能与主治】疏散风热，清利头目。用于风热感冒头痛，齿龈肿痛，目赤多泪，目暗不明，头晕目眩。

【用法与用量】5~10 g。

车前子

【来源】本品为车前科植物车前或平车前的干燥成熟种子。

【采收加工】夏、秋二季种子成熟时采收果穗，晒干，搓出种子，除去杂质。

【产地】主产于江西、河南，东北、华北、西南、华东等地亦产。

【性状】

1. **车前子** 呈椭圆形、不规则长圆形或三角状长圆形，略扁。表面黄棕色至黑褐色，有细皱纹，一面有灰白色凹点状种脐。质硬。气微，味淡。

2. 盐车前子　形如车前子，表面黑褐色。气微香，味微咸。

【质量】车前子以粒大、均匀饱满、黑色者为佳。

【性味与归经】甘，寒。归肝、肾、肺、小肠经。

【功能与主治】清热利尿通淋，渗湿止泻，明目，祛痰。用于热淋涩痛，水肿胀满，暑湿泄泻，目赤肿痛，痰热咳嗽。

【用法与用量】9~15 g，包煎。

枸杞子

【来源】本品为茄科植物宁夏枸杞的干燥成熟果实。

【采收加工】夏、秋二季果实呈红色时采收，热风烘干，除去果梗，或晾至皮皱后，晒干，除去果梗。

【产地】主产于宁夏中宁、中卫、灵武等地。甘肃、青海、新疆、内蒙古等地亦产。

【性状】呈类纺锤形或椭圆形。表面红色或暗红色，顶端有小突起状的花柱痕，基部有白色的果梗痕。果皮柔韧，皱缩；果肉肉质，柔润。种子 20~50 粒，类肾形，扁而翘，表面浅黄色或棕黄色。气微，味甜。

【质量】枸杞子以粒大、色红、肉厚、种子少、质柔软者为佳。习惯以宁夏、甘肃、青海等地栽培者品质最佳。

【性味与归经】甘，平。归肝、肾经。

【功能与主治】滋补肝肾，益精明目。用于虚劳精亏，腰膝酸痛，眩晕耳鸣，阳痿遗精，内热消渴，血虚萎黄，目昏不明。

【用法与用量】6~12 g。

瓜蒌

【来源】本品为葫芦科植物栝楼或双边栝楼的干燥成熟果实。

【采收加工】秋季果实成熟时，连果梗剪下，置通风处阴干。

【产地】栝楼主产于山东、河南、河北、安徽，以山东所产为优，销往全国各地。双边栝楼主产于四川，华南、华中等地亦产，多自产自销。

【性状】

1. 瓜蒌　呈类球形或宽椭圆形。表面橙红色或橙黄色，皱缩或较光滑，顶端有圆形的花柱残基，基部略尖，具残存的果梗。轻重不一。质脆，易破开，内表面黄白色，有红黄色丝络，果瓤橙黄色，黏稠，与多数种子粘结成团。具焦糖气，味微酸、甜。

2. 瓜蒌饮片　呈不规则的丝或块状。外表面橙红色或橙黄色，皱缩或较光滑；内表面黄白色，有红黄色丝络，果瓤橙黄色，与多数种子粘结成团。具焦糖气，味微酸、甜。

【质量】瓜蒌以果皮厚、表面皱缩、体重、糖分足者为佳。

【性味与归经】甘、微苦，寒。归肺、胃、大肠经。

【功能与主治】清热涤痰，宽胸散结，润燥滑肠。用于肺热咳嗽，痰浊黄稠，胸痹心痛，结胸痞满，乳痈，肺痈，肠痈，大便秘结。

【用法与用量】9~15 g。

【注意事项】不宜与川乌、制川乌、草乌、制草乌、附子同用。

牛蒡子

【来源】本品为菊科植物牛的干燥成熟果实。

【采收加工】秋季果实成熟时采收果序，晒干，打下果实，除去杂质，再晒干。

【产地】全国各地均有分布，主产于吉林、辽宁、浙江等地。

【性状】

1. 牛蒡子 呈长倒卵形，略扁，微弯曲。表面灰褐色，带紫黑色斑点，有数条纵棱，通常中间1~2条较明显。顶端钝圆，稍宽，顶面有圆环，中间具点状花柱残迹；基部略窄，着生面色较淡。果皮较硬，子叶2，淡黄白色，富油性。气微，味苦后微辛而稍麻舌。

2. 炒牛蒡子 形如牛蒡子，色泽加深，略鼓起。微有香气。

【质量】牛蒡子以粒大、饱满、表面灰褐色者为佳。

【性味与归经】辛、苦，寒。归肺、胃经。

【功能与主治】疏散风热，宣肺透疹，解毒利咽。用于风热感冒，咳嗽痰多，麻疹，风疹，咽喉肿痛，痄腮，丹毒，痈肿疮毒。

【用法与用量】6~12 g。

砂仁

【来源】本品为姜科植物阳春砂、绿壳砂或海南砂的干燥成熟果实。

【采收加工】夏、秋二季果实成熟时采收，晒干或低温干燥。

【产地】阳春砂主产于广东，以阳春市所产最为著名，广西亦产；绿壳砂主产于云南，广东广宁及广西也有少量分布；海南砂主产于海南澄迈、广西博白等地。

【性状】

1. 阳春砂、绿壳砂 呈椭圆形或卵圆形，有不明显的三棱。表面棕褐色，密生刺状突起，顶端有花被残基，基部常有果梗。果皮薄而软。种子集结成团，具三钝棱，中有白色隔膜，将种子团分成3瓣，每瓣有种子5~26粒。种子为不规则多面体；表面棕红色或暗褐色，有细皱纹，外被淡棕色膜质假种皮；质硬，胚乳灰白色。气芳香而浓烈，味辛凉、微苦。

2. 海南砂 呈长椭圆形或卵圆形，有明显的三棱。表面被片状、分枝的软刺，基部具果梗痕。果皮厚而硬。种子团较小，每瓣有种子3~24粒。气味稍淡。

【质量】砂仁以个大、坚实、饱满、气味浓者为佳。习惯以产于广东阳春的阳春砂品质最优。

【性味与归经】辛，温。归脾、胃、肾经。

【功能与主治】化湿开胃，温脾止泻，理气安胎。用于湿浊中阻，脘痞不饥，脾胃虚寒，呕吐泄泻，妊娠恶阻，胎动不安。

【用法与用量】3~6 g，后下。

伸筋草

【来源】本品为石松科植物石松的干燥全草。

【采收加工】夏、秋二季茎叶茂盛时采收，除去杂质，晒干。

【产地】主产湖北、浙江等地。此外，江苏、安徽、湖南、贵州等地亦产。

【性状】

1. 伸筋草　匍匐茎呈细圆柱形，略弯曲，其下有黄白色细根；直立茎作二叉状分枝。叶密生茎上，螺旋状排列，皱缩弯曲，线形或针形，黄绿色至淡黄棕色，无毛，先端芒状，全缘，易碎断。质柔软，断面皮部浅黄色，木部类白色。气微，味淡。

2. 伸筋草饮片　本品呈不规则的段，茎呈圆柱形，略弯曲。叶密生茎上，螺旋状排列，皱缩弯曲，线形或针形，黄绿色至淡黄棕色，先端芒状，全缘。切面皮部浅黄色，木部类白色。气微，味淡。

【质量】伸筋草以茎长、黄绿色、无泥土杂质者为佳。

【性味与归经】微苦、辛，温。归肝、脾、肾经。

【功能与主治】祛风除湿，舒筋活络。用于关节酸痛，屈伸不利。

【用法与用量】3~12 g。

木贼

【来源】本品为木贼科植物木贼的干燥地上部分。

【采收加工】夏、秋二季采割，除去杂质，晒干或阴干。

【产地】分布较广，主产于黑龙江、吉林、辽宁、河北、内蒙古、新疆、青海、陕西、甘肃、安徽、湖北、四川、贵州、山西等地。

【性状】

1. 木贼　呈长管状，不分枝。表面灰绿色或黄绿色，有纵棱，棱上有多数细小光亮的疣状突起；节明显，节上着生筒状鳞叶，叶鞘基部和鞘齿黑棕色，中部淡棕黄色。体轻，质脆，易折断，断面中空，周边有多数圆形的小空腔。气微，味甘淡、微涩，嚼之有沙粒感。

2. 木贼饮片　呈管状的段。表面灰绿色或黄绿色，有纵棱，棱上有多数细小光亮的疣状突起；节明显，节上着生筒状鳞叶，叶鞘基部和鞘齿黑棕色，中部淡棕黄色。切面中空，周边有多数圆形的小空腔。气微，味甘淡、微涩，嚼之有沙粒感。

【质量】木贼以粗长、色绿、不脱节者为佳。

【性味与归经】甘、苦，平。归肺、肝经。

【功能与主治】疏散风热，明目退翳。用于风热目赤，迎风流泪，目生云翳。

【用法与用量】3~9 g。

麻黄

【来源】本品为麻黄科植物草麻黄、中麻黄或木贼麻黄的干燥草质茎。

【采收加工】秋季采割绿色的草质茎，晒干。

【产地】主产于山西、河北、内蒙古、辽宁、山西、甘肃、陕西、宁夏、新疆等地。

【性状】

1. 草麻黄 呈细长圆柱形，少分枝。有的带少量棕色木质茎。表面淡绿色至黄绿色，有细纵脊线，触之微有粗糙感。节明显。节上有膜质鳞叶；裂片 2（稀 3），锐三角形，先端灰白色，反曲，基部联合成筒状，红棕色。体轻，质脆，易折断，断面略呈纤维性，周边绿黄色，髓部红棕色，近圆形。气微香，味涩、微苦。

2. 中麻黄 多分枝，有粗糙感。节上有膜质鳞叶，裂片 3（稀 2），先端锐尖。断面髓部呈三角状圆形。

3. 木贼麻黄 较多分枝，无粗糙感。膜质鳞叶裂片 2（稀 3），上部为短三角形，灰白色，先端多不反曲，基部棕红色至棕黑色。

4. 麻黄饮片 呈圆柱形的段。表面淡黄绿色至黄绿色，粗糙，有细纵脊线，节上有细小鳞叶。切面中心显红黄色。气微香，味涩、微苦。

5. 蜜麻黄饮片 形如麻黄段。表面深黄色，微有光泽，略具黏性。有蜜香气，味甜。

【质量】麻黄以色淡绿或黄绿、内心色红棕、手拉不脱节、味苦涩为佳。

【性味与归经】辛、微苦，温。归肺、膀胱经。

【功能与主治】发汗散寒，宣肺平喘，利水消肿。用于风寒感冒，胸闷喘咳，风水浮肿。蜜麻黄润肺止咳。多用于表证已解，气喘咳嗽。

【用法与用量】2~10 g。

鱼腥草

【来源】本品为三白草科植物蕺菜的新鲜全草或干燥地上部分。

【采收加工】鲜品全年均可采割；干品夏季茎叶茂盛花穗多时采割，除去杂质，晒干。

【产地】主产于江苏、浙江、江西、安徽、四川、云南、贵州、广东、广西等地。

【性状】

1. 鲜鱼腥草 茎呈圆柱形，上部绿色或紫红色，下部白色，节明显，下部节上生有须根，无毛或被疏毛。叶互生，叶片心形；先端渐尖，全缘；上表面绿色，密生腺点，下表面常紫红色；叶柄细长，基部与托叶合生成鞘状。穗状花序顶生。具鱼腥气，味涩。

2. 干鱼腥草 茎呈扁圆柱形，扭曲，表面黄棕色，具纵棱数条；质脆，易折断。叶片卷折皱缩，展平后呈心形，上表面暗黄绿色至暗棕色，下表面灰绿色或灰棕色。穗状花序黄棕色。

3. 干鱼腥草饮片 为不规则的段。茎呈扁圆柱形，表面淡红棕色至黄棕色，有纵棱。

叶片多破碎，黄棕色至暗棕色。穗状花序黄棕色。搓碎具鱼腥气，味涩。

【质量】鱼腥草以叶多、色灰绿、有花穗、鱼腥气浓者为佳。

【性味与归经】辛，微寒。归肺经。

【功能与主治】清热解毒，消痈排脓，利尿通淋。用于肺痈吐脓，痰热喘咳，热痢，热淋，痈肿疮毒。

【用法与用量】15~25 g，不宜久煎；鲜品用量加倍，水煎或捣汁服。外用适量，捣敷或煎汤熏洗患处。

仙鹤草

【来源】本品为蔷薇科植物龙芽草的干燥地上部分。

【采收加工】夏、秋二季茎叶茂盛时采割，除去杂质，干燥。

【产地】主产于浙江、江苏、湖北等地。

【性状】

1. 仙鹤草　全体被白色柔毛。茎下部圆柱形，红棕色，上部方柱形，四面略凹陷，绿褐色，有纵沟和棱线，有节；体轻，质硬，易折断，断面中空。单数羽状复叶互生，暗绿色，皱缩卷曲；质脆，易碎；叶片有大小 2 种，相间生于叶轴上，顶端小叶较大，完整小叶片展平后呈卵形或长椭圆形，先端尖，基部楔形，边缘有锯齿；托叶 2，抱茎，斜卵形。总状花序细长，花萼下部呈筒状，萼筒上部有钩刺，先端 5 裂，花瓣黄色。气微，味微苦。

2. 仙鹤草饮片　为不规则的段，茎多数方柱形，有纵沟和棱线，有节。切面中空。叶多破碎，暗绿色，边缘有锯齿；托叶抱茎。有时可见黄色花或带钩刺的果实。气微，味微苦。

【质量】仙鹤草以质嫩、叶多者为佳。

【性味与归经】苦、涩，平。归心、肝经。

【功能与主治】收敛止血，截疟，止痢，解毒，补虚。用于咯血，吐血，崩漏下血，疟疾，血痢，痈肿疮毒，阴痒带下，脱力劳伤。

【用法与用量】6~12 g。外用适量。

老鹳草

【来源】本品为牻牛儿苗科植物牻牛儿苗、老鹳草或野老鹳草的干燥地上部分，前者习称“长嘴老鹳草”，后两者习称“短嘴老鹳草”。

【采收加工】夏、秋二季果实近成熟时采割，捆成把，晒干。

【产地】主产于河北、山西、山东。此外，河南、陕西、辽宁、吉林、黑龙江、新疆等地亦产。

【性状】

1. 长嘴老鹳草　茎多分枝，节膨大。表面灰绿色或带紫色，有纵沟纹和稀疏茸毛。质脆，断面黄白色，有的中空。叶对生，具细长叶柄；叶片卷曲皱缩，质脆易碎，完整者为二回羽状深裂，裂片披针线形。果实长圆形。宿存花柱形似鹳喙，有的裂成5瓣，呈螺旋形卷曲。气微，味淡。

2. 短嘴老鹳草 茎较细，略短。叶片圆形，3或5深裂，裂片较宽，边缘具缺刻。果实球形。花柱有的5裂向上卷曲呈伞形。野短嘴老鹳草叶片掌状5~7深裂，裂片条形，每裂片又3~5深裂。

3. 老鹳草饮片 呈不规则的段。茎表面灰绿色或带紫色，节膨大。切面黄白色，有时中空。叶对生，卷曲皱缩，灰褐色，具细长叶柄。果实长圆形或球形，宿存花柱形似鹳喙。气微，味淡。

【质量】老鹳草以灰绿色、果实多者为佳。一般认为长嘴者质量较好。

【性味与归经】辛、苦，平。归肝、肾、脾经。

【功能与主治】祛风湿，通经络，止泻痢。用于风湿痹痛，麻木拘挛，筋骨酸痛，泄泻痢疾。

【用法与用量】9~15 g。

金钱草

【来源】本品为报春花科植物过路黄的干燥全草。

【采收加工】夏、秋二季采收，除去杂质，晒干。

【产地】我国江南各省均有分布，主产于四川。

【性状】

1. 金钱草 常缠结成团，无毛或被疏柔毛。茎扭曲，表面棕色或暗棕红色，有纵纹，下部茎节上有时具须根，断面实心。叶对生，多皱缩，展平后呈宽卵形或心形，长宽相近，1~4 cm，基部微凹，全缘；上表面灰绿色或棕褐色，下表面色较浅，主脉明显突起，用水浸后，对光透视可见黑色或褐色条纹，叶柄长1~4 cm。有的带花，花黄色，单生叶腋，具长梗。蒴果球形。气微，味淡。

2. 金钱草饮片 为不规则的段。茎棕色或暗棕红色，有纵纹，实心。叶对生，上表面灰绿色或棕褐色，下表面色较浅，主脉明显突出，用水浸后，对光透视可见黑色或褐色的条纹。偶见黄色花，单生叶腋。气微，味淡。

【质量】金钱草以叶大、须根少者为佳。

【性味与归经】甘、咸，微寒。归肝、胆、肾、膀胱经。

【功能与主治】利湿退黄，利尿通淋，解毒消肿。用于湿热黄疸，胆胀胁痛，石淋，热淋，小便涩痛，痈肿疔疮，蛇虫咬伤。

【用法与用量】15~60 g。

附：广金钱草

【来源】本品为豆科植物广金钱草的干燥地上部分。

【采收加工】夏、秋二季采割，除去杂质，晒干。

【产地】主产于广东，广西、福建、湖南等地亦产。

【性状】

1. 广金钱草　茎呈圆柱形，长可达 1 m；密被黄色伸展的短柔毛；质稍脆，断面中部有髓。叶互生，小叶 1 或 3，圆形或矩圆形；先端微凹，基部心形或钝圆，全缘；上表面黄绿色或灰绿色，无毛，下表面具紧贴的灰白色绒毛，侧脉羽状；托叶 1 对，披针形。气微香，味微甘。

2. 广金钱草饮片　为不规则段状，茎叶混合。茎呈圆柱形，密被黄色短柔毛，质脆易断，断面淡黄色，中部具白色髓。叶皱缩，上表面黄绿色或灰绿色，无毛，下表面浅绿色，密被灰白色绒毛。气微香，味微甘。

【质量】广金钱草以叶多、色绿、茎枝灰黄色、不带根者为佳。

【性味与归经】甘、淡，凉。归肝、肾、膀胱经。

【功能与主治】利湿退黄，利尿通淋。用于黄疸尿赤，热淋，石淋，小便涩痛，水肿尿少。

【用法与用量】15~30 g。

益母草

【来源】本品为唇形科植物益母草的新鲜或干燥地上部分。

【采收加工】鲜品春季幼苗期至初夏花前期采割；干品夏季茎叶茂盛、花未开或初开时采割，晒干，或切段晒干。

【产地】分布全国各地。

【性状】

1. 鲜益母草　幼苗期无茎，基生叶圆心形，浅裂，每裂片有钝齿。花前期茎呈方柱形，上部多分枝，四面凹下成纵沟；表面青绿色；质鲜嫩，断面中部有髓。叶交互对生，有柄；叶片青绿色，质鲜嫩，揉之有汁；下部茎生叶掌状 3 裂，上部叶羽状深裂或浅裂成 3 片，裂片全缘或具少数锯齿。气微，味微苦。

2. 干益母草　茎表面灰绿色或黄绿色；体轻，质韧，断面中部有髓。叶片灰绿色，多皱缩、破碎，易脱落。轮伞花序腋生，小花淡紫色，花萼筒状，花冠二唇形。

3. 干益母草饮片　呈不规则的段。茎方形，四面凹下成纵沟，灰绿色或黄绿色，切面中部有白髓。叶片灰绿色，多皱缩、破碎。轮伞花序腋生，花黄棕色，花萼筒状，花冠二唇形。气微，味微苦。

【质量】益母草以质嫩、叶多、色青绿、无花者为佳。

【性味与归经】苦、辛，微寒。归肝、心包、膀胱经。

【功能与主治】活血调经，利尿消肿，清热解毒。用于月经不调，痛经经闭，恶露不尽，水肿尿少，疮疡肿毒。

【用法与用量】9~30 g；鲜品 12~40 g。

【注意事项】孕妇慎用。

荆芥

【来源】本品为唇形科植物荆芥的干燥地上部分。

【采收加工】夏、秋二季花开到顶、穗绿时采割，除去杂质，晒干。

【产地】主产于江苏、浙江、江西、河南、山东等地。

【性状】

1. 荆芥　茎呈方柱形，上部有分枝；表面淡黄绿色或淡紫红色，被短柔毛；体轻，质脆，断面类白色。叶对生，多已脱落，叶片3~5羽状分裂，裂片细长。穗状轮伞花序顶生。花冠多脱落，宿萼钟状，先端5齿裂，淡棕色或黄绿色，被短柔毛；小坚果棕黑色。气芳香，味微涩而辛凉。

2. 荆芥饮片　呈不规则的段。茎呈方柱形，表面淡黄绿色或淡紫红色，被短柔毛。切面类白色。叶多已脱落。穗状轮伞花序。气芳香，味微涩而辛凉。

【质量】荆芥以色淡黄绿、穗长而密、香气浓者为佳。

【性味与归经】辛，微温。归肺、肝经。

【功能与主治】解表散风，透疹，消疮。用于感冒，头痛，麻疹，风疹，疮疡初起。

【用法与用量】5~10 g。

泽兰

【来源】本品为唇形科植物毛叶地瓜儿苗的干燥地上部分。

【采收加工】夏、秋二季茎叶茂盛时采割，晒干。

【产地】主产于黑龙江、辽宁、浙江、湖北等地。

【性状】

1. 泽兰　茎呈方柱形，少分枝，四面均有浅纵沟；表面黄绿色或带紫色，节处紫色明显，有白色茸毛；质脆，断面黄白色，髓部中空。叶对生，有短柄或近无柄；叶片多皱缩，展平后呈披针形或长圆形；上表面黑绿色或暗绿色，下表面灰绿色，密具腺点，两面均有短毛；先端尖，基部渐狭，边缘有锯齿。轮伞花序腋生，花冠多脱落，苞片和花萼宿存，小苞片披针形，有缘毛，花萼钟形，5齿。气微，味淡。

2. 泽兰饮片　呈不规则的段。茎方柱形，四面均有浅纵沟，表面黄绿色或带紫色，节处紫色明显，有白色茸毛。切面黄白色，中空。叶多破碎，展平后呈披针形或长圆形，边缘有锯齿。有时可见轮伞花序。气微，味淡。

【质量】泽兰以质嫩、叶多、绿色者为佳。

【性味与归经】苦、辛，微温。归肝、脾经。

【功能与主治】活血调经，祛瘀消痈，利水消肿。用于月经不调，经闭，痛经，产后瘀血腹痛，疮痈肿毒，水肿腹水。

【用法与用量】6~12 g。

薄荷

【来源】本品为唇形科植物薄荷的干燥地上部分。

【采收加工】夏、秋二季茎叶茂盛或花开至三轮时，选晴天，分次采割，晒干或阴干。

【产地】主产于江苏、安徽、江西、四川等地。

【性状】

1. 薄荷　茎呈方柱形，有对生分枝；表面紫棕色或淡绿色，棱角处具茸毛；质脆，断面白色，髓部中空。叶对生，有短柄；叶片皱缩卷曲，完整者展平后呈宽披针形、长椭圆形或卵形；上表面深绿色，下表面灰绿色，稀被茸毛，有凹点状腺鳞。轮伞花序腋生，花萼钟状，先端5齿裂，花冠淡紫色。揉搓后有特殊清凉香气，味辛凉。

2. 薄荷饮片　呈不规则的段。茎方柱形，表面紫棕色或淡绿色，具纵棱线，棱角处具茸毛。切面白色，中空。叶多破碎，上表面深绿色，下表面灰绿色，稀被茸毛。轮伞花序腋生，花萼钟状，先端5齿裂，花冠淡紫色。揉搓后有特殊清凉香气，味辛凉。

【质量】薄荷以叶多、色深绿、香气浓者为佳。

【性味与归经】辛，凉。归肺、肝经。

【功能与主治】疏散风热，清利头目，利咽，透疹，疏肝行气。用于风热感冒，风温初起，头痛，目赤，喉痹，口疮，风疹，麻疹，胸胁胀闷。

【用法与用量】3~6 g，后下。

半枝莲

【来源】本品为唇形科植物半枝莲的干燥全草。

【采收加工】夏、秋二季茎叶茂盛时采挖，洗净，晒干。

【产地】主产于安徽、江苏、浙江等地。

【性状】

1. 半枝莲　无毛或花轴上疏被毛。根纤细。茎丛生，较细，方柱形；表面暗紫色或棕绿色。叶对生，有短柄；叶片多皱缩，展平后呈三角状卵形或披针形；先端钝，基部宽楔形，全缘或有少数不明显的钝齿；上表面暗绿色，下表面灰绿色。花单生于茎枝上部叶腋，花萼裂片钝或较圆；花冠二唇形，棕黄色或浅蓝紫色，被毛。果实扁球形，浅棕色。气微，味微苦。

2. 半枝莲饮片　呈不规则的段。茎方柱形，中空，表面暗紫色或棕绿色。叶对生，多破碎，上表面暗绿色，下表面灰绿色。花萼下唇裂片钝或较圆；花冠唇形，棕黄色或浅蓝紫色，被毛。果实扁球形，浅棕色。气微，味微苦。

【质量】半枝莲以色绿、味苦者为佳。

【性味与归经】辛、苦，寒。归肺、肝、肾经。

【功能与主治】清热解毒，化瘀利尿。用于疔疮肿毒，咽喉肿痛，跌扑伤痛，水肿，黄疸，蛇虫咬伤。

【用法与用量】15~30 g。

车前草

【来源】本品为车前科植物车前或平车前的干燥全草。

【采收加工】夏季采挖，除去泥沙，晒干。

【产地】车前产于全国各地，平车前主产于东北、华北及西北等地。

【性状】

1. 车前　根丛生，须状。叶基生，具长柄；叶片皱缩，展平后呈卵状椭圆形或宽卵形；表面灰绿色或污绿色，具明显弧形脉 5~7 条；先端钝或短尖，基部宽楔形，全缘或有不规则波状浅齿。穗状花序数条，花茎长。蒴果盖裂，萼宿存。气微香，味微苦。

2. 平车前　主根直而长。叶片较狭，长椭圆形或椭圆状披针形。

3. 车前草饮片　为不规则的段。根须状或直而长。叶片皱缩，多破碎，表面灰绿色或污绿色，脉明显。可见穗状花序。气微，味微苦。

【质量】车前草以叶片完整、色灰绿者为佳。

【性味与归经】甘，寒。归肝、肾、肺、小肠经。

【功能与主治】清热、利尿、通淋，祛痰，凉血，解毒。用于热淋涩痛，水肿尿少，暑湿泄泻，痰热咳嗽，吐血衄血，痈肿疮毒。

【用法与用量】9~30 g。

半边莲

【来源】本品为桔梗科植物半边莲的干燥全草。

【采收加工】夏季采收，除去泥沙，洗净，晒干。

【产地】江南地区多有分布，主产于湖南、江西、浙江、四川等地。

【性状】

1. 半边莲　常缠结成团。根茎极短；表面淡棕黄色，平滑或有细纵纹。根细小，黄色，侧生纤细须根。茎细长，有分枝，灰绿色，节明显，有的可见附生的细根。叶互生，无柄，叶片多皱缩，绿褐色，展平后叶片呈狭披针形，边缘具疏而浅的齿或全缘。花梗细长，花小，单生于叶腋，花冠基部筒状，上部 5 裂，偏向一边，浅紫红色，花冠筒内有白色茸毛。气微特异，味微甘而辛。

2. 半边莲饮片　呈不规则的段。根及根茎细小，表面淡棕黄色或黄色。茎细，灰绿色，节明显。叶无柄，叶片多皱缩，绿褐色，狭披针形，边缘具疏而浅的齿或全缘。气味特异，味微甘而辛。

【质量】半边莲以茎叶色绿、根黄者为佳。

【性味与归经】辛，平。归心、小肠、肺经。

【功能与主治】清热解毒，利尿消肿。用于痈肿疔疮，蛇虫咬伤，臌胀水肿，湿热黄疸，湿疹湿疮。

【用法与用量】9~15 g。

佩兰

【来源】本品为菊科植物佩兰的干燥地上部分。

【采收加工】夏、秋二季分两次采割，除去杂质，晒干。

【产地】全国都有分布，主产于河北、山东、江苏、广东、广西、四川、贵州、云南、浙江、福建等地。

【性状】

1. 佩兰　茎呈圆柱形；表面黄棕色或黄绿色，有的带紫色，有明显的节和纵棱线；质脆，断面髓部白色或中空。叶对生，有柄，叶片多皱缩、破碎，绿褐色；完整叶片 3 裂或不分裂，分裂者中间裂片较大，展平后呈披针形或长圆状披针形，基部狭窄，边缘有锯齿；不分裂者展平后呈卵圆形、卵状披针形或椭圆形。气芳香，味微苦。

2. 佩兰饮片　呈不规则的段。茎圆柱形，表面黄棕色或黄绿色，有的带紫色，有明显的节和纵棱线。切面髓部白色或中空。叶对生，叶片多皱缩、破碎，绿褐色。气芳香，味微苦。

【质量】佩兰以质嫩、叶多、色绿、香气浓者为佳。

【性味与归经】辛，平。归脾、胃、肺经。

【功能与主治】芳香化湿，醒脾开胃，发表解暑。用于湿浊中阻，脘痞呕恶，口中甜腻，口臭，多涎，暑湿表证，湿温初起，发热倦怠，胸闷不舒。

【用法与用量】3~10 g。

小蓟

【来源】本品为菊科植物刺儿菜的干燥地上部分。

【采收加工】夏、秋二季花开时采割，除去杂质，晒干。

【产地】全国大部分地区均产。

【性状】

1. 小蓟　茎呈圆柱形，有的上部分枝；表面灰绿色或带紫色，具纵棱及白色柔毛；质脆，易折断，断面中空。叶互生，无柄或有短柄；叶片皱缩或破碎，完整者展平后呈长椭圆形或长圆状披针形；全缘或微齿裂至羽状深裂，齿尖具针刺；上表面绿褐色，下表面灰绿色，两面均具白色柔毛。头状花序单个或数个顶生；总苞钟状，苞片 5~8 层，黄绿色；花紫红色。气微，味微苦。

2. 小蓟饮片　呈不规则的段。茎呈圆柱形，表面灰绿色或带紫色，具纵棱和白色柔毛。切面中空。叶片多皱缩或破碎，叶齿尖具针刺；两面均具白色柔毛。头状花序，总苞钟状；花紫红色。气微，味苦。

3. 小蓟炭饮片　形如小蓟段。表面黑褐色，内部焦褐色。

【质量】小蓟以叶多、色绿者为佳。

【性味与归经】甘、苦，凉。归心、肝经。

【功能与主治】凉血，止血，散瘀，解毒，消痈。用于衄血，吐血，尿血，血淋，便血，崩漏，外伤出血，痈肿疮毒。

【用法与用量】5~12 g。

青蒿

【来源】本品为菊科植物黄花蒿的干燥地上部分。

【采收加工】秋季花盛开时采割，除去老茎，阴干。

【产地】全国各地均产，主产于安徽、河南、江苏、河北、陕西、山西等地。

【性状】

1. 青蒿 茎呈圆柱形，上部多分枝；表面黄绿色或棕黄色，具纵棱线；质略硬，易折断，断面中部有髓。叶互生，暗绿色或棕绿色，卷缩易碎，完整者展平后为三回羽状深裂，裂片和小裂片矩圆形或长椭圆形，两面被短毛。气香特异，味微苦。

2. 青蒿饮片 呈不规则的段。茎呈圆柱形，表面黄绿色或棕黄色，具纵棱线，质略硬，切面黄白色，髓白色。叶片多皱缩或破碎，暗绿色或棕绿色，完整者展平后为三回羽状深裂，裂片及小裂片矩圆形或长椭圆形，两面被短毛。花黄色，气香特异，味微苦。

【质量】青蒿以色黄绿、叶多、香气浓者为佳。

【性味与归经】苦、辛，寒。归肝、胆经。

【功能与主治】清虚热，除骨蒸，解暑热，截疟，退黄。用于温邪伤阴，夜热早凉，阴虚发热，骨蒸劳热，暑邪发热，疟疾寒热，湿热黄疸。

【用法与用量】6~12 g，后下。

茵陈

【来源】本品为菊科植物滨蒿或茵陈蒿的干燥地上部分。

【采收加工】春季幼苗高 6~10 cm 时采收或秋季花蕾长成至花初开时采割，除去杂质和老茎，晒干。春季采收的习称“绵茵陈”，秋季采割的称“花茵陈”。

【产地】主产于陕西、山西、安徽。此外，山东、江苏、湖北、河南、河北、四川、甘肃、福建等地亦产。

【性状】

1. 绵茵陈 多卷曲成团状，灰白色或灰绿色，全体密被白色茸毛，绵软如绒。茎细小，除去表面白色茸毛后可见明显纵纹；质脆，易折断。叶具柄；展平后叶片呈一至三回羽状分裂；小裂片卵形或稍呈倒披针形、条形，先端锐尖。气清香，味微苦。

2. 花茵陈 茎呈圆柱形，多分枝；表面淡紫色或紫色，有纵条纹，被短柔毛；体轻，质脆，断面类白色。叶密集，或多脱落；下部叶二至三回羽状深裂，裂片条形或细条形，两面密被白色柔毛；茎生叶一至二回羽状全裂，基部抱茎，裂片细丝状。头状花序卵形，多数集成圆锥状，有短梗。瘦果长圆形，黄棕色。气芳香，味微苦。

【质量】绵茵陈以质嫩、绵软、色灰白、香气浓者为佳；花茵陈以茎枝淡紫色，带有叶片、花蕾，气芳香者为佳。

【性味与归经】苦、辛，微寒。归脾、胃、肝、胆经。

【功能与主治】清利湿热，利胆退黄。用于黄疸尿少，湿温暑湿，湿疮瘙痒。

【用法与用量】6~15 g。外用适量，煎汤熏洗。

淡竹叶

【来源】本品为禾本科植物淡竹叶的干燥茎叶。

【采收加工】夏季未抽花穗前采割，晒干。

【产地】主产于浙江、安徽、湖南、四川、湖北等地，以浙江产量大、质量优。

【性状】

1. 淡竹叶　茎呈圆柱形，有节，表面淡黄绿色，断面中空。叶鞘开裂。叶片披针形，有的皱缩卷曲；表面浅绿色或黄绿色。叶脉平行，具横行小脉，形成长方形的网格状，下表面尤为明显。体轻，质柔韧。气微，味淡。

2. 淡竹叶饮片　呈不规则的段、片，可见茎碎片、节和开裂的叶鞘。叶碎片浅绿色或黄绿色，有的皱缩卷曲，叶脉平行，具横行小脉，形成长方形的网格状，下表面尤为明显。体轻，质柔韧。气微，味淡。

【质量】淡竹叶以叶多、色绿者为佳。

【性味与归经】甘、淡，寒。归心、胃、小肠经。

【功能与主治】清热泻火，除烦止渴，利尿通淋。用于热病烦渴，小便短赤涩痛，口舌生疮。

【用法与用量】6~10 g。

石斛

【来源】本品为兰科植物金钗石斛、霍山石斛、鼓槌石斛或流苏石斛的栽培品及其同属植物近似种的新鲜或干燥茎。

【采收加工】全年均可采收，鲜用者除去根和泥沙；干用者采收后，除去杂质，用开水略烫或烘软，再边搓边烘晒，至叶鞘搓净，干燥。霍山石斛 11 月至翌年 3 月采收，除去叶、根须及泥沙等杂质，洗净，鲜用，或加热除去叶鞘制成干条；或边加热边扭成螺旋状或弹簧状，干燥，称霍山石斛枫斗。

【产地】主产于广西、广东、贵州、云南、四川等地。

【性状】

1. 鲜石斛　呈圆柱形或扁圆柱形。表面黄绿色，光滑或有纵纹，节明显，色较深，节上有膜质叶鞘。肉质多汁，易折断。气微，味微苦而回甜，嚼之有黏性。

2. 金钗石斛　呈扁圆柱形。表面金黄色或黄中带绿色，有深纵沟。质硬而脆，断面较平坦而疏松。气微，味苦。

3. 霍山石斛 干条呈直条状或不规则弯曲形。表面淡黄绿色至黄绿色，偶有黄褐色斑块，有细纵纹，节明显，节上有的可见残留的灰白色膜质叶鞘；一端可见茎基部残留的短须根或须根痕，另一端为茎尖，较细。质硬而脆，易折断，断面平坦，灰黄色至灰绿色，略角质状。气微，味淡，嚼之有黏性。鲜品稍肥大。肉质，易折断，断面淡黄绿色至深绿色。气微，味淡，嚼之有黏性且少有渣。枫斗呈螺旋形或弹簧状，通常为2~5个旋纹，茎拉直后性状同干条。

4. 鼓槌石斛 呈粗纺锤形。表面光滑，金黄色，有明显凸起的棱。质轻而松脆，断面海绵状。气微，味淡，嚼之有黏性。

5. 流苏石斛 呈长圆柱形，节明显。表面黄色至暗黄色，有深纵槽。质疏松，断面平坦或呈纤维性。味淡或微苦，嚼之有黏性。

6. 干石斛饮片 呈扁圆柱形或圆柱形的段。表面金黄色、绿黄色或棕黄色，有光泽，有深纵沟或纵棱，有的可见棕褐色的节。切面黄白色至黄褐色，有多数散在的筋脉点。气微，味淡或微苦，嚼之有黏性。

7. 鲜石斛饮片 呈圆柱形或扁圆柱形的段。表面黄绿色，光滑或有纵纹，肉质多汁。气微，味微苦而回甜，嚼之有黏性。

8. 霍山石斛饮片 同药材。

【质量】鲜石斛以黄绿色、肥满多汁、嚼之发黏者为佳；干石斛以色金黄、有光泽、质柔韧者为佳。

【性味与归经】甘，微寒。归胃、肾经。

【功能与主治】益胃生津，滋阴清热。用于热病津伤，口干烦渴，胃阴不足，食少干呕，病后虚热不退，阴虚火旺，骨蒸劳热，目暗不明，筋骨痿软。

【用法与用量】6~12 g；鲜品 15~30 g。

附：铁皮石斛

【来源】本品为兰科植物铁皮石斛的干燥茎。

【采收加工】11月至翌年3月采收，除去杂质，剪去部分须根，边加热边扭成螺旋形或弹簧状，烘干；或切成段，干燥或低温烘干。前者习称“铁皮枫斗”（耳环石斛），后者习称“铁皮石斛”。

【产地】主产于浙江、云南、广西、湖南和贵州等地。

【性状】

1. 铁皮枫斗 呈螺旋形或弹簧状，通常为2~6个旋纹。表面黄绿色或略带金黄色，有细纵皱纹，节明显，节上有时可见残留的灰白色叶鞘；一端可见茎基部留下的短须根。质坚实，易折断，断面平坦，灰白色至灰绿色，略角质状。气微，味淡，嚼之有黏性。

2. 铁皮石斛 本品呈圆柱形的段，长短不等。

【质量】铁皮石斛以色黄绿、饱满结实者为佳。

【性味与归经】甘，微寒。归胃、肾经。

【功能与主治】益胃生津，滋阴清热。用于热病津伤，口干烦渴，胃阴不足，食少干呕，病后虚热不退，阴虚火旺，骨蒸劳热，目暗不明，筋骨痿软。

【用法与用量】6~12 g。

没药

【来源】本品为橄榄科植物地丁树或哈地丁树的干燥树脂。分为天然没药和胶质没药。

【采收加工】11 月至次年 2 月采收，树脂可由树皮裂缝自然渗出，或自切口处流出，流出液初为淡黄白色黏稠液体，在空气中渐变成红棕色硬块，采后除去杂质。

【产地】主产于非洲东北部的索马里、埃塞俄比亚、阿拉伯半岛南部及印度等地。

【性状】

1. 天然没药　呈不规则颗粒性团块，大小不等。表面黄棕色或红棕色，近半透明部分呈棕黑色，被有黄色粉尘。质坚脆，破碎面不整齐，无光泽。有特异香气，味苦而微辛。

2. 胶质没药　呈不规则块状和颗粒，多黏结成大小不等的团块，表面棕黄色至棕褐色，不透明，质坚实或疏松，有特异香气，味苦而有黏性。

3. 醋没药饮片　呈不规则小块状或类圆形颗粒状，表面棕褐色或黑褐色，有光泽。具特异香气，略有醋香气，味苦而微辛。

【质量】没药以块大、棕红色、香气浓、杂质少者为佳。

【性味与归经】辛、苦，平。归心、肝、脾经。

【功能与主治】散瘀定痛，消肿生肌。用于胸痹心痛，胃脘疼痛，痛经经闭，产后瘀阻，癥瘕腹痛，风湿痹痛，跌打损伤，痈肿疮疡。

【用法与用量】3~5 g，炮制去油，多入丸散用。

【注意事项】孕妇及胃弱者慎用。

地龙

【来源】本品为钜蚓科动物参环毛蚓、通俗环毛蚓、威廉环毛蚓或栉盲环毛蚓的干燥体。前一种习称“广地龙”，后三种习称“沪地龙”。

【采收加工】广地龙春季至秋季捕捉，沪地龙夏季捕捉，及时剖开腹部，除去内脏和泥沙，洗净，晒干或低温干燥。

【产地】广地龙主产于广东、广西、福建，沪地龙主产于上海、浙江、江苏。

【性状】

1. 广地龙　呈长条状薄片，弯曲，边缘略卷。全体具环节，背部棕褐色至紫灰色，腹部浅黄棕色；第 14~16 环节为生殖带，习称“白颈”，较光亮。体前端稍尖，尾端钝圆，刚毛圈粗糙而硬，色稍浅。雄生殖孔在第 18 环节腹侧刚毛圈一小孔突上，外缘有数环绕的浅皮褶，内侧刚毛圈隆起，前面两边有横排（一排或二排）小乳突，每边 10~20 个不等。受精囊孔 2 对，位于 7/8 至 8/9 环节间一椭圆形突起上，约占节周 5/11。体轻，略呈革质，不易折断。气腥，味微咸。

2. 沪地龙 全体具环节，背部棕褐色至黄褐色，腹部浅黄棕色；第 14~16 环节为生殖带，较光亮。第 18 环节有一对雄生殖孔。通俗环毛蚓的雄交配腔能全部翻出，呈花菜状或阴茎状；威廉环毛蚓的雄交配腔孔呈纵向裂缝状；栉盲环毛蚓的雄生殖孔内侧有 1 或多个小乳突。受精囊孔 3 对，在 6/7 至 8/9 环节间。

3. 地龙饮片 广地龙为薄片状小段，边缘略卷，具环节，背部棕褐色至紫灰色，腹部浅黄棕色，生殖环带较光亮。体前端稍尖，尾端钝圆，刚毛圈粗糙而硬，色较浅。体轻，略呈革质，不易折断。气腥，味微咸。土地龙为不规则碎段，表面灰褐色或灰棕色，多皱缩不平，生殖环带多不明显。体轻脆，易折断，肉薄。

【质量】地龙以大条、肉厚、完整不破碎、无泥沙者为佳。

【性味与归经】咸，寒。归肝、脾、膀胱经。

【功能与主治】清热，定惊，通络，平喘，利尿。用于高热神昏，惊痫抽搐，关节痹痛，肢体麻木，半身不遂，肺热喘咳，水肿尿少。

【用法与用量】5~10 g。

水蛭

【来源】本品为水蛭科动物蚂蟥、水蛭或柳叶蚂蟥的干燥全体。

【采收加工】夏、秋二季捕捉，用沸水烫死，晒干或低温干燥。

【产地】主产于山东、江苏、湖北、四川等地。

【性状】

1. 蚂蟥 呈扁平纺锤形，有多数环节。背部黑褐色或黑棕色，稍隆起，用水浸后，可见黑色斑点排成 5 条纵纹；腹面平坦，棕黄色。两侧棕黄色，前端略尖，后端钝圆，两端各具 1 吸盘，前吸盘不显著，后吸盘较大。质脆，易折断，断面胶质状。气微腥。

2. 水蛭 扁长圆柱形，体多弯曲扭转。

3. 柳叶蚂蟥 狭长而扁。

4. 水蛭饮片 呈不规则的段状、扁块状或扁圆柱状。背部表面黑褐色，稍隆起，腹面棕褐色，均可见细密横环纹。切面灰白色至棕黄色，胶质状。质脆，气微腥。

5. 烫水蛭饮片 呈不规则段状、扁块状或扁圆柱状，略鼓起，背部黑褐色，腹面棕黄色至棕褐色，附有少量白色滑石粉。断面松泡，灰白色至焦黄色。气微腥。

【质量】水蛭以条整齐、黑褐色、无杂质者为佳。

【性味与归经】咸、苦，平；有小毒。归肝经。

【功能与主治】破血通经，逐瘀消癥。用于血瘀经闭，癥瘕痞块，中风偏瘫，跌扑损伤。

【用法与用量】1~3 g。

【注意事项】孕妇禁用。

牡蛎

【来源】本品为牡蛎科动物长牡蛎、大连湾牡蛎或近江牡蛎的贝壳。

【采收加工】全年均可捕捞，去肉，洗净，晒干。

【产地】主产于分布于安徽、浙江、福建、广东、四川、云南、江苏等地。

【性状】

1. **长牡蛎**　呈长片状，背腹缘几平行。右壳较小，鳞片坚厚，层状或层纹状排列。壳外面平坦或具数个凹陷，淡紫色、灰白色或黄褐色；内面瓷白色，壳顶两侧无小齿。左壳凹陷深，鳞片较右壳粗大，壳顶附着面小。质硬，断面层状，洁白。气微，味微咸。

2. **大连湾牡蛎**　呈类三角形，背腹缘呈八字形。右壳外面淡黄色，具疏松的同心鳞片，鳞片起伏成波浪状，内面白色。左壳同心鳞片坚厚，自壳顶部放射肋数个，明显，内面凹下呈盒状，铰合面小。

3. **近江牡蛎**　呈圆形、卵圆形或三角形等。右壳外面稍不平，有灰、紫、棕、黄等色，环生同心鳞片，幼体者鳞片薄而脆，多年生长后鳞片层层相叠，内面白色，边缘有的淡紫色。

4. **牡蛎饮片**　为不规则的碎块，白色。质硬，断面层状。气微，味微咸。

5. **煅牡蛎饮片**　为不规则的碎块或粗粉，灰白色。质酥脆，断面层状。

【质量】牡蛎以质坚、内面光洁、色白者为佳。

【性味与归经】咸，微寒。归肝、胆、肾经。

【功能与主治】重镇安神，潜阳补阴，软坚散结。用于惊悸失眠，眩晕耳鸣，瘰疬痰核，癥瘕痞块。煅牡蛎收敛固涩，制酸止痛。用于自汗盗汗，遗精滑精，崩漏带下，胃痛吞酸。

【用法与用量】9~30 g，先煎。

全蝎

【来源】本品为钳蝎科动物东亚钳蝎的干燥体。

【采收加工】春末至秋初捕捉，除去泥沙，置沸水或沸盐水中，煮至全身僵硬，捞出，置通风处，阴干。

【产地】主产于河南、山东、湖北、安徽等地。

【性状】完整者体长约 6 cm。头胸部与前腹部呈扁平长椭圆形，后腹部呈尾状，皱缩弯曲。头胸部呈绿褐色，前面有 1 对短小的螯肢和 1 对较长大的钳状脚须，形似蟹螯，背面覆有梯形背甲，腹面有足 4 对，均为 7 节，末端各具 2 爪钩；前腹部由 7 节组成，第 7 节色深，背甲上有 5 条隆脊线。背面绿褐色，后腹部棕黄色，6 节，节上均有纵沟，末节有锐钩状毒刺，毒刺下方无距。气微腥，味咸。

【质量】全蝎以头大全形、身色黄、腹中少杂物者为佳。

【性味与归经】辛，平；有毒。归肝经。

【功能与主治】息风镇痉，通络止痛，攻毒散结。用于肝风内动，痉挛抽搐，小儿惊风，中风口㖞，半身不遂，破伤风，风湿顽痹，偏正头痛，疮疡，瘰疬。

【用法与用量】3~6 g。

【注意事项】孕妇禁用。

土鳖虫

【来源】本品为鳖蠊科昆虫地鳖或冀地鳖的雌虫干燥体。

【采收加工】捕捉后，置沸水中烫死，晒干或烘干。

【产地】地鳖主产于江苏、安徽、河南、河北等地，冀地鳖主产于河北、北京、山东、浙江等地。

【性状】

1. 地鳖 呈扁平卵形。前端较窄，后端较宽，背部紫褐色，具光泽，无翅。前胸背板较发达，盖住头部；腹背板 9 节，呈覆瓦状排列。腹面红棕色，头部较小，有丝状触角 1 对，常脱落，胸部有足 3 对，具细毛和刺。腹部有横环节。质松脆，易碎。气腥臭，味微咸。

2. 冀地鳖 背部黑棕色，通常在边缘带有淡黄褐色斑块及黑色小点。

【质量】土鳖虫以完整、色黑褐带紫、油润光滑者为佳。

【性味与归经】咸，寒；有小毒。归肝经。

【功能与主治】破血逐瘀，续筋接骨。用于跌打损伤，筋伤骨折，血瘀经闭，产后瘀阻腹痛，癥瘕痞块。

【用法与用量】3~10 g。

【注意事项】孕妇禁用。

桑螵蛸

【来源】本品为螳螂科昆虫大刀螂、小刀螂或巨斧螳螂的干燥卵鞘。三种分别习称“团螵蛸”“长螵蛸”及“黑螵蛸”。

【采收加工】深秋至次春收集，除去杂质，蒸至虫卵死后，干燥。

【产地】团螵蛸主产于广西、云南、湖北、湖南、河北、甘肃、辽宁等地，长螵蛸主产于浙江、江苏、安徽、山东、湖北等地，黑螵蛸主产于河北、山东、河南、山西等地。

【性状】

1. 团螵蛸 略呈圆柱形或半圆形，由多层膜状薄片叠成。表面浅黄褐色，上面带状隆起不明显，底面平坦或有凹沟。体轻，质松而韧，横断面可见外层为海绵状，内层为许多放射状排列的小室，室内各有一细小椭圆形卵，深棕色，有光泽。气微腥，味淡或微咸。

2. 长螵蛸 略呈长条形，一端较细。表面灰黄色，上面带状隆起明显，带的两侧各有一条暗棕色浅沟和斜向纹理。质硬而脆。

3. 黑螵蛸 略呈平行四边形。表面灰褐色，上面带状隆起明显，两侧有斜向纹理，近尾端微向上翘。质硬而韧。

4. 桑螵蛸饮片　形如药材。表面浅黄褐色至灰褐色。气微腥，味淡或微咸。用时剪碎。

【质量】桑螵蛸以个大、体身软、色黄者为佳。

【性味与归经】甘、咸，平。归肝、肾经。

【功能与主治】固精缩尿，补肾助阳。用于遗精，滑精，遗尿，尿频，小便白浊。

【用法与用量】5~10 g。

龟甲

【来源】本品为龟科动物乌龟的背甲及腹甲。

【采收加工】全年均可捕捉，以秋、冬二季为多，捕捉后杀死，或用沸水烫死，剥取背甲和腹甲，除去残肉，晒干。

【产地】主产于湖北、湖南、江苏、浙江、安徽等地。

【性状】

1. 龟甲　背甲及腹甲由甲桥相连，背甲稍长于腹甲，与腹甲常分离。背甲呈长椭圆形拱状；外表面棕褐色或黑褐色，脊棱 3 条；颈盾 1 块，前窄后宽；椎盾 5 块，第 1 椎盾长大于宽或近相等，第 2~4 椎盾宽大于长；肋盾两侧对称，各 4 块；缘盾每侧 11 块；臀盾 2 块。腹甲呈板片状，近长方椭圆形；外表面淡黄棕色至棕黑色，盾片 12 块，每块常具紫褐色放射状纹理，腹盾、胸盾和股盾中缝均长，喉盾、肛盾次之，肱盾中缝最短；内表面黄白色至灰白色，有的略带血迹或残肉，除净后可见骨板 9 块，呈锯齿状嵌接；前端钝圆或平截，后端具三角形缺刻，两侧残存呈翼状向斜上方弯曲的甲桥。质坚硬。气微腥，味微咸。

2. 醋龟甲饮片　呈不规则的块状。背甲盾片略呈拱状隆起，腹甲盾片呈平板状，大小不一。表面黄色或棕褐色，有的可见深棕褐色斑点，有不规则纹理。内表面棕黄色或棕褐色，边缘有的呈锯齿状。断面不平整，有的有蜂窝状小孔。质松脆。气微腥，味微咸，微有醋香气。

【质量】龟甲以块大、无残肉、有油性者为佳。

【性味与归经】咸、甘，微寒。归肝、肾、心经。

【功能与主治】滋阴潜阳，益肾强骨，养血补心，固经止崩。用于阴虚潮热，骨蒸盗汗，头晕目眩，虚风内动，筋骨痿软，心虚健忘，崩漏经多。

【用法与用量】9~24 g，先煎。

乌梢蛇

【来源】本品为游蛇科动物乌梢蛇的干燥体。

【采收加工】多于夏、秋二季捕捉，剖开腹部或先剥皮留头尾，除去内脏，盘成圆盘状，干燥。

【产地】主产于浙江、江苏、安徽、江西等地。

【性状】

1. 乌梢蛇 呈圆盘状。表面黑褐色或绿黑色，密被菱形鳞片；背鳞行数成双，背中央2~4行鳞片强烈起棱，形成两条纵贯全体的黑线。头盘在中间，扁圆形，眼大而下凹陷，有光泽。上唇鳞8枚，第4、5枚入眶，颊鳞1枚，眼前下鳞1枚，较小，眼后鳞2枚。脊部高耸成屋脊状。腹部剖开边缘向内卷曲，脊肌肉厚，黄白色或淡棕色，可见排列整齐的肋骨。尾部渐细而长，尾下鳞双行。剥皮者仅留头尾之皮鳞，中段较光滑。气腥，味淡。

2. 乌梢蛇饮片 呈半圆筒状或圆槽状的段，背部黑褐色或灰黑色，腹部黄白色或浅棕色，脊部隆起呈屋脊状，脊部两侧各有2~3条黑线，肋骨排列整齐，肉淡黄色或浅棕色。有的可见尾部。质坚硬，气腥，味淡。

3. 乌梢蛇肉饮片 为不规则的片或段，淡黄色至黄褐色。质脆。气腥，略有酒气。

4. 酒乌梢蛇饮片 形如乌梢蛇段。表面棕褐色至黑色，蛇肉浅棕黄色至黄褐色，质坚硬。略有酒气。

【质量】乌梢蛇以头尾齐全、肉色黄白、体坚实者为佳。

【性味与归经】甘，平。归肝经。

【功能与主治】祛风，通络，止痉。用于风湿顽痹，麻木拘挛，中风口眼㖞斜，半身不遂，抽搐痉挛，破伤风，麻风，疥癣。

【用法与用量】6~12 g。

鸡内金

【来源】本品为雉科动物家鸡的干燥沙囊内壁。

【采收加工】杀鸡后，取出鸡肫，立即剥下内壁，洗净，干燥。

【产地】全国各地均产。

【性状】

1. 鸡内金 为不规则卷片。表面黄色、黄绿色或黄褐色，薄而半透明，具明显的条状皱纹。质脆，易碎，断面角质样，有光泽。气微腥，味微苦。

2. 鸡内金饮片 同药材。

3. 炒鸡内金 表面暗黄褐色或焦黄色，用放大镜观察，显颗粒状或微细泡状。轻折即断，断面有光泽。

4. 醋鸡内金 形如炒鸡内金，鼓起，略有醋气。

【质量】鸡内金以色黄、少破碎者为佳。

【性味与归经】甘，平。归脾、胃、小肠、膀胱经。

【功能与主治】健胃消食，涩精止遗，通淋化石。用于食积不消，呕吐泻痢，小儿疳积，遗尿，遗精，石淋涩痛，胆胀胁痛。

【用法与用量】3~10 g。

朱砂

【来源】本品为硫化物类矿物辰砂族辰砂，主含硫化汞（HgS）。

【采收加工】采挖后，选取纯净者，用磁铁吸净含铁的杂质，再用水淘去杂石和泥沙。

【产地】主产于湖南、贵州、四川、广西、云南等地。

【性状】

1. 朱砂　为粒状或块状集合体，呈颗粒状或块片状。鲜红色或暗红色，条痕红色至褐红色，具光泽。体重，质脆，片状者易破碎，粉末状者有闪烁的光泽。气微，味淡。

2. 朱砂粉　为朱红色极细粉末，体轻，手指撮之无粒状物，以磁铁吸之，无铁末。气微，味淡。

【质量】朱砂以色鲜红、有光泽、体重、质脆者为佳。

【性味与归经】甘，微寒；有毒。归心经。

【功能与主治】清心镇惊，安神，明目，解毒。用于心悸易惊，失眠多梦，癫痫发狂，小儿惊风，视物昏花，口疮，喉痹，疮疡肿毒。

【用法与用量】0.1~0.5 g，多入丸散服，不宜入煎剂。外用适量。

【注意事项】本品有毒，不宜大量服用，也不宜少量久服；孕妇及肝肾功能不全者禁用。

自然铜

【来源】本品为硫化物类矿物黄铁矿族黄铁矿，主含二硫化铁（FeS_2）。

【采收加工】采挖后，除去杂石。

【产地】主产于陕西、云南、辽宁、河北、湖南、四川、广东等地。

【性状】

1. 自然铜　晶形多为立方体，集合体呈致密块状。表面亮淡黄色，有金属光泽；有的黄棕色或棕褐色，无金属光泽。具条纹，条痕绿黑色或棕红色。体重，质坚硬或稍脆，易砸碎，断面黄白色，有金属光泽；或断面棕褐色，可见银白色亮星。

2. 煅自然铜饮片　为小立方体或不规则的碎粒或粉末状，呈棕褐色至黑褐色或灰黑色，无金属光泽。质酥脆。略有醋酸气。

【质量】自然铜以块整齐、色黄而光亮、断面有金属光泽者为佳。

【性味与归经】辛，平。归肝经。

【功能与主治】散瘀止痛，续筋接骨。用于跌打损伤，筋骨折伤，瘀肿疼痛。

【用法与用量】3~9 g，多入丸散服，若入煎剂宜先煎。外用适量。

石膏

【来源】本品为硫酸盐类矿物石膏族石膏，主含含水硫酸钙（$CaSO_4 \cdot 2H_2O$）。

【采收加工】采挖后，除去杂石及泥沙。

【产地】主产于湖北、河南、山东、山西、宁夏等地。

【性状】

1. 石膏　为纤维状的集合体，呈长块状、板块状或不规则块状。白色、灰白色或淡黄色，有的半透明。体重，质软，纵断面具绢丝样光泽。气微，味淡。

2. 生石膏饮片　为粗粉，白色或类白色，体重，气微，味淡。

【质量】石膏以色白、半透明、纵断面如丝者为佳。

【性味与归经】甘、辛，大寒。归肺、胃经。

【功能与主治】清热泻火，除烦止渴。用于外感热病，高热烦渴，肺热喘咳，胃火亢盛，头痛，牙痛。

【用法与用量】15~60 g，先煎。

芒硝

【来源】本品为硫酸盐类矿物芒硝族芒硝，经加工精制而成的结晶体。主含含水硫酸钠（$Na_2SO_4 \cdot 10H_2O$）。

【采收加工】取天然产的不纯芒硝，用热水溶解，过滤，放冷即析出结晶，通称朴硝。再取萝卜洗净切片，置锅内加水煮透后，加入朴硝共煮，至完全溶化，取出过滤或澄清后取上层液，放冷，待析出结晶，干燥后即为芒硝。

【产地】主产于河北、河南、山东、江苏、安徽等地的碱土地区。

【性状】为棱柱状、长方形或不规则块状及粒状。无色透明或类白色半透明。质脆，易碎，断面呈玻璃样光泽。气微，味咸。

【质量】芒硝以无色、透明、呈结晶块者为佳。

【性味与归经】咸、苦，寒。归胃、大肠经。

【功能与主治】泻下通便，润燥软坚，清火消肿。用于实热积滞，腹满胀痛，大便燥结，肠痈肿痛；外治乳痈，痔疮肿痛。

【用法与用量】6~12 g，一般不入煎剂，待汤剂煎得后，溶入汤液中服用。外用适量。

【注意事项】孕妇慎用；不宜与硫黄、三棱同用。

白矾

【来源】本品为硫酸盐类矿物明矾石族明矾石经加工提炼制成。主含含水硫酸铝钾［$KAl(SO_4)_2 \cdot 12H_2O$］。

【采收加工】将采得的明矾打碎，用水溶解，溶液蒸发浓缩，放冷后析出结晶即得。

【产地】主产于浙江、安徽、山西、湖北等地。

【性状】

1. 白矾　呈不规则的块状或粒状。无色或淡黄白色，透明或半透明。表面略平滑或凹凸不平，具细密纵棱，有玻璃样光泽。质硬而脆。气微，味酸、微甘而极涩。

2. 枯矾饮片　呈不规则的块状、颗粒或粉末。白色或淡黄白色，无玻璃样光泽。不规则的块状表面粗糙，凹凸不平或呈蜂窝状。体轻，质疏松而脆，手捻易碎，有颗粒感。气微，味微甘而极涩。

【质量】白矾以无色、透明者为佳。

【性味与归经】酸、涩，寒。归肺、脾、肝、大肠经。

【功能与主治】外用解毒杀虫，燥湿止痒；内服止血止泻，祛除风痰。外治用于湿疹，疥癣，脱肛，痔疮，聤耳流脓；内服用于久泻不止，便血，崩漏，癫痫发狂。枯矾收湿敛疮，止血化腐。用于湿疹湿疮，脱肛，痔疮，聤耳流脓，阴痒带下，鼻衄齿衄，鼻息肉。

【用法与用量】0.6~1.5 g。外用适量，研末敷或化水洗患处。

昆布

【来源】本品为海带科植物海带或翅藻科植物昆布的干燥叶状体。

【采收加工】夏、秋二季采捞，晒干。

【产地】自然生长的海带分布于辽宁和山东沿海，人工种植的海带主产于浙江、江苏、福建、广东等沿海地区；昆布主产于福建沿海。

【性状】

1. 海带　卷曲折叠成团状，或缠结成把。全体呈黑褐色或绿褐色，表面附有白霜。用水浸软则膨胀成扁平长带状，中部较厚，边缘较薄而呈波状。类革质，残存柄部扁圆柱状。气腥，味咸。

2. 昆布　卷曲皱缩成不规则团状。全体呈黑色，较薄。用水浸软则膨胀呈扁平的叶状；两侧呈羽状深裂，裂片呈长舌状，边缘有小齿或全缘。质柔滑。

3. 昆布饮片　呈宽丝状。表面黑褐色，较薄。质柔滑。气腥，味微咸。

【质量】昆布以色黑褐、质厚、无沙石、盐霜少者为佳。

【性味与归经】咸，寒。归肝、胃、肾经。

【功能与主治】消痰软坚散结，利水消肿。用于瘿瘤，瘰疬，睾丸肿痛，痰饮水肿。

【用法与用量】6~12 g。

茯苓

【来源】本品为多孔菌科真菌茯苓的干燥菌核。

【采收加工】多于 7~9 月采挖，挖出后除去泥沙，堆置“发汗”后，摊开晾至表面干燥，再“发汗”，反复数次至现皱纹、内部水分大部散失后，阴干，称为“茯苓个”；或将鲜茯苓按不同部位切制，阴干，分别称为“茯苓块”和“茯苓片”。

【产地】主产于河北、河南、云南、贵州、安徽、湖北、四川等地。

【性状】

1. 茯苓个　呈类球形、椭圆形、扁圆形或不规则团块，大小不一。外皮薄而粗糙，棕褐色至黑褐色，有明显的皱缩纹理。体重，质坚实，断面颗粒性，有的具裂隙，外层淡棕色，内部白色，少数淡红色，有的中间抱有松根。气微，味淡，嚼之粘牙。

2. 茯苓块 为去皮后切制的茯苓，呈立方块状或方块状厚片，大小不一。白色、淡红色或淡棕色。

3. 茯苓片 为去皮后切制的茯苓，呈不规则厚片，厚薄不一。白色、淡红色或淡棕色。

4. 茯苓饮片 为块或厚片，白色、淡红色或淡棕色。气微，味淡，嚼之粘牙。

【质量】茯苓以质坚实、色白（赤苓则以色绯红）、无沙粒嵌入、嚼之黏性强者为佳。各种规格的加工品，除具备以上要求外，应以片块均匀为好。茯苓以云南产品质量最佳，习称“云苓”；以安徽产量大，习称“安苓”。

【性味与归经】甘、淡，平。归心、肺、脾、肾经。

【功能与主治】利水渗湿，健脾，宁心。用于水肿尿少，痰饮眩悸，脾虚食少，便溏泄泻，心神不安，惊悸失眠。

【用法与用量】10~15 g。

附：茯苓皮

【来源】本品为多孔菌科真菌茯苓菌核的干燥外皮。

【采收加工】多于7~9月采挖，加工“茯苓片”“茯苓块”时，收集削下的外皮，阴干。

【产地】主产于河北、河南、云南、贵州、安徽、湖北、四川等地。

【性状】

1. 茯苓皮 呈长条形或不规则块片，大小不一。外表面棕褐色至黑褐色，有疣状突起，内面淡棕色并常带有白色或淡红色的皮下部分。质较松软，略具弹性。气微、味淡，嚼之粘牙。

2. 茯苓皮饮片 同药材。

【质量】茯苓皮以外皮黑褐色，内面灰白色，体轻、质松、略具弹性者为佳。

【性味与归经】甘、淡，平。归肺、脾、肾经。

【功能与主治】利水消肿。用于水肿，小便不利。

【用法与用量】15~30 g。

儿茶

【来源】本品为豆科植物儿茶的去皮枝、干的干燥煎膏。

【采收加工】冬季采收枝、干，除去外皮，砍成大块，加水煎煮，浓缩，干燥。

【产地】主产于云南西双版纳傣族自治州。

【性状】

1. 儿茶 呈方形或不规则块状，大小不一。表面棕褐色或黑褐色，光滑而稍有光泽。质硬，易碎，断面不整齐，具光泽，有细孔，遇潮有黏性。气微，味涩、苦，略回甜。

2. 儿茶饮片　同药材。用时打碎。

【**质量**】儿茶以色黑略棕、涩味重、无碎末及杂质者为佳。

【**性味与归经**】苦、涩，微寒。归肺、心经。

【**功能与主治**】活血止痛，止血生肌，收湿敛疮，清肺化痰。用于跌扑伤痛，外伤出血，吐血衄血，疮疡不敛，湿疹、湿疮，肺热咳嗽。

【**用法与用量**】1~3 g，包煎；多入丸散服。外用适量。

附：方儿茶

【**来源**】本品为茜草科植物儿茶钩藤带叶嫩枝的干燥煎膏。

【**采收加工**】采割叶及幼枝加水煎煮、浓缩至浸膏适度硬度时切成小方块并干燥。

【**产地**】主产于印度、缅甸等地。

【**性状**】

1. 方儿茶　呈类方形，表面向内凹缩，棕黑色或黄褐色，有浅皱缩或纹理，有时具胶质样光泽，常数块粘连。质硬不易破碎或稍带黏性，破碎面红褐色或为棕色及黄色错杂的花纹。无臭，味苦涩。

2. 方儿茶饮片　同药材。用时打碎。

【**质量**】方儿茶以皱缩的方块，质硬而整洁，表面黑棕色，断面红棕色、细腻，味苦涩稍黏，无碎末及杂质者为佳。

【**性味与归经**】苦、涩，微寒。归肺经。

【**功能与主治**】收湿生肌敛疮。用于溃疡不敛，湿疹，口疮，跌打伤痛，外伤出血。

【**用法与用量**】1~3 g，包煎，多入丸散服；外用适量。

青黛

【**来源**】本品为爵床科植物马蓝、蓼科植物蓼蓝或十字花科植物菘蓝的叶或茎叶经加工制得的干燥粉末、团块或颗粒。

【**采收加工**】夏秋季采收茎叶，加水浸泡，至叶腐烂、茎脱皮时，将茎枝捞出，加入石灰充分搅拌，待浸液色转为紫红色时，捞出液面泡沫状物，晒干。

【**产地**】主产于福建、云南、江苏、安徽等地，江西、河南、四川等地亦产。

【**性状**】为深蓝色的粉末，体轻，易飞扬；或呈不规则多孔性的团块、颗粒，用手搓捻即成细末。微有草腥气，味淡。

【**质量**】青黛以质松似粉末、入水不下沉、水不变色者为佳。

【**性味与归经**】咸，寒。归肝经。

【**功能与主治**】清热解毒，凉血消斑，泻火定惊。用于温毒发斑，血热吐衄，胸痛咳血，口疮，痄腮，喉痹，小儿惊痫。

【**用法与用量**】1~3 g，宜入丸散用。外用适量。

项目二 中药检选

一、中药饮片中常见杂质的检测

1. 中药饮片中常见杂质的来源

（1）中药材采收加工、炮制环节不当而残留下来的非药用部位。

（2）中药材采收、加工、运输、储存过程中混入的无机杂质，如沙石、泥土等。

（3）人为非法掺入。形式多样，给中药质量造成了严重的影响，同时也扰乱了药材市场秩序。

2. 中药饮片中常见杂质的危害

（1）当杂质超过限量，会造成用药剂量不准确，从而影响临床疗效。

（2）当非药用部位过多，则达不到正品的疗效，贻误病情，甚至危害人体健康。

3. 杂质检查的工具

容器、放大镜（5~10 倍）、电子天平（适宜精度）、药筛（适宜孔径）、计算器、记录表。

4. 操作步骤

（1）取适量的供试品，摊开，用肉眼或借助放大镜（5~10 倍）观察，将杂质拣出；如其中有可以筛分的杂质，则通过适当的筛，将杂质分出。

（2）将各类杂质分别称重，计算其在供试品中的含量（%）。

（3）按照下列公式计算：

$$\text{杂质、药屑（\%）}=\frac{\text{杂质质量}+\text{药屑质量}}{\text{供试品饮片质量}}\times 100\%$$

（4）将供试品饮片质量、杂质和药屑质量、计算公式、过程、结果填写在记录表内，备查。

（5）根据计算结果判断是否合格。符合标准判定为合格，不符合标准判定为不合格。

5. 注意事项

（1）饮片中混存的杂质如与正品相似，难以从外观鉴别时，可称取适量，进行显微、化学或物理鉴别试验，证明其为杂质后，计入杂质重量中。

（2）个体大的饮片，必要时可破开，检查有无虫蛀、霉烂或变质情况。

（3）杂质检查所用的供试品量，除另有规定外，按饮片取样法称取。

（4）每次取样为 3 份，分别测定，取其平均值。

（5）取样要有代表性，计算要准确，操作要规范，记录要真实、完整。

二、常见中药饮片类型及规格的检查

1. 检查的工具

容器、刻度尺。

2. 操作步骤

（1）检查饮片的均匀程度，选取要测量的供试品饮片。用刻度尺测量其长度、宽度或直径、厚度。

（2）根据测量结果判断是否合格。符合标准判定为合格，不符合标准判定为不合格。

3. 注意事项

（1）供试品应足够多，以求得平均值。

（2）测量时应用毫米刻度尺。

（3）对细小的种子或果实类，可将每 10 粒紧密排成一行，以毫米刻度尺测量后求其平均值。

模块一测试题

一、单项选择题

1. 绵马贯众的入药部位是（　　）。

A. 根

B. 根茎

C. 根茎和叶柄残基

D. 叶柄残基

2. 关于大黄的植物来源，不包括（　　）。

A. 掌叶大黄

B. 唐古特大黄

C. 河套大黄

D. 药用大黄

3. 某药材呈类圆柱形、圆锥形、卵圆形或不规则块状，根茎髓部宽广，有星点环列或散在，该药材是（　　）。

A. 大黄

B. 何首乌

C. 商陆

D. 板蓝根

4. 大黄入汤剂，用于泻下时，应（　　）。

A. 先煎

B. 包煎

C. 另煎

D. 不宜久煎

5. 以下中药，属于四大怀药的是（　　）。

A. 独活

B. 牛膝

C. 白术

D. 白芍

6. 某药材呈细长圆柱形，顺直或稍弯曲，质硬脆，易折断，受潮变软，断面平坦，略呈角质样而油润，中心维管束木质部较大，其外周散有多数黄白色点状维管束，断续排列成 2~4 轮，该药材是（　　）。

A. 牛膝　　B. 川牛膝

C. 玉竹　　D. 防风

7. 防己的植物来源是（　　）。

A. 木防己　　B. 汉防己

C. 粉防己　　D. 广防己

8. 关于防己的性状特征，描述不正确的是（　　）。

A. 呈不规则圆柱形、半圆柱形或块状，多弯曲

B. 表面淡灰黄色，在弯曲处常有深陷横沟而成结节状的瘤块样

C. 体重，质坚实

D. 断面不平坦，角质样，有排列较稀疏的放射状纹理

9. 下列中药，属于浙八味的是（　　）。

A. 地黄　　B. 延胡索

C. 山药　　D. 黄连

10. 地榆的植物来源是（　　）。

A. 地榆或长蕊地榆

B. 粉花地榆或长叶地榆

C. 地榆或长叶地榆

D. 地榆或长蕊地榆

11. 关于苦参的性状特征，描述不正确的是（　　）。

A. 呈长圆柱形，下部常有分枝

B. 质硬，不易折断，断面纤维性

C. 切面黄白色，具放射状纹理和裂隙

D. 气微，味苦

12. 下列中药，具有清热燥湿，杀虫，利尿功效；用于热痢，黄疸尿闭，阴肿阴

痒，湿疹，湿疮，皮肤瘙痒，疥癣麻风的是（ ）。

A. 黄连　B. 黄柏

C. 黄芩　D. 苦参

13. 山豆根的植物来源是（ ）。

A. 豆根　B. 北豆根

C. 广豆根　D. 越南槐

14. 关于山豆根药材的气味描述，正确的是（ ）。

A. 无豆腥气

B. 气微

C. 味极苦

D. 味苦

15. 关于山豆根与北豆根的区别，描述不正确的是（ ）。

A. 山豆根有毒；北豆根有小毒

B. 山豆根的根茎呈不规则的结节状，其下着生根数条；北豆根呈细长圆柱形，弯曲，有分枝

C. 山豆根质坚硬，难折断，断面皮部浅棕色，木部淡黄色；北豆根质韧，不易折断，木部淡黄色，呈放射状排列，中心有髓

D. 山豆根与北豆根均为清热药，功效相同，均有清热解毒，消肿利咽

16. 甘草的植物来源不包括（ ）。

A. 甘草

B. 胀果甘草

C. 粗毛甘草

D. 光果甘草

17. 甘草的入药部位是（ ）。

A. 根

B. 根茎

C. 根和根茎

D. 块根

18. 甘草断面形成层环明显，有放射状射线，习称（ ）。

A. 菊花纹　B. 车轮纹

C. 金井玉兰　D. 金盏银盘

19. 葛根的植物来源是（ ）。

A. 粉葛　B. 野葛

C. 甘葛藤　D. 雾水葛

20. 具有解肌退热，生津止渴，透疹，升阳止泻，通经活络，解酒毒的中药是（ ）。

A. 葛根　B. 柴胡

C. 板蓝根　D. 金银花

21. 远志的植物来源是（ ）。

A. 远志或小花远志

B. 小花远志或卵叶远志

C. 远志或长叶远志

D. 远志或卵叶远志

22. 关于远志的气味描述，正确的是（ ）。

A. 气香，味苦

B. 气微，味甘

C. 嚼之有刺喉感

D. 嚼之有麻舌感

23. 关于远志的品质描述，正确的是（ ）。

A. 以条粗、皮厚者为佳

B. 以条细，去净木心者为佳

C. 以保留木心者为佳

D. 以条细，味甘者为佳

24. 西洋参的入药部位是（ ）。

A. 根

B. 根茎

C. 根和根茎

D. 藤茎

25. 关于西洋参的主根形状，描述不准确的是（　　）。

A. 圆锥形　B. 纺锤形
C. 圆柱形　D. 块状

26. 西洋参的采收时间为（　　）。

A. 春季　B. 夏季
C. 秋季　D. 冬季

27. 关于西洋参的主产地，以下不包括（　　）。

A. 东北　B. 西北
C. 华北　D. 湖北

28. 某药材呈纺锤形、圆柱形或圆锥形，体重，质坚实，不易折断，断面平坦，皮部可见黄棕色点状树脂道，形成层环纹棕黄色，木部略呈放射状纹理，气微而特异，味微苦、甘，该药材是（　　）。

A. 人参　B. 西洋参
C. 三七　D. 桔梗

29. 某石斛呈圆柱形，表面金黄色或黄中带绿色，有深纵沟，质硬而脆，断面平坦而疏松，气微，味苦。该药材是（　　）。

A. 铁皮石斛
B. 金钗石斛
C. 流苏石斛
D. 鼓槌石斛

30. 某药材饮片，呈方块状，白色，断面颗粒，味淡。该药材是（　　）。

A. 茯苓　B. 粉葛
C. 山药　D. 白芷

31. 茯苓的入药部位是（　　）。

A. 子实体　B. 菌核
C. 子座　D. 块根

32. 石膏主要含有（　　）。

A. 二硫化铁
B. 含水硫酸铝钾
C. 含水硫酸钙
D. 含水硫酸钠

33. 以下中药，具有散瘀止痛，续筋接骨作用的是（　　）。

A. 自然铜　B. 磁石
C. 乳香　D. 没药

34. 以下中药，以色鲜红、有光泽、体重、质脆者为佳的是（　　）。

A. 自然铜　B. 石膏
C. 朱砂　D. 磁石

35. 茵陈的入药部位是（　　）。

A. 全草　B. 茎
C. 地上部分　D. 叶

36. 青蒿的植物来源是（　　）。

A. 茵陈蒿
B. 茼蒿
C. 青蒿
D. 黄花蒿

37. 中药饮片中常见杂质的来源不包括（　　）。

A. 非药用部位
B. 药用部位
C. 无机杂质
D. 沙石、泥土

38. 中药饮片中常见杂质的危害是（　　）。

A. 影响疗效
B. 影响外观
C. 影响效益
D. 影响运输

39. 杂质检查的工具不包括（　　）。

A. 容器　B. 护目镜
C. 放大镜　D. 药筛

40. 杂质检查所使用的放大镜为（　　）倍。

A.1~5　B.1~10
C.5~10　D.10~15

二、判断题

41. 杂质检查所用的供试品量，可以根据经验估算。（　　）

42. 白芷以条细、坚实、粉性足、油点多、香气浓郁者为佳。（　　）

43. 当归的主产地是甘肃。（　　）

44. 川芎切面黄白色或灰黄色，具有明显波状环纹或多角形纹理，习称“蝴蝶花纹”。（　　）

45. 防风根头部有明显密集的环纹，习称“扫把头”。（　　）

46. 龙胆气微，味甚苦。（　　）

47. 白薇具有清热燥湿，泻肝胆火的功效；用于湿热黄疸，阴肿阴痒，带下等。（　　）

48. 芒硝主含含水硫酸钙。（　　）

49. 全蝎以头大全形、身色黄、腹中少杂物者为佳。（　　）

50. 杂质检查时，对于个体大的饮片，必要时可破开，检查有无虫蛀、霉烂或变质情况。（　　）

模块一测试题答案

一、单项选择题

1.C　2.C　3.A　4.D　5.B　6.A　7.C　8.D　9.B　10.C　11.D　12.D　13.D　14.C　15.D　16.C　17.C　18.A　19.B　20.A　21.D　22.C　23.A　24.A　25.D　26.C　27.D　28.B　29.B　30.A　31.B　32.C　33.A　34.C　35.C　36.D　37.B　38.A　39.B　40.C

二、判断题

41. ×　42. ×　43. √　44. √　45. √　46. √　47. ×　48. ×　49. √　50. √

模块二 中药调剂

中药调剂是在中医药理论指导下，将中药饮片或中成药，按照中医处方要求调配成药剂，直接供患者应用。调配的药剂是否准确无误直接关系到处方的临床疗效和患者的生命安全，为确保药品的安全性、有效性，调配的药剂必须符合医师处方要求和药品质量要求。

项目一 中药饮片调配

一、中药处方常识

处方是指由注册的执业医师和执业助理医师在诊疗活动中为患者开具的、由取得药学专业技术职务任职资格的药学专业技术人员审核、调配、核对，并作为患者用药凭证的医疗文书。处方是医师辨证论治的书面记录和凭证，反映了医师的用药要求，也是中药调剂的工作依据。处方具有法律、技术和经济上的重要意义。

法律性：因开具处方或调配处方而造成的医疗差错或事故，医师或调剂员分别负有相应的法律责任。医师具有诊断权和开具处方权，但无调配权；药师具有审核、调配处方权，但无诊断和开具处方权。

技术性：处方中写明了医师用药的名称、剂型、规格、剂量及用法用量，为调剂员配发药品和指导患者用药提供依据，表现出开具或调配处方的技术性。

经济性：处方是患者已交药费的凭据，也是调剂员检查和统计药品消耗及药品经济收入结账、预算采购药品的依据。

1. 中药处方类型

处方按其性质一般分为法定处方、医师处方、协定处方、古方、经方、时方、单方、验方（偏方）和秘方。

（1）法定处方。指中国药典、局（国家食品药品监督管理局）颁标准收载的处方。具有法律约束力。在制备法定制剂时应严格按此执行。

（2）医师处方。是医师为患者诊断、治疗和预防用药所开具的处方。

（3）协定处方。医院药剂科与临床医师根据医院日常医疗用药的需要共同协商制定的处方。一般适用于使用频率较高的药品，可提前大量配制和储备。可提高工作效率，减少病人取药等候的时间。每个医院的协定处方仅限于在本医院使用。

（4）古方、经方和时方。古方泛指古医籍中所记载的方剂。经方是指经典医籍中所记载的处方，如《黄帝内经》《伤寒论》《金匮要略》等经典著作所记载的方剂。时方是指从清代到现在的处方。

（5）单方、验方（偏方）和秘方。单方是指比较简单的处方，往往由 1~2 味药组成。验方是指民间积累的经验处方，简单有效。秘方是指有一定疗效，但秘而不传的单方和验方。确有特殊疗效的单方和验方，应该努力发掘、整理。

2. 中药处方格式与内容

《处方管理办法》规定：处方格式由省、自治区、直辖市卫生行政部门统一制定，处方由医疗机构按照规定的标准和格式印制。因此，各省市的处方样式并不相同，但依据国家中医药管理局 2010 年制定的《中药处方格式及书写规范》要求，完整的处方一般由三部分组成，即处方前记、处方正文和处方后记。

（1）处方前记。主要包括一般项目和临床诊断两方面的内容。

一般项目包括医疗、预防、保健机构名称，处方编号，科别，病历号，患者姓名、年龄（或出生日期）、性别、婚否、住址（或单位名称），开具日期等，并可添加特殊要求的项目。临床诊断应填写清晰、完整，并与病历记载相一致。

（2）处方正文。处方正文是医师为患者或其他需要用药者开写的用药依据，汤剂的处方正文包括饮片名称、剂量、剂数、一般用法用量及脚注。中成药处方和西药处方的正文主要包括药品名称、剂型、规格、数量及用法用量。正文部分是处方的核心部分，药品名称可以开药典名、通用名或商品名，本院制剂可以开协定的药名，药品的剂量单位均应按法定要求书写。

（3）处方后记。包括医师签名、调剂人员签名（包括计价、调配、复核及发药四栏）、药价及现金收讫印戳。

3. 中药处方的管理制度

《处方管理办法》有关中药饮片处方调剂与管理的内容主要有以下内容：

（1）处方权。执业医师和执业助理医师的处方权由各科主任提出，经医院批准后登记备案，并将医师的本人签字或印模留于中药房。

（2）处方一律用钢笔或毛笔书写，不得有涂改，必要时，医生应在涂改处签字或盖章以 明确职责。

（3）药品名称以《中华人民共和国药典》2020 版（以下简称《中国药典》）收载或《中国药品通用名称》或经国家批准的专利药品为准。如无收载，可采用通用名或商品名，药品简写或缩写必须是国内通用写法。中成药和医院制剂品名的书写必须与正式批准的名称一致。

（4）药品剂量和数量一般用阿拉伯数字书写。药品用量必须超过规定剂量时，医师应在剂量旁重新签字以示负责。

（5）除处方医师外，其他人员不得擅自修改处方，如遇缺药或特殊情况需要修改处方时，要交处方医师修改，并在修改处盖章后方可调配。

（6）处方开具当日有效，特殊情况需要延长有效期的，由开方医师注明有效期限，但最长不得超过 3 天，过期须经医师更改日期，重新签字后方可调配。

（7）处方一般不得超过 7 日用量；急诊处方一般不得超过 3 日用量；对某些慢性病或特殊情况，处方用量可酌情延长，但医师应当注明理由。

（8）含毒、麻中药处方，除写清一般处方内容外，必须注明病历及简要病情。麻醉中药处方的有关内容应登记造册。应遵照国家有关规定办理，防止差错事故发生。

（9）处方由调剂、出售处方药品的医疗、预防、保健机构或药品零售企业妥善保存。普通处方、急诊处方、儿科处方保存 1 年，医疗用毒性药品、精神药品及戒毒药品处方保留 2 年，麻醉药品处方保留 3 年。处方保留期满后，经医疗、预防、保健机构或药品零售企业主管领导批准、登记备案，方可销毁。

（10）贵重中药处方应每天按不同品种分类登记统计销量，以便掌握库存。

（11）医师利用计算机开具、传递普通处方时，应当同时打印出纸质处方，其格式与手写处方一致，打印的纸质处方经签名或盖章后有效。药师核发药品时，应当核对打印的纸质处方，无误后发给药品，并将纸质处方与计算机传递的处方同时收存备查。

（12）处方由各医疗机构按规定格式统一印制。麻醉药品处方、急诊处方、儿科处方、普通处方的印刷用纸应分别为淡红色、淡黄色、淡绿色、白色，并在处方右上角以文字注明。

二、中药处方常规用名及应付常规

1. 中药处方常规用名

中药使用历史悠久，品种繁多，受文化差异、地区习惯、历史文献记载的不同，导致中药名称繁杂众多，有同名异物、异名同物等现象。在中药饮片处方中，常规用名包括中药正名、别名、并开药名等，中药调剂员必须掌握中药饮片的通用名称，并注意药品名称的变化政策，做好处方应付的理解，避免调配时出现差错。

（1）正名。中药正名以《中华人民共和国药典》（现行版）一部名称为标准，或以地方药品标准为依据，以历代本草文献作参考。中药正名是中药的规范化名称，一般都有一定的来历和含义，且一药一名，不易混淆，如麻黄、桂枝、金银花、炙甘草等。

（2）中药饮片的别名。中药饮片别名是指除正名以外的中药名称。有些药物别名经历代相继沿用成习，至今仍用，多数中药饮片除正名外，还有一至多个别名。如：仙灵脾为淫羊藿的别名；国老为甘草的别名；大力子、牛子为牛蒡子的别名；二丑、黑丑、白丑、黑白丑为牵牛子的别名等等。

（3）中药饮片的处方全名。一般在正名前或后加术语，表明医师对药物的炮制、品种、质量、产地、采收季节、用药部位等方面有要求，如酒黄连、醋柴胡、怀山药、明天麻、霜桑叶、绵茵陈、肥玉竹、枯黄芩、金毛狗脊、山萸肉、香白芷、甜桔梗等。

（4）中药饮片的并开药名。医师在开写处方时，为使处方简略或使其配伍产生协同作用，常将 2~3 种疗效基本相似或有协同作用的药物合并为一个药名书写，即所谓的“并开”。如龙牡即指煅龙骨、煅牡蛎，二乌即指制川乌、制草乌，二术即指苍术、白术等。中药调剂员应掌握常用中药饮片并开药名，在审方时注意查看处方中有无并开药名，并根据处方书写准确计价与调配。处方常用并开药物见表 2–1。

表 2–1　处方常用并开药物

并开药名	处方应付	并开药名	处方应付
二冬 / 二门冬	天冬、麦冬	知柏	知母、黄柏
二术 / 苍白术	苍术、白术	炒知柏	盐知母、盐黄柏
二地 / 生熟地	生地黄、熟地黄	盐知柏	盐知母、盐黄柏
二母	知母、川贝母	酒知柏	酒知母、酒黄柏
二蒺藜 / 潼白蒺藜	刺蒺藜、沙苑子	生熟麦芽	生麦芽、炒麦芽
二活 / 羌独活	羌活、独活	生熟谷芽	生谷芽、炒谷芽
二芍 / 赤白芍	赤芍、白芍	生熟稻芽	生稻芽、炒稻芽
二风藤	青风藤、海风藤	生熟枣仁	生枣仁、炒枣仁
二苓 / 猪茯苓	猪苓、茯苓	青陈皮	青皮、陈皮
棱术	三棱、莪术	生龙牡	生龙骨、生牡蛎
腹皮子	大腹皮、生槟榔	龙牡	煅龙骨、煅牡蛎
砂蔻仁	砂仁、蔻仁	乳没	制乳香、制没药
砂蔻皮	砂仁壳、豆蔻壳	芦茅根	芦根、茅根
二决明	石决明、决明子	冬瓜皮子	冬瓜皮、冬瓜子
二甲	龟甲、鳖甲	荆防	荆芥、防风
二地丁	蒲公英、紫花地丁	全紫苏	紫苏叶、紫苏梗、紫苏子
二花藤 / 忍冬花藤	金银花、金银藤	全藿香	广藿香叶、广藿香梗
二乌 / 川草乌	制川乌、制草乌	桑枝叶	桑枝、桑叶
二芽	炒谷芽、炒麦芽	焦三仙	焦神曲、焦山楂、焦麦芽
二胡	柴胡、前胡	焦四仙	焦神曲、焦山楂、焦麦芽、焦槟榔
二前	前胡、白前	桃杏仁	桃仁、苦杏仁
茯苓神	茯苓、茯神	荷叶梗	荷叶、荷梗

2. 中药处方应付常规

中药处方应付常规是指中药调剂员根据医师处方要求及用药意图调配中药处方。由于各地区的用药习惯和当地经验，形成了本地区的一套处方给药规律，即处方应付常规，使医师与调剂员对处方名称和给付的不同炮制品种达成共识，在处方中无须注明炮制规格，调剂员即可按医师处方用药意图给药。除处方中直接写药名即应付切制饮片的品种外，下列提供有关处方调配付药习惯、付药常规方面的资料，以供调配处方时参考。

（1）处方直接写药名（或注明炒）时，即付清炒的品种，如牛蒡子、苍耳子、芥子、牵牛子、决明子、莱菔子、王不留行、紫苏子、麦芽、谷芽、稻芽、酸枣仁、山楂、槐花、栀子等。此类品种多以种子、果实入药，故有“逢子必炒”一说。

（2）处方直接写药名（或注明炒、麸炒）时，即付麸炒的品种，如白术、僵蚕、薏苡仁、枳壳、神曲等。

（3）处方直接写药名（或注明炒、烫）时，即付砂烫、蛤粉烫的品种，如龟甲、鳖甲、阿胶、骨碎补等。此类品种大多质坚硬或有难除去的绒毛、须根等。

（4）处方直接写药名（或注明炙、炒）时，即付蜜炙的品种，如百部、枇杷叶、款冬花、紫菀、桑白皮等。此类品种蜜炙后大多能增强其润肺止咳作用。

（5）处方直接写药名（或注明炙）时，即付酒炙的品种，如肉苁蓉、山茱萸、女贞子、黄精、蕲蛇、乌梢蛇等。此类品种大多经酒炙后能矫臭、矫味或改变原有功效。

（6）处方直接写药名（或注明炒、炙）时，即付醋炙的品种，如延胡索、乳香、没药、香附、青皮、五味子、甘遂、大戟、芫花等。此类品种经醋炙后多能增强止痛作用或减轻毒性。

（7）处方直接写药名（或注明炙、炒）时，即付盐水炒的品种，如车前子、益智、补骨脂、小茴香、橘核、葫芦巴、巴戟天、杜仲等。此类品种经盐水炒能增强下行或入肾、益肾的作用。

（8）处方直接写药名（或注明炒）时，即付滑石粉炒制的品种有水蛭、刺猬皮、狗肾等。此类品种大多是动物类药，滑石粉炒制能矫臭、矫味。

（9）处方直接写药名（或注明炙）时，即付炮制的品种有吴茱萸、川乌、草乌、白附子、天南星、半夏、马钱子、巴豆等。此类品种大多很少生用，生用毒副作用较大。

（10）处方直接写药名（或注明煅）时，即付煅制的品种有龙骨、牡蛎、磁石、赭石、海浮石、炉甘石、瓦楞子、花蕊石、自然铜等。此类品种大多属于质坚硬不易煎煮的矿物药。

（11）处方直接写药名（或注明炒、煅）时，即付炭的品种有艾叶、地榆、侧柏叶、血余、炮姜等。此类品种大多属于炒炭增加止血功能的中药。

（12）处方直接写药名时，即付漂去咸味的品种有肉苁蓉、海藻、昆布、海螵蛸等。

此外，尚有直接写药名或制（炙）时，即煨制、土炒、药汁制及米泔水制等一律按处方要求应付，不一一赘述。

由于中药调剂给付在全国缺乏统一的规定，南北地域的差异较大，2009 年 3 月下发了《国家中医药管理局关于中药饮片处方用名和调剂给付有关问题的通知》。通知要求各医疗机构应当执行本省（区、市）的中药饮片处方用名和调剂给付的相关规定；没有统一规定的，各医疗机构应当制定本单位中药饮片处方用名与调剂给付规定；制定中药饮片处方用名与调剂给付规定应符合国家有关标准和中医药理论。所以，处方应付的统一，有待逐步规范化。

三、中药配伍禁忌

配伍禁忌，是指有些药物相互配伍后能产生拮抗作用或出现毒副作用，属于禁止使用的范畴。历代医药书籍对配伍禁忌的论述不尽相同，到金元时期概括为“十八反”“十九畏”，并编成歌诀，一直沿用至今。

尽管现代并无肯定证据说明“十八反”和“十九畏”绝对不能使用，少数医家运用反药在临床上取得不错的治疗效果，但在调剂工作中须遵守制度，“十八反”“十九畏”是古代医家用药的经验总结，对其所记述的药对采取慎重态度，避免盲目配伍应用。

1. 十八反

十八反的含义：乌头（川乌、附子、草乌）反半夏（包括炮制品）、瓜蒌、瓜蒌皮、瓜蒌子、天花粉、贝母（川贝母、浙贝母、平贝母、伊贝母、湖北贝母）、白蔹、白及；甘草反京大戟、红大戟、甘遂、海藻、芫花；藜芦反人参、南沙参、丹参、玄参、苦参、细辛、白芍。由于金元后用药品种增加，反藜芦的还包括人参叶、北沙参、西洋参、党参、赤芍等。

前人总结出“十八反”歌诀方便记忆：本草明言十八反，半蒌贝蔹及攻乌。藻戟遂芫俱战草，诸参辛芍叛藜芦。

2. 十九畏

十九畏的含义：硫黄畏朴硝（即未加工的芒硝，也包括芒硝、玄明粉），水银畏砒霜，狼毒畏密陀僧，巴豆（包括巴豆霜）畏牵牛子，丁香（包括母丁香）畏郁金，芒硝（包括朴硝、玄明粉、皮硝）畏三棱，人参畏五灵脂，川乌、草乌畏犀角，官桂（即肉桂）畏赤石脂。如巴豆与牵牛子，巴豆具有温下泻积的作用，而牵牛子则具有苦寒泻下的作用，两者合用可能会寒热相抵或增加泻下的作用，对胃肠道黏膜造成损伤。又如丁香与郁金，丁香具有温中降逆的作用，而郁金则具有清心、凉血、活血、止痛的作用，两者作用相反，合用可能会对治疗效果造成影响。但犀角、水银等品种《中国药典》已不收录或现代已不使用，故十九畏主要记忆尚在应用的药对。

前人总结出“十九畏”歌诀：

硫黄原是火中精，朴硝一见便相争。水银莫与砒霜见，狼毒最怕密陀僧。巴豆性烈最为上，偏与牵牛不顺情。丁香莫与郁金见，牙硝难合荆三棱。川乌草乌不顺犀，人参最怕五灵脂。官桂善能调冷气，若逢石脂便相欺。大凡修合看顺逆，炮爁炙煿莫相依。

亦可按照此记忆法：硫朴水砒狼密陀，巴牵丁郁川草犀，牙三官石人参五。

《中国药典》2020年版规定的药物中，基本上没有突破“十八反”和“十九畏”的范围。调剂员对有配伍禁忌的处方应当拒绝调配。必要时，医师重新签字后方可调配。调剂后，原处方留存2年。

四、中药饮片调剂的设施与工具

目前中药零售经营企业和医院中药房的饮片调剂工作仍以传统模式进行，调剂室是调剂员调配处方的工作场所，中药调剂室一般都有饮片斗架、调剂柜台、贵细中药柜、计价台等，要按照具体的场地、业务量及人员条件设置。饮片调剂工具主要包括戥秤、冲筒、台秤、药匙、药刷等。

1. 药斗的合理布局

中药饮片斗架亦称“百药斗”“百子柜”等，是有众多药斗抽屉的组合柜，主要用于盛装中药饮片，供调剂处方使用，也是中药饮片调剂室的主要设施。饮片斗架多为木制，也有用不锈钢、铝合金等金属制作，规格和样式可根据营业间面积大小和用药量而定。饮片斗架须封闭性好，以防饮片虫蛀、鼠咬，并防串味、防潮。

斗架分出许多小抽屉叫“药斗”，分为大小两种规格，小药斗位于斗柜的上部，可按“横七竖八”或“横八竖八”排列，其中每个药斗又可继续隔为两到三格，每格装一味中药饮片。大药斗设在斗柜最下层，通常为3~4个，用于盛装体积大而质轻泡的中药饮片，也可盛装用量大的中药饮片。一般中药房可配备此类药斗柜3~5架有序科学摆放，方便操作。

每个药斗子正面标记斗内的中药名称，应写正名正字，书写顺序与药斗内饮片摆放顺序因各地习惯有所不同，并无统一要求。

中药斗谱是中药饮片在斗架中的分别排列顺序，是从中药调剂多年实践经验中总结出来的，无统一标准，编排可考虑中药性能、方剂配伍以及饮片使用频率等因素，以达到便于调剂操作、提高调剂效率、避免差错事故、利于药品管理等目的。一般编排规律如下：

（1）常用药物应放在斗架的中间区域。如防风、荆芥和白芷，金银花、连翘和板蓝根，黄芩、黄连和黄柏，黄芪、党参和甘草，当归、熟地黄和白芍等，以便调剂员方便称取。

（2）质地较轻且用量较少或较少应用的药物，应放在斗架的高层。如玫瑰花、月季花、代代花、密蒙花、谷精草等。

（3）质地沉重的矿物、贝壳类药物，多放于斗架的较下层。如牡蛎、石决明、磁石、赭石、自然铜、珍珠母等。

（4）质地松泡且用量较大的药物，多放在斗架最底层的大药斗内，减少装斗次数。如夏枯草、灯心草、淫羊藿、枇杷叶等。

（5）经常配伍同用的药物，可同放于一个斗中的不同格。如桑叶、菊花，金银花、连翘，防风、荆芥，酸枣仁、远志等。

（6）性状相似而功效不同的药物，不能装在一个药斗中。如车前子和葶苈子、益母草和泽兰、山药和天花粉、当归和独活等，以免不易区分造成混淆，出现差错事故。

（7）同一药物的不同炮制品，常同放于一个斗中。如麻黄、蜜麻黄，大黄、酒大黄，白术、麸炒白术，山楂、炒山楂、焦山楂，何首乌、制何首乌等。

（8）处方中常用的“药对”常放于一斗中。如苍术、白术，麦冬、天冬，焦山楂、焦麦芽、焦神曲，乳香、没药，羌活、独活等。

（9）同一斗中，细小者在前，片大者在后。如桑白皮和葶苈子，编排斗谱时将个大易于挑拣的饮片装于斗中后格，形小不易于挑拣的饮片装于斗中前格，以防调配时后格的饮片撒落在前格中，难以将其拣出。

（10）属于配伍禁忌的药物，不能装于同一斗或上下左右药斗中。如甘草和海藻、京大戟、甘遂、芫花，丁香和郁金等，不宜放在一起，避免调配时出现差错事故。

（11）考虑防止灰尘污染、避免风化或潮解、防火等因素，有些中药不宜放在一般的药斗内，而应存放在加盖的瓷罐。如玄明粉、青黛、乳香末、硫黄、炭药类饮片等。

（12）有难闻气味的药物，不能与其他药物装在同一药斗中。如阿魏、鸡矢藤等。

（13）贵细药品不能存放在一般的药斗内，应设专柜存放，由专人管理，每天清点。如人参、西红花、鹿茸、海马、冬虫夏草等。

（14）毒性中药和麻醉中药属于特殊管理药品，应按照有关规定存放，绝不能放于一般药斗中，必须四专（专柜、专锁、专账、专人）管理，严防意外事故的发生。

2. 中药的用量

用量，又称中药剂量，是医师处方中每味药的单剂分量。中药的用量大小与药物的配伍、治疗密切相关。用量过小达不到治疗目的，用量过大不但达不到预期疗效，甚至会损伤正气造成不良后果。因此，掌握药物的用量是十分重要的。中药的用量原则应依照临床的具体情况而定，一般不得超过《中国药典》、局（部）颁标准的规定，调配处方时必须遵循。另外，中医师开写处方时尚有以条、个、只、片等计量的，如蜈蚣一条、生姜三片、大枣 3 枚等。确定中药用量的原则主要有以下几种：

（1）药物性能：凡有毒、峻烈的药物，剂量宜小，应严格控制在安全范围内。一般质轻、味浓较易浸提的花、叶类剂量宜小；质重、难以浸提的矿物、贝壳、鲜品、果实等，剂量宜重。

（2）配伍、剂型：一般单味药应用时，剂量较复方为重。复方中主药用量宜大。同样的药物入汤剂，比入丸、散剂的剂量大，作酒剂、浸膏剂的剂量可稍大。

（3）患者病情、体质、年龄：体现了中医“因人制宜”的特点，急病、重病者剂量宜大，慢性病、轻病者剂量宜小。年老、体弱、小儿、妇女产后剂量宜小，成人及平素体质壮实者剂量宜大。

（4）季节：体现了中医“因时制宜”的特点，如夏季气候炎热，辛温发散药的用量宜小，苦寒降火药用量宜大；冬季气候寒冷，用温里药时用量宜大等。

3. 中药的计量单位及计量工具

《中华人民共和国计量法》规定我国采用国际计量单位和国家选定的其他计量单位，作为国家法定计量单位。药物用量单位以克（g）、毫克（mg）、毫升（mL）计量。

中药的计量单位，长期以来，普遍采用16进位制。从1979年7月1日起，全国中医处方用药计量单位一律采用以克（g）为单位的公制，即1千克=1000 g。中药计量单位的换算，则按如下近似法进行换算：1斤（16进位制）=500 g，1两=30 g，1钱=3 g，1分=0.3 g，1厘=0.03 g。

中药调剂的计量工具是用来称量药物的器具，最常用的是戥秤，其次是天平、盘秤、台磅和电子秤等。

（1）戥秤。俗称药戥子、戥子，是中药饮片调剂最常用的称量工具。戥秤根据称重大小不同分为不同规格，一般药品零售部门使用250 g戥秤，如须称取1 g以下的贵细药或毒性中药，须选用毫克戥，其构造及使用方法与戥秤相同。

1）戥秤的构造

戥秤主要是由戥杆（上有戥星）、戥纽、戥砣、戥盘四部分组成。其工作原理就是杠杆原理，以戥纽作支点，戥盘及所载药物是重点，戥砣是力点。戥纽有两个，靠近戥砣的戥纽称为“里（内）纽”或“前毫”，靠近戥盘的戥纽称为“外纽”或“后毫”。提内纽时用来称取较轻的饮片，提外纽时用来称取较重的饮片。

戥杆上有两排用于表示重量的小点，称为“戥星”。提内纽时，短的一排小点从右向左第一颗星为“定盘星”，表示0 g。以250 g戥秤为例，提内纽时，从“定盘星”0 g起始，每一粒星表示1 g，每五粒星表示5 g，以此类推，至杆梢为50 g；提外纽时，从50 g起始，每一粒星表示2 g，每五粒星表示10 g，至杆梢为250 g。有时也会遇到500 g的戥秤，要注意识别，以免抓错用量。

2）戥秤的使用

①持戥。用左手虎口和食指、中指挟持戥杆，无名指、小指从戥杆下方拢住戥绳；右手拇指和食指捏住戥纽，其余三指自然弯曲，向上屈右腕使手心朝前，提起戥杆使戥盘悬空。

②校戥。又称对戥，即每次使用戥秤检查是否准确。方法：用左手拇指、食指将戥绳拨至并固定在定盘星上，右手提内纽举至眉齐，使戥杆与眼睛视线平齐，放开左手，使戥盘悬空，观察戥杆是否呈水平状态，此过程称作“齐眉对戥”。如果戥杆处于非水平状态（不需要绝对平衡，可有一定的幅度），偏高或偏低，应检查戥盘与戥砣是否配套，戥盘两面是否黏附异物，戥盘系绳是否搭缠于戥杆上，并做出相应处理后再次校验。

③称量药物。校戥后，便可操作抓药。左手持戥，左手拇指、食指将戥砣线拨至所需称量的戥星位置上，右手抓药，放入戥盘中，按照经验估计到所需重量时，右手提起戥星对应的戥纽举至齐眉，左手稍离开戥杆，观察戥星指数与所称药量是否平衡，并通过增减

药物调整至平衡。

3）戥秤的保养

戥秤应轻拿轻放，避免戥盘、戥杆、刀口（即戥杆粗端与戥盘绳连接处的金属部件，只有部分戥秤有刀口）等部位碰撞损伤。戥秤使用后，要用干布清洁，保持干燥、洁净。放置时应将戥砣放入戥盘内，戥盘绳缠绕在戥杆上，戥杆平搭在盘上，然后将戥秤放进专用抽屉内保存。定期到法定计量检定机构对戥秤等计量工具进行检验，以保证其准确度。

（2）托盘天平。托盘天平利用等臂杠杆原理进行工作，药物称量常用最小精度为0.1 g的托盘天平。系由托盘、横梁、平衡螺母、刻度尺、指针、刀口、底座、标尺、游码、砝码等部分组成。由支点（轴）在梁的中心支着天平梁而形成两个臂，每个臂上挂着或托着一个盘，右盘里放着砝码，左盘里放待称重的物体（即左物右码），游码则在刻度尺上滑动。固定在梁上的指针在不摆动且指向正中刻度时或左右摆动幅度较小且相等时，砝码质量与游码位置示数之和就指示出待称重物体的质量。注意称量完毕后，应将砝码放回砝码盒中，游码移回零点，托盘天平放回原处，应保持干燥。

（3）电子秤。电子秤亦可用于称量，有多种规格和种类，在饮片调剂时多选用计重电子秤。使用前先将电子秤置于水平稳固的台面上，打开电源预热15~20 min，然后按归零键和去皮键，再将需称量的药物放在秤盘上，注意称的量程、最小单位，电子秤的读数即所称药物的质量。

五、中药饮片调配操作规程

调配又称“配方”“抓药”，是将中药饮片处方中的药味按处方要求（如药味、剂量、煎法等）称配齐的过程。调配是中药饮片调剂工作中的主要环节，调配质量的好坏直接关系到患者用药的安全与疗效，调剂人员应具备高度责任感，严格按照相关法规及规定进行审方和调配。对存在“十八反”“十九畏”，以及妊娠禁忌、超过常用剂量等可能引起用药安全的问题，应当请处方医师确认（“双签字”）或重新开具处方。同时，注意毒、麻中药用法用量、药品别名、并开药名，以及处方脚注和有无临时炮制加工药品等，经审核无误后方可调配。

1. 操作步骤

（1）准备工作

1）洁净双手。调剂人员的手心、手背及指甲缝应清洗干净，不涂化妆品，不能留长指甲或染指甲。

2）摆包装纸。根据处方标示的剂数，取相应的包装纸，在调剂台上整齐、有序地摆开，避免叠压。两个或两个以上的处方同时调配时，包装纸之间须保持一定距离，以免混淆。

3）放好处方。将处方放在包装纸的左边或上边，要方便操作，用鉴方或其他小件重物压住，方便照方核对。

4）清洁戥秤及校戥。一般选用克戥。在称量前，使用软布或专用刷洁净戥秤。称取贵重中药、毒性中药及克以下的要使用分厘戥或电子天平，以保证剂量的准确。每次调配前必须校戥。校戥无误后方可开始调配。

（2）调剂操作要求

1）按处方药名顺序依次抓药。调配时按照处方药名逐味逐行（列）抓配。如两人同抓一方，一人从前往后，为避免混淆，另一人从后往前，依次抓配。一张处方最多可由两人同时进行调配。

2）逐味抓药。一定要走到处方前，看清楚药名、剂量、脚注，看一味，抓一味。不能一次看几味，凭记忆操作，很容易出错。

3）调好砣绳定位，再抓药。先将砣绳移至需要称量的戥星上，用左手拇指压住，然后找药斗，右手拉斗，抓药。戥盘靠近药斗，手心向上将药取出，至戥盘上方翻手放药，减少饮片散落损耗。对于海金沙、车前子、蒲黄等细小的粉末类药物，调配时可用小勺盛取。只可用手由药斗内向戥盘抓药，不允许直接用戥盘向药斗内撮药。

4）提戥齐眉，随手推斗。抓药后，右手提毫使戥盘悬空，左手稍离开戥杆，提戥齐眉。戥杆呈水平状态表示称量准确。为了避免药味污染，称完一味药后要顺手将药斗推回，保持药斗整体美观，方便自己和他人操作。

5）等量递减，逐剂复戥。当调配一方多剂时，可一次称出多剂单味药的总量（即称取克数 = 单味药剂量 × 剂数）再按剂数分开，称为“分剂量”。分剂量时要每倒一次药，复戥称量一次，即“等量递减，逐剂复戥”。不可凭主观臆测以手代戥，随意估量分剂或抓配。每一剂的总质量误差应控制在 ±5% 以内。学会抓药操作较容易，但要参加比赛需要长时间训练，平时应勤练基本功，若能做到“一抓准”，即可减少调整药量次数，提高工作效率。

6）看清脚注药物，准确处理。处方中有需要特殊处理的药品，如先煎、后下、包煎、烊化、另煎等应单包并注明药名和用法。有脚注的药要及时放回群药中，不要遗忘。

7）倒药时按方序逐味摆放。为便于核对，向包装纸倒药时应按药物在处方上所列的顺序排列。一般是从左上角开始放药，每味药宜集中，两味药尽量不要压盖，更不可混放一堆。对体积松泡而量大的饮片如灯心草、夏枯草、淫羊藿等仍按照方序放药，对黏度大、带色的饮片如熟地黄、龙眼肉等仍按照方序称药，等下一味药称好后放在上面即可。

8）捣碎中药的处理。处方中有质地坚硬的矿物药、贝壳类或果实、种子类中药，应称取后置冲筒内捣碎再分剂量。冲筒使用前应用毛刷洁净；捣碎有特殊气味或有毒饮片后，应及时将冲筒洗净，以免串味、串性，影响疗效或发生事故。

9）核对、签名。需要交叉复核。调配完处方后，要将戥秤放好，自行逐味核对一遍，确认无误后在处方上签名，再交复核人员复核。

2. 注意事项

（1）中药饮片的调配，必须按照《中华人民共和国药品管理法》、中药调剂、中药炮制规范等有关规定及医师处方要求进行调剂。按审方、计价、调配、复核、发药五个程序进行操作。

（2）处方调配前必须进行审方，审方人员必须是执业药师或从业药师。

（3）严格按医师处方要求进行调配，不准生炙不分、以生代炙。处方中有需要临时炮制加工的药品，可称取生品后由专人按照炮制方法进行临方炮制，炮制品要符合质量要求。

（4）调配时若发现有伪劣药品、发霉变质药品等不合格药品，要及时更换。

（5）调配含有毒性中药饮片的处方，每次处方剂量不得超过 2 日极量。对处方未注明“生用”的，应给付炮制品。处方保存 2 年备查。

（6）罂粟壳必须凭有麻醉药处方权的执业医师签名的淡红色处方方可调配，不得单方或单包发药，每张处方不得超过 3 日用量，连续使用不得超过 7 天，成人常用量为每日 3~6 g。处方保存 3 年备查。

（7）调配时洒落地上的药物，不得捡起放回药斗，更不允许捡起放入戥秤。

（8）调配完毕必须经第二人复核，未经复核的药不得发出，复核人员应是执业药师或从业药师。

（9）认真执行“四签”核对制度，即计价者签字、调配者签字、复核者签字、发药者签字。

（10）调配药品的场所、设备、工具卫生要做好清洁，放置整洁有序。

项目二　中药饮片包装

一、中药包装、捆扎的方法和要求

中药饮片调剂的包装，可采用信封形牛皮纸袋，封口封固，药袋上注明姓名、煎煮方法等。

传统中药门店，还有采用纸包装成药包。包装纸根据配方的药量和质地分别裁成大小不等的规格，上面印有药店的名称及经营范围等内容。饮片调剂包药、捆扎的方法各地不尽相同，但均以熟练快速、整齐美观、捆扎牢固为目的。纸包不散药、不漏药，外形美观。一般来说，中药饮片的包装有以下要求：

1. 根据每剂药物的质量和质地选用大小适宜的包装纸或纸袋盛放中药饮片。

2. 先煎、后下等需要特殊处理的药物，单包成小包并注明用法后，再放入群药包；或放在群药包的上面，以提示用药者按规定煎煮和服用。小包应规矩整齐，以不撒、不漏药为宜。

3. 鲜药应单包成小包（一般较少有鲜药）并注明用法后，再另包成大包，不得与群药混放，因其含有水分导致霉烂变质。

4. 细小颗粒药（如葶苈子、车前子等）、粉末药（如蒲黄等）、贵细药（如人参、鹿茸、西洋参等）要用两层纸张包装，以防遗漏。

5. 外用药要使用专用包装，并有外用标志。

6. 社会药店调配处方，最后将处方捆扎在药包之上，处方前记部分外露。

7. 药包捆扎时，需松紧适宜，扎十字结，不变包型，捆包顶端留有提绳，方便提拎。

8. 若用纸袋装药，要封好袋口（反折成三角或用订书机装订），以防撒漏。包装上注明患者姓名、煎法、服法等内容。多剂药可将折口叠起或码放整齐后再装订一次，放入外包装袋中。

二、中药饮片查斗的方法和要求

查斗是指检查药斗中每种饮片的基本情况，了解其日消耗量与储存状态，以便及时填补缺药。一般不常用品种装一斗够多日调配，常用品种需要临时给予补充，调剂员应逐日检查药品供应品种及数量情况，对短缺品种及时登记，要及时补充。查斗注意事项如下：

1. 药名是否与药物相符。

2. 消耗量的多少，有无短缺品种，不够品种要及时补充。

3. 药物要干净清洁，不能出现虫蛀、霉变、变色、潮解、粘连、腐烂、走油等现象。

查斗时要做好记录（表 2–2），将信息及时提供给仓管人员，做好备货。

表 2–2　中药饮片查斗记录表

序号	品名	剩余重量	需补货量	查斗人	备注	日期

三、中药饮片装斗的方法和要求

装斗是指将中药饮片装入斗格中。装斗时要注意饮片品种的识别、炮制方法，核对饮片外包装的药名等信息和药斗标签是否一致，以免放错药物，导致调配差错或医疗事故。装斗时注意事项如下：

1. 药斗清理

在装斗之前，先将原来斗格中药物取出，进行筛簸后放在包装纸或托盘里，把药斗清理干净。一些细粉或细小的种子药物如滑石粉、车前子、沙苑子等须垫纸盛装的药物斗格先铺好垫纸。

2. 整理待装饮片

药物从厂家进货后，一般均已达到装斗的要求，核对好药名，按序整齐摆放。

3. 先入者先出

新添加的饮片放在斗格下面，再将清理出来的药物放在最上面，以便陈药先出，避免斗底药物日久变质。

4. 装斗不宜过满

一般饮片装至药斗容积的4/5处，细小种子颗粒饮片，多装至药斗容积的3/5处，不可装斗过满，以防抽拉或推入药斗时药物溢出或掉落地面。装斗过程中不可按压，以防影响饮片的外观。

5. 做好装斗记录

装斗后要复核，不得错斗、串斗，并做好记录，见表2–3。

表2–3　中药饮片装斗复核记录表

序号	品名	生产日期	产品批号	生产企业	装斗重量	操作人	储存状态	日期

四、中药饮片翻斗的方法和要求

药斗是放置供调剂中药饮片的容器，要常清理。将欲清理的药斗格向前翻，一手持后方，向下用力，另一手持前方，向上送扬，药斗中的饮片即被翻扬出来。两端斗格中的饮片被翻扬出来后，中间格的饮片即可被倒出。很多时候，药斗若是独立药斗，清理更加方便。中药饮片翻斗的要求如下：

1. 药斗要清理，防止交叉污染。
2. 饮片不能出现串药、生虫、霉变、走油等现象。
3. 装斗前须翻斗清理底部余药，经筛簸后，倒于装入货的上面。经常翻斗才能保证饮片不发生霉变、生虫、结串等现象，繁忙时一般每天须装斗2~3次。
4. 饮片装斗前要把好质量关，不得串斗、混斗，防止混药。

五、中药饮片外包装要求

中药饮片生产标准化是中药标准化和现代化的重要组成部分，中药饮片的包装是生产标准化最直观的体现。中药包装必须保证药品质量和数量的要求。

生产中药饮片应选用与药品性质相适应及符合药品质量要求的包装材料和容器。严禁选用与药品性质不相适应和对药品质量可能产生影响的包装材料。中药饮片的包装必须印有或者贴有标签。中药饮片的标签注明品名、规格、产地、生产企业、产品批号、生产日期，实施批准文号管理的中药饮片还必须注明批准文号。中药饮片在发运过程中必须要有包装，每件包装上必须注明品名、产地、生产日期、生产厂家等，并附有质量合格的标志。

模块二测试题

一、单项选择题

1. 儿科处方的印刷用纸应为（ ）。
A. 淡红色 B. 淡黄色
C. 淡绿色 D. 白色

2. 急诊处方一般不得超过（ ）用量。
A.1 日 B.2 日
C.3 日 D.1 周

3. 中药处方正文的内容不包括（ ）。
A. 医师签名 B. 饮片名称
C. 剂数 D. 用法用量

4.《黄帝内经》中记载的处方可称为（ ）。
A. 古方 B. 经方
C. 单方 D. 时方

5. 在中药饮片调剂中，第一个环节是（ ）。
A. 审方 B. 计价
C. 调配 D. 复核

6. 下列中药，写药名应付麸炒品的是（ ）。
A. 僵蚕 B. 五灵脂
C. 桑白皮 D. 枇杷叶

7. 处方写五灵脂，应付（ ）。
A. 醋炙品 B. 姜炙品
C. 蜜炙品 D. 盐炙品

8. 下列中药名，是正名的是（ ）。
A. 冬花 B. 二花
C. 款冬花 D. 双花

9. 处方写“二术”，应付（ ）。
A. 白术、苍术
B. 白术、莪术
C. 苍术、莪术
D. 白芍、白术

10. 下列中药，不宜与甘草同用的是（ ）。
A. 巴戟天 B. 京大戟
C. 郁金 D. 人参

11. 下列中药，不能与肉桂同用的是（ ）。
A. 狼毒 B. 砒霜
C. 赤石脂 D. 郁金

12. 质地较轻且用量较少或较少应用的药物，应放置在斗架的（ ）。
A. 高层 B. 上层
C. 中层 D. 下层

13. 下列中药，应放在斗架的中层是（ ）。
A. 石膏 B. 通草
C. 玫瑰花 D. 党参

14. 下列中药，应专柜存放，专人管理的是（ ）。
A. 党参 B. 沙参
C. 人参 D. 丹参

15. 使用 250 g 戥秤，提前毫时，每一粒戥星表示（ ）。
A. 0.1 g B. 0.2 g C. 0.5 g D. 1 g

16. 在中药处方中，（ ）是必不可少的。
A. 君药 B. 臣药
C. 佐药 D. 使药

17. 中药处方的剂量法定单位是（ ）。
A. 克 B. 钱
C. 两 D. 分

18. 装斗时，一般饮片装斗量为（ ）。
A.2/3 B.4/5
C.3/5 D.5/6

19. 关于戥秤的使用，描述错误的是（　　）。

A. 戥杆举至齐眉

B. 右手提戥纽

C. 左手反手入药

D. 左手持戥杆

20. 下列中药，不需捣碎的是（　　）。

A. 砂仁　　B. 牛蒡子

C. 肉豆蔻　　D. 桃仁

二、判断题

21. 古方泛指古医籍中所记载的处方。（　　）

22. 处方前记主要包括临床诊断、医师签名和开具日期。（　　）

23. 处方一般不得超过 3 日用量。（　　）

24. 麻醉药品处方的印刷用纸应为淡红色。（　　）

25. 质地松泡且用量较大的药物，多放在斗架最底层的大药斗内，便于调剂。（　　）

模块二测试题答案

一、单项选择题

1.C　2.C　3.A　4.B　5.A　6.A　7.A　8.C
9.A　10.B　11.C　12.A　13.D　14.C　15.D
16.A　17.A　18.B　19.C　20.C

二、判断题

21. √　22. ×　23. ×　24. √　25. √

模块三　中成药调剂

项目一　中成药介绍

一、常见中成药的应用知识

常见中成药应用，初级需要掌握 30 种中成药的功效应用。见表 3-1。

表 3-1　常见中成药功能应用

序号	中成药名称	组成	功效	主治	用法用量	注意事项
1	感冒清热颗粒	荆芥穗、薄荷、防风、柴胡、紫苏叶、葛根、桔梗、苦杏仁、白芷、苦地丁、芦根	疏风散寒、解表清热	用于风寒感冒，头痛发热，恶寒身痛，鼻流清涕，咳嗽咽干	开水冲服。一次 1 袋，一日 2 次	1. 服药期间忌食辛辣、油腻食物 2. 与环孢素 A 同用，可能引起环孢素 A 血药浓度提高
2	感冒退热颗粒	大青叶、板蓝根、连翘、拳参	清热解毒、疏风解表	用于上呼吸道感染、急性扁桃体炎、咽喉炎属外感风热、热毒壅盛证，症见发热、咽喉肿痛	开水冲服。一次 1~2 袋，一日 3 次	1. 风寒外感者慎用 2. 服药期间忌食辛辣、油腻食物
3	银翘解毒片	金银花、连翘、荆芥、薄荷脑、淡豆豉、淡竹叶、牛蒡子、桔梗、甘草	疏风解表、清热解毒	用于风热感冒，症见发热头痛、咳嗽口干、咽喉疼痛	口服。一次 4 片，一日 2~3 次	1. 对本品过敏禁用 2. 本品疏风解表，清热解毒，风寒感冒者慎用 3. 孕妇慎用 4. 服药期间忌烟酒及辛辣、生冷、油腻食物
4	藿香正气口服液	苍术、陈皮、厚朴（姜制）、白芷、茯苓、大腹皮、生半夏、甘草浸膏、广藿香油、紫苏叶油	解表化湿、理气和中	用于外感风寒，内伤湿滞或夏伤暑湿所致感冒，症见头痛昏重，胸膈痞闷，脘腹胀痛，呕吐泄泻；胃肠型感冒见上述证候者	口服。一次 5~10 mL，一日 2 次，用时摇匀	1. 风热感冒者慎用 2. 孕妇慎用 3. 服药期间饮食宜清淡

（续表）

序号	中成药名称	组成	功效	主治	用法用量	注意事项
5	双黄连颗粒	金银花、黄芩、连翘	疏风解表、清热解毒	用于外感风热所致的感冒，症见发热，咳嗽，咽痛	口服或开水冲服。一次 10 g，一日 3 次；6 个月以下，一次 2~3 g；6 个月至一岁，一次 3~4 g；一岁至三岁，一次 4~5 g；三岁以上儿童酌量或遵医嘱。无蔗糖颗粒服用量减半	1. 风寒感冒慎用 2. 服药期间忌服滋补性中药，饮食宜清淡，忌食辛辣食物
6	三黄片	大黄、盐酸小檗碱、黄芩浸膏	清热解毒、泻火通便	用于三焦热盛所致的目赤肿痛、口鼻生疮、咽喉肿痛、牙龈肿痛、心烦口渴、尿黄、便秘；亦用于急性胃肠炎，痢疾	口服。小片一次 4 片，大片一次 2 片，一日 2 次；小儿酌减	1. 孕妇禁用 2. 冷积便秘，寒湿泻利，虚火口疮，喉痹者慎用 3. 服药期间忌食荤腥，油腻食物
7	板蓝根颗粒	板蓝根	清热解毒、凉血利咽	用于肺胃热盛所致的咽喉肿痛、口咽干燥、腮部肿胀；急性扁桃体炎、腮腺炎见上述证候者	开水冲服。一次 5~10 g［规格（1）、（2）］，或一次 1~2 袋［规格（3）、（4）］，一日 3~4 次	1. 阴虚火旺者慎用 2. 服药期间忌食辛辣、油腻食物 3. 老人及素体脾胃虚弱者慎用 4. 用于腮腺炎时，应隔离治疗
8	通宣理肺丸	紫苏叶、麻黄、前胡、苦杏仁、桔梗、陈皮、半夏（制）、茯苓、黄芩、枳壳、甘草	解表散寒、宣肺止嗽	用于风寒束肺，肺气不宣所致感冒咳嗽，症见发热、恶寒、咳嗽、鼻塞流涕、头痛、无汗，肢体酸痛	口服。水蜜丸一次 7 g，大蜜丸一次 2 丸，一日 2~3 次	1. 运动员禁用 2. 风热或痰热咳嗽、阴虚干咳者慎用 3. 孕妇慎用 4. 服药期间，饮食宜清淡，忌烟、酒及辛辣食物 5. 本方含有麻黄，心脏病、高血压病患者慎用
9	急支糖浆	鱼腥草、金荞麦、四季青、麻黄、紫菀、前胡、枳壳、甘草	清热化痰、宣肺止咳	用于外感风热所致的咳嗽，症见发热、恶寒、胸膈满闷、咳嗽咽痛；急性支气管炎，慢性支气管炎急性发作见上述证候者	口服。一次 20~30 mL，一日 3~4 次；儿童一岁以内一次 5 mL，一岁至三岁一次 7 mL，三岁至七岁一次 10 mL，七岁以上一次 15 mL，一日 3~4 次	1. 运动员禁用 2. 寒证者慎用 3. 孕妇慎用 4. 服药期间饮食宜清淡，忌食辛辣食物 5. 心脏病、高血压病者慎用

（续表）

序号	中成药名称	组成	功效	主治	用法用量	注意事项
10	元胡止痛片	醋延胡索、白芷	理气、活血、止痛	用于气滞血瘀的胃痛，胁痛，头痛及痛经	口服。一次4~6片，一日3次，或遵医嘱。	1. 脾胃虚寒及胃阴不足胃痛者禁用 2. 孕妇慎用
11	保和丸	焦山楂、六神曲（炒）、炒莱菔子、炒麦芽、半夏、陈皮、茯苓、连翘	消食、导滞、和胃	用于食积停滞，脘腹胀满，嗳腐吞酸，不欲饮食	口服。小蜜丸一次9~18 g，大蜜丸一次1~2丸，一日2次；小儿酌减	服药期间饮食宜清淡易消化，忌暴饮暴食及油腻食物。
12	玉屏风颗粒	黄芪、白术（炒）、防风	益气、固表、止汗	用于表虚不固，自汗恶风，面色㿠白，或体虚易感风邪者	开水冲服。一次1袋，一日3次	1. 热病汗出者慎用 2. 阴虚盗汗者慎用 3. 服药期间饮食宜选清淡食品
13	龙胆泻肝丸	龙胆、柴胡、黄芩、栀子（炒）、泽泻、木通、盐车前子、酒当归、地黄、炙甘草	清肝胆、利湿热	用于肝胆湿热，头晕目赤，耳鸣耳聋，耳肿疼痛，胁痛口苦，尿赤涩痛，湿热带下	口服。小蜜丸一次6~12 g（30~60丸），大蜜丸一次1~2丸，一日2次	1. 孕妇禁用 2. 脾胃虚寒者慎用 3. 服药期间饮食宜清淡，忌食辛辣油腻之品 4. 体弱年老者慎用；对于体质壮实者，亦应中病即止，不可久服 5. 高血压剧烈头痛，服药后头痛不见减轻，伴有呕吐、神志不清或口眼歪斜、瞳仁不等等症状的高血压危象者，应立即停药并采取相应急救措施 6. 用本品治疗急性结膜炎时，可配合使用外滴眼药；治疗化脓性中耳炎时，服药期间宜配合清洗耳道；治疗阴道炎时，亦可使用清洗剂冲洗阴道，以增强疗效
14	二冬膏	天冬、麦冬	养阴润肺	用于肺阴不足引起的燥咳痰少、痰中带血、鼻干咽痛	口服。一次9~15g，一日2次	1. 脾虚便溏，痰多湿盛的咳嗽慎用 2. 服药期间忌食辛辣、生冷、油腻食物
15	麻仁润肠丸	火麻仁、炒苦杏仁、大黄、木香、陈皮、白芍	润肠通便	用于肠胃积热，胸腹胀满，大便秘结。	口服。一次1~2丸，一日2次	1. 孕妇禁用 2. 虚寒性便秘慎用 3. 忌食辛辣香燥刺激性食物

（续表）

序号	中成药名称	组成	功效	主治	用法用量	注意事项
16	右归丸	熟地黄、炮附片、肉桂、山药、酒萸肉、菟丝子、鹿角胶、枸杞子、当归、盐杜仲	温补肾阳、填精止遗	用于肾阳不足，命门火衰，腰膝疫冷，精神不振，怯寒畏冷，阳痿遗精，大便溏薄，尿频而清	口服。小蜜丸一次 9 g，大蜜丸一次 1 丸，一日 3 次	1. 本品阴虚火旺、心肾不交、湿热下注而扰动精室者慎用 2. 本品湿热下注所致阳痿慎用 3. 本品暑湿、湿热、食滞伤胃和肝气乘脾所致泄泻慎用 4. 服药期间忌生冷饮食，慎房事 5. 方中含肉桂、附子大温大热食物，不宜过服；孕妇慎用
17	百合固金丸	百合、熟地黄、麦冬、川贝母、玄参、地黄、当归、白芍、桔梗、甘草	养阴润肺、化痰止咳	用于肺肾阴虚，燥咳少痰，痰中带血，咽干喉痛	口服。水蜜丸一次 6 g，小蜜丸一次 9 g，大蜜丸一次 1 丸，一日 2 次	1. 本品为阴虚燥咳所致，外感咳嗽，寒湿痰喘者慎用 2. 本品滋阴碍脾，脾虚便溏、食欲不振者慎用 3. 服药期间忌食辛辣燥热、生冷油腻食物
18	小青龙合剂	麻黄、桂枝、白芍、干姜、细辛、炙甘草、法半夏、五味子	解表化饮、止咳平喘	用于风寒水饮，恶寒发热，无汗，喘咳痰稀	口服。一次 10~20 mL，一日 3 次。用时摇匀	1. 儿童、孕妇、哺乳期妇女禁用 2. 肝肾功能不全者禁服。 3. 运动员禁用 4. 内热咳喘及虚喘者慎用 5. 服药期间忌食辛辣、生冷、油腻食物 6. 本品含麻黄，高血压、青光眼者慎用
19	清开灵胶囊	胆酸、珍珠母、猪去氧胆酸、栀子、水牛角、板蓝根、黄芩苷、金银花	清热解毒、镇静安神	用于外感风热时毒、火毒内盛所致高热不退、烦躁不安、咽喉肿痛、舌质红绛、苔黄、脉数者；上呼吸道感染、病毒性感冒、急性化脓性扁桃体炎、急性咽炎、急性气管炎、高热等病症属上述证候者	口服。一次 1~2 粒［规格（1）］或 2~4 粒［规格（2）］，一日 3 次；儿童酌减或遵医嘱。	1. 孕妇禁用 2. 体虚、便溏者慎用 3. 服药期间忌辛辣刺激性食物。久病体虚患者如出现腹泻时慎用

（续表）

序号	中成药名称	组成	功效	主治	用法用量	注意事项
20	参苓白术散	人参、茯苓、白术（炒）、山药、白扁豆（炒）、莲子、薏苡仁（炒）、砂仁、桔梗、甘草	补脾胃、益肺气	用于脾胃虚弱，食少便溏，气短咳嗽，肢倦乏力	口服。一次6~9 g，一日2~3次。	1. 湿热内蕴所致泄泻、厌食、水肿及痰火咳嗽者慎用 2. 本品宜饭前使用为佳 3. 服药期间忌食荤腥油腻，不易消化食物 4. 高血压、心脏病、肾脏病、糖尿病患者应在医师指导下服用 5. 孕妇慎用 6. 忌恼怒、忧郁、劳累过度，保持心情舒畅
21	人参健脾丸	人参、白术（麸炒）、茯苓、山药、陈皮、砂仁、炙黄芪、当归、远志（制）、木香、酸枣仁（炒）	健脾益气、和胃止泻	用于脾胃虚弱所致饮食不化、脘闷嘈杂、恶心呕吐、腹痛便溏、不思饮食、体弱倦怠	口服。水蜜丸一次8 g，大蜜丸一次2丸，一日2次	1. 湿热积滞泄泻、痞满、纳呆不宜使用 2. 感冒发热病人不宜服用 3. 有高血压、心脏病、肝病、糖尿病、肾病等慢性病严重者应在医师指导下服用 4孕妇、哺乳期妇女应在医师指导下服用 5. 忌食荤腥、油腻、黏滑，不易消化食物 6. 忌恼怒、忧郁、劳累过度，保持心情舒畅
22	六味地黄丸	熟地黄、酒萸肉、山药、茯苓、泽泻、牡丹皮	滋阴补肾	用于肾阴亏损，头晕耳鸣，腰膝酸软，骨蒸潮热，盗汗遗精，消渴	口服。水丸一次5 g，水蜜丸一次6 g，小蜜丸一次9 g，大蜜丸一次1丸，一日2次	1. 体实及阳虚者慎服 2. 感冒者慎用 3. 本品脾虚、气滞、食少纳呆者慎服 4. 服药期间，忌食辛辣、油腻食物
23	健脾丸	党参、炒白术、陈皮、枳实（炒）、炒山楂、炒麦芽	健脾开胃	用于脾胃虚弱，脘腹胀满，食少便溏	口服。小蜜丸一次9 g，大蜜丸一次1丸，一日2次；小儿酌减	1. 湿热内蕴所致胃痛、痞满、泄泻者慎用 2. 忌油腻生冷及不易消化食物
24	生脉饮	红参、麦冬、五味子	益气复脉、养阴生津	用于气阴两亏、心悸气短、脉微自汗	口服。一次10ml，一日3次	1. 热邪尚盛者，咳而尚有表证未解者慎用 2. 服用期间，忌食辛辣、油腻食物 3. 在治疗期间，心绞痛持续发作，宜加用硝酸酯类药。若出现剧烈心绞痛，心肌梗死，见有气促、汗出、面色苍白者，应及时急诊救治

（续表）

序号	中成药名称	组成	功效	主治	用法用量	注意事项
25	柏子养心丸	柏子仁、炙黄芪、党参、川芎	补气，养血，安神	用于心气虚寒，心悸易惊，失眠多梦，健忘	口服。水蜜丸一次 6 g，小蜜丸一次 9 g。大蜜丸一次 1 丸，一日 2 次	1. 肝肾功能不全者禁用 2. 保持精神舒畅，劳逸适度 3. 不宜饮用浓茶、咖啡等兴奋性饮品 4. 宜饭后服用 5. 本品含有朱砂，不可过量、久用；不可与溴化物、碘化物同服 6. 孕妇慎用
26	小柴胡颗粒	柴胡、黄芩、姜半夏、党参、生姜、甘草、大枣	解表散热、疏肝和胃	用于外感病，邪犯少阳证，症见寒热往来、胸胁苦满、食欲不振、心烦喜呕、口苦咽干	开水冲服。一次 1~2 袋，一日 3 次	风寒表证者不宜使用
27	逍遥丸	柴胡、当归、白芍、炒白术、茯苓、炙甘草、薄荷	疏肝健脾、养血调经	用于肝郁血虚所致的郁闷不舒、胸胁胀痛、头晕目眩、食欲减退、月经不调	口服。小蜜丸一次 9 g，大蜜丸一次 1 丸，一日 2 次	1. 肝肾阴虚所致胁肋胀痛，咽干口燥，舌红少津者慎用 2. 忌辛辣生冷食物，饮食宜清淡
28	气滞胃痛颗粒	柴胡、醋延胡索、枳壳、醋香附、白芍、炙甘草	舒肝理气、和胃止痛	用于肝郁气滞，胸胁胀满，胃脘疼痛	开水冲服。一次 1 袋，一日 3 次	1. 孕妇慎用 2. 肝胃郁火、胃阴不足所致胃痛者慎用 3. 孕妇慎用
29	复方丹参片	丹参、三七、冰片	活血化瘀，理气止痛	用于气滞血瘀所致的胸痹，症见胸闷、心前区刺痛；冠心病心绞痛见上述证候者	吞服或舌下含服。一次 10 丸，一日 3 次。28 天为一个疗程；或遵医嘱	1. 孕妇禁用 2. 寒凝血瘀胸痹心痛者慎用 3. 脾胃虚寒者慎用 4. 忌食生冷、辛辣、油腻食物，忌烟酒、浓茶 5. 服药后胃脘不适者，宜饭后服用 6. 治疗期间，心绞痛持续发作，宜加用硝酸酯类药。如果出现剧烈心绞痛、心肌梗死，应及时救治

（续表）

序号	中成药名称	组成	功效	主治	用法用量	注意事项
30	健胃消食片	太子参、陈皮、山药、炒麦芽、山楂	健胃消食	用于脾胃虚弱所致的食积，症见不思饮食、嗳腐酸臭、脘腹胀满；消化不良见上述证候者	口服或咀嚼。[规格（1）] 一次3片，一日3次，小儿酌减。[规格（2）] 成人一次4~6片，儿童2~4岁一次2片，5~8岁一次3片，9~14岁一次4片；一日3次	1. 孕妇禁用 2. 湿热中阻，脾胃火旺者慎用 3. 忌食生冷、油腻及不易消化食物

二、药品说明书、标签和包装的相关规定

1. 相关管理规定

中成药的包装、标签和说明书在药品运输、贮藏和使用中，在保证药品的安全、有效方面有着重要的作用。为加强药品监督管理，做到规范药品包装、标签及说明书，国家食品药品监督管理局于2006年3月15日发布了《药品说明书和标签管理规定》（以下简称《管理规定》），并于同年6月1日起执行。

在我国境内上市销售的药品，其说明书和标签应当符合《管理规定》的要求。药品说明书和标签由国家食品药品监督管理局予以核准。

药品的标签应当以说明书为依据，其内容不得超出说明书的范围，不得印有暗示疗效、误导使用和不适当宣传产品的文字和标识。

药品包装必须按照规定印有或者贴有标签，不得夹带其他任何介绍或者宣传产品、企业的文字、音像及其他资料。药品的最小包装必须附有说明书。

药品说明书和标签的文字表述应当科学、规范、准确。非处方药说明书还应当使用容易理解的文字表述，以便患者自行判断、选择和使用。

药品说明书和标签中的文字应当清晰易辨，标识应当清楚醒目，不得有印字脱落或者粘贴不牢等现象，不得以粘贴、剪切、涂改等方式进行修改或者补充。

药品说明书和标签应当使用国家语言文字工作委员会公布的规范化汉字，增加其他文字对照的，应当以汉字表述为准。

2. 有关药品说明书的管理规定

药品说明书应当包含药品安全性、有效性的重要科学数据、结论和信息，用以指导安全、合理使用药品。药品说明书的具体格式、内容和书写要求由国家食品药品监督管理局制定并发布。

药品说明书对疾病名称、药学专业名词、药品名称、临床检验名称和结果的表达，应当采用国家统一颁布或规范的专用词汇，度量衡单位应当符合国家标准的规定。

药品说明书应当列出全部活性成分或者组方中的全部中药药味。注射剂和非处方药还应当列出所有的全部辅料名称。药品处方中含有可能引起严重不良反应的成分或者辅料的，应当予以说明。

药品说明书应当充分包含药品不良反应信息，详细注明药品不良反应。药品生产企业未根据药品上市后的安全性、有效性情况及时修改说明书或者未将药品不良反应在说明书中充分说明的，由此引起的不良后果由该生产企业承担。

药品说明书核准日期和修改日期应当在说明书中醒目标示。

3. 有关药品标签的管理规定

药品标签是指药品包装上印有或者贴有的内容，分为内标签和外标签。药品内标签指直接接触药品的包装的标签，外标签指内标签以外的其他包装的标签。

中成药的内标签应当包含药品名称、功能主治、规格、用法用量、生产日期、产品批号、有效期、生产企业的名称等内容。包装尺寸过小无法全部标明上述内容的，至少应当标注药品名称、规格、产品批号、有效期等内容。

中成药外标签应当注明药品名称、成分、性状、功能主治、规格、用法用量、不良反应、禁忌、注意事项、贮藏、生产日期、产品批号、有效期、批准文号、生产企业名称等内容。功能主治、用法用量、不良反应、禁忌、注意事项不能全部注明的，应当标出主要内容并注明“详见说明书”字样。

用于运输、储藏的包装的标签，至少应当注明药品名称、规格、贮藏、生产日期、产品批号、有效期、批准文号、生产企业名称，也可以根据需要注明包装数量、运输、注意事项或者其他标记等必要内容。

同一药品生产企业生产的同一药品，分别按处方药与非处方药管理的，两者的包装颜色应当明显区别。

对贮藏有特殊要求的药品，应当在标签的醒目位置注明。

药品的有效期是指该药品被批准使用的期限，是在一定的储存条件下，能够保持药品质量的期限，超过有效期时或作用降低或毒性增加，都不能继续使用。

药品的有效期应当按年、月、日的顺序标注，年份用四位数字表示，月、日用两位数表示。其具体标注格式为“有效期至 ×××× 年 ×× 月”或“有效期至 ×××× 年 ×× 月 ×× 日”；也可以用数字和其他符号表示为“有效期至 ××××.××.”或者“有效期至 ××××/××/××”等。中成药有效期的标注自生产日期计算。

有效期若标注到日，应当为起算日期对应的年月日的前一天，若标注到月，应当为起算月份对应年月的前一月。

4. 有关药品名称和注册商标的使用

药品说明书和标签中标注的药品名称必须符合国家食品药品监督管理局公布的命名原则，并与药品批准证明文件的相应内容一致。禁止使用其他未经国家食品药品监督管理局批准的药品名称。

药品名称应当显著、突出，其字体、字号和颜色必须一致，并符合以下要求：

（1）对于横版标签，必须在上三分之一范围内显著位置标出；对于竖版标签，必须在右三分之一范围内显著位置标出；

（2）不得选用草书、篆书等不易识别的字体，不得使用斜体、中空、阴影等形式字体进行修饰；

（3）字体颜色应当使用黑色或白色，与相应的浅色或者深色背景形成强烈反差；

（4）除因包装尺寸的限制而无法同行书写的，不得分行书写。

5. 有关药品注册商标的规定

药品的注册商标一般由文字、符号及图形等综合组成，是药品的生产者为将自己的产品与他人的同类品相区别的标志，在药品的包装或说明书等宣传品上的专用标志。药品标签或说明书上禁止使用未经注册的商标。

注册商标的形式，在药品商标的右上方，印有一个®，R是英语 Registered trademark 的缩写，在R上印一圆圈，表明已注册登记。注册商标有效期一般为10年。

药品标签使用的注册商标，应当印刷在药品标签的边角，含文字的，其字体以单字面积计不得大于通用名称所用字体的四分之一。

6. 其他规定

（1）专用标识：外用中成分药和非处方药等国家规定有专用标识的，其说明书和标签必须印有规定的标识。国家对药品说明书和标签有特殊规定的，从其规定。

（2）批准文号：药品的批准文号是药品生产合法性的标志，由国家食品药品监督管理局统一核发，其格式为国家准字+1位大写拼音字母+8位数字，其中化学药品使用字母“H”，中成药使用字母“Z”，生物制品使用字母“S”。

（3）产品批号：在规定限度内具有同一性质和质量，并在同一连续生产周期生产出的一定数量的药为一批。产品批号是用于识别“批”的一组数字或字母加数字，可用于追溯和审查该批药品的生产历史。中成药的批号一般用6位数字表示。

7. 中成药的包装管理规定

（1）外包装。中成药的外包装是指内包装以外的包装，外包装即为半直接接触药品的包装材料，可以分为小盒、中盒、大盒、包装箱等。外包装要根据药品的性质来选用不同材质的材料，从而保护药物不易变质和不受污染、利于存储和运输、便于患者使用。药品的每个最小销售单元的包装必须按照规定印有或贴有标签，并附说明书。

（2）内包装。内包装是指用内包材直接接触药品的包装形式。内包材指的是直接接触药品的包装材料，国家食品药品监督管理总局将药品包装材料分为Ⅰ、Ⅱ、Ⅲ三类。Ⅰ类药包材指直接接触药品且直接使用的药品包装用材料、容器。Ⅱ类药包材指直接接触药品，但便于清洗，在实际使用过程中，经清洗后并可以消毒灭菌的药品包装用材料、容器。Ⅲ类药包材指Ⅰ、Ⅱ类以外其他可能直接影响药品质量的药品包装用材料、容器。

中成药的内包装材料主要为Ⅰ、Ⅱ类，应符合药用管理规定。包装应符合清洁、干燥，无破损，封口严密等要求，从而保证产品质量。

项目二　中成药发药

一、中成药的销售流程

中成药销售是我国中药零售企业经营的重要组成部分。随着我国《处方药与非处方药分类管理办法》的实施，自主购买非处方药者日趋增加，中成药销售技能已经成为中药调剂员必须掌握的重要业务。

1. 接待

接待是销售业务的开始。作为中药调剂员，在接待顾客时做到形象好，精神饱满，穿着得体、态度和蔼、面带微笑，站姿合适。当购药者走近柜台时，要适时、适机打招呼，做到态度和蔼，语言亲切，举止大方。若顾客自带处方买药，要对处方进行审核。

2. 询问病情

随着非处方药品可不用凭医生处方销售规定的落地，社会越来越认可“小病进药店”。当今社会自我选购非处方药已是常态。中药调剂员主要在非处方药销售柜台会遇到较多的“小伤、小病”自购者，做好对购药者介绍药品的工作是中药调剂员岗位的基本要求。中药调剂员需要掌握常见、多发病如感冒咳嗽、头痛、胃痛、蚊虫叮咬、皮肤病、外伤等病症表现和相关药物知识，以便更好地为顾客服务。根据患者描述的主要病症表现，快速问询和判断，以便更好地服务。

3. 介绍药品及购药

中药调剂员以药品说明书收载内容为依据，向顾客介绍该类药品的功能主治、用法用量、注意事项以及价格和医保报销等。不得任意夸大药品的疗效，为销售而规避药品的不良反应。保证用药安全、有效是中药调剂员的职业道德。

4. 开票与验票

购药者选好药品后，中药调剂员要快速、准确地将药品名称、规格、单价、数量等项目开具小票，目前大多数在收银台输入电脑后自动计价，购药者付款后自动出小票，购药者可根据小票上的二维码开具发票。目前大多药店，中药调剂员可直接引导顾客前往收银台付款。

5. 付药与用药指导

购药者付款后，中药调剂员要认真核对订单，确认无误后将药品装袋或捆扎以方便购药者携带。最后亲手将药品和票据递交购药者，并作简单交代或道别。

6. 礼貌道别

中成药销售的最后环节就是与顾客道别，应注意礼貌道别，如“请走好”“请慢走”“祝您早日康复”等与顾客亲切道别。业务繁忙也可以用挥手等肢体语言与顾客道别。

二、日常经营台账的填写要求

1. 台账的填写

中成药日常经营台账是中药调剂员的工作内容之一。台账又称经营报表，记录药品入库验收、药品自查盘点、药品销售和差错事故报告等，也是经营单位或柜组明确经济责任的书面依据。

2. 填写注意事项

填写记录要注意：按时填写，不延误；表内条目实事求是，字迹清晰，书写规范。若有笔误更改时，保证原数据清晰可辨，并在更改的地方签名并写明日期，做到有据可查。

模块三测试题

一、单项选择题

1. 可用于外感病，症见寒热往来、胸胁苦满、食欲不振、心烦喜呕、口苦咽干的中成药是（　　）。

A. 小柴胡颗粒　B. 小青龙颗粒
C. 银翘解毒片　D. 感冒清热颗粒

2. 用于外感风寒，内伤湿滞或夏伤暑湿所致的感冒，症见头痛昏重，胸膈痞闷，脘腹胀痛，呕吐泄泻的中成药是（　　）。

A. 银黄颗粒　B. 板蓝根颗粒
C. 感冒清热颗粒　D. 藿香正气口服液

3. 下列选项，不属于急支糖浆使用注意的是（　　）。

A. 寒证者慎用
B. 感冒者慎用
C. 心脏病、高血压病者慎用
D. 孕妇慎用

4. 以下中成药，除（　　）外均为孕妇慎用。

A. 藿香正气口服液　B. 急支糖浆
C. 保和丸　D. 通宣理肺丸

5. 龙胆泻肝丸的药物组成不包括（　　）。

A. 龙胆　B. 柴胡
C. 黄芩　D. 黄连

6. 右归丸的功能为（　　）。

A. 温补肾阳、填精止遗
B. 健脾开胃
C. 健脾益气、和胃止泻
D. 滋阴补肾

7. 三黄片主要治疗（　　）。

A. 三焦热盛　B. 肺胃热盛
C. 外感风热　D. 热毒壅盛

8. 双黄连颗粒的药物组成不包括（　　）。

A. 金银花　B. 连翘
C. 黄芩　D. 黄连

9. 银翘解毒片的功效是（　　）。

A. 疏风解表、清热解毒
B. 解表化湿、理气和中
C. 清热解毒、泻火通便
D. 疏风散热、宣肺止咳

10. 不是通宣理肺丸所治病症的是（　　）。

A. 发热、恶寒　B. 肢体酸痛
C. 咳嗽咽痛　D. 鼻塞流涕

二、判断题（下列判断正确的请打“√”，错误的打“×”）

11. 感冒清热颗粒用于风寒感冒，头痛发热，恶寒身痛，鼻流清涕，咳嗽咽干。（　　）

12. 小柴胡颗粒可以治疗风热感冒。（　　）

13. 台账填写记录要按时填写，表内条目实事求是，字迹清晰，书写规范。（　　）

14. 复方丹参片功能活血化瘀，理气止痛，用于气滞血瘀所致的胸痹。（　　）

15. 药品说明书和标签不必使用国家语言文字工作委员会公布的规范化汉字。（　　）

模块三测试题答案

一、单项选择题

1.A　2.D　3.B　4.C　5.D　6.A　7.A　8.D　9.A　10.C

二、判断题

11.√　12.×　13.√　14.√　15.×

模块四　中药煎药

中药汤剂，古称汤液，系指将药材饮片或粗颗粒加水或黄酒浸泡煎煮后，去渣取汁而得到的液体制剂。主要供内服，外用多作洗浴、熏蒸及含漱。

汤剂是我国应用最早、最广泛的一种剂型。直至今天，中药使用的剂型仍以汤剂的量最大，一般汤剂饮片用量约占中药应用的50%。

汤剂的优点包括：（1）属于液体剂型，口服后不存在崩解和溶出过程，进入胃肠道后可直接被吸收，所以吸收快，药效发挥迅速，又有“汤者荡也”一说；（2）可以根据病情的变化随证加减，能较全面、灵活地照顾到每个患者或各具体病变阶段的特殊性，适用于病情较重或病情不稳定的患者，做到个性化给药；（3）制作方法简便。但同时也有缺点，例如，口感不佳，且服用量大，儿童不易喂服；某些药的有效成分不易煎出或易挥发散失，较费药材；必须临时制备，不适宜大生产，也不易储存，不便携带。

项目一　审核代煎处方

药汤剂是将中药饮片按处方配齐后通过煎煮加工获得的，患者可在医院、药店抓药后在家自行制备，医院、部分社会药店也提供中药代煎服务。

中药代煎的处方煎药加工前的审核是关系到能否把正确的药物使用正确的煎煮方法煎煮、所得药液给到正确的人手中的关键环节，因此，煎药前应进行处方审核。主要审核以下的内容：

（一）处方前记中的患者姓名、年龄、性别、科别、门诊号或住院号等与各种煎药单、煎药记录、交接单煎药袋标签等是否相符，有无现金收讫章或住院收讫章。准备好写有患者信息的标签，方便煎煮后使用；

（二）核对调剂好的代煎饮片是否与处方中的药物相符；

（三）核对处方中的煎药剂数、煎液量、服法；

（四）处方中关于煎法的要求，尤其是特殊煎煮法；

（五）如使用煎药机加工的，还需要准备无纺布煎药袋，计算加水量，设定煎煮时间。如有特殊煎煮药物，要合理安排加药顺序；

（六）药师根据收方顺序安排调配处方及煎药，并交代患者取药时间及发放取药凭证。

调剂煎煮前如发现疑问应及时与医师联系，代煎药物发药前须认真核对患者信息及取药凭证，患者确认无误后在记录册上签名。

项目二　一般煎药方法

中药汤剂的制备，即煎药，通俗讲就是“煲中药”。历代名医药家都很重视中药煎煮法，它直接关系到中药的临床疗效。煎药过程包括选择煎煮器具、药材加工、加水量、浸泡时间、煎煮时间与煎煮次数，以及煎煮时诸药加入次序等。

一、煎药器具

中药汤剂煎煮器具与汤药的质量有密切关系，历代医药学家对煎药器具均很重视。如陶弘景说：“温汤忌用铁器。”李时珍说：“煎药忌用铜铁器，宜银器、瓦罐。”

煎煮中药最好用陶瓷器皿中的砂锅、砂罐，因其化学性质稳定，不易与药物成分发生化学反应，并且导热均匀，保温性能好，水分蒸发散失较少；但砂锅孔隙较多易“串味”，且易破碎。其他可用白色搪瓷器皿、耐高温玻璃器皿或不锈钢锅，特别是不锈钢锅具有抗酸耐碱的性能，可以避免与中药成分发生反应，大量制备时多选用。煎药忌用铁、铜、铝等金属器皿，虽传热快但化学性质不稳定或不耐酸碱，易氧化，金属元素容易与药液中的中药成分易发生化学反应，可能使疗效降低，甚至会产生毒副作用。

为提高工作效率，目前多使用自动煎药机，可自动控制煎药温度和时间，煎药、滤过、药液包装在一台机器上完成，既方便又卫生，适合医疗单位和经营企业煎药室选用。

二、煎药用水

古人煎药讲究用水，好比煮茶，好茶还需要好水来配，本草著作有记载用雨水、露水或者是雪水等，属于天然的蒸馏水，比普通的河水或井水的硬度更小，也更加纯净，可以让药效在最大程度上发挥出来。

如今可以使用符合国家卫生标准的饮用水，如普通的蒸馏水或者是纯净水、自来水或煮沸晾凉的自来水，清澈的泉水、河水及井水等。用水必须无异味、洁净澄清，含矿物质及杂质少。最好采用经过净化和软化的饮用水，以减少杂质混入，防止水中钙、镁等离子与药材成分发生反应。最好不要直接用热水或者开水，也不要使用矿泉水，矿泉水当中含有很多的矿物质，对中药药效的发挥会有影响。

三、浸泡

中药药材或饮片绝大多数是干品，其干燥而质地细密、坚硬，有效成分已结晶或定形沉淀于细胞内，水分不易渗入。如果在煎煮之前先用冷水浸泡一段时间，药材会变软，细胞会膨胀，有效成分容易被煎出。也可缩短煎煮时间，避免因煎煮时间过长，导致部分有效成分耗损、破坏过多。多数药物宜用冷水浸泡，不宜使用热水浸泡。热水浸泡饮片可使药材组织细胞内的蛋白质遇热凝固或使淀粉糊化，不利于有效成分的溶出。

浸泡时间一般不少于 30 min，可根据药材的性质、体积大小、厚度或功效作用适当进行调整。普通的方剂一般要求浸泡 30~40 min。对于解表散邪、清热类的药物，以花、茎、全草类为主的饮片如金银花、菊花、葛根、麻黄等质地较轻的药物，只需要浸泡 20~30 min，浸泡的时间太长反而会使一些解表药里面挥发油的成分丧失，影响疗效。以根、根茎、果实、种子为主的药材或块大片厚、质地较密实、坚硬的药材，可增加浸泡时间，浸泡 40~60 min；对于质地比较坚硬的矿物、动物、贝壳类药材，或具有滋阴补气功效的药物，比如龙骨、牡蛎一类的药物，浸泡时间需更长一些，使水分充分浸入药材组织，便于煎出有效成分，1~2 个小时都可以。

先煎、后下、另煎或另炖、包煎、煎汤代水等特殊处理药物在煎煮前均应当先浸泡，浸泡时间也一般不少于 30 min。但浸泡时间不宜过久，以免引起药物酶解或霉败。

四、加水量

加水量需根据煎煮的中药质地、体积、吸水量、煎煮时间等条件进行调整，如煎煮花、叶、全草类及其他质地疏松、吸水性强的药材，其加水量要大于一般加水量；煎煮矿物、贝壳类及其他质地坚实、不易吸水的药材，其加水量应小于一般加水量。煎煮时间较长的应当酌量多加水；使用非密闭式煎药容器煎煮时，应考虑水的蒸发量，也应酌量多加水。

一般头煎以浸泡后水面高出饮片 2~3 cm（约 1 中指末节），第二煎超过药渣表面 1~2 cm；或头煎加水 500~600 mL，二煎加水 400 mL；或每煎得到药液量根据病人的病情、年龄等具体情况决定，成人量以 200~300 mL 为宜，儿童量为成人的 1/4~1/2，即 50~150mL。

有些药物会随水浮起，可以搅拌后再量水位，直至中药被完全浸泡。

五、煎药

1. 煎药火候

中医习惯将火力大小、火势急慢称为“火候”，主要包括“武火”和“文火”。大火、急火称武火，小火、慢火为文火。煎药大多用明火煎煮，遵循“先武后文”的原则，即在未沸前用武火，沸后用文火保持微沸状态，以免药汁溢出或过快熬干，减慢水分蒸发，更有利于有效成分的溶出。

2. 煎煮次数、煎液量

每剂药一般煎煮两次，将两次煎药汁混合均匀后再分装。为了充分利用药材，避免浪费，滋补中药以煎煮三次为宜。煎药过程中要搅拌药料 2~3 次。搅拌药料的用具可以是筷子或以陶瓷、不锈钢等不易与药液发生反应的材料制作的棍棒为宜，搅拌完一药料后应当清洗再搅拌另一药料。

煎药量应当根据儿童和成人分别确定。儿童每剂一般煎至100~300 mL，成人每剂一般煎至400~600 mL，一般每剂按两份等量分装，或遵医嘱。

3. 煎煮时间

煎煮时间应当根据方剂的功能主治和药物的功效确定，解表类、清热类、芳香类药物不宜久煎，头煎煮沸后文火煎煮15~20 min，二煎10~15 min；滋补药物头煎先用武火煮沸后，改用文火慢煎30~40 min，二煎20~25 min。另外，还应考虑药物的质地，如花叶、芳香类药物煎煮时间宜短，根茎、果实、种子类药物煎煮时间宜长，矿物类、骨甲类、贝壳类等质地坚实的药物煎煮时间更长。同时也应考虑加水量的多少、火力的强弱、药物吸水能力等因素。通常二煎的煎煮时间应当比第一煎的时间略短。

有关药物的加入顺序，对于药典收载的药物，都有详细的说明。主要有先煎、后下、包煎、烊化、另煎、溶化、冲服等方式，具体的情况请参见下一项目。

汤剂煎好后，应立即滤去药汁，不宜久置锅中，以防含胶体多的药液，冷后产生胶凝，滤过困难。

药料应当充分煎透，做到无糊状块、无白心、无硬心。煎药时应当防止药液溢出、煎干或煮焦，如将煎液煎干，不得再加水煎煮，应另行配方重煎。煎干或煮焦者禁止药用。

六、包装

内服药与外用药应当使用不同的标志加以区分，以免患者误服、误用。煎煮好的药液应当装入经过清洗和消毒并符合盛放食品要求的容器内，严防污染。包装药液的材料应当符合药品包装材料国家标准。

七、煎药机煎药

医疗机构和药店常用中药煎药机煎药，有煎出效率较高，并有多剂药一次性煎煮的优势。组合式煎药机还可同时煎煮多个处方，按不同规格再进行真空无菌包装，不易霉变，操作方便，工作效率较高。

煎药机的煎药功能需符合中药煎药的相关要求，应当在常压状态煎煮药物，煎药温度一般不超过100℃，煎出的药液量应当与方剂的剂量相符，分装剂量应当均匀。

项目三　特殊煎法

处方中凡注明或有先煎、后下、另煎、烊化、包煎等特殊要求的中药饮片，均应当按照要求或医嘱进行特殊煎煮，见表4-1。

表 4–1 特殊中药的煎煮方法

煎煮方法	内容
先煎	①矿物、贝壳、动物骨甲类：蛤壳、龙骨、龙齿、紫石英、寒水石、石膏、石决明、珍珠母、瓦楞子、鳖甲、龟甲、鹿角霜、磁石、牡蛎、赭石、自然铜等；②有毒饮片：川乌、草乌、制附子等
后下	①气味芳香类：薄荷、砂仁、豆蔻、鱼腥草、降香、沉香等；②久煎有效成分易被破坏的饮片：钩藤、苦杏仁、徐长卿、大黄、番泻叶等
包煎	①含黏液质较多的饮片：车前子、葶苈子等；②富含绒毛的饮片：旋覆花、枇杷叶等；③花粉等微小饮片：蒲黄、海金沙、蛤粉、六一散等
烊化（熔化）	将药物置于已煎好的药液中加热溶化后一起服用。也可将此类药置于容器内，加适量水，加热溶化或隔水炖化后，再兑入群药煎液中混匀分服，如阿胶、鳖甲胶、鹿角胶、龟鹿二仙胶等
另煎	贵重中药饮片，为使其成分充分煎出，减少其成分被其他药渣吸附，如人参、西洋参、西红花、羚羊角、水牛角等
兑服	对于液体中药，放置其他药中煎煮，往往会影响其成分，故应待其他药物煎煮去渣取汁后，再行兑入服用。如黄酒、姜汁、梨汁、竹沥水、鲜藕汁、蜂蜜等
冲服	贵细中药宜先研成粉末再用群药的煎液冲服，避免因与他药同煎导致其成分被药渣吸附面影响药效。如三七、羚羊角、蕲蛇、琥珀、鹿茸、紫河车、沉香、金钱白花蛇等
煎汤代水	对于质地松泡、用量较大，或泥土类不易滤净药渣的药物，可先煎 15~25 min，去渣取汁，再与其他药物同煎，如葫芦壳、灶心土等

模块四测试题

一、单项选择题

1. 中药煎煮所用煎药器具一般为（　　）。
   A. 铁锅
   B. 铜锅
   C. 铝锅
   D. 砂锅
2. 中药饮片煎煮前应浸泡，以全草类为主的饮片可浸泡（　　）。
   A.10~20 分钟
   B.20~30 分钟
   C.25~35 分钟
   D.30~40 分钟
3. 砂仁应当采用脚注处理（　　）。
   A. 先煎
   B. 后下
   C. 另煎
   D. 包煎
4. 以下中药，需要包煎的是（　　）。
   A. 牛蒡子
   B. 蒲黄
   C. 蛇床子
   D. 紫苏子
5. 以下中药，需要另煎的是（　　）。
   A. 西洋参
   B. 沉香
   C. 钩藤
   D. 大黄
6. 以下中药，除（　　）外均需要特殊煎煮。
   A. 百合
   B. 砂仁
   C. 钩藤
   D. 蒲黄
7. 某些有毒饮片可经过（　　）处理，以达到降低毒性或消除毒性的目的。
   A. 另煎
   B. 先煎
   C. 后下
   D. 包煎
8. 将药物放入纱布袋中再与其他药物共同煎煮的特殊处理方式是（　　）。
   A. 先煎　　B. 后下
   C. 包煎　　D. 烊化

二、判断题（下列判断正确的请打“√”，错误的打“×”）

9. 需要后下的中药，一般在其他药第一次煎好前 10~20 min 入煎。（　　）
10. 含黏液质较多的饮片在煎煮过程中易糊锅粘底，宜包煎。（　　）

模块四测试题答案

一、单项选择题

1.D　2.B　3.B　4.B　5.A　6.A　7.B　8.C

二、判断题

9.×　10.√

下篇

中级　中药调剂员

模块一 中药饮片鉴识

项目一 中药识别

细辛

【来源】本品为马兜铃科植物北细辛、汉城细辛或华细辛的干燥根和根茎。前二种习称“辽细辛”。

【采收加工】果熟期或初秋采挖，除净地上部分和泥沙，阴干。

【产地】辽细辛主产于辽宁、吉林、黑龙江，华细辛主产于陕西等地。

【性状】

1. 北细辛 常卷曲成团。根茎横生呈不规则圆柱状，具短分枝，长 1~10 cm，直径 0.2~0.4 cm；表面灰棕色，粗糙，有环形的节，节间长 0.2~0.3 cm。根细长，密生节上，长 10~20 cm，直径 0.1 cm；表面灰黄色，平滑或具纵皱纹；有须根和须根痕；质脆，易折断，断面平坦，黄白色或白色。气辛香，味辛辣、麻舌。

2. 汉城细辛 根茎直径 0.1~0.5 cm，节间长 0.1~1 cm。

3. 华细辛 根茎长 5~20 cm，直径 0.1~0.2 cm，节间长 0.2~1 cm。气味较弱。

4. 细辛饮片 呈不规则的段。根茎外表皮灰棕色，有时可见环形的节。根表面灰黄色，平滑或具纵皱纹。切面黄白色或白色。气辛香，味辛辣、麻舌。

【质量】细辛以色灰黄、香气浓者为佳。

【性味与归经】辛，温。归心、肺、肾经。

【功能与主治】解表散寒，祛风止痛，通窍，温肺化饮。用于风寒感冒，头痛，牙痛，鼻塞流涕，鼻鼽，鼻渊，风湿痹痛，痰饮喘咳。

【用法与用量】1~3 g。散剂每次服 0.5~1 g。外用适量。

【注意事项】不宜与藜芦同用。

川牛膝

【来源】本品为苋科植物川牛膝的干燥根。

【采收加工】秋、冬二季采挖，除去芦头、须根及泥沙，烘或晒至半干，堆放回润，再烘干或晒干。

【产地】主产于四川、贵州等地。

【性状】

1. 川牛膝　呈近圆柱形，微扭曲，向下略细或有少数分枝。表面黄棕色或灰褐色，具纵皱纹、支根痕和多数横长的皮孔样突起。质韧，不易折断，断面浅黄色或棕黄色，维管束点状，排列成数轮同心环。气微，味甜。

2. 川牛膝饮片　呈圆形或椭圆形薄片。外表皮黄棕色或灰褐色。切面浅黄色至棕黄色，可见多数排列成数轮同心环的黄色点状维管束。气微，味甜。

【质量】川牛膝以片大、切面色浅黄者为佳。

【性味与归经】甘、微苦，平。归肝、肾经。

【功能与主治】逐瘀通经，通利关节，利尿通淋。用于经闭癥瘕，胞衣不下，跌扑损伤，风湿痹痛，足痿筋挛，尿血血淋。

【用法与用量】5~10 g。

【注意事项】孕妇慎用。

太子参

【来源】本品为石竹科植物孩儿参的干燥块根。

【采收加工】夏季茎叶大部分枯萎时采挖，洗净，除去须根，置沸水中略烫后晒干或直接晒干。

【产地】主产于江苏、安徽、山东等地。

【性状】呈细长纺锤形或细长条形，稍弯曲。表面灰黄色至黄棕色，较光滑，微有纵皱纹，凹陷处有须根痕，顶端有茎痕。质硬而脆，断面较平坦，周边淡黄棕色，中心淡黄白色，角质样。气微，味微甘。

【质量】太子参以肥润、色黄白者为佳。

【性味与归经】甘、微苦，平。归脾、肺经。

【功能与主治】益气健脾，生津润肺。用于脾虚体倦，食欲不振，病后虚弱，气阴不足，自汗口渴，肺燥干咳。

【用法与用量】9~30 g。

乌药

【来源】本品为樟科植物乌药的干燥块根。

【采收加工】全年均可采挖，除去细根，洗净，趁鲜切片，晒干，或直接晒干。

【产地】主产于浙江、安徽、江西、陕西等地。

【性状】

1. **乌药** 多呈纺锤状，略弯曲，有的中部收缩成连珠状。表面黄棕色或黄褐色，有纵皱纹及稀疏的细根痕。质坚硬。切面黄白色或淡黄棕色，射线放射状，可见年轮环纹，中心颜色较深。气香，味微苦、辛，有清凉感。

质老、不呈纺锤状的直根，不可供药用。

2. **乌药片** 呈类圆形的薄片。外表皮黄棕色或黄褐色。切面黄白色或淡黄棕色，射线放射状，可见年轮环纹。质脆。气香，味微苦、辛，有清凉感。

【质量】乌药以片大、片薄均匀、色黄白者为佳。

【性味与归经】辛，温。归肺、脾、肾、膀胱经。

【功能与主治】行气止痛，温肾散寒。用于寒凝气滞，胸腹胀痛，气逆喘急，膀胱虚冷，遗尿尿频，疝气疼痛，经寒腹痛。

【用法与用量】6~10 g。

板蓝根

【来源】本品为十字花科植物菘蓝的干燥根。

【采收加工】秋季采挖，除去泥沙，晒干。

【产地】主产于河北、陕西、江苏、安徽等地。

【性状】

1. **板蓝根** 呈圆柱形，稍扭曲。表面淡灰黄色或淡棕黄色，有纵皱纹、横长皮孔样突起及支根痕。根头略膨大，可见暗绿色或暗棕色轮状排列的叶柄残基和密集的疣状突起。体实，质略软，断面皮部黄白色，木部黄色。气微，味微甜后苦涩。

2. **板蓝根饮片** 呈圆形的厚片。外表皮淡灰黄色至淡棕黄色，有纵皱纹。切面皮部黄白色，木部黄色。气微，味微甜后苦涩。

【质量】板蓝根以条长、粗大、体实者为佳。

【性味与归经】苦，寒。归心、胃经。

【功能与主治】清热解毒，凉血利咽。用于温疫时毒，发热咽痛，温毒发斑，痄腮，烂喉丹痧，大头瘟疫，丹毒，痈肿。

【用法与用量】9~15 g。

黄芪

【来源】本品为豆科植物蒙古黄芪或膜荚黄芪的干燥根。

【采收加工】春、秋二季采挖，除去须根和根头，晒干。

【产地】主产于内蒙古、山西、黑龙江、甘肃等地。

【性状】

1. **黄芪** 呈圆柱形，有的有分枝，上端较粗。表面淡棕黄色或淡棕褐色，有不整齐的纵皱纹或纵沟。质硬而韧，不易折断，断面纤维性强，并显粉性，皮部黄白色，木部淡黄色，有放射状纹理和裂隙，老根中心偶呈枯朽状，黑褐色或呈空洞。气微，味微甜，嚼之微有豆腥味。

2. 黄芪饮片　为类圆形或椭圆形的厚片，外表皮黄白色至淡棕褐色，可见纵皱纹或纵沟。切面皮部黄白色，木部淡黄色，有放射状纹理及裂隙，有的中心偶有枯朽状，黑褐色或呈空洞。气微，味微甜，嚼之有豆腥味。

【质量】黄芪以片大、质硬而绵、粉性足、味甜者为佳。

【性味与归经】甘，微温。归肺、脾经。

【功能与主治】补气升阳，固表止汗，利水消肿，生津养血，行滞通痹，托毒排脓，敛疮生肌。用于气虚乏力，食少便溏，中气下陷，久泻脱肛，便血崩漏，表虚自汗，气虚水肿，内热消渴，血虚萎黄，半身不遂，痹痛麻木，痈疽难溃，久溃不敛。

【用法与用量】9~30 g。

藁本

【来源】本品为伞形科植物藁本和辽藁本的干燥根茎和根。

【采收加工】秋季茎叶枯萎或次春出苗时采挖，除去泥沙，晒干或烘干。

【产地】主产于四川、湖南、辽宁、河北等地。

【性状】

1. 藁本　根茎呈不规则结节状圆柱形，稍扭曲，有分枝，长 3~10cm，直径 1~2cm。表面棕褐色或暗棕色，粗糙，有纵皱纹，上侧残留数个凹陷的圆形茎基，下侧有多数点状突起的根痕和残根。体轻，质较硬，易折断，断面黄色或黄白色，纤维状。气浓香，味辛、苦、微麻。

2. 辽藁本　较小，根茎呈不规则的团块状或柱状，长 1~3 cm，直径 0. 6~2cm。有多数细长弯曲的根。

3. 藁本片　呈不规则的厚片。外表皮棕褐色至黑褐色，粗糙。切面黄白色至浅黄褐色，具裂隙或孔洞，纤维性。气浓香，味辛、苦、微麻。

4. 辽藁本片　外表皮可见根痕和残根突起呈毛刺状，或有呈枯朽空洞的老茎残基。切面木部有放射状纹理和裂隙。

【质量】藁本以身干、质坚实、香气浓者为佳。

【性味与归经】辛，温。归膀胱经。

【功能与主治】祛风，散寒，除湿，止痛。用于风寒感冒，巅顶疼痛，风湿痹痛。

【用法与用量】3~10 g。

柴胡

【来源】本品为伞形科植物柴胡和狭叶柴胡的干燥根。按性状不同，分别习称“北柴胡”和“南柴胡”。

【采收加工】春、秋二季采挖，除去茎叶和泥沙，干燥。

【产地】北柴胡主产于辽宁、河北、河南、甘肃等地，南柴胡主产于湖北、江苏、四川、云南、贵州等地。

【性状】

1. 北柴胡 呈圆柱形或长圆锥形。根头膨大，顶端残留3~15个茎基或短纤维状叶基，下部分枝。表面黑褐色或浅棕色，具纵皱纹、支根痕及皮孔。质硬而韧，不易折断，断面显纤维性，皮部浅棕色，木部黄白色。气微香，味微苦。

2. 南柴胡 根较细，圆锥形，顶端有多数细毛状枯叶纤维，下部多不分枝或稍分枝。表面红棕色或黑棕色，靠近根头处多具细密环纹。质稍软，易折断，断面略平坦，不显纤维性具败油气。

3. 北柴胡饮片 呈不规则厚片。外表皮黑褐色或浅棕色，具纵皱纹和支根痕。切面淡黄白色，纤维性。质硬。气微香，味微苦。

4. 南柴胡饮片 呈类圆形或不规则片。外表皮红棕色或黑褐色。切面黄白色，平坦。具败油气。

【质量】柴胡以条粗长、须根少者为佳。

【性味与归经】辛、苦，微寒。归肝、胆、肺经。

【功能与主治】疏散退热，疏肝解郁，升举阳气。用于感冒发热，寒热往来，胸胁胀痛，月经不调，子宫脱垂，脱肛。

【用法与用量】3~10 g。

【注意事项】大叶柴胡的干燥根茎，表面密生环节，有毒，不可当柴胡用。

黄芩

【来源】本品为唇形科植物黄芩的干燥根。

【采收加工】春、秋二季采挖，除去须根和泥沙，晒后撞去粗皮，晒干。

【产地】主产于河北、山西、河南、陕西、内蒙古等地。

【性状】

1. 黄芩 呈圆锥形，扭曲。表面棕黄色或深黄色，有稀疏的疣状细根痕，上部较粗糙，有扭曲的纵皱纹或不规则的网纹，下部有顺纹和细皱纹。质硬而脆，易折断，断面黄色，中心红棕色；老根中心呈枯朽状或中空，暗棕色或棕黑色。气微，味苦。栽培品较细长，多有分枝。表面浅黄棕色，外皮紧贴，纵皱纹较细腻。断面黄色或浅黄色，略呈角质样。味微苦。

2. 黄芩片 为类圆形或不规则形薄片。外表皮黄棕色或棕褐色。切面黄棕色或偶有黄绿色，具放射状纹理。

【质量】黄芩以片大、质坚实、色黄者为佳。

【性味与归经】苦，寒。归肺、胆、脾、大肠、小肠经。

【功能与主治】清热燥湿，泻火解毒，止血，安胎。用于湿温、暑湿，胸闷呕恶，湿热痞满，泻痢，黄疸，肺热咳嗽，高热烦渴，血热吐衄，痈肿疮毒，胎动不安。

【用法与用量】3~10 g。

巴戟天

【来源】本品为茜草科植物巴戟天的干燥根。

【采收加工】全年均可采挖，洗净，除去须根，晒至六七成干，轻轻捶扁，晒干。

【产地】主产于广东、广西、福建等地。

【性状】

1. **巴戟天**　呈扁圆柱形，略弯曲，长短不一。表面灰黄色或暗灰色，具纵纹和横裂纹，有的皮部横向断离露出木部；质韧，断面皮部厚，紫色或淡紫色，易与木部剥离；木部坚硬，黄棕色或黄白色。气微，味甘而微涩。

2. **巴戟肉**　呈扁圆柱形短段或不规则块。表面灰黄色或暗灰色，具纵纹和横裂纹。切面皮部厚，紫色或淡紫色，中空。气微，味甘而微涩。

【质量】巴戟天以条粗壮、形如连珠、皮厚、无木心、断面色紫者为佳。

【性味与归经】甘、辛，微温。归肾、肝经。

【功能与主治】补肾阳，强筋骨，祛风湿。用于阳痿遗精，宫冷不孕，月经不调，少腹冷痛，风湿痹痛，筋骨痿软。

【用法与用量】3~10 g。

茜草

【来源】本品为茜草科植物茜草的干燥根和根茎。

【采收加工】春、秋二季采挖，除去泥沙，干燥。

【产地】主产于陕西、安徽、江苏、山东、河南、陕西等地。

【性状】

1. **茜草**　根茎呈结节状，丛生粗细不等的根。根呈圆柱形，略弯曲；表面红棕色或暗棕色，具细纵皱纹和少数细根痕；皮部脱落处呈黄红色。质脆，易折断，断面平坦，皮部狭，紫红色，木部宽广，浅黄红色，导管孔多数。气微，味微苦，久嚼刺舌。

2. **茜草饮片**　呈不规则的厚片或段。根呈圆柱形，外表皮红棕色或暗棕色，具细纵纹；皮部脱落处呈黄红色。切面皮部狭，紫红色，木部宽广，浅黄红色，导管孔多数。气微，味微苦，久嚼刺舌。

【质量】茜草以片大、外表面红棕色、切面黄红者为佳。

【性味与归经】苦，寒。归肝经。

【功能与主治】凉血，祛瘀，止血，通经。用于吐血，衄血，崩漏，外伤出血，瘀阻经闭，关节痹痛，跌扑肿痛。

【用法与用量】6~10 g。

天花粉

【来源】本品为葫芦科植物栝楼或双边栝楼的干燥根。

【采收加工】秋、冬二季采挖，洗净，除去外皮，切段或纵剖成瓣，干燥。

【产地】主产于河南、山东、江苏、安徽、四川等地。

【性状】

1. **天花粉** 呈不规则圆柱形、纺锤形或瓣块状。表面黄白色或淡棕黄色，有纵皱纹、细根痕及略凹陷的横长皮孔，有的有黄棕色外皮残留。质坚实，断面白色或淡黄色，富粉性，横切面可见黄色木质部，略呈放射状排列，纵切面可见黄色条纹状木质部。气微，味微苦。

2. **天花粉饮片** 呈类圆形、半圆形或不规则形的厚片。外表皮黄白色或淡棕黄色。切面可见黄色木质部小孔，略呈放射状排列。气微，味微苦。

【质量】天花粉以片大、色白、粉性足、质坚细腻者为佳。

【性味与归经】甘、微苦，微寒。归肺、胃经。

【功能与主治】清热泻火，生津止渴，消肿排脓。用于热病烦渴，肺热燥咳，内热消渴，疮疡肿毒。

【用法与用量】10~15 g。

【注意事项】孕妇慎用；不宜与川乌、制川乌、草乌、制草乌、附子同用。

党参

【来源】本品为桔梗科植物党参、素花党参或川党参的干燥根。

【采收加工】秋季采挖，洗净，晒干。

【产地】主产于山西、甘肃、陕西、四川等地。

【性状】

1. **党参** 呈长圆柱形，稍弯曲。表面灰黄色、黄棕色至灰棕色，根头部有多数疣状突起的茎痕及芽，每个茎痕的顶端呈凹下的圆点状；根头下有致密的环状横纹，向下渐稀疏，有的达全长的一半，栽培品环状横纹少或无；全体有纵皱纹和散在的横长皮孔样突起，支根断落处常有黑褐色胶状物。质稍柔软或稍硬而略带韧性，断面稍平坦，有裂隙或放射状纹理，皮部淡棕黄色至黄棕色，木部淡黄色至黄色。有特殊香气，味微甜。

2. **素花党参（西党参）** 表面黄白色至灰黄色，根头下致密的环状横纹常达全长的一半以上。断面裂隙较多，皮部灰白色至淡棕色。

3. **川党参** 表面灰黄色至黄棕色，有明显不规则的纵沟。质较软而结实，断面裂隙较少，皮部黄白色。

4. **党参片** 呈类圆形的厚片。外表皮灰黄色、黄棕色至灰棕色，有时可见根头部有多数疣状突起的茎痕和芽。切面皮部淡棕黄色至黄棕色，木部淡黄色至黄色，有裂隙或放射状纹理。有特殊香气，味微甜。

【质量】党参以片大、横纹多、质柔润、味甜者为佳。

【功能与主治】健脾益肺，养血生津。用于脾肺气虚，食少倦怠，咳嗽虚喘，气血不足，面色萎黄，心悸气短，津伤口渴，内热消渴。

【用法与用量】9~30 g。

【注意事项】不宜与藜芦同用。

南沙参

【来源】本品为桔梗科植物轮叶沙参或沙参的干燥根。

【采收加工】春、秋二季采挖，除去须根，洗后趁鲜刮去粗皮，洗净，干燥。

【产地】主产于安徽、江苏、浙江、贵州等地。

【性状】

1. 南沙参　呈圆锥形或圆柱形，略弯曲。表面黄白色或淡棕黄色，凹陷处常有残留粗皮，上部多有深陷横纹，呈断续的环状，下部有纵纹和纵沟。顶端具1或2个根茎。体轻，质松泡，易折断，断面不平坦，黄白色，多裂隙。气微，味微甘。

2. 南沙参饮片　呈圆形、类圆形或不规则形厚片。外表皮黄白色或淡棕黄色，切面黄白色，有不规则裂隙。气微，味微甘。

【质量】南沙参以根粗长、无粗皮、黄白色者为佳。

【性味与归经】甘，微寒。归肺、胃经。

【功能与主治】养阴清肺，益胃生津，化痰，益气。用于肺热燥咳，阴虚劳嗽，干咳痰黏，胃阴不足，食少呕吐，气阴不足，烦热口干。

【用法与用量】9~15 g。

【注意事项】不宜与藜芦同用。

桔梗

【来源】本品为桔梗科植物桔梗的干燥根。

【采收加工】春、秋二季采挖，洗净，除去须根，趁鲜剥去外皮或不去外皮，干燥。

【产地】主产于东北、华北地区。

【性状】

1. 桔梗　呈圆柱形或略呈纺锤形，下部渐细，有的有分枝，略扭曲。表面淡黄白色至黄色，不去外皮者表面黄棕色至灰棕色，具纵扭皱沟，并有横长的皮孔样斑痕及支根痕，上部有横纹。有的顶端有较短的根茎或不明显，其上有数个半月形茎痕（习称“芦碗”）。质脆，断面不平坦，形成层环棕色，皮部黄白色，有裂隙，木部淡黄色。气微，味微甜后苦。

2. 桔梗饮片　呈椭圆形或不规则厚片。外皮多已除去或偶有残留。切面皮部黄白色，较窄；形成层环纹明显，棕色；木部宽，有较多裂隙。气微，味微甜后苦。

【质量】桔梗以片大、色白、质坚实、味苦者为佳。

【性味与归经】苦、辛，平。归肺经。

【功能与主治】宣肺，利咽，祛痰，排脓。用于咳嗽痰多，胸闷不畅，咽痛音哑，肺痈吐脓。

【用法与用量】3~10 g。

川木香

【来源】本品为菊科植物川木香或灰毛川木香的干燥根。

【采收加工】秋季采挖，除去须根、泥沙及根头上的胶状物，干燥。

【产地】主产于四川、西藏等地。

【性状】本品呈圆柱形或有纵槽的半圆柱形，稍弯曲。表面黄褐色或棕褐色，具纵皱纹，外皮脱落处可见丝瓜络状细筋脉；根头偶有黑色发黏的胶状物，习称“油头”。体较轻，质硬脆，易折断，断面黄白色或黄色，有深黄色稀疏油点及裂隙，木部宽广，有放射状纹理；有的中心呈枯朽状。气微香，味苦，嚼之粘牙。

【质量】川木香以条粗、质硬、香气浓者为佳。

【性味与归经】辛、苦，温。归脾、胃、大肠、胆经。

【功能与主治】行气止痛。用于胸胁、脘腹胀痛，肠鸣腹泻，里急后重。

【用法与用量】3~9 g。

紫菀

【来源】本品为菊科植物紫菀的干燥根和根茎。

【采收加工】春、秋二季采挖，除去有节的根茎（习称“母根”）和泥沙，编成辫状晒干，或直接晒干。

【产地】主产于河北、安徽、河南、黑龙江、江西等地。

【性状】

1. 紫菀 根茎呈不规则块状，大小不一，顶端有茎、叶的残基；质稍硬。根茎簇生多数细根，多编成辫状；表面紫红色或灰红色，有纵皱纹；质较柔韧。气微香，味甜、微苦。

2. 紫菀饮片 呈不规则的厚片或段。根外表皮紫红色或灰红色，有纵皱纹。切面淡棕色，中心具棕黄色的木心。气微香，味甜，微苦。

【质量】紫菀以色紫红、杂质少者为佳。

【性味与归经】辛、苦，温。归肺经。

【功能与主治】润肺下气，消痰止咳。用于痰多喘咳，新久咳嗽，劳嗽咳血。

【用法与用量】5~10 g。

漏芦

【来源】本品为菊科植物祁州漏芦的干燥根。

【采收加工】春、秋二季采挖，除去须根和泥沙，晒干。

【产地】主产于河北、辽宁、山西等地。

【性状】

1. 漏芦　呈圆锥形或扁片块状，多扭曲。表面暗棕色、灰褐色或黑褐色，粗糙，具纵沟及菱形的网状裂隙。外层易剥落，根头部膨大，有残茎和鳞片状叶基，顶端有灰白色绒毛。体轻，质脆，易折断，断面不整齐，灰黄色，有裂隙，中心处裂隙有的呈星状，灰黑色或棕黑色。气特异，味微苦。

2. 漏芦片　呈类圆形或不规则的厚片。外表皮暗棕色至黑褐色，粗糙，有网状裂纹。切面黄白色至灰黄色，有放射状裂隙。气特异，味微苦。

【质量】漏芦以片大，完整、色棕黑者为佳。

【性味与归经】苦，寒。归胃经。

【功能与主治】清热解毒，消痈，下乳，舒筋通脉。用于乳痈肿痛，痈疽发背，瘰疬疮毒，乳汁不通，湿痹拘挛。

【用法与用量】5~9 g。

【注意事项】孕妇慎用。

禹州漏芦：本品为菊科植物驴欺口或华东蓝刺头的干燥根。春、秋二季采挖，除去须根和泥沙，晒干。本品呈类圆柱形，稍扭曲。表面灰黄色或灰褐色，具纵皱纹，顶端有纤维状棕色硬毛。质硬，不易折断，断面皮部褐色，木部呈黄黑相间的放射状纹理。气微，味微涩。苦，寒。归胃经。功能为清热解毒，消痈，下乳，舒筋通脉。用于乳痈肿痛，痈疽发背，瘰疬疮毒，乳汁不通，湿痹拘挛。5~10 g。孕妇慎用。

泽泻

【来源】本品为泽泻科植物泽泻的干燥块茎。

【采收加工】冬季茎叶开始枯萎时，采挖，洗净，干燥，除去须根和粗皮。

【产地】主产于福建、四川、江西等地。

【性状】

1. 泽泻　呈类球形、椭圆形或卵圆形。表面淡黄色至淡黄棕色，有不规则的横向环状浅沟纹和多数细小突起的须根痕，底部有的有瘤状芽痕。质坚实，断面黄白色，粉性，有多数细孔。气微，味微苦。

2. 泽泻饮片　呈圆形或椭圆形厚片。外表皮淡黄色至淡黄棕色，可见细小突起的须根痕。切面黄白至淡黄色，粉性，有多数细孔。气微，味微苦。

【质量】泽泻以片大、色黄白，质坚、粉性足者为佳。

【性味与归经】甘、淡，寒。归肾、膀胱经。

【功能与主治】利水渗湿，泄热，化浊降脂。用于小便不利，水肿胀满，泄泻尿少，痰饮眩晕，热淋涩痛，高脂血症。

【用法与用量】6~10 g。

香附

【来源】本品为莎草科植物莎草的干燥根茎。

【采收加工】秋季采挖，燎去毛须，置沸水中略煮或蒸透后晒干，或燎后直接晒干。

【产地】全国大部分地区均产，其中产于山东者称“东香附”。

【性状】

1. **香附** 多呈纺锤形，有的略弯曲。表面棕褐色或黑褐色，有纵皱纹，并有6~10个略隆起的环节，节上有未除净的棕色毛须和须根断痕；去净毛须者较光滑，环节不明显。质硬，经蒸煮者断面黄棕色或红棕色，角质样；生晒者断面色白而显粉性，内皮层环纹明显，中柱色较深，点状维管束散在。气香，味微苦。

2. **香附饮片** 呈不规则厚片或颗粒状。外表皮棕褐色或黑褐色，有时可见环节。切面色白或黄棕色，质硬，内皮层环纹明显。气香，味微苦。

【质量】香附以个大、质坚实、色棕褐、气香浓者为佳。

【性味与归经】辛、微苦、微甘，平。归肝、脾、三焦经。

【功能与主治】疏肝解郁，理气宽中，调经止痛。用于肝郁气滞，胸胁胀痛，疝气疼痛，乳房胀痛，脾胃气滞，脘腹痞闷，胀满疼痛，月经不调，经闭痛经。

【用法与用量】6~10 g。

石菖蒲

【来源】本品为天南星科植物石菖蒲的干燥根茎。

【采收加工】秋、冬二季采挖，除去须根和泥沙，晒干。

【产地】主产于四川、浙江、江苏等地。

【性状】

1. **石菖蒲** 呈扁圆柱形，多弯曲，常有分枝，长3~20 cm，直径0.3~1 cm。表面棕褐色或灰棕色，粗糙，有疏密不匀的环节，节间长0.2~0.8 cm，具细纵纹，一面残留须根或圆点状根痕；叶痕呈三角形，左右交互排列，有的其上有毛鳞状的叶基残余。质硬，断面纤维性，类白色或微红色，内皮层环明显，可见多数维管束小点及棕色油细胞。气芳香，味苦、微辛。

2. **石菖蒲饮片** 呈扁圆形或长条形的厚片。外表皮棕褐色或灰棕色，有的可见环节及根痕。切面纤维性，类白色或微红色，有明显环纹及油点。气芳香，味苦、微辛。

【质量】石菖蒲以条粗长、棕褐色、质坚实、香气浓者为佳。

【性味与归经】辛、苦，温。归心、胃经。

【功能与主治】开窍豁痰，醒神益智，化湿开胃。用于神昏癫痫，健忘失眠，耳鸣耳聋，脘痞不饥，噤口下痢。

【用法与用量】3~10 g。

浙贝母

【来源】本品为百合科植物浙贝母的干燥鳞茎。

【采收加工】初夏植株枯萎时采挖，洗净。大小分开，大者除去芯芽，习称“大贝”；小者不去芯芽，习称“珠贝”。分别撞擦，除去外皮，拌以煅过的贝壳粉，吸去擦出的浆汁，干燥；或取鳞茎，大小分开，洗净，除去芯芽，趁鲜切成厚片，洗净，干燥，习称“浙贝片”。

【产地】主产于浙江，为著名的“浙八味”之一，江苏亦产。

【性状】

1. 大贝　为鳞茎外层的单瓣鳞叶，略呈新月形，直径 2~3.5 cm。外表面类白色至淡黄色，内表面白色或淡棕色，被有白色粉末。质硬而脆，易折断，断面白色至黄白色，富粉性。气微，味微苦。

2. 珠贝　为完整的鳞茎，呈扁圆形，直径 1~2.5 cm。表面类白色，外层鳞叶 2 瓣，肥厚，略似肾形，互相抱合，内有小鳞叶 2~3 枚和干缩的残茎。

3. 浙贝片　为鳞茎外层的单瓣鳞叶切成的片。椭圆形或类圆形，直径 1~2 cm，边缘表面淡黄色，切面平坦，粉白色。质脆，易折断，断面粉白色，富粉性。

【质量】浙贝母以鳞叶肥厚、质坚实、断面色白、粉性足者为佳。

【性味与归经】苦，寒。归肺、心经。

【功能与主治】清热，化痰，止咳，解毒，散结，消痈。用于风热咳嗽，痰火咳嗽，肺痈，乳痈，疮毒。

【用法与用量】用 5~10 g。

【注意事项】不宜与川乌、制川乌、草乌、制草乌、附子同用。

土茯苓

【来源】本品为百合科植物光叶菝葜的干燥根茎。

【采收加工】夏、秋二季采挖，除去须根，洗净，干燥；或趁鲜切成薄片，干燥。

【产地】主产于广东、湖南、湖北、浙江等地。

【性状】

1. 土茯苓　略呈圆柱形，稍扁或呈不规则条块，有结节状隆起，具短分枝。表面黄棕色或灰褐色，凹凸不平，有坚硬的须根残基，分枝顶端有圆形芽痕，有的外皮现不规则裂纹，并有残留的鳞叶。质坚硬。切片呈长圆形或不规则，边缘不整齐；切面类白色至淡红棕色，粉性，可见点状维管束及多数小亮点；质略韧，折断时有粉尘飞扬，以水湿润后有黏滑感。气微，味微甘、涩。

2. 土茯苓饮片　呈长圆形或不规则的薄片，边缘不整齐。切面黄白色或红棕色，粉性，可见点状维管束及多数小亮点；以水湿润后有黏滑感。气微，味微甘、涩。

【质量】土茯苓以断面淡棕色、粉性足者为佳。

【性味与归经】甘、淡，平。归肝、胃经。

【功能与主治】解毒，除湿，通利关节。用于梅毒及汞中毒所致的肢体拘挛，筋骨疼痛；湿热淋浊，带下，痈肿，瘰疬，疥癣。

【用法与用量】15~60 g。

知母

【来源】本品为百合科植物知母的干燥根茎。

【采收加工】春、秋二季采挖，除去须根和泥沙，晒干，习称“毛知母”；或除去外皮，晒干。

【产地】主产于河北、山西、陕西、内蒙古等地。

【性状】

1. 知母　呈长条状，微弯曲，略扁，偶有分枝，一端有浅黄色的茎叶残痕。表面黄棕色至棕色，上面有一凹沟具紧密排列的环状节，节上密生黄棕色的残存叶基，由两侧向根茎上方生长；下面隆起而略皱缩，并有凹陷或突起的点状根痕。质硬，易折断，断面黄白色。气微，味微甜、略苦，嚼之带黏性。

2. 知母饮片　呈不规则类圆形的厚片。外表皮黄棕色或棕色，可见少量残存的黄棕色叶基纤维和凹陷或突起的点状根痕。切面黄白色至黄色。气微，味微甜、略苦，嚼之带黏性。

3. 盐知母　形如知母片，色黄或微带焦斑。味微咸。

【质量】知母以条肥大、质硬、断面色黄白者为佳。

【性味与归经】苦、甘，寒。归肺、胃、肾经。

【功能与主治】清热泻火，滋阴润燥。用于外感热病，高热烦渴，肺热燥咳，骨蒸潮热，内热消渴，肠燥便秘。

【用法与用量】6~12 g。

射干

【来源】本品为鸢尾科植物射干的干燥根茎。

【采收加工】春初刚发芽或秋末茎叶枯萎时采挖，除去须根和泥沙，干燥。

【产地】主产于湖北、河南、江苏、安徽、湖南、陕西等地。

【性状】

1. 射干　呈不规则结节状。表面黄褐色、棕褐色或黑褐色，皱缩，有较密的环纹。上面有数个圆盘状凹陷的茎痕，偶有茎基残存；下面有残留细根及根痕。质硬，断面黄色，颗粒性。气微，味苦、微辛。

2. 射干饮片　呈不规则形或长条形的薄片。外表皮黄褐色、棕褐色或黑褐色，皱缩，可见残留的须根和须根痕，有的可见环纹。切面淡黄色或鲜黄色，具散在筋脉小点或筋脉纹，有的可见环纹。气微，味苦、微辛。

【质量】射干以肥壮、质硬、断面色黄者为佳。

【性味与归经】苦，寒。归肺经。

【功能与主治】清热解毒，消痰，利咽。用于热毒，痰火郁结，咽喉肿痛，痰涎壅盛，咳嗽气喘。

【用法与用量】3~10 g。

桑白皮

【来源】本品为桑科植物桑的干燥根皮。

【采收加工】秋末叶落时至次春发芽前采挖根部，刮去黄棕色粗皮，纵向剖开，剥取根皮，晒干。

【产地】全国各地均有野生或栽培。

【性状】

1. 桑白皮　呈扭曲的卷筒状、槽状或板片状，长短宽窄不一。外表面白色或淡黄白色，较平坦，有的残留橙黄色或棕黄色鳞片状粗皮；内表面黄白色或灰黄色，有细纵纹。体轻，质韧，纤维性强，难折断，易纵向撕裂，撕裂时有粉尘飞扬。气微，味微甘。

2. 桑白皮饮片　呈不规则的丝条状。外表面白色或淡黄白色，较平坦。内表面黄白色或灰黄色，有细纵纹。质韧，纤维性强，撕裂时有粉尘飞扬。气微，味微甘。

3. 蜜桑白皮　呈不规则的丝条状。表面深黄色或棕黄色，略具光泽，滋润，纤维性强，易纵向撕裂。气微，味甜。

【质量】桑白皮以色白，粉性足者为佳。

【性味与归经】甘，寒。归肺经。

【功能与主治】泻肺平喘，利水消肿。用于肺热喘咳，水肿胀满尿少，面目肌肤浮肿。

【用法与用量】6~12 g。

黄柏

【来源】本品为芸香科植物黄皮树的干燥树皮，习称“川黄柏”。

【采收加工】剥取树皮后，除去粗皮，晒干。

【产地】主产于四川、贵州等地。

【性状】

1. 黄柏　呈板片状或浅槽状，长宽不一。外表面黄褐色或黄棕色，平坦或具纵沟纹，有的可见皮孔痕及残存的灰褐色粗皮；内表面暗黄色或淡棕色，具细密的纵棱纹。体轻，质硬，断面纤维性，呈裂片状分层，深黄色。气微，味极苦，嚼之有黏性。

2. 黄柏饮片　呈丝条状。外表面黄褐色或黄棕色。内表面暗黄色或淡棕色，具纵棱纹。切面纤维性，呈裂片状分层，深黄色。味极苦。

3. 盐黄柏　形如黄柏丝，表面深黄色，偶有焦斑。味极苦，微咸。

4. 黄柏炭　形如黄柏丝，表面焦黑色，内部深褐色或棕黑色。体轻，质脆，易折断。

味苦涩。

【质量】黄柏以皮厚、去净粗皮、断面色黄者为佳，并以四川、贵州产质量佳。

【性味与归经】苦，寒。归肾、膀胱经。

【功能与主治】清热燥湿，泻火除蒸，解毒疗疮。用于湿热泻痢，黄疸尿赤，带下阴痒，热淋涩痛，脚气痿躄，骨蒸劳热，盗汗，遗精，疮疡肿毒，湿疹湿疮。盐黄柏滋阴降火。用于阴虚火旺，盗汗骨蒸。

【用法与用量】3~12 g。外用适量。

白鲜皮

【来源】本品为芸香科植物白鲜的干燥根皮。

【采收加工】春、秋二季采挖根部，除去泥沙和粗皮，剥取根皮，干燥。

【产地】主产于辽宁、河北、山东等地。

【性状】

1. 白鲜皮 呈卷筒状。外表面灰白色或淡灰黄色，具细纵皱纹和细根痕，常有突起的颗粒状小点；内表面类白色，有细纵纹。质脆，折断时有粉尘飞扬，断面不平坦，略呈层片状，剥去外层，迎光可见闪烁的小亮点。有羊膻气，味微苦。

2. 白鲜皮饮片 呈不规则的厚片。外表皮灰白色或淡灰黄色，具细纵皱纹及细根痕，常有突起的颗粒状小点；内表面类白色，有细纵纹。切面类白色，略呈层片状。有羊膻气，味微苦。

【质量】白鲜皮以条大、皮厚、色灰白者为佳。

【性味与归经】苦，寒。归脾、胃、膀胱经。

【功能与主治】清热燥湿，祛风解毒。用于湿热疮毒，黄水淋漓，湿疹，风疹，疥癣疮癞，风湿热痹，黄疸尿赤。

【用法与用量】5~10 g。外用适量，煎汤洗或研粉敷。

苦楝皮

【来源】本品为楝科植物川楝或楝的干燥树皮和根皮。

【采收加工】春、秋二季剥取，晒干，或除去粗皮，晒干。

【产地】川楝主产于四川、云南、贵州、甘肃、湖南、湖北、河南等地，楝主产于山西、甘肃、山东、江苏、浙江、湖南、广东、广西、云南、湖北、贵州等地。

【性状】

1. 苦楝皮 呈不规则板片状、槽状或半卷筒状，长宽不一。外表面灰棕色或灰褐色，粗糙，有交织的纵皱纹和点状灰棕色皮孔，除去粗皮者淡黄色；内表面类白色或淡黄色。质韧，不易折断，断面纤维性，呈层片状，易剥离。气微，味苦。

2. 苦楝皮饮片 呈不规则的丝状。外表面灰棕色或灰褐色，除去粗皮者呈淡黄色。内表面类白色或淡黄色。切面纤维性，略呈层片状，易剥离。气微，味苦。

【质量】苦楝皮以根皮为优；根皮以条大、皮厚、纤维性强者为佳；树皮以外皮光滑、皮孔密集的幼嫩树皮为佳。

【性味与归经】苦，寒；有毒。归肝、脾、胃经。

【功能与主治】杀虫，疗癣。用于蛔虫病，蛲虫病，虫积腹痛；外治疥癣瘙痒。

【用法与用量】3~6 g。外用适量，研末，用猪脂调敷患处。

【注意事项】孕妇及肝肾功能不全者慎用。

秦皮

【来源】本品为木犀科植物苦枥白蜡树、白蜡树、尖叶白蜡树或宿柱白蜡树的干燥枝皮或干皮。

【采收加工】春、秋二季剥取，晒干。

【产地】主产于东北、四川、陕西、河北、河南等地。

【性状】

1. 枝皮　呈卷筒状或槽状。外表面灰白色、灰棕色至黑棕色或相间呈斑状，平坦或稍粗糙，并有灰白色圆点状皮孔及细斜皱纹，有的具分枝痕。内表面黄白色或棕色，平滑。质硬而脆，断面纤维性，黄白色。气微，味苦。

2. 干皮　为长条状块片。外表面灰棕色，具龟裂状沟纹及红棕色圆形或横长的皮孔。质坚硬，断面纤维性较强。

3. 秦皮饮片　呈长短不一的丝条状。外表面灰白色、灰棕色或黑棕色。内表面黄白色或棕色，平滑。切面纤维性。质硬。气微，味苦。

【质量】秦皮以条长呈筒状、外皮薄而光滑者为佳。枝皮优于干皮。

【性味与归经】苦、涩，寒。归肝、胆、大肠经。

【功能与主治】清热燥湿，收涩止痢，止带，明目。用于湿热泻痢，赤白带下，目赤肿痛，目生翳膜。

【用法与用量】6~12 g。外用适量，煎洗患处。

鸡血藤

【来源】本品为豆科植物密花豆的干燥藤茎。

【采收加工】秋、冬二季采收，除去枝叶，切片，晒干。

【产地】主产于广西、广东，云南、福建亦产。

【性状】

为椭圆形、长矩圆形或不规则的斜切片。栓皮灰棕色，有的可见灰白色斑，栓皮脱落处显红棕色。质坚硬。切面木部红棕色或棕色，导管孔多数；韧皮部有树脂状分泌物呈红棕色至黑棕色，与木部相间排列呈数个同心性椭圆形环或偏心性半圆形环；髓部偏向一侧。气微，味涩。

【质量】鸡血藤以藤片均匀，切面树脂状分泌物多，质坚实者为佳。

【性味与归经】苦、甘，温。归肝、肾经。

【功能与主治】活血补血，调经止痛，舒筋活络。用于月经不调，痛经，经闭，风湿痹痛，麻木瘫痪，血虚萎黄。

【用法与用量】9~15 g。

降香

【来源】本品为豆科植物降香檀树干和根的干燥心材。

【采收加工】全年均可采收，除去边材，阴干。

【产地】主产于海南、广东等地，云南、四川、贵州、广西、福建等地亦产。

【性状】

呈类圆柱形或不规则块状。表面紫红色或红褐色，切面有致密的纹理。质硬，有油性。气微香，味微苦。

经验鉴别：取降香碎块置水中，能沉于水。将降香用火烧，火烧时冒黑烟，香气浓，灰烬为白色。

【质量】降香以色紫红、富油性、质坚硬、香气浓者为佳。

【性味与归经】辛，温。归肝、脾经。

【功能与主治】化瘀止血，理气止痛。用于吐血，衄血，外伤出血，肝郁胁痛，胸痹刺痛，跌扑伤痛，呕吐腹痛。

【用法与用量】9~15 g，后下。外用适量，研细末敷患处。

皂角刺

【来源】本品为豆科植物皂的干燥棘刺。

【采收加工】全年均可采收，干燥，或趁鲜切片，干燥。

【产地】主产于四川、贵州、云南、山东等地，陕西、湖北、河北、山西、安徽、河南、江苏等地亦产。

【性状】

为主刺和 1~2 次分枝的棘刺。主刺长圆锥形，分枝刺端锐尖。表面紫棕色或棕褐色。体轻，质坚硬，不易折断。切片常带有尖细的刺端；木部黄白色，髓部疏松，淡红棕色；质脆，易折断。气微，味淡。

【质量】皂角刺以表面紫棕色、无杂质者为佳。

【性味与归经】辛，温。归肝、胃经。

【功能与主治】消肿托毒，排脓，杀虫。用于痈疽初起或脓成不溃；外治疥癣麻风。

【用法与用量】3~10 g。外用适量，醋蒸取汁涂患处。

沉香

【来源】本品为瑞香科植物白木香含有树脂的木材。

【采收加工】全年均可采收，割取含树脂的木材，除去不含树脂的部分，阴干。

【产地】主产于广东、海南，广西、福建等地亦产。

【性状】

呈不规则块、片状或盔帽状，有的为小碎块。表面凹凸不平，有刀痕，偶有孔洞，可见黑褐色树脂与黄白色木部相间的斑纹，孔洞及凹窝表面多呈朽木状。质较坚实，断面刺状。气芳香，味苦。

【质量】沉香以体重质坚、色黑褐油润、沉水、煅之有油渗出、香气浓烈者为佳。

【性味与归经】辛、苦，微温。归脾、胃、肾经。

【功能与主治】行气止痛，温中止呕，纳气平喘。用于胸腹胀闷疼痛，胃寒呕吐呃逆，肾虚气逆喘急。

【用法与用量】1~5 g，后下。

灯心草

【来源】本品为灯心草科植物灯心草的干燥茎髓。

【采收加工】夏末至秋季割取茎，晒干，取出茎髓，理直，扎成小把。

【产地】主产于福建、海南、浙江、台湾等地。

【性状】

1. 灯心草　呈细圆柱形。表面白色或淡黄白色，有细纵纹。体轻，质软，略有弹性，易拉断，断面白色。气微，味淡。

2. 灯心炭　呈细圆柱形的段。表面黑色。体轻，质松脆，易碎。气微，味微涩。

【质量】灯心草以条粗长、色白、有弹性者为佳。

【性味与归经】甘、淡，微寒。归心、肺、小肠经。

【功能与主治】清心火，利小便。用于心烦失眠，尿少涩痛，口舌生疮。

【用法与用量】1~3 g。

地肤子

【来源】本品为藜科植物地肤的干燥成熟果实。

【采收加工】秋季果实成熟时采收植株，晒干，打下果实，除去杂质。

【产地】主产于河北、河南、山东、江苏等地。

【性状】呈扁球状五角星形。外被宿存花被，表面灰绿色或浅棕色，周围具膜质小翅5 枚，背面中心有微突起的点状果梗痕及放射状脉纹 5~10 条；剥离花被，可见膜质果皮，半透明。种子扁卵形，黑色。气微，味微苦。

【质量】地肤子以饱满、色灰绿者为佳。

【性味与归经】辛、苦，寒。归肾、膀胱经。

【功能与主治】清热利湿，祛风止痒。用于小便涩痛，阴痒带下，风疹，湿疹，皮肤瘙痒。

【用法与用量】9~15 g。外用适量，煎汤熏洗。

莲子

【来源】本品为睡莲科植物莲的干燥成熟种子。

【采收加工】秋季果实成熟时采割莲房，取出果实，除去果皮，干燥，或除去莲子心后干燥。

【产地】主产于湖南、福建、浙江等地。产于湖南者称“湘莲”，产于福建者称“建莲”，产于浙江、江苏者称“湖莲”。

【性状】

1. 莲子 略呈椭圆形或类球形。表面红棕色，有细纵纹和较宽的脉纹。一端中心呈乳头状突起，棕褐色，多有裂口，其周边略下陷。质硬，种皮薄，不易剥离。子叶2，黄白色，肥厚，中有空隙，具绿色莲子心。气微，味甘、微涩；莲子心味苦。

2. 莲子饮片 略呈类半球形。气微，味微甘、微涩。

【质量】莲子以个大、饱满者为佳，并以建莲质优。

【性味与归经】甘、涩，平。归脾、肾、心经。

【功能与主治】补脾止泻，止带，益肾涩精，养心安神。用于脾虚泄泻，带下，遗精，心悸失眠。

【用法与用量】6~15 g。

桃仁

【来源】本品为蔷薇科植物桃或山桃的干燥成熟种子。

【采收加工】果实成熟后采收，除去果肉和核壳，取出种子，晒干。

【产地】全国大部分地区均产，主产于四川、云南、河北、山西等地。

【性状】

1. 桃仁 呈扁长卵形。表面黄棕色至红棕色，密布颗粒状突起。一端尖，中部膨大，另端钝圆稍偏斜，边缘较薄。尖端侧有短线形种脐，圆端有颜色略深不甚明显的合点，自合点处散出多数纵向维管束。种皮薄，子叶2，类白色，富油性。气微，味微苦。

2. 山桃仁 呈类卵圆形，较小而肥厚。

3. 焯桃仁 形如桃仁，表面浅黄白色。

4. 焯山桃仁 形如山桃仁，表面浅黄白色。

5. 炒桃仁 形如桃仁，表面黄色，可见焦斑。

6. 炒山桃仁 形如山桃仁，表面黄色。

【质量】桃仁以饱满、种仁白、完整者为佳。

【性味与归经】苦、甘，平。归心、肝、大肠经。

【功能与主治】活血祛瘀，润肠通便，止咳平喘。用于经闭痛经，癥瘕痞块，肺痈肠痈，跌扑损伤，肠燥便秘，咳嗽气喘。

【用法与用量】5~10 g。

【注意事项】孕妇慎用。

山茱萸

【来源】本品为山茱萸科植物山茱萸的干燥成熟果肉。

【采收加工】秋末冬初果皮变红时采收果实，用文火烘或置沸水中略烫后，及时除去果核，干燥。

【产地】主产于浙江临安、淳安，河南，安徽，以浙江产量大、品质优，称“杭萸肉”“淳萸肉”。陕西、山西、山东、四川亦产。

【性状】

1. 山茱萸　呈不规则的片状或囊状。表面紫红色至紫黑色，皱缩，有光泽。顶端有的有圆形宿萼痕，基部有果梗痕。质柔软。气微，味酸、涩、微苦。

2. 酒萸肉　形如山茱萸，表面紫黑色或黑色，质滋润、柔软。微有酒香气。

【质量】山茱萸以肉厚质柔软、色紫红油润、酸味浓、无核者为佳。

【性味与归经】酸、涩，微温。归肝、肾经。

【功能与主治】补益肝肾，收涩固脱。用于眩晕耳鸣，腰膝酸痛，阳痿遗精，遗尿尿频，崩漏带下，大汗虚脱，内热消渴。

【用法与用量】6~12 g。

马钱子

【来源】本品为马钱科植物马钱的干燥成熟种子。

【采收加工】冬季采收成熟果实，取出种子，晒干。

【产地】主产于印度、越南、缅甸等地。

【性状】呈纽扣状圆板形，常一面隆起，一面稍凹下。表面密被灰棕色或灰绿色绢状茸毛，自中间向四周呈辐射状排列，有丝样光泽。边缘稍隆起，较厚，有突起的珠孔，底面中心有突起的圆点状种脐。质坚硬，平行剖面可见淡黄白色胚乳，角质状，子叶心形，叶脉 5~7 条。气微，味极苦。

【质量】马钱子以个大、肉厚饱满、表面灰棕色微带绿、有细密茸毛、质坚硬者为佳。

【性味与归经】苦，温；有大毒。归肝、脾经。

【功能与主治】通络止痛，散结消肿。用于跌打损伤，骨折肿痛，风湿顽痹，麻木瘫痪，痈疽疮毒，咽喉肿痛。

【用法与用量】0.3~0.6 g，炮制后入丸散用。

【注意事项】孕妇禁用；不宜多服、久服及生用；运动员慎用；有毒成分能经皮肤吸收，外用不宜大面积涂敷。

栀子

【来源】本品为茜草科植物栀子的干燥成熟果实。

【采收加工】9~11 月果实成熟呈红黄色时采收，除去果梗和杂质，蒸至上气或置沸水中略烫，取出，干燥。

【产地】主产于浙江、江西、湖南、福建、湖北、四川、贵州、陕西等地。

【性状】

1. 栀子 呈长卵圆形或椭圆形。表面红黄色或棕红色，具 6 条翅状纵棱，棱间常有 1 条明显的纵脉纹，并有分枝。顶端残存萼片，基部稍尖，有残留果梗。果皮薄而脆，略有光泽；内表面色较浅，有光泽，具 2~3 条隆起的假隔膜。种子多数，扁卵圆形，集结成团，深红色或红黄色，表面密具细小疣状突起。气微，味微酸而苦。

2. 栀子饮片 本品呈不规则的碎块。果皮表面红黄色或棕红色，有的可见翅状纵棱。种子多数，扁卵圆形，深红色或红黄色。气微，味微酸而苦。

3. 炒栀子饮片 形如栀子碎块，黄褐色。

【质量】栀子以皮薄、饱满、色红者为佳。

【性味与归经】苦，寒。归心、肺、三焦经。

【功能与主治】泻火除烦，清热利湿，凉血解毒；外用消肿止痛。用于热病心烦，湿热黄疸，淋证涩痛，血热吐衄，目赤肿痛，火毒疮疡；外治扭挫伤痛。

【用法与用量】6~10 g。外用生品适量，研末调敷。

薏苡仁

【来源】本品为禾本科植物薏米的干燥成熟种仁。

【采收加工】秋季果实成熟时采割植株，晒干，打下果实，再晒干，除去外壳、黄褐色种皮和杂质，收集种仁。

【产地】主产于福建、河北、江苏、辽宁等地，均系栽培。

【性状】

1. 薏苡仁 呈宽卵形或长椭圆形。表面乳白色，光滑，偶有残存的黄褐色种皮；一端钝圆，另一端较宽而微凹，有 1 淡棕色点状种脐；背面圆凸，腹面有 1 条较宽而深的纵沟。质坚实，断面白色，粉性。气微，味微甜。

2. 麸炒薏苡仁 形如薏苡仁，微鼓起，表面微黄色。

【质量】薏苡仁以粒大、饱满、色白者为佳。

【性味与归经】甘、淡，凉。归脾、胃、肺经。

【功能与主治】利水渗湿，健脾止泻，除痹，排脓，解毒散结。用于水肿，脚气，小便不利，脾虚泄泻，湿痹拘挛，肺痈，肠痈，赘疣，癌肿。

【用法与用量】9~30 g。

【注意事项】孕妇慎用。

槟榔

【来源】本品为棕榈科植物槟榔的干燥成熟种子。

【采收加工】春末至秋初采收成熟果实，用水煮后，干燥，除去果皮，取出种子，干燥。

【产地】主产于海南、云南等地，福建、台湾亦产。国外主要分布于印度尼西亚、印度、菲律宾等地。

【性状】

1. 槟榔　呈扁球形或圆锥形。表面淡黄棕色或淡红棕色，具稍凹下的网状沟纹，底部中心有圆形凹陷的珠孔，其旁有1明显瘢痕状种脐。质坚硬，不易破碎，断面可见棕色种皮与白色胚乳相间的大理石样花纹。气微，味涩、微苦。

2. 槟榔饮片　呈类圆形的薄片。切面可见棕色种皮与白色胚乳相间的大理石样花纹。气微，味涩、微苦。

【质量】槟榔以个大、体重、质坚、无破裂者为佳。

【性味与归经】苦、辛，温。归胃、大肠经。

【功能与主治】杀虫，消积，行气，利水，截疟。用于绦虫病，蛔虫病，姜片虫病，虫积腹痛，积滞泻痢，里急后重，水肿脚气，疟疾。

【用法与用量】3~10 g；驱绦虫、姜片虫 30~60 g。

豆蔻

【来源】本品为姜科植物白豆蔻或爪哇白豆蔻的干燥成熟果实。按产地不同分为“原豆蔻”和“印尼白蔻”。

【采收加工】夏、秋间果实成熟时采收，晒干或低温干燥。

【产地】白豆蔻主产于越南、泰国、柬埔寨等地，我国广东、广西、云南等地亦有栽培。爪哇白豆蔻主产于印度尼西亚，我国海南和云南亦有栽培。

【性状】

1. 原豆蔻　呈类球形。表面黄白色至淡黄棕色，有3条较深的纵向槽纹，顶端有突起的柱基，基部有凹下的果柄痕，两端均具浅棕色绒毛。果皮体轻，质脆，易纵向裂开，内分3室，每室含种子约10粒；种子呈不规则多面体，背面略隆起，表面暗棕色，有皱纹，并被有残留的假种皮。气芳香，味辛凉略似樟脑。

2. 印尼白蔻　个略小。表面黄白色，有的微显紫棕色。果皮较薄，种子瘦瘪。气味较弱。

【质量】豆蔻以个大、粒实、外壳完整者为佳。

【性味与归经】辛，温。归肺、脾、胃经。

【功能与主治】化湿行气，温中止呕，开胃消食。用于湿浊中阻，不思饮食，湿温初起，胸闷不饥，寒湿呕逆，胸腹胀痛，食积不消。

【用法与用量】3~6 g，后下。

益智

【来源】本品为姜科植物益智的干燥成熟果实。

【采收加工】夏、秋间果实由绿变红时采收，晒干或低温干燥。

【产地】主产于广东及广西、云南、福建等地。

【性状】

1. 益智 呈椭圆形，两端略尖。表面棕色或灰棕色，有纵向凹凸不平的突起棱线13~20条，顶端有花被残基，基部常残存果梗。果皮薄而稍韧，与种子紧贴，种子集结成团，中有隔膜将种子团分为3瓣，每瓣有种子6~11粒。种子呈不规则的扁圆形，略有钝棱，表面灰褐色或灰黄色，外被淡棕色膜质的假种皮；质硬，胚乳白色。有特异香气，味辛、微苦。

2. 益智仁 为不规则扁圆形的种子或种子团残瓣。种子略有钝棱；表面灰黄色至灰褐色，具细皱纹；外被淡棕色膜质的假种皮；质硬，胚乳白色。有特异香气，味辛、微苦。

3. 盐益智仁 呈不规则的扁圆形，略有钝棱。外表棕褐至黑褐色，质硬，胚乳白色。有特异香气。味辛、微咸。

【质量】益智以个大、饱满、气味浓者为佳。

【性味与归经】辛，温。归脾、肾经。

【功能与主治】暖肾固精缩尿，温脾止泻摄唾。用于肾虚遗尿，小便频数，遗精白浊，脾寒泄泻，腹中冷痛，口多唾涎。

【用法与用量】3~10 g。

瞿麦

【来源】本品为石竹科植物瞿麦或石竹的干燥地上部分。

【采收加工】夏、秋二季花果期采割，除去杂质，干燥。

【产地】主产于河北、辽宁等地。

【性状】

1. 瞿麦 茎圆柱形，上部有分枝；表面淡绿色或黄绿色，光滑无毛，节明显，略膨大，断面中空。叶对生，多皱缩，展平叶片呈条形至条状披针形。枝端具花及果实，花萼筒状；苞片4~6，宽卵形，长约为萼筒的1/4；花瓣棕紫色或棕黄色，卷曲，先端深裂成丝状。蒴果长筒形，与宿萼等长。种子细小，多数。气微，味淡。

2. 石竹 苞片长约为萼筒的1/2；花瓣先端浅齿裂。

3. 瞿麦饮片 呈不规则段。茎圆柱形，表面淡绿色或黄绿色，节明显，略膨大。切面中空。叶多破碎。花萼筒状，苞片4~6。蒴果长筒形，与宿萼等长。种子细小，多数。气微，味淡。

【质量】瞿麦以色黄绿、穗及叶多者为佳。

【性味与归经】苦，寒。归心、小肠经。

【功能与主治】利尿通淋，活血通经。用于热淋，血淋，石淋，小便不通，淋沥涩痛，经闭瘀阻。

【用法与用量】9~15 g。

【注意事项】孕妇慎用。

马鞭草

【来源】本品为马鞭草科植物马鞭草的干燥地上部分。

【采收加工】6~8 月花开时采割，除去杂质，晒干。

【产地】主产于湖北、江苏、贵州等地。

【性状】

1. 马鞭草　茎呈方柱形，多分枝，四面有纵沟；表面绿褐色，粗糙；质硬而脆，断面有髓或中空。叶对生，皱缩，多破碎，绿褐色，完整者展平后叶片 3 深裂，边缘有锯齿。穗状花序细长，有小花多数。气微，味苦。

2. 马鞭草饮片　呈不规则的段。茎方柱形，四面有纵沟，表面绿褐色，粗糙。切面有髓或中空。叶多破碎，绿褐色，完整者展平后叶片 3 深裂，边缘有锯齿。穗状花序，有小花多数。气微，味苦。

【质量】马鞭草以色绿者为佳。

【性味与归经】苦，凉。归肝、脾经。

【功能与主治】活血散瘀，解毒，利水，退黄，截疟。用于癥瘕积聚，痛经经闭，喉痹，痈肿，水肿，黄疸，疟疾。

【用法与用量】5~10 g。

香薷

【来源】本品为唇形科植物石香薷或江香薷的干燥地上部分。前者习称“青香薷”，后者习称“江香薷”。

【采收加工】夏季茎叶茂盛、花盛时择晴天采割，除去杂质，阴干。

【产地】主产于江西、安徽、河南等地。

【性状】

1. 青香薷　基部紫红色，上部黄绿色或淡黄色，全体密被白色茸毛。茎方柱形，基部类圆形，节明显；质脆，易折断。叶对生，多皱缩或脱落，叶片展平后呈长卵形或披针形，暗绿色或黄绿色，边缘有 3~5 疏浅锯齿。穗状花序顶生及腋生，苞片圆卵形或圆倒卵形，脱落或残存；花萼宿存，钟状，淡紫红色或灰绿色，先端 5 裂，密被茸毛。小坚果 4，近圆球形，具网纹。气清香而浓，味微辛而凉。

2. 江香薷　表面黄绿色，质较柔软。边缘有 5~9 疏浅锯齿。果实表面具疏网纹。

3. 香薷饮片　为不规则段状，茎、叶、花、穗混合。茎方形，有节；叶多皱缩，黄绿色或淡黄色，全体密被白色茸毛。花序穗状。气香，味微辛而凉。

【质量】香薷以枝嫩、穗多、香气浓者为佳。

【性味与归经】辛，微温。归肺、胃经。

【功能与主治】发汗解表，化湿和中。用于暑湿感冒，恶寒发热，头痛无汗，腹痛吐泻，水肿，小便不利。

【用法与用量】3~10 g。

广藿香

【来源】本品为唇形科植物广藿香的干燥地上部分。

【采收加工】枝叶茂盛时采割，日晒夜闷，反复至干。

【产地】主产于广东。产于广州市石牌村者称“石牌广藿香”；产于肇庆市高要区者，称“高要广藿香”；产于海南省者，称“海南广藿香”。

【性状】

1. 广藿香　茎略呈方柱形，多分枝，枝条稍曲折；表面被柔毛；质脆，易折断，断面中部有髓；老茎类圆柱形，被灰褐色栓皮。叶对生，皱缩成团，展平后叶片呈卵形或椭圆形；两面均被灰白色绒毛；先端短尖或钝圆，基部楔形或钝圆，边缘具大小不规则的钝齿；叶柄细，被柔毛。气香特异，味微苦。

2. 广藿香饮片　呈不规则的段。茎略呈方柱形，表面灰褐色、灰黄色或带红棕色，被柔毛。切面有白色髓。叶破碎或皱缩成团，完整者展平后呈卵形或椭圆形，两面均被灰白色绒毛；基部楔形或钝圆，边缘具大小不规则的钝齿；叶柄细，被柔毛。气香特异，味微苦。

【质量】广藿香以叶多、不带根、香气浓者为佳。

【性味与归经】辛，微温。归脾、胃、肺经。

【功能与主治】芳香化浊，和中止呕，发表解暑。用于湿浊中阻，脘痞呕吐，暑湿表证，湿温初起，发热倦怠，胸闷不舒，寒湿闭暑，腹痛吐泻，鼻渊头痛。

【用法与用量】3~10 g。

附：藿香

【来源】本品为唇形科植物藿香的干燥地上部分。

【采收加工】夏、秋二季枝叶茂盛或花初开时采割，阴干或切段阴干。

【产地】主产于四川、江西、江苏等地。

【性状】

1. 藿香　茎呈方柱形。表面绿色或黄绿色，常有对生的分枝，四角有棱脊，四面平坦或凹入成宽沟；质脆，易折断，髓部中空。叶多皱缩，破碎，完整者展开后呈卵形或长卵形，上表面深绿色，下表面浅绿色，先端尖或短渐尖，基部圆形或心形，边缘有钝锯齿。轮伞花序顶生；花淡紫色或近白色。气香而特异，味淡、微凉。

2. 藿香饮片　呈不规则的段。茎呈方柱形，表面绿色或黄绿色。质脆，易折断，髓部中空。叶多皱缩，破碎，上表面深绿色，下表面浅绿色，先端尖或短渐尖，基部圆形或心形，边缘有钝锯齿。气香而特异，味淡、微凉。

【质量】藿香以茎叶色绿、叶多、香气浓者为佳。

【性味与归经】辛，微温。归肺、脾、胃经。

【功能与主治】祛暑解表，化湿和胃。用于暑湿感冒，头昏胸闷，腹痛，腹胀，呕吐，泄泻，湿疹。

【用法与用量】6~12 g。外用适量，煎水洗。

【注意事项】不宜久煎。阴虚火旺者禁服。

蒲公英

【来源】本品为菊科植物蒲公英、碱地蒲公英或同属数种植物的干燥全草。

【采收加工】春至秋季花初开时采挖，除去杂质，洗净，晒干。

【产地】全国大部分地区均产，主产于山西、河北、山东等地。

【性状】

1. 蒲公英　呈皱缩卷曲的团块。根呈圆锥状，多弯曲；表面棕褐色，抽皱；根头部有棕褐色或黄白色的茸毛，有的已脱落。叶基生，多皱缩破碎，完整叶片呈倒披针形，绿褐色或暗灰绿色，先端尖或钝，边缘浅裂或羽状分裂，基部渐狭，下延呈柄状，下表面主脉明显。花茎 1 至数条，每条顶生头状花序，总苞片多层，内面一层较长，花冠黄褐色或淡黄白色。有的可见多数具白色冠毛的长椭圆形瘦果。气微，味微苦。

2. 蒲公英饮片　为不规则的段。根表面棕褐色，抽皱；根头部有棕褐色或黄白色的茸毛，有的已脱落。叶多皱缩破碎，绿褐色或暗灰绿色，完整者展平后呈倒披针形，先端尖或钝，边缘浅裂或羽状分裂，基部渐狭，下延呈柄状。头状花序，总苞片多层，花冠黄褐色或淡黄白色。有时可见具白色冠毛的长椭圆形瘦果。气微，味微苦。

【质量】蒲公英以叶多、色绿、有花序者为佳。

【性味与归经】苦、甘，寒。归肝、胃经。

【功能与主治】清热解毒，消肿散结，利尿通淋。用于疔疮肿毒，乳痈，瘰疬，目赤，咽痛，肺痈，肠痈，湿热黄疸，热淋涩痛。

【用法与用量】10~15 g。

乳香

【来源】本品为橄榄科植物乳香树及同属植物树皮渗出的树脂。分为索马里乳香和埃塞俄比亚乳香，每种乳香又分为乳香珠和原乳香。

【采收加工】春、夏二季将树干的皮部由下往上顺序切伤，使树脂由伤口渗出，数天后凝成硬块，收集即得。

【产地】主产于非洲的索马里、埃塞俄比亚，阿拉伯半岛南部。此外，土耳其、利比亚、苏丹、埃及亦产。我国广西有少量引种。

【性状】

1. 乳香 呈长卵形滴乳状、类圆形颗粒或粘合成大小不等的不规则块状物。表面黄白色，半透明，被有黄白色粉末，久存则颜色加深。质脆，遇热软化。破碎面有玻璃样或蜡样光泽。具特异香气，味微苦。

经验鉴别：本品燃烧时显油性，熔融较慢，冒黑烟，有香气；加水研磨成白色或黄白色乳状液。

2. 醋乳香 呈不规则团块状。表面黑色，有光泽，略有醋香气。

【质量】乳香以色淡黄、半透明、无砂石、粉末粘手、气味芳香者为佳。

【性味与归经】辛、苦，温。归心、肝、脾经。

【功能与主治】活血定痛，消肿生肌。用于胸痹心痛，胃脘疼痛，痛经经闭，产后瘀阻，癥瘕腹痛，风湿痹痛，筋脉拘挛，跌打损伤，痈肿疮疡。

【用法与用量】煎汤或入丸、散，3~5 g；外用适量，研末调敷。

【注意事项】孕妇及胃弱者慎用。

石决明

【来源】本品为鲍科动物杂色鲍、皱纹盘鲍、羊鲍、澳洲鲍、耳鲍或白鲍的贝壳。

【采收加工】夏、秋二季捕捞，去肉，洗净，干燥。

【产地】主产于广东、海南、山东、福建、辽宁等沿海地区。

【性状】

1. 杂色鲍 呈长卵圆形，内面观略呈耳形。表面暗红色，有多数不规则的螺肋和细密生长线，螺旋部小，体螺部大，从螺旋部顶处开始向右排列有 20 余个疣状突起，末端 6~9 个开孔，孔口与壳面平。内面光滑，具珍珠样彩色光泽。壳较厚，质坚硬，不易破碎。气微，味微咸。

2. 皱纹盘鲍 呈长椭圆形。表面灰棕色，有多数粗糙而不规则的皱纹，生长线明显，常有苔藓类或石灰虫等附着物，末端 4~5 个开孔，孔口突出壳面，壳较薄。

3. 羊鲍 近圆形。壳顶位于近中部而高于壳面，螺旋部与体螺部各占 1/2，从螺旋部边缘有 2 行整齐的突起，尤以上部较为明显，末端 4~5 个开孔，呈管状。

4. 澳洲鲍 呈扁平卵圆形。表面砖红色，螺旋部约为壳面的 1/2，螺肋和生长线呈波状隆起，疣状突起 30 余个，末端 7~9 个开孔，孔口突出壳面。

5. 耳鲍 狭长，略扭曲，呈耳状。表面光滑，具翠绿色、紫色及褐色等多种颜色形成的斑纹，螺旋部小，体螺部大，末端 5~7 个开孔，孔口与壳平，多为椭圆形，壳薄，质较脆。

6. 白鲍 呈卵圆形。表面砖红色，光滑，壳顶高于壳面，生长线颇为明显，螺旋部约为壳面的 1/3，疣状突起 30 余个，末端 9 个开孔，孔口与壳平。

7. 石决明饮片 为不规则的碎块。灰白色，有珍珠样彩色光泽。质坚硬。气微，味微咸。

【质量】石决明以壳大、厚实、洁净、内有彩色光泽者为佳。

【性味与归经】咸，寒。归肝经。

【功能与主治】平肝潜阳，清肝明目。用于头痛眩晕，目赤翳障，视物昏花，青盲雀目。

【用法与用量】6~20 g，先煎。

珍珠

【来源】本品为珍珠贝科动物马氏珍珠贝、蚌科动物三角帆蚌或褶纹冠蚌等双壳类动物受刺激形成的珍珠。自然形成的称“天然珍珠”；人工植入刺激物而形成的称“养殖珍珠”。

【采收加工】自动物体内取出，洗净，干燥。

【产地】海水珍珠主产于广东、海南、广西等地沿海海域，淡水珍珠主产于安徽、江苏、黑龙江等地水域。以广西合浦产者为道地药材。

【性状】

1. 珍珠 呈类球形、长圆形、卵圆形或棒形。表面类白色、浅粉红色、浅黄绿色或浅蓝色，半透明，光滑或微有凹凸，具特有的彩色光泽。质坚硬，破碎面显层纹。气微，味淡。

2. 珍珠粉饮片 为最细粉。

【质量】珍珠以纯净、质坚、有彩色者为佳。

【性味与归经】甘、咸，寒。归心、肝经。

【功能与主治】安神定惊，明目消翳，解毒生肌，润肤祛斑。用于惊悸失眠，惊风癫痫，目赤翳障，疮疡不敛，皮肤色斑。

【用法与用量】0.1~0.3 g，多入丸散用。外用适量。

海螵蛸

【来源】本品为乌贼科动物无针乌贼或金乌贼的干燥内壳。

【采收加工】收集乌贼鱼的骨状内壳，洗净，干燥。

【产地】主产于浙江、江苏、广东、福建。

【性状】

1. 无针乌贼 呈扁长椭圆形，中间厚，边缘薄。背面有磁白色脊状隆起，两侧略显微红色，有不甚明显的细小疣点；腹面白色，自尾端到中部有细密波状横层纹；角质缘半透明，尾部较宽平，无骨针。体轻，质松，易折断，断面粉质，显疏松层纹。气微腥，味微咸。

2. 金乌贼 背面疣点明显，略呈层状排列；腹面的细密波状横层纹占全体大部分，中间有纵向浅槽；尾部角质缘渐宽，向腹面翘起，末端有1骨针，多已断落。

3. 乌贼饮片 为不规则形或类方形小块，类白色或微黄色，气微腥，味微咸。

【质量】海螵蛸以体大、色白、洁净、完整者为佳。

【性味与归经】咸、涩，温。归脾、肾经。

【功能与主治】收敛止血，涩精止带，制酸止痛，收湿敛疮。用于吐血衄血，崩漏便血，遗精滑精，赤白带下，胃痛吞酸；外治损伤出血，湿疹湿疮，溃疡不敛。

【用法与用量】5~10 g。外用适量，研末敷患处。

蜈蚣

【来源】本品为蜈蚣科动物少棘巨蜈蚣的干燥体。

【采收加工】春、夏二季捕捉，用竹片插入头尾，绷直，干燥。

【产地】主产于湖北、浙江、江苏、安徽等地。

【性状】

1. 蜈蚣 呈扁平长条形。由头部和躯干部组成，全体共 22 个环节。头部暗红色或红褐色，略有光泽，有头板覆盖，头板近圆形，前端稍突出，两侧贴有颚肢一对，前端两侧有触角一对。躯干部第一背板与头板同色，其余 20 个背板为棕绿色或墨绿色，具光泽，自第四背板至第二十背板上常有两条纵沟线；腹部淡黄色或棕黄色，皱缩；自第二节起，每节两侧有步足一对；步足黄色或红褐色，偶有黄白色，呈弯钩形，最末一对步足尾状，故又称尾足，易脱落。质脆，断面有裂隙。气微腥，有特殊刺鼻的臭气，味辛、微咸。

2. 蜈蚣饮片 形如药材，呈段状，棕褐色或灰褐色，具焦香气。

【质量】蜈蚣以条大、完整、腹干瘪者为佳。

【性味与归经】辛，温；有毒。归肝经。

【功能与主治】息风镇痉，通络止痛，攻毒散结。用于肝风内动，痉挛抽搐，小儿惊风，中风口㖞，半身不遂，破伤风，风湿顽痹，偏正头痛，疮疡，瘰疬，蛇虫咬伤。

【用法与用量】3~5 g。

【注意事项】孕妇禁用。

阿胶

【来源】本品为马科动物驴的干燥皮或鲜皮经煎煮、浓缩制成的固体胶。

【采收加工】将驴皮浸泡去毛，切块洗净，分次水煎，滤过，合并滤液，浓缩（可分别加入适量的黄酒、冰糖及豆油）至稠膏状，冷凝，切块，晾干，即得。

【产地】主产于山东、浙江，北京、上海、天津、辽宁等地亦有加工，以山东省东阿县的产品最为著名。

【性状】

1. 阿胶 呈长方形块、方形块或丁状。棕色至黑褐色，有光泽。质硬而脆，断面光亮，碎片对光照视呈棕色半透明状。气微，味微甘。

2. 阿胶饮片 呈不规则块状，大小不一。其余同药材。

3. 阿胶珠饮片 呈类球形。表面棕黄色或灰白色，附有白色粉末。体轻，质酥，易碎。断面中空或多孔状，淡黄色至棕色。气微，味微甜。

【**质量**】阿胶以色乌黑、光亮、稍透明、无腥臭气、经夏不软化者为佳。

【**性味与归经**】甘，平。归肺、肝、肾经。

【**功能与主治**】补血滋阴，润燥，止血。用于血虚萎黄，眩晕心悸，肌痿无力，心烦不眠，虚风内动，肺燥咳嗽，劳嗽咯血，吐血尿血，便血崩漏，妊娠胎漏。

【**用法与用量**】3~9 g。烊化兑服。

磁石

【**来源**】本品为氧化物类矿物尖晶石族磁铁矿，主含四氧化三铁（Fe_3O_4）。

【**采收加工**】采挖后，除去杂石。

【**产地**】主产于辽宁、河北、山东、江苏。

【**性状**】

1. 磁石 为块状集合体，呈不规则块状，或略带方形，多具棱角。灰黑色或棕褐色，条痕黑色，具金属光泽。体重，质坚硬，断面不整齐。具磁性。有土腥气，味淡。

2. 磁石饮片 为不规则的碎块。灰黑色或褐色，条痕黑色，具金属光泽。质坚硬。具磁性。有土腥气，味淡。

【**质量**】磁石以色黑、有光泽、磁性强者为佳。

【**性味与归经**】咸，寒。归肝、心、肾经。

【**功能与主治**】镇惊安神，平肝潜阳，聪耳明目，纳气平喘。用于惊悸失眠，头晕目眩，视物昏花，耳鸣耳聋，肾虚气喘。

【**用法与用量**】9~30 g，先煎。

滑石

【**来源**】本品为硅酸盐类矿物滑石族滑石，主含含水硅酸镁 $[Mg_3(Si_4O_{10})(OH)_2]$。

【**采收加工**】采挖后，除去泥沙和杂石。

【**产地**】主产于山东、江西、江苏、陕西、山西、辽宁等地。

【**性状**】

1. 滑石 多为块状集合体。呈不规则的块状。白色、黄白色或淡蓝灰色，有蜡样光泽。质软，细腻，手摸有滑润感，无吸湿性，置水中不崩散。气微，味淡。

2. 滑石饮片 为碎块或细粉，白色或类白色，手摸有滑腻感。气微，味淡。

【**质量**】滑石以色白、滑润者为佳。

【**性味与归经**】甘、淡，寒。归膀胱、肺、胃经。

【**功能与主治**】利尿通淋，清热解暑；外用祛湿敛疮。用于热淋，石淋，尿热涩痛，暑湿烦渴，湿热水泻；外治湿疹，湿疮，痱子。

【**用法与用量**】10~20 g，先煎。外用适量。

猪苓

【来源】本品为多孔菌科真菌猪苓的干燥菌核。

【采收加工】春、秋二季采挖，除去泥沙，干燥。

【产地】主产于陕西、河南、河北、四川、云南。甘肃、青海、辽宁、吉林、黑龙江、内蒙古、湖北等地亦产。陕西、云南产量较大，产于陕西者质量最佳。

【性状】

1. 猪苓 呈条形、类圆形或扁块状，有的有分枝。表面黑色、灰黑色或棕黑色，皱缩或有瘤状突起。体轻，质硬，断面类白色或黄白色，略呈颗粒状。气微，味淡。

2. 猪苓饮片 呈类圆形或不规则的厚片。外表皮黑色或棕黑色，皱缩。切面类白色或黄白色，略呈颗粒状。气微，味淡。

【质量】猪苓以个大、外皮色黑、断面色白、体较重者为佳。

【性味与归经】甘、淡，平。归肾、膀胱经。

【功能与主治】利水渗湿。用于小便不利，水肿，泄泻，淋浊，带下。

【用法与用量】6~12 g。

天竺黄

【来源】本品为禾本科植物青皮竹或华思劳竹等秆内的分泌液干燥后的块状物。

【采收加工】秋、冬二季采收。

【产地】主产于云南、广东、广西以及江南各地。国外主产于越南、印度、印尼等地。

【性状】为不规则的片块或颗粒，大小不一。表面灰蓝色、灰黄色或灰白色，有的洁白色，半透明，略带光泽。体轻，质硬而脆，易破碎，吸湿性强。气微，味淡。

【质量】天竺黄以粒大、色白、结晶状颗粒多、吸湿性强者为佳。“洋竹黄”比“广竹黄”优。

【性味与归经】甘，寒。归心、肝经。

【功能与主治】清热豁痰，凉心定惊。用于热病神昏，中风痰迷，小儿痰热惊痫、抽搐、夜啼。

【用法与用量】3~9 g。

项目二 中药检测

一、中药饮片外观质量检测

1. 中药饮片外观质量检测的主要内容

（1）片型。现行版《中国药典》炮制通则，规定了饮片的规格，切制品有片、段、块、丝等。其规格厚度通常为：

片：极薄片 0.5 mm 以下，薄片 1~2 mm，厚片 2~4 mm；段：短段 5~10 mm，长段

10~15 mm；

块：8~12 mm 的方块；丝：细丝 2~3 mm，宽丝 5~10 mm。

其他不宜切制者，一般应捣碎或碾碎使用。

片型检查是对片、丝、块、段的长度、宽度、厚度等进行检测，判断片型是否符合规范要求。若在软化、切制、干燥等工序控制不严，都会影响饮片的外观及内在质量，产生不合格的饮片，常见的异型片如下：

1）败片。同种药材因操作技术欠佳，导致饮片规格和类型不一致、破碎等不符合规范要求的饮片。

2）翘片。指切制后饮片边缘卷曲而不平整。一般是药材软化时，内部含水分太过所致，又称“伤水”，如槟榔、白芍、木通等。

3）连刀片。是指饮片之间相牵连、未完全切断。一般是药材软化时，外部含水量过多，或刀具不锋利所致，如桑白皮、黄芪、厚朴、麻黄等。

4）掉边片。饮片外层与内层相脱离，形成圆圈与圆芯两部分，称掉边片。这是药材软化时，浸泡或闷润不当，内外软硬不一致所致，如郁金、桂枝、白芍等。

5）炸心片。若药材软化时，未润透，在饮片切制时，其髓芯随刀具向下用力而开裂，或干燥后开裂，称为炸心，如白芍、山药、泽泻等。

6）皱纹片。是饮片切面粗糙，具鱼鳞样斑痕。一般是药材未完全软化，“水性”不及或刀具不锋利或刀与刀床不吻合所致，如三棱、莪术等。

在对中药饮片进行外观质量检测时，要注意检查异型片，异型片应不超过 10%。

（2）颜色。中药饮片具有固有的颜色。饮片干燥后或者贮存过程中失去了原有的色泽，称为变色。一般是药材软化时浸泡时间太长，或切制后的饮片干燥不及时，或干燥方法、贮存方法选用不当所致。饮片变色，则说明其内在的化学成分发生了变化。因此，饮片变色不仅是外观质量不符合规范要求，而且是内在质量发生变异的标志之一。

（3）表面。在对中药饮片进行外观质量检测时，要注意观察其表面，以判断是否符合规范要求。

1）鲜药类饮片，要求无变色、腐烂等。

2）植物类、动物类饮片，要求无走油、发霉、虫蛀、粘连等。

“走油”又称“泛油”，指药材或饮片的表面有油分或黏液质渗出。一般是药材软化时，吸水量“太过”，或环境温度过高所致，如苍术、白术、独活、当归等。走油的饮片称“油片”。

“发霉”指药材或饮片表面长出菌丝。一般是干燥不透或干燥后未放凉即贮存，或贮存处潮湿所致，如枳壳、枳实、白术、山药、白芍、当归、远志、麻黄、黄芩、泽泻、芍药等。

“虫蛀”指药材或饮片被蛀虫蛀蚀，有圆形孔洞或残缺不全。

“粘连”指某些熔点比较低的固体树脂类药物及一些胶类药物，受潮后粘在一起或结块，如乳香、没药、阿胶等。

3）粉末类饮片，要求无吸潮、结块等。

4）矿物类饮片，要求无风化、潮解、溶化等。

“风化”指在室温和干燥空气里，结晶水合物失去结晶水的现象。含有结晶水的无机盐矿物类药物，在干燥空气中易风化失去结晶水的一部分或全部，在药物表面形成粉状物或全部形成粉状物，易风化的药物有芒硝、硼砂等。

“潮解”指某些中药容易吸收潮湿空气中的水分，使其表面慢慢溶化成液体状态的现象，如绿矾、硼砂、芒硝等。

（4）气味。中药饮片应保持原有的气味。若饮片失去了药材原有的气味，称为“走味”。气味散失、变淡或出现异常气味，均不符合规范要求。

（5）药屑杂质含量。饮片不应夹杂泥沙、灰屑、霉烂品、虫蛀品，规定除去的壳、核、芦、毛、头、足等不得带入。饮片中所含的杂质、药屑必须符合有关规定：根、根茎、皮、藤木、叶、花类及菌藻类、动物类、矿物类含药屑、杂质不得超过2%；全草、果实、种子、树脂类含药屑、杂质不得超过3%。

（6）炮制饮片中不合格饮片含量参见本教材“中药饮片的质量标准”相关内容。

2. 材料与器具

供试品饮片、容器、分度值1/100天平、毫米刻度尺、计算器。

3. 操作步骤

（1）片型检测

1）规格。检查饮片的均匀程度，用毫米刻度尺量其长度、宽度、厚度，符合规定为合格。

2）异型片。取适量饮片称重，挑出异型片并称重，计算异型片的百分比，低于10%为合格。

（2）颜色、表面、气味检测。运用眼看、鼻闻、口尝等方法对饮片的颜色、表面、气味进行鉴别，符合规定要求为合格。

（3）杂质含量检测。参见本教材中篇模块一项目二“中药检选”的内容。

（4）炮制饮片中不合格品含量检测。

1）取炮制饮片50~100 g，或取最小单位包装，称重。

2）拣出饮片中的不合格品，称重。

3）计算不合格品的百分含量。

4）符合规定标准者为合格。

二、中药饮片常见伪品的鉴别

1. 土鳖虫伪品

（1）赤边水䗪：为姬蠊科昆虫赤边水䗪的雌虫体，习称金边土鳖、金边土元。呈长椭圆形，背面黑棕色，腹面红棕色，前胸背板前缘有1条黄色镶边。由于本品比土鳖虫价格贵，所以很少有掺伪的情形，只是外形较相似。

（2）东方龙虱：为龙虱科昆虫东方龙虱的干燥虫体，又叫水老鳖。呈长卵形，背部黑绿色，有一对较厚的鞘翅，鞘翅边缘有棕黄色狭边，除去鞘翅，可见浅色膜质翅现 2 对。腹面棕褐色或黑褐色，胸部有足 3 对，前足 2 对较小，后足 1 对较大。腹部有横纹。质松脆。气腥，味微咸。

2. 丁香伪品

（1）大叶丁香：为桃金娘科植物大叶丁香的干燥花蕾。略呈粗棒状，较丁香稍大，花瓣内为雄蕊和花柱；萼筒圆柱状，红棕色至暗棕色，上部有 4 枚三角状的肥厚萼片，表面明显皱缩，有细密纵皱纹和颗粒状突起，指甲刻划无油渗出。质硬脆。香气淡，味略辣，后微麻舌略苦。

（2）肉桂丁（肉桂叶柄）：为樟科植物肉桂的干燥叶柄。呈扁圆柱形，有的弯曲，表面灰棕色，有纵皱纹，有的一端有残留的革质叶片。质脆，易折断。气芳香，味微甘而辛辣。

（3）肉桂子：为樟科植物肉桂干燥带宿萼的幼果。呈倒卵圆形。宿萼杯状，边缘具不明显的六浅裂，表面暗棕色，有皱纹，下部延长成果柄。宿萼内有椭圆形幼果，黄棕色，顶端稍平截，上有微凸的花柱残基。气香，味辣。

3. 山茱萸伪品

（1）酸枣：为鼠李科植物酸枣的干燥成熟果肉。呈不规则片状或扁筒状，果皮破裂，皱缩，形状不完整。外表面暗红色；内表面色较浅，不光滑。肉薄，质脆，易碎。味酸。

（2）滇刺枣：为鼠李科植物滇刺枣的干燥果肉。呈不规则的囊状或片状，皱缩。表面暗棕褐色，光滑或有细皱纹，内表面平滑或有疏松的果肉。味酸。

（3）山葡萄：为葡萄科植物山葡萄的干燥果肉。呈不规则片状或囊状，表面棕褐色，无光泽，味酸微甜。

（4）野山楂：为蔷薇科野山楂的干燥成熟果实。多压扁成饼状，表面褐红色，有细纹及皱缩，果肉薄，顶端有一圆形凹窝宿萼痕迹，基部有果柄痕，无光泽；质硬，表面不光滑，内有红褐色似芝麻大小的种子数枚；闻之气微，口尝味极酸。

（5）小檗果：为小檗科植物小檗的干燥成熟果实。浆果长圆形，较小，红色。晒干后呈椭圆形，表面红色或暗红色，具皱纹，顶端有 1 个明显的圆盘状柱头，基部有时可见残留的果柄或果柄痕。内含种子 2 粒。

4. 大蓟伪品

（1）飞廉：为菊科植物飞廉的干燥地上部分。茎圆柱形，表面灰褐色或灰黄色，具纵棱，附有黄绿色的叶状翅，翅具针刺。质脆，断面白色，髓部常呈空洞。叶皱缩破碎，完整者椭圆状披针形，羽状深裂，裂片边缘具有不规则的齿裂，并具有不等长的针刺；上面黄褐色，无毛，下面有丝状毛。冠毛刺状，黄白色。气微，味苦。飞廉与大蓟的主要不同点是茎有叶状翅，翅上有齿刺；叶较大蓟狭。

（2）大刺儿菜：为菊科植物大刺儿菜的干燥地上部分。茎上部分枝，被疏毛或绵毛。叶互生，基部叶具柄，上部叶基部抱茎，叶片羽状分裂，有刺。头状花序大，单生或数个聚生枝端，密被绵毛；总苞片外层顶端具长刺；花红色。瘦果，冠毛羽状。

（3）青刺蓟：为菊科植物青刺蓟的干燥根。呈纺锤形，鲜者表面平滑，干者略具皱纹。易折断，断面白色，略具粉性。气特异，味微甜。

5. 川楝子伪品

（1）苦楝子：为楝科植物楝的干燥成熟果实。果实椭圆形，较川楝子小，果核长椭圆形，表面具4~5条纵棱，内分4~5室，含种子4~5枚，种子扁梭形，紫红色，皮薄，内有子叶2片，黄白色，富油性。气微而特异，味酸而后苦。

（2）厚果鸡血藤：为豆科植物厚果鸡血藤的干燥种子。外观呈肾形，比真品个大，表面呈棕紫色，具光泽，常有不规则破裂而剥落；种子剖开后无真品上述特征，只有肥厚的子叶2枚，呈黄白色；闻之气微，无特异气味，口尝味淡而后带窜透性的麻感。

6. 山楂伪品

（1）野山楂，为蔷薇科植物野山楂的干燥成熟果实。果实较小，类球形，有的压成饼状。表面棕红色或红黄色，有细密皱纹。顶端具圆形的宿萼残迹，中央凹陷，周边突起。基部有果柄痕迹。质硬，剖开后果肉薄。气微弱，味酸涩。

（2）移核：为蔷薇科植物移的干燥果实。果实呈类圆形，为横切片或纵切片。外表面紫红色或红棕色，无灰白色小斑点，有细皱纹，略具蜡样光泽，果肉厚，棕黄色，顶部具宿萼残迹，有的基部具细长果柄或果柄痕。气微，味酸涩、微甜。

（3）海棠果，为蔷薇科植物海棠的果实。呈卵形，表面紫红色，无灰白色小斑点，宿存花萼略突出，有茸毛。果肉黄白色，中央可见3~5室，每室有种子1~2粒，种子淡紫红色至红紫色，扁卵圆形。味甘微酸。

（4）尖嘴林檎：为蔷薇科植物尖嘴林檎的果实。多加工成纵横切片，直径2~3 cm，果皮红棕色或深红色，无浅色斑点；宿萼有长筒，萼片反折，有茸毛，并有残存花柱，密被茸毛。果肉厚，内果皮木化呈杯状，有5室，每1室有种子2粒。有的切片具有宿存花萼，反卷，有绒毛，并有残存花柱。味微酸涩。

7. 王不留行伪品

（1）野豌豆：为豆科植物野豌豆的干燥种子。表面灰绿色，无明显小疣状突起，光滑或稍皱缩；种脐侧生，弧形，突起；嚼之有豆腥味。

（2）芸苔子：为十字花科植物油菜的种子。芸苔子的外形与正品王不留行相似，但较王不留行小；表面灰黑色或暗棕红色，具细网纹和点状种脐，一侧有浅沟，中央有1条状突起；手捻易碎而有油渗出。气香，具油菜味。

8. 小茴香伪品

（1）孜然：为伞形科植物孜然的果实。分果长卵形，顶端残留有稍向外弯曲的花柱基，易断落。在放大镜下可见背面有3条较明显的棱，相邻两棱间有较细的侧棱；接合面中央有1明显的色较浅的纵棱。具特异香气，味微辛。较小茴香小，颜色灰黄色。

（2）莳萝子：为伞形科植物莳萝的干燥果实。莳萝子外形和小茴香相似，但较小且圆，为广椭圆形，扁平，背棱稍突起，侧棱延展成翅。

9. 牛黄伪品

（1）水牛黄：为牛科动物水牛的干燥胆囊或胆管结石。呈长卵圆形、类心形或类圆柱形。表面灰土黄至灰黄棕色，深浅不一，稍粗糙，有的被有灰棕褐至黑褐色物，具不规则裂纹。质稍松脆，中部以内不易分层剥离，断面灰白黄至棕黄色，外层可见稍细密的同心环状层纹，中部以内层纹不明显，有空隙，可见纤维样物。气微臭，味苦而无明显的回甜感和清凉感；无“挂甲”现象。

（2）骆驼黄：为驼科动物双峰驼的胆囊结石。个大，有的切成薄片；粗糙，无光泽；气微臭，味咸不苦。

（3）熊胆黄：为熊科动物黑熊、棕熊的胆囊结石。断面无明显的层纹；无牛黄的气、味。

（4）伪制牛黄：用黄连、黄柏、大黄、姜黄、鸡蛋黄或植物黄色素等的粉末与动物胆汁混合制成。表面浅黄色；体较重；断面棕褐色，粗糙，无层纹；无清香气，味苦，入口即化成糊状；无“挂甲”现象。

10. 车前子伪品

（1）荆芥子：为唇形科植物荆芥的干燥成熟果实。呈三棱柱状椭圆形。表面黄棕色至棕黑色，略光滑，一端有细小的黄白色果柄痕。质松脆。嚼之有香气。水湿后无黏性，手捻无黏滑感。

（2）小车前子：为车前科小车前的干燥成熟种子。呈船状椭圆形。少数种子表面棕红色，微有光泽，略透明；多数种子背腹面中心外侧包被灰棕色膜质黏液层。背面隆起，腹面中部明显凹下，略呈船模状。味微咸。

（3）党参子：为桔梗科植物党参的干燥种子。种子呈卵状椭圆形，表面棕褐色，有光泽。显微镜下可见密被纵向浅纹，顶端钝圆，基部具一圆形凹窝状种脐，质硬。气微，味略苦。

11. 白芷伪品

（1）粗糙独活：又称滇白芷，为伞形科植物粗糙独活的干燥根。呈类圆锥形，分枝或不分枝。外表棕黄色，粗糙，表面多深纵纹，上部有环纹；质硬脆；断面皮部类白色有裂隙，散有棕色油点及裂隙，木部淡黄色，形成层不明显；味辣而苦。

（2）白独活：为伞形科植物白亮独活的干燥根。呈圆柱形或圆锥形，常单枝。表面棕褐色或黑褐色，根头部周围有数层膜质叶鞘，紫红色，习称“红缨”；上端有多数密集的环纹，下端有不规则皱纹；断面黄白色，有棕色环及裂隙，显菊花纹理，具有多数油点，上端纵切面有横隔；体轻泡；味苦、辛辣麻舌。

（3）走马芹：又称野白芷，为伞形科植物下延叶古当归的干燥根。较白芷细，呈圆锥形；外表棕褐色；上部多横皱纹，下部有纵纹，具侧根断后的疤痕；断面色黄，有类似芹菜的气味。

（4）隔山香：又称香白芷，为伞形科植物隔山香的干燥根。呈圆柱形，下部有分枝，根头部膨大，圆锥状，顶端有茎、叶的残基或凹陷；表面棕黄色至黄褐色，有凸起的点状皮孔；质硬而脆，易折断，断面平坦，淡黄棕色，皮部外侧有较多针孔状裂隙排列成环状；有特异香气，味甘、微苦辛。

（5）岩白芷：为伞形科植物竹叶西风芹的干燥根。呈圆柱形或圆锥形，稍弯曲。表面黄棕色至红棕色，具纵皱纹及横向皮孔样突起。根头部有环纹，四周有少数呈毛状的基生叶柄残基，顶端中央有下凹的茎残基。质脆，易折断，断面皮部白色，木部黄白色，有少数裂隙。气微，味淡而后略甜。

12. 牛蒡子伪品

（1）绒毛牛蒡子：为菊科植物绒毛牛蒡子的成熟果实。呈长倒卵形，略扁，微弯，顶端稍宽，顶面观为多角形，中央有点状花柱残基，基部有白色的着生痕。表面灰褐色，具黑色小斑点，有较明显的数条纵棱及浅沟。具油性，气微，味苦、后辛而麻舌。

（2）大鳍蓟：习称“花牛子”，为菊科植物大鳍蓟的干燥成熟果实。瘦果多椭圆形或倒长卵形，两端略尖，多弯曲。表面灰白色至灰棕色，具稀疏的黑色斑点，有数条不明显的纵棱，以中间 1 条最明显，棱间有隆起的波状横纹（故习称花牛子），顶端钝尖，有 1 轮类圆形或类方形环。果皮坚硬不易破碎；油性大。

（3）水飞蓟：为菊科植物水飞蓟的干燥成熟果实。呈长椭圆形或长倒卵形，两侧略不对称；表面有线状深褐色斑纹；宽端顶面向一侧倾斜，周边为淡黄白色骨质样圆环，中间有 1 个明显突起的圆锥状花柱残迹。

13. 石膏伪品

（1）方解石：为碳酸盐类矿物方解石族方解石，主含碳酸钙（$CaCO_3$）。呈不规则块状、斜方柱状晶体，有棱角。无色或白色，透明至半透明，或因含杂质而呈现出淡红、淡黄、淡茶、玫红、紫等多种颜色，有玻璃样光泽。有完全的解理，敲击时晶体可沿三个不同方向裂开，多碎裂成小块斜方体。质坚硬而脆，条痕白色。气微，味淡，遇冷稀盐酸强烈起泡。

（2）透明石膏：透明石膏为硫酸盐类矿物透明石膏的矿石，成分为含水硫酸钙($CaSO_4 \cdot 2H_2O$)。呈薄板状或梭形棱柱状，无色或灰绿色，透明，或夹有灰黄色絮状物。两面平滑，敲击时，自平滑面平行裂成片状，似云母片。

（3）硬石膏：硬石膏为硫酸盐类矿物硬石膏的矿石，主成分为不含结晶水的硫酸钙（$CaSO_4$）。晶体呈柱状或厚板状；集合体呈块状或纤维状。透明，无色或白色，或因含杂质而呈浅灰色、浅蓝色或浅红色等，有玻璃样光泽。有完全的解理，具三组相互垂直的解理，敲击时可分裂成盒状小块，三组解理面互相垂直，解理面有珍珠样光泽。比石膏硬度大，砸之较难破裂，条痕白色或浅灰白色，闭管中加热试验时无水珠生成，一般不作药用。

14. 朱砂伪口

（1）灵砂：为人工朱砂，是以水银、硫黄为原料，经加热升华制成，含硫化汞（HgS）99% 以上。完整者呈盆状，商品多为大小不等的碎块。全体暗红色，断面呈纤维柱状，习称“马牙柱”，有宝石样或金属光泽。质松脆，易破碎。

（2）银朱：以水银、硫黄为原料，经加热升华制成，与灵砂同原料、同方法，在同一罐内制成，只是结晶的部位不同。银朱呈细粒、疏松土状的深红色粉末，具强光泽。质重。吸湿易结块，捻之极细而染指。

15. 西洋参伪品

（1）人参：为五加科植物人参的干燥根，经加工而冒充西洋参。呈圆柱形、纺锤形、颗粒状或片状。芦头残存或已除去，无支根和须根。表面黄白色，皮粗糙，纵皱纹粗大而明显，横长的皮孔样突起。体较西洋参略轻，可折断，断面较西洋参粉性强，多有放射状裂隙，点状树脂道较少或不明显，色稍浅，木质部放射纹不明显。无西洋参的特殊气味。

（2）沙参：为桔梗科植物沙参属一种的根。呈圆锥形或纺锤形，芦头残存或已除去，表面黄白色或淡棕黄色。体轻，质松泡，易折断，断面不平坦，多裂隙。气微，味略甜。

（3）白芷：为伞形科植物白芷的干燥幼根。幼根与西洋参直径相近，不分枝，较西洋参长。根头部近四棱形或近圆形，表面有横纹。体较轻，质较脆。断面白色，粉性较西洋参强，皮部散有多数棕色油点，形成层近方形或近圆形。气芳香，味辛、微苦。

（4）朝鲜人参：为五加科植物人参的干燥根。将朝鲜人参的小枝连皮晒干，再切成小段，冒充原皮西洋参。表面灰黄色，无细密横纹。无西洋参的特殊气味。

16. 决明子伪品

（1）望江南子：为豆科植物望江南的干燥种子。呈扁圆形，一端具 1 喙状突起。表面灰绿色或灰棕色，有椭圆形下凹纹理，颜色明显较周围深。质坚硬，子叶 2，橘黄色，平直。气微，味淡。本品果实扁平，常弯曲，顶端急尖，基部楔形收缩，常具果柄。长 10 cm 以上，宽约 0.8 cm，厚约 0.3 cm。表面褐黄色，两侧自顶端至基部有 1 条宽约 0.3 cm 的暗深紫色带。腹缝线明显，常开裂，背、腹缝线间凹凸横纹明显可见，种子间有横隔。果皮薄，易碎

（2）茳芒决明：为豆科植物茳芒决明的干燥种子。与望江南相似，唯种子稍大。果实呈圆柱形，粗壮，顶端锐尖，基部收缩，常具果柄。表面褐黄色，两侧自顶端至基部有 1 条宽约 0.3 cm 的暗深紫色带。腹缝线明显，常开裂，背、腹缝线间凹凸横纹明显可见，种子间有横隔。

（3）刺田菁：为豆科植物刺田菁的干燥种子。呈短圆柱形，长 0.2~0.4 cm，宽 0.1~0.2 cm。表面呈黄棕色至深绿褐色，光滑，两端钝圆，中部略缢缩，种脐白色，圆形，位于腹侧中部。气微，具显著的豆腥味。

17. 麦冬伪品

（1）土麦冬：为百合科植物山麦冬的干燥块根。呈纺锤形，略弯曲，两端狭尖，中部略粗。长 1.5~3.5 cm, 直径 0.3~0.5 cm。表面淡黄色，有的显黄棕色，具粗糙的纵皱纹。质柔韧，纤维性强，断面黄白色，蜡质样。味较淡。

（2）大麦冬：为百合科植物阔叶山麦冬的干燥块根。通常较大，呈圆柱形，略弯曲，两端钝圆，有中柱露出。长 2~5 cm，直径 0.5~1.5 cm。表面土黄色至暗黄色，不透明，有多数纵沟纹及皱纹。质脆，易折断，断面平坦，黄白色，角质样，中央有一细小淡黄色中柱。气微弱，味甜。

（3）山麦冬：为百合科植物湖北麦冬的干燥块根。呈纺锤形，两端略尖。长 1.2~4 cm，直径 0.4~0.9 cm。表面淡黄色至棕黄色，具不规则纵皱纹。质硬脆，易折断，断面淡黄色至棕黄色，角质样，中央有一细小中柱。气微，味甜，嚼之略发黏。

（4）短葶山麦冬：为百合科植物短葶山麦冬的干燥块根。呈稍扁的纺锤形，两端略尖。长 1.5~4.5 cm，直径 0.4~0.8 cm。表面淡黄色至棕黄色，具不规则纵皱纹。质硬脆，易折断，断面类白色，角质样，中央有一细小中柱。气微，味甜。

（5）竹叶麦冬：为禾本科植物淡竹叶的块根。呈纺锤形，细长而瘦小，略弯曲。表面黄白色至灰黄色，有沟纹及细密的纵皱纹。质坚硬，不易折断，断面平坦，角质样或粉质，中央具细木质心。味淡，久嚼有黏滑感。

18. 延胡索伪品

（1）齿辨元胡：为罂粟科植物齿瓣延胡索的干燥块茎。呈不规则球形。直径 0.3~1.5 cm。表面黄棕色，皱缩，表皮脱落后显细皱纹，多数顶部有凹陷的茎痕。底部稍有突起。质硬，断面黄色或淡黄色，边缘角质样。气微，味极苦。

（2）东北延胡索：为罂粟科植物东北延胡索的干燥块茎。呈不规则球形。直径 0.8~1.2 cm。表面黄棕色，具不规则的皱纹，顶部有凹陷的茎痕，底部稍有突起。质硬，断面白色至黄白色，边缘角质样。气微，味苦。

（3）土元胡：为罂粟科植物土元胡的干燥块茎。呈不规则球形、扁球形或长球形。单一或少分瓣状，直径 0.8~1.5 cm。表面黄棕色至棕褐色，有不规则的网状皱纹。质坚硬，断面黄色或黄棕色，有蜡样光泽。气微，味苦。

（4）新疆延胡索：为罂粟科植物灰叶延胡索的干燥块茎。呈圆球形。直径 1.2~1.8 cm。表面黄色，有不规则皱纹。质坚硬，断面黄色。气微，味苦。

（5）山药豆：为薯蓣科薯蓣的叶腋间常生有肾形或卵圆形的珠芽，名“零余子”，又称“山药籽”，俗称“山药豆、山药蛋、山药铃”。

（6）全叶延胡索：为罂粟科植物全叶延胡索的干燥块茎。呈圆球形、长圆形或扁球形，直径 0.5~1.8 cm，表面黄色或黄棕色，无明显的皱纹。顶端有凹陷的茎痕，底部具有根痕略凹陷。质坚硬，断面白色或淡黄白色，粉质，有空隙。气微，味苦。不含延胡索乙素。

19. 鸡内金伪品

（1）鸭内金：为鸭科动物鸭的干燥沙囊内壁。呈碟形片状，较鸡内金大，厚约 0.3 cm。表面黑绿色或紫黑色，皱纹少，质硬，断面角质样。气腥，味微苦。

（2）鹅内金：为鸭科动物鹅的干燥沙囊内壁。呈圆片状或破碎的块片，厚约 0.3 cm，表面黄白色或灰黄色，平滑，无光泽，边缘略内卷，边上有齿状短裂纹，质坚而脆，气腥。

（3）掺伪品：为雉科动物家鸡的干燥沙囊内壁掺入食盐和淀粉等掺伪品。本品性状特征与鸡内金类似，其表面附着食盐及淀粉等颗粒状物。

20. 补骨脂伪品

（1）曼陀罗子：为茄科植物曼陀罗的干燥种子。略呈肾形，稍扁平。表面黑色、灰黑色或棕黑色，不规则隆起，具细密的点状小凹坑，背侧呈弓形隆起，腹侧的下方具一楔形种脐，中间为一裂口状种孔。胚乳白色，胚曲折，具油性。

（2）毛曼陀罗子：为茄科植物毛曼陀罗的干燥种子。略呈扁肾形，长约 0.5 cm，宽约 0.35 cm，厚约 0.15 cm。表面黄棕色，具细微的网状纹理，边缘有明显不规则的弯曲沟纹，背侧呈弓形隆起，腹侧具黑色的种柄，种脐呈深缝状。胚乳白色，胚曲折，略显油性。

注：部分地区有将锦葵科植物苘麻子的种子作补骨脂药用，其性状详见苘麻子项下。

（3）苘麻子：为锦葵科植物苘麻的成熟种子。种子三角状肾形。表面灰黑色或暗褐色，有白色稀疏绒毛，凹陷处有类椭圆状种脐，淡棕色，四周有放射状细纹。种皮坚硬，子叶 2，重叠折曲。气微，味淡。

模块一测试题

一、单项选择题

1. 细辛的入药部位是（　　）。
A. 根　B. 根茎
C. 地上部分　D. 根和根茎

2. 关于细辛的植物来源，不包括（　　）。
A. 双叶细辛　B. 华细辛
C. 汉城细辛　D. 北细辛

3. 某药材常卷曲成团，根茎为不规则圆柱状，根细长，密生节上，质脆，易折断，断面平坦，黄白色或白色。气辛香，味辛辣、麻舌，该药材是（　　）。
A. 徐长卿　B. 细辛
C. 白前　D. 威灵仙

4. 细辛不宜与（　　）同用。
A. 川贝母　B. 半夏
C. 藜芦　D. 肉桂

5. 川牛膝的植物来源是（　　）。
A. 川牛膝　B. 牛膝
C. 牛大力　D. 土牛膝

6. 某中药具有逐瘀通经，通利关节，利尿通淋的功效；用于经闭癥瘕，胞衣不下，跌扑损伤，风湿痹痛，足痿筋挛，尿血血淋等，该中药是（　　）。
A. 牛膝　B. 川牛膝
C. 桑枝　D. 桂枝

7. 太子参的植物来源是（　　）。
A. 桔梗科太子参　B. 桔梗科孩儿参
C. 石竹科孩儿参　D. 石竹科太子参

8. 太子参的主产地是（　　）。
A. 江苏　B. 云南
C. 吉林　D. 内蒙古

9. 乌药的入药部位是（　　）。
A. 根　B. 根茎
C. 根及根茎　D. 块根

10. 下列中药，具有清热解毒，凉血利咽的功效；用于温疫时毒，发热咽痛，温毒发斑，痄腮，烂喉丹痧，大头瘟疫，丹毒，痈肿的是（　　）。
A. 板蓝根　B. 大青叶
C. 金银花　D. 连翘

11. 关于板蓝根的性状特征，描述不正确的是（　　）。
A. 呈圆柱形，稍扭曲
B. 表面淡灰黄色或淡棕黄色，有纵皱纹、横长皮孔样突起及支根痕
C. 体实，质坚硬，断面皮部黄白色，木部黄色
D. 气微，味微甜后苦涩

12. 板蓝根的植物来源是（　　）。
A. 马蓝　B. 蓼蓝
C. 板蓝　D. 菘蓝

13. 黄芪的植物来源是（　　）。
A. 蒙古黄芪或膜荚黄芪
B. 多序岩黄芪或膜荚黄芪
C. 蒙古黄芪或多序岩黄芪
D. 梭果黄芪或膜荚黄芪

14. 黄芪的采收季节是（　　）。
A. 春季　B. 夏季
C. 秋季　D. 春、秋二季

15. 关于黄芪的性状描述，不正确的是（　　）。
A. 呈圆柱形
B. 表面淡棕黄色或淡棕褐色，有不整齐的纵皱纹或纵沟
C. 质硬而韧，不易折断，断面纤维性强，并显粉性
D. 气微，味微苦，嚼之微有豆腥味

16. 某中药具有补气升阳，固表止汗，利水消肿，生津养血，行滞通痹，托毒排脓，敛疮生肌的功效，该中药为（　　）。

A. 甘草　　B. 黄芪

C. 党参　　D. 白术

17. 藁本的入药部位是（　　）。

A. 根　　B. 根茎

C. 根茎和根　　D. 地上部分

18. 关于藁本的品质，描述不准确的是（　　）。

A. 以身干者为佳

B. 以质坚实者为佳

C. 以香气浓者为佳

D. 以粗大、体实者为佳

19. 下列中药，来源于伞形科的是（　　）。

A. 藁本　　B. 板蓝根

C. 太子参　　D. 党参

20. 柴胡的植物来源是（　　）。

A. 柴胡和狭叶柴胡

B. 竹叶柴胡和狭叶柴胡

C. 锥叶柴胡和狭叶柴胡

D. 柴胡和竹叶柴胡

21. 治疗感冒发热，寒热往来，胸胁胀痛，一般选用（　　）。

A. 金银花　　B. 连翘

C. 柴胡　　D. 黄芩

22. 黄芩的入药部位是（　　）。

A. 根　　B. 根茎

C. 全草　　D. 根和根茎

23. 关于射干的来源，描述正确的是（　　）。

A. 鸢尾科鸢尾

B. 鸢尾科射干

C. 豆科射干

D. 豆科鸢尾

24. 某皮类中药，其外表面白色或淡黄白色，较平坦，内表面黄白色或灰黄色，有细纵纹。体轻，质韧，纤维性强，难折断，易纵向撕裂，撕裂时有粉尘飞扬，该中药是（　　）。

A. 秦皮　　B. 地骨皮

C. 香加皮　　D. 桑白皮

25. 用于治疗肺热喘咳，水肿胀满尿少，面目肌肤浮肿，宜选用（　　）。

A. 鱼腥草　　B. 桑白皮

C. 枇杷叶　　D. 竹茹

26. 为了增强桑白皮止咳平喘的作用，常采用（　　）。

A. 酒炙　　B. 醋炙

C. 姜炙　　D. 蜜炙

27. 下列中药，具有羊膻气，味微苦的是（　　）。

A. 淫羊藿　　B. 白鲜皮

C. 牡丹皮　　D. 香加皮

28. 秦皮的植物来源不包括（　　）。

A. 苦枥白蜡树　　B. 白蜡树

C. 尖叶白蜡树　　D. 大叶白蜡树

29. 栀子的入药部位是（　　）。

A. 果实　　B. 种子

C. 花　　D. 以上都不是

30. 某药材呈长卵形或椭圆形，表面黄色，具 6 条翅状纵棱，水试显黄色。该药材是（　　）。

A. 栀子　　B. 使君子

C. 肉豆蔻　　D. 豆蔻

31. 广藿香的入药部位是（　　）。

A. 全草　　B. 地上部分

C. 叶　　D. 茎

32. 以下中药，以贝壳入药的是（　　）。

A. 海螵蛸　　B. 决明子

C. 石决明　　D. 珍珠

33. 关于石决明的来源，不包括（　　）。
A. 非洲鲍　　B. 澳洲鲍
C. 耳鲍　　D. 白鲍

34. 以下中药，具有活血定痛，消肿生肌作用的是（　　）。
A. 三七　　B. 安息香
C. 乳香　　D. 血竭

35. 阿胶的动物来源是（　　）。
A. 猪　　B. 羊
C. 牛　　D. 驴

36. 以下中药，主含含水硅酸镁的是（　　）。
A. 石膏　　B. 芒硝
C. 滑石　　D. 磁石

37. 关于土鳖虫伪品东方龙虱描述正确的是（　　）。
A. 为姬蠊科昆虫龙虱的干燥虫体
B. 习称金边土鳖、金边土元
C. 胸部有足 2 对
D. 呈长卵形，背部黑绿色，有一对较厚的鞘翅

38. 正品丁香与伪品的区别是（　　）。
A. 略呈研棒状，质坚实，富油性，气芳香浓烈
B. 略呈粗棒状，质硬脆，香气淡
C. 呈扁圆柱形，质脆，易折断，气芳香
D. 呈倒卵圆形，气香，味辣

39. 山茱萸的常见伪品不包括（　　）。
A. 酸枣肉　　B. 吴茱萸
C. 山葡萄肉　　D. 滇刺枣肉

40. 山楂伪品海棠果的性状特点，描述不正确的是（　　）。
A. 呈卵形
B. 表面紫红色，无灰白色小斑点
C. 表面红色，具皱纹，有灰白色小斑点
D. 宿存花萼略突出，有茸毛

二、判断题

41. 秦皮主产于东北、四川、陕西、河北、河南等地。（　　）

42. 桑白皮、秦皮以条长呈筒状、外皮薄而光滑者为佳。（　　）

43. 大血藤断面韧皮部有树脂状分泌物呈红棕色至黑棕色，与木部相间排列呈数个同心性椭圆形环或偏心性半圆形环。（　　）

44. 降香为豆科植物降香檀树干和根的干燥心材。（　　）

45. 牛黄伪品水牛黄也有“挂甲”现象。（　　）

46. 沉香以体重质坚、色黑褐油润、沉水、煅之有油渗出、香气浓烈者为佳。（　　）

47. 地肤子的入药部位为种子。（　　）

48. 磁石主含二硫化铁。（　　）

49. 益智主产于广东及广西、云南、福建等地。（　　）

50. 莳萝子和孜然是小茴香常见的伪品。（　　）

模块一测试题答案

一、单项选择题

1.D　2.A　3.B　4.C　5.A　6.B　7.C　8.A
9.D　10.A　11.C　12.D　13.A　14.D　15.D
16.B　17.C　18.D　19.A　20.A　21.C　22.A
23.B　24.D　25.B　26.D　27.B　28.D　29.A
30.A　31.B　32.C　33.A　34.C　35.D　36.C
37.D　38.A　39.B　40.C

二、判断题

41. √　42. ×　43. ×　44. ×　45. ×　46. ×
47. ×　48. ×　49. √　50. √

模块二 饮片调剂

项目一 中药饮片计价

中药饮片处方计价，又称“划价”，方法是按照处方中药味的单价和用量逐一计算，得出每剂的金额，再根据所需剂数算出总金额，并填写在处方药价处。处方计价的准确度关系到医疗机构、药店的信誉和患者的经济利益，一般由计价员操作，计价时必须执行物价管理规定的价格，准确计价，不得任意估价或自行改价。

一、中药饮片的价格

目前，全国大部分省市地区只对列入《国家基本医疗保险、工伤保险和生育保险药品目录》和各地本省市基本医疗保险报销范围的中药饮片实行政府指导价或政府定价，其余的中药饮片实行市场调节价。

中药饮片的计价方式主要包括出厂价和零售价两种形式。

出厂价的计算公式可以表示为：饮片含税出厂（批发）价格 =[原药材实际进货价 /（1– 损耗率）+ 辅料费用 + 各项费用] ×（1+ 成本利润率）×（1+ 增值税率）。

其中，损耗率的最高标准不得超过 35%，辅料费和各项费用的标准则根据企业自身的实际情况来确定，且最高不超过原药实际购进价的 30%。而成本利润率通常不会超过 5%。

零售价则是根据出厂价加上一定的流通差价率来确定的。流通差率的最高标准不超过 30%，而对于直接从药材生产企业购进的中药材，流通差率最高不超过 25%。具体的零售价计算公式为：饮片零售价 = 饮片出厂价 ×（1+ 流通差率）。

对于不同类型的中药饮片，如人参、红参等，以及某些特定条件的中药饮片，还有特定的最高零售价格的规定。例如，每千克批发价在 500 元以下的品种，其最高零售价格为批发价 ×（1+15%）；而每千克批发价超过 500 元的品种，其最高零售价格为批发价加上 75 元 / 千克。

中药饮片的计价方式涉及多个因素，包括原材料成本、生产过程中的费用、销售环节的费用及市场供需关系等因素。

二、中药饮片处方计价的常规要求

1. 按照物价管理规定的价格计价，不得任意估价和改价，做到计价准确无误。

2. 每味药价的尾数不得进位或舍去，每剂药价的尾数按四舍五入的规定计算到“分”，误差小于 0.05 元 / 剂。

3. 计价中要注意处方中的剂数、新调价、自费药品等项。处方中药味若有不同规格或细料贵重药品（如人参、鹿茸等），应在药名的顶部注明单价，俗称“顶码”，以免调配时错付规格。处方中若有自费药品，应与患者说明，并在收据或收费凭证中注明自费字样。

4. 注意处方中的并开药价格，其单味药剂量按总量的平均值或标示值计算，再乘以其单价。

5. 原方复配时，要特别注意医师有无增减药品或更改分量。又因药价或饮片等级可能有变动，应重新核算价格，不得随原价，将等级或价格在处方写清，以引起重视。

6. 开票收款时必须核对姓名、剂数、单价、总价，金额等信息要相符，收找款唱收唱付。

7. 计价后签字使用蓝色或黑色钢笔、签字笔或圆珠笔，不可使用红色笔或铅笔。也有的做法是在计价后，将处方栏四角的药味处，用笔钩抹，并将药味总数，签写处方背面，以便于核对，同时也便于再次调剂时检查有无增添药味。

现在各医疗机构和药品经营企业已将中药饮片的名称、规格、产地、单价、数量及运算程序输入计算机，计价员只需掌握中药名称、医保名录的分类等知识，并有熟练的计算机操作技能，打开处方计价系统，于相应位置录入药名、剂量和剂数，就能准确、快速地完成计价工作。

通常医疗机构和药品经营企业的计价部门完成计价工作后，会出具统一的缴费收据交予顾客，以供顾客留存与取药使用。该收据内容主要包括发票号、患者姓名、日期、药味明细、药费总金额、计价员编号等。

三、计价操作步骤

价格计算方法

（1）汤剂计价方法：单味药价格→每剂药价格→处方总价。

1）单味药价 = 单味药剂量 × 单价（要求：每味药的价钱尾数不得进位或舍去）。按照中药饮片处方所列药味顺序，将每味药剂量和单价相乘，得出每味药价。目前中药饮片计价单位有“元 /10 克”或“元 / 克”两种形式，需注意其计价单位，以防出错。

2）每剂药价 = ∑单味药价（∑为求和符号，指每味药价格相加求和）。

3）处方总价 = 每剂药价 × 剂数（要求：每剂药价的尾数按四舍五入到“分”；误差小于 0.05）。

（2）其他加工剂型计价方法：部分药店或医疗机构有提供代客加工散剂、丸剂、膏滋、代煎汤药等服务。一般计价方法是在处方药价的基础上增收加工费。

总加工费 = 单位质量加工费 × 全方总质量 + 辅料总价格。

总药价 = 处方药价 + 总加工费。

计价员准确计价后，需用蓝色或黑色钢笔在处方上将每剂药的单价、剂数、总金额等内容填写完整，收费并将交费与取药凭证交予顾客。

有代煎汤剂或临方制剂加工情况时，计价员需提示顾客办理代煎手续或加工定配单。如有提供配送服务，还需提示顾客填写配送地址、收货电话号码等相关信息。

项目二　中药饮片调配

中药调配前应认真审核处方，避免用药出现禁忌，产生不良反应。

一、中药配伍与用药禁忌

1. 配伍

中药配伍是在辨证论治的基础上，根据病情需要和药物的性质，按照一定组方的法则将两味以上的药物配合应用。再按“君、臣、佐、使”原则组方，成为中药处方。古代医家总结归纳出“七情”配伍理论，即单行、相须、相使、相畏、相杀、相恶、相反。

（1）单行。指用单味药就能发挥预期治疗效果，不需要其他药辅助。如独参汤用一味人参治元气暴脱。

（2）相须、相使。相须即性能功效相类似的药物配合使用，可以增强原有疗效。如麻黄和桂枝合用，能明显增强发汗散寒的治疗效果。相使即在性能功效方面有某些共性的药物配伍合用，以一药为主，另一药为辅，辅药能增强主药疗效。如补气利水的黄芪与利水健脾的茯苓合用，茯苓能增强黄芪补气利水的治疗效果。相须、相使配伍均能起增效作用。

（3）相畏、相杀。相畏即一种药物的毒性反应或副作用，能被另一种药物减轻或消除。如生半夏、生南星的毒性能被生姜减轻或消除，所以说生半夏、生南星畏生姜。相杀即一种药物能减轻或消除另一种药物的毒性或副作用。如生姜杀生半夏、生南星。相畏、相杀关系是同组药物不同角度的解释，都能起减毒作用。

（4）相恶。即两药合用，一种药物能使另一种药物原有功效降低，甚至丧失。如人参恶莱菔子，因为莱菔子能削弱人参的补气作用。相恶关系未必是临床不能利用的，部分医家用相恶关系去除不需要的功效，也取得较佳治疗效果，如黄连配伍吴茱萸。

（5）相反。即两药合用，能产生或增强毒性反应或副作用。如“十八反”“十九畏”中的若干药物。是中药配伍应用须避免的，审核处方时应着重检查。

2. 配伍禁忌

中药配伍禁忌前人归纳出“十八反”“十九畏”，具体内容可参考中篇的“中药调剂员（初级）”。

3. 妊娠禁忌、饮食禁忌和证候禁忌

（1）妊娠禁忌

凡能影响胎儿生长发育、有致畸作用，甚至会造成堕胎的中药为妊娠禁忌用药。2020年版《中华人民共和国药典》（以下简称为《中国药典》）有三种描述方式：孕妇禁用、孕妇忌用及孕妇慎用。

1）孕妇禁用药：大多为毒性较强或药性猛烈的药物。这类药物孕妇绝对不能使用，包括川乌、草乌、丁公藤、两头尖、闹羊花、天仙子、土鳖虫、马钱子、马钱子粉、猪牙皂、洋金花、朱砂、全蝎、蜈蚣、雄黄、红粉、轻粉、甘遂、京大戟、芫花、商陆、牵牛子、巴豆、巴豆霜、千金子、千金子霜、三棱、莪术、水蛭、斑蝥、干漆、阿魏、麝香、罂粟壳。

2）孕妇忌用药：大多为毒性较强或猛烈的中药，应避免应用，如大皂角、天山雪莲。

3）孕妇慎用药：慎用药一般包括行气、活血、通经、祛瘀、通利、重镇、辛热，或有毒的中药，包括牛膝、川牛膝、大黄、芒硝、玄明粉、益母草、附子、制川乌、制草乌、草乌叶、金铁锁、天南星、制天南星、白附子、华山参、常山、硫黄、蟾酥、木鳖子、三七、蒲黄、红花、西红花、桃仁、益母草、凌霄花、王不留行、卷柏、急性子、苏木、小驳骨、乳香、没药、片姜黄、桂枝、肉桂、番泻叶、芦荟、郁李仁、枳实、枳壳、赭石、牛黄、人工牛黄、体外培育牛黄、牡丹皮、天花粉、漏芦、禹州漏芦、飞扬草、薏苡仁、通草、瞿麦、虎杖、黄蜀葵花、天然冰片、冰片、艾片、禹余粮。

中药调剂员在审核处方时，应注意处方前记中的性别、年龄、婚否等内容，若为育龄妇女处方，且方中有3味以上妊娠禁忌药配伍使用，就应询问病人是否为孕妇，如果是孕妇用药可拒绝调配或请原处方医生签字说明后再行调剂，且处方留存2年。

（2）饮食禁忌

患者在服药或用药期间，对某些食物不宜同时进服，称为饮食禁忌，又称“忌口”“戒口”。一般原则包括：

1）忌食可能妨碍脾胃消化吸收功能，影响药物吸收的食物，如豆类、肉类、生冷、黏腻、腥臭及刺激性等食物。

2）忌食对某种病证不利的食物。例如，寒性病服温热药时要忌食生冷物，热性病服寒凉药时要忌食辛辣食物；服镇静安神药时，忌食辛辣、酒、浓茶等刺激和兴奋中枢神经的食物；服使君子忌饮浓茶；服人参、西洋参等滋补药时要忌饮茶；升血颗粒禁用茶水冲服；麻疹初起忌油腻酸涩；疮疡忌食羊肉、鱼虾等。

3）忌食与所服药物之间存在类似相恶或相反配伍关系的食物，如常山、蜂蜜忌葱，地黄、何首乌忌葱、蒜、白萝卜，人参、党参忌白萝卜，薄荷忌鳖肉，茯苓忌醋，鳖甲忌苋菜，土茯苓、使君子忌茶等。

（3）证候禁忌

某类或某种中药不适用于某类或某种证候，在使用时应予以避忌。如体虚多汗者，忌

用发汗药；阳虚里寒者，忌用寒凉药；阴虚内热者，慎用苦寒清热药；脾胃虚寒、大便溏稀者，忌用苦寒或泻下药；阴虚津亏者，忌用淡利渗湿药；火热内炽和阴虚火旺者，忌用温热药；妇女月经过多及崩漏者，忌用破血逐瘀之品；脱证神昏者，忌用香窜开窍药；邪实而正不虚者，忌用补虚药；表邪未解者，忌用固表止汗药；湿热泻痢者，忌用涩肠止泻药；体虚多汗者，忌用发汗力较强的麻黄；虚喘、高血压及失眠患者，慎用麻黄；湿盛胀满、水肿患者，忌用甘草；麻疹已透及阴虚火旺者，忌用升麻；哺乳期妇女不宜大量使用麦芽等。

二、饮片调配

中药调配的程序，具体内容可参考中篇“中药调剂员（初级）”。

1. 临时捣碎的操作

中药饮片处方中有某些矿物药、贝壳类、果实种子类和根及根茎类中药饮片，如不破碎，不易煎出有效成分，但若预先破碎，在存放过程中，易导致药材气味散失、走油等变异现象，故需临时捣碎。

临时捣碎通常会用到冲筒。冲筒又称捣筒、捣药罐、铜冲、铜缸子等，多用铜制成。主要由冲筒（筒体）、筒锤（冲杵、药杵）和盖子三部分组成（有的无盖）。缸体内部要求光滑无毛刺，下面中央微凹。筒锤下端膨大，上端有柄，用于手持上下锤击捣碎药物。

捣碎操作时先用干净软布或毛刷将冲筒内壁和筒锤擦拭或刷干净；将需要捣碎的药物放入缸体内，注意用手捧护住戥盘与冲筒口，防止药物撒落到外面，药物不宜放入太多，以占缸体内容积 1/5~1/4 为宜；放入筒锤，盖好筒盖，无筒盖者用左手轻轻捂住筒口，防止药物窜出，右手提起筒锤，用手腕的“甩劲”上下捣动，将饮片捣碎至需要程度；操作完成，取出筒锤，打开筒盖，左手手心向外虎口朝下托起缸体，翻腕使虎口朝上将药倒出，若有药物黏附在筒体内壁，用刮勺刮下或用毛刷刷下；最后用软布擦拭冲筒内壁和筒锤，将筒锤放入筒体，盖好筒盖，冲筒放回原位。

2. 临时捣碎的品种

2020 年版《中国药典》规定的需临时捣碎的中药饮片品种包括丁香、儿茶、人参、刀豆、大皂角、山慈姑、生川乌、川楝子、木鳖子、五味子、醋五味子、牛蒡子、炒牛蒡子、平贝母、白矾、白果仁、炒白果仁、白扁豆、炒白扁豆、瓜蒌子、母丁香、生半夏、西洋参、麸煨肉豆蔻、肉桂、竹节参、延胡索、醋延胡索、华山参、自然铜、决明子、炒决明子、红豆蔻、红参、煅赤石脂、芥子、炒芥子、豆蔻、沉香、诃子、青果、苦杏仁、燀苦杏仁、炒苦杏仁、郁李仁、使君子、草豆蔻、草果仁、姜草果仁、盐葫芦巴、胡黄连、荔枝核、南五味子、醋南五味子、砂仁、牵牛子、炒牵牛子、炮山甲、醋山甲、珠子参、莱菔子、炒莱菔子、桃仁、燀桃仁、炒桃仁、益智、盐益智、娑罗子、海马、海龙、预知子、桑螵蛸、黄连片、甜瓜子、猪牙皂、鹿角霜、黑芝麻、炒黑芝麻、蓖麻子、炒蔓荆子、榧子、酸枣仁、炒酸枣仁、橘核、盐橘核、醋鳖甲、麝香。

项目三 中药临方炮制

中药炮制是按照中医药理论，根据药材自身性质，以及调剂、制剂和临床应用的需要，所采取的一项独特的制药技术。中药临方炮制必须符合中药炮制质量标准。

一、中药炮制常用的方法和辅料

1. 中药炮制常用的方法

中药炮制常用的方法有净制、切制、炒法、炙法、制炭、煅法、蒸法、煮法、炖法、煨法、燀法、制霜、水飞法、发芽法、发酵法等。药材凡经净制、切制或炮炙等处理后，均可称为“饮片”，供临床使用。

净制即净选加工。可根据具体情况，分别使用挑选、筛选、风选、水选、剪、切、刮、削、剔除、酶法、剥离、挤压、燀、刷、擦、火燎、烫、撞、碾串等方法，除去原药材非药用部分及杂质，选取药用部分，并达到净药材质量标准的方法的总称。

切制时包括软化和切制两个步骤，除鲜切、干切外，均须进行软化处理，其方法有喷淋、洗（抢水洗）、浸泡、润、漂、煮、蒸等。也可使用回转式减压浸润罐、气相置换式润药箱等软化设备。软化处理应按药材的大小、粗细、质地等分别处理。分别规定温度、水量、时间等条件，应少泡多润，防止有效成分流失。切后应及时干燥，以保证质量。药材通过切制提高了药材的洁净度，有利于调剂、炮制和储存，便于煎出药效成分。切制品有片、段、块、丝等。片型又分为极薄片 0.5 mm 以下，主要用于加工质地坚实的药材，如槟榔、乌药等；薄片 1~2 mm，药材一般多切制成薄片，如当归、白芍等；厚片 2~4 mm，主要用于质地比较松泡、粉性大的药材，如白术、天花粉等；直片 2~4 mm，为突出断面特征，如大黄、防己等；斜片 2~4 mm，多用于纤维性的长条状药材，如黄芪、鸡血藤等。丝状的又分为细丝 2~3 mm，如厚朴、黄柏等皮类药材；宽丝 5~10 mm，如枇杷叶、荷叶等叶类药材。其他不宜切制者，一般应捣碎或碾碎使用。

2. 中药炮制常用的辅料

中药炮制辅料是指具有辅助作用的附加物料，常用的辅料有液体辅料和固体辅料两大类。

（1）液体辅料。液体辅料多具有药性作用，少数有中间传热体作用。主要包括酒、醋、食盐水、生姜汁、蜂蜜、甘草汁、黑豆汁、米泔水等。

1）酒：有黄酒、白酒之分。酒性大热、味甘、辛，能活血通络，祛风散寒，行药势，矫味矫臭。所含主要成分乙醇是良好的溶酶，药物经酒制后，有助于有效成分的溶出，而增加疗效。炙药多用黄酒，浸药多用白酒。性味苦寒的药物酒炙可缓和药性，引药上行，如大黄、黄芩、黄柏等；活血化瘀、祛风通络的药物酒炙可协同增效，如当归、川芎。有不良气味的药物酒炙可矫臭去腥，如乌梢蛇、紫河车。酒蒸主要增强药物的补益作用，如女贞子、肉苁蓉等。

2）醋：炮制常用米醋。醋性味酸、苦温，具有引药入肝、理气止痛、止血、行水、消肿、解毒、散瘀止痛、矫味矫臭作用。如乳香、三棱醋炙可增强活血、散瘀、止痛作用；柴胡、香附醋炙增强疏肝止痛作用；五味子醋蒸可协同增强酸涩收敛之性。峻下逐水药醋炙可降低毒性、缓和泻下作用，如甘遂、商陆等；树脂类、动物粪便类药物醋炙可矫臭矫味，如五灵脂、乳香、没药。同时，醋具酸性，能使药物中所含有的游离生物碱等成分结合成盐，增强溶解度而易煎出有效成分，提高疗效，如醋制延胡索等。

3）蜂蜜：蜂蜜生则性凉，熟则性温，故能补中。中药炮制常用的是炼蜜，能和药物起协同作用，增强药物疗效，或具解毒、缓和药性、矫味矫臭等作用。止咳平喘的药物蜜炙可增强润肺止咳作用，如百部、款冬花；黄芪、甘草蜜炙可增强补脾益气作用；麻黄蜜炙可缓和辛散之性，马兜铃蜜炙可缓和苦寒之性，还能矫味免吐等。

4）食盐水：食盐性味咸寒，能强筋骨，软坚散结，清热凉血，解毒，防腐，并能矫味。多制成食盐水溶液供盐炙使用，可引药入肾经，增强疗效。如杜仲、巴戟天盐炙可增强补肝肾作用，小茴香、橘核盐炙可增强理气疗疝作用，知母、黄柏盐炙可增强滋阴降火作用，益智盐炙可增强缩小便和固精的作用。

5）生姜汁：生姜性味辛、温，升腾发散而走表，能发表散寒，温中止呕，开痰，解毒。药物经姜汁制后能抑制其寒性，增强疗效，降低毒性。如厚朴姜炙可缓和副作用，增强宽中和胃的功效；黄连、竹茹姜炙可增强止呕作用，黄连还可缓和苦寒之性。半夏、南星、白附子常用生姜、白矾复制以降低毒性，增强化痰作用。

6）甘草汁：甘草性味甘、平，具补脾益气、清热解毒、祛痰止咳、缓急止痛、调和诸药的作用。药物经甘草汁制后能缓和药性，降低毒性，如甘草汁煮远志、吴茱萸。

7）黑豆汁：黑豆性味甘、平，能活血利水，祛风，解毒，滋补肝肾。药物经黑豆汁制后能增强药物的疗效，降低药物毒性或副作用，如制何首乌等。

8）米泔水：又称“米二泔”，能益气除烦，止渴，解毒。米泔水对油脂有吸附作用，常用来浸泡含油质较多的药物，如米泔水漂苍术、白术等，可除去部分油脂，降低药物的辛燥，增强补脾和中的作用。

（2）固体辅料。固体辅料一般可作中间传热体，使药物均匀受热，防止因受热不匀而影响炮制质量。某些固体辅料还具有药性作用，可以增强疗效或缓和药性。常用的固体辅料有麦麸、大米、灶心土、河沙、蛤粉、滑石粉等。

1）麦麸：麦麸性味甘、淡，能和中益脾，与药物共制能缓和药物的燥性，增强疗效，还能吸附油脂，如麸炒白术、麸煨肉豆蔻。

2）大米：即稻米，性味甘、平，能补中益气，健脾和胃，除烦止渴，止泻痢。如米炒党参可增强健脾止泻作用，米炒斑蝥、红娘子可降低毒性、矫臭矫味。

3）灶心土：土炒常用灶心土，也用黄土、红土、赤石脂等。灶心土味辛温，能温中和胃，止血，涩肠止泻等。土炒白术、山药等均可协同增强补脾止泻作用。

4）河沙：常用河沙，作为中间传热体拌炒药物，主要取其温度高、传热快、受热均匀。坚硬的药物经沙炒后质地松脆，以便粉碎和利于煎出有效成分，提高疗效。沙炒还可以破坏药物毒性成分，易于除去非药用部位。

5）蛤粉：蛤粉性味咸寒，能清热化痰，软坚散结，制酸止痛，也能作为中间传热体，如蛤粉炒阿胶可降低滋腻之性，矫味，增强止血作用。

6）滑石粉：常作为中间传热体炒药和煨药，能使韧性大的动物药质地变得酥脆，利于粉碎，如滑石粉炒刺猬皮。

二、炒法

炒法是一种基本的炮制方法，将净制或切制过的药物，经大小分档，置炒制容器内，加辅料或不加辅料，用不同火力加热，并不断翻动使之达到一定程度的操作方法。

按照操作过程有无加辅料，炒法可分为清炒法和加辅料炒法。直接对药物进行加热，不加入辅料的炒法称为清炒法。清炒法根据火候不同，可分为炒黄、炒焦和炒炭三种操作方法。加辅料炒法根据所加固体辅料的不同，分为麦麸炒、米炒、土炒、沙炒、蛤粉炒和滑石粉炒。前三种方法又可称为固体辅料炒法，而后三种方法也称为烫法。火力和火候便成为控制炮制品质量的关键。常用的火力有文火（小火）、中火和武火三种。根据药物炒制程度的不同要求，选择不同的火力。

1. 清炒法

清炒法在操作时，先将锅预热，然后投入药材，使用不同的火力加热药物，均匀翻炒至规定程度，及时出锅，晾凉。一般有炒黄、炒焦、炒炭三种。

（1）炒黄：将净制或切制过的药物，置炒制容器内，用文火或中火加热，使药物或发泡鼓起，或爆裂成白花，表面呈黄色或颜色加深，并逸出药物固有气味。因所用火候较小，主要适用于果实、种子类药材，故有“逢子必炒”的说法。药物炒黄后可增强疗效，易于煎出有效成分，如王不留行、牛蒡子等；牵牛子有小毒，炒后可缓和峻泻作用，降低毒性；药物经过炒制后也可降低或消除其不良气味，如莱瓜蒌仁、川楝子等生品有臭气，易致恶心呕吐，炒后可以消除；炒制也帮助“杀酶保苷”，如槐花、苦杏仁炒后能保存有效成分。

炒黄的炮制程度可通过以下方法判断：

1）对比看：与生品比较形状与颜色，如炒变色的薏苡仁、冬瓜子；炒爆花的王不留行等。

2）听爆声：子仁类药物多有爆裂声，如牵牛子、决明子等。

3）闻香气：种子类药物炒后固有香气溢出，如白芥子。

4）察断面：除了以上几种方法，可以观察饮片的断面。将饮片掰开或捏开，其断面呈淡黄色时即达到了炒制程度。

炒黄法操作中应注意：①炒制器具预热好后再投药，预热不佳药材温度提升较慢而出现“僵子”。②火力要适当，控制火候，黄而不焦。③搅拌要均匀，出锅要迅速。

炒黄法的药材：王不留行、决明子、牛蒡子、槐花、苍耳子、葶苈子、芥子、莱菔子、酸枣仁、蔓荆子、牵牛子等。

（2）炒焦：将药物净选或切制后，置炒制器具内，用中火或武火加热，炒至药物表面呈焦黄或焦褐色，并透出焦香气味的炮制方法。炒焦法所用火力和加热时间要比炒黄法适当延长，使药物产生焦香气味，但是又不能焦糊，程度介于炒黄操作和炒炭操作之间。

炒焦后，一是增强药物消食健脾的功效，二是减少药物的刺激性。主要适用于消食类药，增强消食健脾作用，如并开常用的“焦三仙”。对于刺激性较强药材，如槟榔、川楝子，应用炒焦法操作以降低刺激性。

操作时应注意药材大小分档，火力大小选择要适宜，对于材质轻泡，易煅烧易变色的药材，出锅前应注意灭尽火星，保存药效并保证安全。

炒焦法常用药材：山楂、栀子、川楝子、槟榔等。

（3）炒炭：炒炭技术是将净选或切制后的药物置已预热好的炒制器具中，用武火加热，炒至“炭化存性”的炮制方法。是清炒法中受热程度最深、性状改变最大的一种方法。“炭化存性”是指在炒炭操作中，只使药物部分炭化，不能使其灰化，未炭化部分仍应保存药物的固有形状和气味。花、叶、草等类质地轻泡药材炒炭后应仍可清晰辨别药物原形，如荆芥、槐花、侧柏叶之类。

炒炭的目的是增强或产生止血作用，如荆芥、地榆、大蓟等，个别药物炒炭后产生止血、止泻作用，如石榴皮等。

炒炭注意事项如下：

1）操作时火力强而急，容易产生火星，须喷淋适量清水熄灭，以免引起燃烧。

2）药材出锅后必须摊开晾凉，经检查确无余热后再收储，避免复燃。

3）在炮制程度上要掌握“烧黑存性，勿令灰过”，即“炭化”而不是灰化。药物炒炭并非完全炭化，仅仅是外表颜色焦黑如炭，内部焦褐，仍保留部分原有气味，保留部分原有性能，因此不同于纯粹意义的炭。

炒炭法重点药材：干姜、大蓟、地榆、蒲黄、荆芥、牡丹皮、侧柏叶等。

2. 加固体辅料炒

将净制或切制后的药物与固体辅料共同拌炒的方法称为加辅料炒法。其主要目的是降低毒性、缓和药性、增强疗效和矫臭矫味等。根据所加辅料的不同，可分为麸炒、米炒、土炒、砂炒、蛤粉炒和滑石粉炒等。由于砂炒、蛤粉炒、滑石粉炒时，所用辅料多，温度较高且较恒定，辅料主要起中间传热体的作用，能使药物受热均匀，饮片色泽一致，又分别称为砂烫、蛤粉烫和滑石粉烫。

（1）麸炒。麸炒是将净制或切制后的药物用麸皮熏炒的方法，又称“麸皮炒”或“麦麸炒”。麸炒时所用麸皮为未制者称净麸炒或清麸炒，若用蜂蜜或红糖制过的麸皮熏炒药物，则称为蜜麸炒或糖麸炒。麸皮（麦麸）味甘性平，具有和中作用。常用麸皮炒制补脾胃或作用强烈及有腥味的药物。如具有补脾作用的药物山药、白术等经麦麸炒制后，可增强其疗效；苍术药性燥烈，经麸炒后能使药性缓和，不致耗气伤阴；某些气味腥臭的药物如僵蚕，经麸炒后可矫正其气味，便于服用。

具体操作方法是先将炒锅烧热，再将麸皮均匀撒入热锅中，至起烟时投入净药物。快速均匀翻动并适当控制火力，炒至药物表面呈黄色或深黄色时，取出，筛去麸皮，放凉。麦麸用量一般为每 100 kg 药物，用麦麸 10~15 kg。

麸炒注意事项如下：

1）辅料用量要适当，并且麦麸要干燥，以免药物黏附焦化的麸皮。

2）注意火力适当。麸炒一般用中火，并要求火力均匀。火力过大则药物容易焦糊。火力过小则容易黏麸，且烟气不足，达不到熏炒要求。

3）先将炒制器具预热至“麸下烟起”为度，方可均匀撒入麸皮，烟起即可投药。

4）翻动时要迅速而有规律，否则赋色不匀。

5）炒至所需程度后，要及时出锅筛出麸皮，以免成品发黑或焦斑过重。

麸炒法重点药材：苍术、枳实、枳壳、僵蚕、薏苡仁等。

（2）米炒：是将净制或切制后的药物与米共同拌炒的方法。米炒药物所用的米，一般认为以糯米为佳，有些地区用陈仓米，现通常用大米。大米甘平，具有健脾和中，除烦止渴作用，多用于炮制一些补益脾胃药和某些昆虫类有毒性的药物。如米炒党参可增强药物的健脾止泻作用；米炒斑蝥、红娘子，可降低药物的毒性；米炒昆虫类药物可矫正药物不良气味。

米炒操作方法有两种，一是米药混炒：先将炒锅烧热，再加入定量的米，用中火炒至冒烟时，投入净药物，拌炒至一定程度，取出，筛去米，放凉。二是米上炒：先将炒锅烧热，撒上浸湿的米，使其平贴于炒锅上，用中火加热炒至米冒烟时投入净药物，轻轻翻动米上的药物，至所需程度取出，筛去米，放凉。每 100 kg 药物，用米 20 kg。

米炒注意事项如下：

1）炮制昆虫类药物时，一般以米的色泽观察炮制火候，炒至米变焦黄或焦褐色为度。

2）炮制植物类药物时，观察药物色泽变化，炒至黄色为度。

米炒法重点药材：党参、斑蝥、红娘子等。

（3）土炒：将净制或切制后的药物与灶心土共同拌炒的方法，称为土炒。土炒所用土也有用黄土、赤石脂等。灶心土味辛性温，能温中燥湿、止呕、止泻。故常用来炮制补脾止泻的药物。经土炒后，能增强药物补脾止泻的功能，如山药、白术。

土炒的操作方法是：将灶心土研成细粉，置炒锅内，用中火加热，炒至土粉呈灵活状态时投入净药物。翻炒至药物表面均匀挂上一层土粉，并透出香气时，取出，筛去土粉，放凉。每 100 kg 净药物，用土粉 25 kg~30 kg。

土炒注意事项如下：

1）灶心土呈灵活状态时投入药物后，一般用中火。

2）用土炒制同种药物时，土粉可连续使用，若土色变深时，应及时更换新土。

3）用土炒制药物时，土温要适中，若土温过高，药物易焦糊；过低药物内部水分及汁液渗出较少，粘不住土粉。

4）土炒所用辅料以灶心土为好，但灶心土原料越来越少，可用黄土和赤石脂代替。

土炒法重点药材：山药、白术等。

项目四　饮片用法介绍

口服是临床使用中药饮片的主要给药途径。口服给药的效果，除受剂型等因素影响外，与服药的温度、时间、剂量及服药食忌等有关。在服用中药饮片汤剂时，中药调剂人员应指导患者正确掌握服药方法及注意事项，做到安全有效、经济合理。

一、服药温度

（1）温服：一般汤剂均宜温服。特别是一些对胃肠道有刺激性的药物，如瓜蒌仁、乳香等，温服可减轻对胃肠道的刺激。

（2）热服：热服是将煎好的中药汤剂趁热服下。解表药、寒证用药宜热服，以助药力；理气、活血、补血、凉血、止血类药，宜热服，以助药力。

（3）冷服：冷服是将煎好的中药汤剂放凉后服用。一般来说，寒剂宜冷服，适用于热证。凡是解毒药、止吐药、清热药均应冷服。

呕吐者可在药液中加入少量姜汁，或用鲜生姜擦舌，或嚼少许陈皮，然后再冷服汤药。

二、服药时间

服药时间，应根据病情和药性而定，包括饭前服、饭后服、空腹服和睡前服。饭前或饭后服药，均应略有间隔，以免影响疗效。空腹服即指早饭前一小时或晚饭后一小时服药。特殊方剂应遵医嘱服用。

（1）滋补药宜在饭后服下，使之同食物中营养成分一并吸收，以利身体康复。

（2）慢性病必须服药定时，使其在体内保持一定的血药浓度。

（3）解表药煎后应趁热服下，覆盖衣被，令其微汗，促使汗解，表解即可停药。

（4）对胃肠道有刺激性的药，应在饭后服，以减轻对胃肠道的刺激。

（5）驱虫、攻下药最好是空腹服。空腹服药力集中，起效快。

（6）安神药、延缓衰老的药物宜睡前服用，安眠药应在睡前 2 小时服用。

（7）治疟药应在发作前 1~2 小时服用，使之达到截疟目的。

（8）毒性较大的药宜在饭后服用，避免因吸收太快而发生毒副作用。

（9）急诊用药则不拘时间，慢性病多服丸、散、膏、酒者，应定时服用。

（10）特殊方剂应遵医嘱服。

一剂中药通常每日至少服 2 次。病重、病危时，可隔 4 小时左右服药一次，昼夜不停，使药力持续，可顿挫病势。若用于发汗、泻下药时，一般以得汗、泻下为度，中病即止，不必尽剂，以免汗、下太过，损伤正气。

三、服药剂量

为了保证煎药质量，除加水量、煎煮火候及时间要严格按照规定操作外，对汤剂的服用量也有相应的规定。中药饮片汤剂一般是一天一剂，将2次或3次煎煮的药液合并，分2~3次温服。对于急症、重症，可一次性服用（顿服）以使药力集中，一天数次服用亦可，或煎汤代茶多次服用，以使药力持续，甚至一天可连服两剂以加强疗效。

因此，中药汤剂基于病情的需要，分为分服、顿服，还有一些特殊情况的服法等。

1. 分服

适用于慢性病、病情轻的，可慢慢调治的患者。一剂汤药可分2~3次口服，服药剂量应当根据儿童和成人分别确定。

（1）成人服用量一般每次150~200 mL，每日2次。

（2）儿童服用量一般每次50~150 mL，每日2次，婴儿酌减。

若身强者服药可多些，身弱者如儿童、老年人、重病者，服药量应少些。一般儿童1岁以内用成人药量的1/5，1~3岁用成人药量的1/4，3~5岁用成人药量的1/3，5~10岁用成人药量的一半，10岁以上可以用成人药量。

应注意小儿服药，药液宜浓缩，以少量多次为好，不要急速灌服，以免呛咳。

2. 顿服

适用于急性病及病情较重的患者。一剂汤药可1次服下，药力峻猛，能充分发挥药效。

3. 特殊情况服法

病情危重者应遵照医嘱服药，少量多次服用。可隔4小时左右服药一次，使药力持续，利于顿挫病势。

呕吐患者可以浓煎药汁，先少后多，少量频服。对于服汤药后出现恶心呕吐者，可在药液中加入少量姜汁，或用鲜生姜擦舌，或嚼少许陈皮，然后再服汤药，或采用冷服，小量而多次饮用的方法。

昏迷病人、吞咽困难者，可用鼻饲法给药。

在使用峻烈的药物及有毒性的药物时，要从小剂量开始，逐渐加量，见效即止，切勿过量，以免发生中毒反应或伤及人体正气。

四、服药注意事项

1. 适当忌口

通常所说的“忌口”，也称服药饮食禁忌，是指服药期间对某些食物的禁忌。一般而言，在病人服药期间，均应忌食生冷、辛辣、油腻、腥膻、有刺激性的食物，少食豆类、肉类、生冷和其他不易消化的食物。热性疾病，应禁食或少食酒类、辣味、鱼类、肉类等食物。服解表、透疹药时，宜少食生冷及酸味食物。肝阳上亢、头晕目眩、烦躁易怒等应忌食胡椒、辣椒、大蒜、白酒等辛热助阳之品；脾胃虚弱者应忌食油炸黏腻、不易消化的食物；疮疡、皮肤病患者应忌食鱼、虾、蟹等腥膻及辛辣刺激性食品；水肿病人忌食盐。服温补药时，应少饮茶，少食萝卜。因茶叶、萝卜的凉性及下气作用能降低药物温补脾胃的功效。

2. 西药联用

与西药联用时应错开时间服用，至少间隔半小时。

3. 特殊人群

小儿、孕妇或老年人应遵医嘱。服药期间密切观察用药反应，发现异常，及时报告医生。

4. 禁忌过夜服用

煎好的中药汤剂，一般不要过夜服用。如果过夜服用或存放过久，细菌繁殖滋生，淀粉、糖类等营养成分发酵水解，导致药液变质，服用后对人体健康不利。可将煎好的中药汤剂放在冰箱中 2~8℃冷藏保存，尽早服完。

5. 不宜加糖服用

中药有寒、热、温、凉四气和辛、甘、酸、苦、咸五味。常说良药苦口，大多汤剂具有苦味。有些中药汤剂避免苦味加糖调味，反而影响疗效。如一些苦味药能刺激末梢神经，反射性地分泌唾液、胃液等消化液，以达到帮助消化、促进食欲的目的，如果在药液里放过多糖，虽没有了苦味，但会失去健胃之效。

另外，糖特别是红糖中含有较多的铁、钙等元素，一旦与中药汤剂的蛋白质和鞣质等成分结合后，就会引起化学反应，使药液中的一些有效成分凝固变性，也会从一定程度上影响药效。

除口服外，中药饮片的给药途径还有皮肤给药、吸入、舌下给药、黏膜表面给药和直肠给药等多种途径。其中皮肤给药即外用法也较为常用。中药饮片汤剂的外用，是利用药物与皮肤接触而达到“外治内效”的目的。汤液外治多取其温通经络、活血止痛、止痒等作用。

常用方法有三种：熏蒸法，以药物加水煎汤，利用“蒸汽”来熏蒸局部或全身，使药物通过肌肤渗入筋骨，发挥祛风、散寒、除湿的作用，如桂枝、苍术等煎汤熏蒸患处；洗浸法，用药物煎液或浸液来洗浸全身或局部，即俗称的“药浴”，如皮肤病中的疥疮湿癣，可用苦参、地肤子、苍耳草等药物浸洗患处，从而达到除湿止痒、杀虫解毒的目的；含漱法，将药液含于口腔一段时间，然后漱出，常用于热毒引起的口腔、咽喉疾病，药液可不经胃肠道吸收，直接作用于患处，发挥清热解毒的作用，如黄连、硼砂、芒硝制成的含漱剂。

五、常用中药饮片的药性特点和用法

（一）解表药

（1）麻黄

【处方用名】麻黄、生麻黄、麻黄草、蜜麻黄、炙麻黄、制麻黄、麻黄绒、炙麻黄绒、蜜麻黄绒。

【处方调配】处方写麻黄、生麻黄应付生麻黄；写蜜麻黄、炙麻黄、制麻黄应付蜜炙麻黄；写麻黄绒应付麻黄绒；写炙麻黄绒、蜜麻黄绒应付蜜炙麻黄绒。

【性味与归经】辛、微苦，温。归肺、膀胱经。

【功能与主治】发汗散寒，宣肺平喘，利水消肿。用于风寒感冒，胸闷喘咳，风水浮肿。蜜麻黄润肺止咳。多用于表证已解，气喘咳嗽。

麻黄生品发汗解表和利水消肿力强，多用于风寒表实证，风水浮肿。蜜麻黄性温偏润，辛散发汗作用缓和，以宣肺平喘力胜。麻黄绒作用缓和，适用于老人、幼儿及虚人风寒感冒。蜜麻黄绒作用更缓和，适用于表证已解而喘咳未愈的老人、幼儿及体虚患者。

【用法与用量】2~10 g。

附：

麻黄根：为草麻黄或中麻黄的干燥根和根茎。处方开麻黄根，应付麻黄根片（生品）。味甘、涩，性平。归心、肺经。功能为固表止汗。用于自汗，盗汗。用量 3~9 g，或外用适量，研粉撒扑。

（2）荆芥

【处方用名】荆芥。原名假苏。

【处方调配】处方写荆芥应付荆芥（生品）。

【性味与归经】辛，微温。归肺、肝经。

【功能与主治】解表散风，透疹，消疮。用于感冒，头痛，麻疹，风疹，疮疡初起。

【用法与用量】5~10 g。

附：

荆芥炭：为荆芥的炮制加工品。味辛、涩，性微温。归肺、肝经。功能为收敛止血。用于便血，崩漏，产后血晕。处方写黑荆芥、荆芥炭应付荆芥炭。用量 5~10 g。

荆芥穗：为荆芥的干燥花穗。味辛，性微温。归肺、肝经。功能为解表散风，透疹，消疮。用于感冒，头痛，麻疹，风疹，疮疡初起。处方写荆芥穗、芥穗应付荆芥穗。用量 5~10 g。

荆芥穗炭：为荆芥穗的炮制加工品。味辛、涩，性微温。归肺、肝经。功能为收涩止血。用于便血，崩漏，产后血晕。处方写荆芥穗炭、芥穗炭、黑芥穗应付荆芥穗炭。用量 5~10 g。

（3）桑叶

【处方用名】桑叶、冬桑叶、霜桑叶。

【处方调配】处方写桑叶、冬桑叶、霜桑叶应付桑叶（生品）。

【性味与归经】甘、苦，寒。归肺、肝经。

【功能与主治】疏散风热，清肺润燥，清肝明目。用于风热感冒，肺热燥咳，头晕头痛，目赤昏花。

【用法与用量】5~10 g。

附：

桑白皮：为桑科植物桑的干燥根皮。味甘，性寒。归肺经。功能为泻肺平喘，利水消肿。用于肺热喘咳，水肿胀满尿少，面目肌肤浮肿。处方写桑白皮、炒桑白皮、炙桑白皮、蜜桑皮应付蜜炙桑白皮，写生桑白皮、桑根白皮应付生桑白皮。蜜炙后寒泻之性缓和，偏于润肺止咳，用于肺虚喘咳。用量 6~12 g。

桑枝：为桑科植物桑的干燥嫩枝。味微苦，性平。归肝经。功能为祛风湿，利关节。用于风湿痹病，肩臂、关节酸痛麻木。处方写桑枝、嫩桑枝、炒桑枝应付炒桑枝，写生桑枝应付生桑枝。炒后可缓和其药性。用量 9~15 g。

桑椹：为桑科植物桑的干燥果穗。味甘、酸，性寒。归心、肝、肾经。功能为滋阴补血，生津润燥。用于肝肾阴虚，眩晕耳鸣，心悸失眠，须发早白，津伤口渴，内热消渴，肠燥便秘。处方写桑椹、桑椹子应付桑椹。用量 9~15 g。

（4）薄荷

【处方用名】薄荷、苏薄荷、南薄荷、薄荷梗、鸡苏。

【处方调配】处方写薄荷、苏薄荷、南薄荷、薄荷梗、鸡苏应付薄荷（生品）。

【性味与归经】辛，凉。归肺、肝经。

【功能与主治】疏散风热，清利头目，利咽，透疹，疏肝行气。用于风热感冒，风温初起，头痛，目赤，喉痹，口疮，风疹，麻疹，胸胁胀闷。

【用法与用量】3~6 g，后下。

（5）生姜

【处方用名】生姜、鲜姜、姜。

【处方调配】处方写生姜、鲜姜、姜均应付鲜姜片。

【性味与归经】辛，微温。归肺、脾、胃经。

【功能与主治】解表散寒，温中止呕，化痰止咳，解鱼蟹毒。用于风寒感冒，胃寒呕吐，寒痰咳嗽，鱼蟹中毒。

【用法与用量】3~10 g。

附：

干姜：为姜科植物姜的干燥根茎。味辛，性热。归脾、胃、肾、心、肺经。功能为温中散寒，回阳通脉，温肺化饮。用于脘腹冷痛，呕吐泄泻，肢冷脉微，寒饮喘咳。处方写干姜、川干姜、均姜、白姜应付干姜（生品）；写姜炭应付姜炭。炒炭后长于止血温经，用于各种虚寒性出血。用量 3~10 g。

炮姜：为干姜的炮制加工品。取干姜，照烫法用沙烫至鼓起，表面棕褐色。味辛，性热。归脾、胃、肾经，功能为温经止血，温中止痛。用于阳虚失血，吐血崩漏，脾胃虚寒，腹痛吐泻。处方写炮姜应付炮姜。用量 3~9 g。

此外，还有煨姜、生姜汁等。生姜汁化痰止呕作用强，用于咳嗽痰多，呕吐恶心。煨姜减弱辛散之性，功能为温中止呕止泻。

（6）柴胡

【处方用名】柴胡、南柴胡、北柴胡、炒柴胡、炙柴胡、醋柴胡、鳖血柴胡。

【处方调配】处方写柴胡、南柴胡、北柴胡应付柴胡（生品），写炒柴胡、炙柴胡、醋柴胡应付醋柴胡，写鳖血柴胡应付鳖血炙柴胡。

【性味与归经】辛、苦，微寒。归肝、胆、肺经。

【功能与主治】疏散退热，疏肝解郁，升举阳气。用于感冒发热，寒热往来，胸胁胀痛，月经不调，子宫脱垂，脱肛。

柴胡生用长于解表退热，醋炙柴胡长于疏肝止痛，鳖血柴胡长于填阴滋血，清肝退热。用于热入血室，骨蒸劳热。

【用法与用量】3~10 g。

（7）葛根

【处方用名】葛根、柴葛、野葛、野葛根、煨葛根。

【处方调配】处方写葛根、柴葛、野葛根、野葛应付葛根（生品），写煨葛根应付煨葛根。

【性味与归经】甘、辛，凉。归脾、胃、肺经。

【功能与主治】解肌退热，生津止渴，透疹，升阳止泻，通经活络，解酒毒。用于外感发热头痛，项背强痛，口渴，消渴，麻疹不透，热痢，泄泻，眩晕头痛，中风偏瘫，胸痹心痛，酒毒伤中。

葛根生品长于解肌退热，生津止渴，透疹；用于外感表证及消渴。葛根煨后发散作用减轻，增强止泻作用；多用于湿热泻痢、脾虚泄泻。

【用法与用量】10~15 g。

附：

粉葛：为豆科植物甘葛藤的干燥根。处方写甘葛、家葛、粉葛根、粉葛应付粉葛。味甘、辛，性凉。归脾、胃经。功能主治与用法用量同葛根。

（8）升麻

【处方用名】升麻、绿升麻、黑升麻、炙升麻、升麻炭。

【处方调配】处方写升麻、绿升麻、黑升麻应付升麻（生品），写炙升麻、升麻炭应付升麻炭。

【性味与归经】辛、微甘，微寒。归肺、脾、胃、大肠经。

【功能与主治】发表透疹，清热解毒，升举阳气。用于风热头痛，齿痛，口疮，咽喉肿痛，麻疹不透，阳毒发斑，脱肛，子宫脱垂。

升麻发表透疹解毒宜生用，升阳举陷固脱宜制用。

【用法与用量】3~10 g。

（9）牛蒡子

【处方用名】牛蒡子、大力子、牛子、炒牛蒡子、炒大力子。

【处方调配】处方写牛蒡子、大力子、牛子、炒牛蒡子、炒大力子应付炒牛蒡子，写生牛蒡子应付生牛蒡子。

【性味与归经】辛、苦，寒。归肺、胃经。

【功能与主治】疏散风热，宣肺透疹，解毒利咽。用于风热感冒，咳嗽痰多，麻疹，风疹，咽喉肿痛，痄腮，丹毒，痈肿疮毒。

牛蒡子生品长于疏散风热，解毒散结。炒后能缓和寒滑之性，长于解毒透疹，利咽散结，便于捣碎和有效成分的煎出。

【用法与用量】6~12 g。牛蒡子、炒牛蒡子用时捣碎。

（二）清热药

（1）石膏

【处方用名】石膏、生石膏。

【处方调配】处方写石膏、生石膏应付生石膏。

【性味与归经】甘、辛，大寒。归肺、胃经。

【功能与主治】清热泻火，除烦止渴。用于外感热病，高热烦渴，肺热喘咳，胃火亢盛，头痛，牙痛。

【用法与用量】15~60 g，先煎。

附：

煅石膏：为石膏的炮制品。味甘、辛、涩，性寒。归肺、胃经。功能为收湿，生肌，敛疮，止血。外治溃疡不敛，湿疹瘙痒，水火烫伤，外伤出血。处方写煅石膏应付煅石膏。外用适量，研末撒敷患处。

石膏能清热泻火、除烦止渴，用于外感热病，高热烦渴，肺热喘咳，胃火亢盛等。煅制后缓和了大寒之性，具收湿、生肌、敛疮、止血的功能。用于溃疡不敛，湿疹瘙痒，水火烫伤，外伤出血。

（2）知母

【处方用名】知母、光知母、毛知母、知母肉、肥知母、盐知母。

【处方调配】处方写知母、光知母、毛知母、知母肉、肥知母应付知母（生品），写盐知母应付盐知母。

并开药名：处方写二母、知贝母应付知母、川贝母，写知柏应付知母、黄柏，写炒知柏、盐知柏应付盐知母、盐黄柏。

【性味与归经】苦、甘，寒。归肺、胃、肾经。

【功能与主治】清热泻火，滋阴润燥。用于外感热病，高热烦渴，肺热燥咳，骨蒸潮热，内热消渴，肠燥便秘。

知母生品苦寒滑利，生知母苦寒滑利，长于清热泻火，生津润燥，尤其是泻肺、胃之火，用于外感热病，高热烦渴，肺热燥咳，内热消渴，肠燥便秘。盐炙后引药下行，专入肾经，增强滋阴降火，善清虚热，用于肝肾阴亏，虚火上炎，骨蒸潮热，盗汗遗精。

【用法与用量】6~12 g。

（3）栀子

【处方用名】栀子、山枝、山栀、黄栀子、炒栀子、焦栀子、栀子炭、黑山栀。

【处方调配】处方写栀子、山枝、山栀、黄栀子应付生栀子，写炒栀子付炒栀子，写焦栀子、栀子炭、黑山栀应付焦栀子。

【性味与归经】苦，寒。归心、肺、三焦经。

【功能与主治】泻火除烦，清热利湿，凉血解毒；外用消肿止痛。用于热病心烦，湿热黄疸，淋证涩痛，血热吐衄，目赤肿痛，火毒疮疡；外治扭挫伤痛。

栀子生品长于泻火利湿，凉血解毒。炒栀子、焦栀子功用相似，均能清热除烦，热较甚者用炒栀子，脾胃虚弱者用焦栀子。二者均能清热除。栀子炭善凉血止血。

【用法与用量】6~10 g。外用生品适量，研末调敷。栀子生品碾碎。

（4）黄芩

【处方用名】黄芩、枯芩、子芩、淡芩、炒黄芩、酒黄芩、黄芩炭、枯芩炭。

【处方调配】处方写黄芩、枯芩、子芩、淡芩应付生黄芩，写酒黄芩应付酒黄芩，写炒黄芩应付清炒黄芩，写黄芩炭、枯芩炭应付黄芩炭。

【性味与归经】苦，寒。归肺、胆、脾、大肠、小肠经。

【功能与主治】清热燥湿，泻火解毒，止血，安胎。用于湿温，暑湿，胸闷呕恶，湿热痞满，泻痢，黄疸，肺热咳嗽，高热烦渴，血热吐衄，痈肿疮毒，胎动不安。

黄芩生品清热泻火解毒力强。清炒之后，苦寒之性缓和，用于中下二焦湿热之证，还可治胎漏、胎动不安；酒制可借黄酒升腾之力，用于上焦肺热及四肢肌表之湿热；炭制之后，清热止血为主，用于崩漏下血，吐血衄血。

【用法与用量】3~10 g。

（5）牡丹皮

【处方用名】丹皮、粉丹皮、牡丹皮、生牡丹皮、牡丹皮炭、丹皮炭。

【处方调配】处方写牡丹皮、丹皮、粉丹皮、生牡丹皮应付生牡丹皮，写牡丹皮炭、丹皮炭应付牡丹皮炭。

【性味与归经】苦、辛，微寒。归心、肝、肾经。

【功能与主治】清热凉血，活血化瘀。用于热入营血，温毒发斑，吐血衄血，夜热早凉，无汗骨蒸，经闭痛经，跌扑伤痛，痈肿疮毒。

牡丹皮生用散热凉血，炒炭止血凉血。

【用法与用量】6~12 g。

（6）地黄

【处方用名】生地、地黄、生地黄、干地黄、鲜生地、鲜地黄、生地炭。

【处方调配】处方写生地、地黄、生地黄、干地黄应付生地黄，写鲜生地、鲜地黄应付鲜地黄，写生地炭、地黄炭应付生地黄炭。

并开药名：处方写二地、二地黄、生熟地应付地黄、熟地黄。

【性味与归经】鲜地黄：甘、苦，寒。归心、肝、肾经。生地黄：甘，寒。归心、肝、肾经。

【功能与主治】鲜地黄：清热生津，凉血，止血。用于热病伤阴，舌绛烦渴，温毒发斑，吐血，衄血，咽喉肿痛。生地黄：清热凉血，养阴生津。用于热入营血，温毒发斑，吐血衄血，热病伤阴，舌绛烦渴，津伤便秘，阴虚发热，骨蒸劳热，内热消渴。

【用法与用量】鲜地黄 12~30 g；生地黄 10~15 g。

附：

熟地黄：本品为生地黄的炮制加工品。味甘，性微温。归肝、肾经。功能为补血滋阴，益精填髓。用于血虚萎黄，心悸怔忡，月经不调，崩漏下血，肝肾阴虚，腰膝酸软，骨蒸潮热，盗汗遗精，内热消渴，眩晕，耳鸣，须发早白。处方写熟地黄、熟地、酒熟地黄应付熟地黄，写熟地炭、熟地黄炭应付熟地黄炭。用量 9~15 g。

鲜地黄较生地黄性寒，甘寒多汁，清热凉血作用强。生地黄偏于滋阴以阴虚发热、血热者应用为宜。熟地黄药性由寒变微温，补血，填精，益肝肾。以血虚、肾阴不足应用为宜。生地炭入血分凉血止血。熟地炭补血止血。

（7）蒲公英

【处方用名】蒲公英、公英、黄花地丁、婆婆丁。

【处方调配】处方写蒲公英、公英、黄花地丁、婆婆丁应付蒲公英（生品），写二地丁应付生蒲公英、生紫花地丁。

【性味与归经】苦、甘，寒。归肝、胃经。

【功能与主治】清热解毒，消肿散结，利尿通淋。用于疔疮肿毒，乳痈，瘰疬，目赤，咽痛，肺痈，肠痈，湿热黄疸，热淋涩痛。

【用法与用量】10~15 g。

（8）大青叶

【处方用名】大青叶、板蓝叶、蓝靛叶。

【处方调配】处方写大青叶、板蓝叶、蓝靛叶应付大青叶（生品）。

【性味与归经】苦，寒。归心、胃经。

【功能与主治】清热解毒，凉血消斑。用于温病高热，神昏，发斑发疹，痄腮，喉痹，丹毒，痈肿。

【用法与用量】9~15 g。

附：

板蓝根：本品为十字花科植物菘蓝的干燥根。味苦，性寒。归心、胃经。功能为清热解毒，凉血利咽。用于温疫时毒，发热咽痛，温毒发斑，痄腮，烂喉丹痧，大头瘟疫，丹毒，痈肿。处方写板蓝根应付板蓝根（生品）。用量 9~15 g。

（9）青黛

【处方用名】青黛、蓝靛、靛花、靛沫花、蓝青、青靛。

【处方调配】处方写青黛、蓝靛、靛花、靛沫花、蓝青、青靛应付青黛（生品）。

【性味与归经】咸，寒。归肝经。

【功能与主治】清热解毒，凉血消斑，泻火定惊。用于温毒发斑，血热吐衄，胸痛咳血，口疮，痄腮，喉痹，小儿惊痫。

【用法与用量】1~3 g，宜入丸散用。外用适量。

（三）利水渗湿药

（1）茯苓

【处方用名】茯苓、赤苓、安苓、茯神、云茯苓、白茯苓、赤茯苓、朱茯苓。

【处方调配】处方写茯苓、赤苓、安苓、茯神、云茯苓、白茯苓、赤茯苓应付茯苓（片或块），写朱茯苓应付朱砂拌茯苓。

【性味与归经】甘、淡，平。归心、肺、脾、肾经。

【功能与主治】利水渗湿，健脾，宁心。用于水肿尿少，痰饮眩悸，脾虚食少，便溏泄泻，心神不安，惊悸失眠。

朱茯苓是茯苓经朱砂拌过后，其能增强镇静安神之功，用于心悸、失眠。

【用法与用量】10~15 g。

附：

茯苓皮：本品为多孔菌科真菌茯苓菌核的干燥外皮。味甘、淡，性平。归肺、脾、肾经。功能为利水消肿。用于水肿，小便不利。处方写茯苓皮应付茯苓皮。用量 5~30 g。

（2）泽泻

【处方用名】泽泻、炒泽泻、盐泽泻、麸炒泽泻。

【处方调配】处方写泽泻应付生泽泻，写盐泽泻应付盐炒泽泻，写炒泽泻、麸炒泽泻应付麸炒泽泻。

【性味与归经】甘、淡，寒。归肾、膀胱经。

【功能与主治】利水渗湿，泄热，化浊降脂。用于小便不利，水肿胀满，泄泻尿少，痰饮眩晕，热淋涩痛，高脂血症。

泽泻生用清湿热，利小便。盐炒后引药下行，增强滋阴、泻热、利水作用。麸炒泽泻可缓和药性，偏于渗湿和脾。

【用法与用量】6~10 g。

（3）薏苡仁

【处方用名】薏苡仁、苡仁米、薏米、苡米、米仁、苡米仁、炒薏苡米、炒薏米。

【处方调配】处方写薏苡仁、苡仁米、薏米、苡米、米仁、苡米仁应付生薏苡仁，写炒薏苡米、炒薏米应付麸炒薏苡仁。

【性味与归经】甘、淡，凉。归脾、胃、肺经。

【功能与主治】利水渗湿，健脾止泻，除痹，排脓，解毒散结。用于水肿，脚气，小便不利，脾虚泄泻，湿痹拘挛，肺痈，肠痈，赘疣，癌肿。

薏苡仁生品性偏寒凉，长于利水渗湿，清热排脓，除痹止痛。麸炒后增强健脾止泻作用，常用于脾虚泄泻，纳少，脘腹作胀。

【用法与用量】9~30 g。

（4）车前子

【处方用名】车前子、车前、炒车前子、盐车前子、生车前子。

【处方调配】处方写车前子、车前、炒车前子、盐车前子应付盐车前子，写生车前子应付生车前子。

【性味与归经】甘，寒。归肝、肾、肺、小肠经。

【功能与主治】清热利尿通淋，渗湿止泻，明目，祛痰。用于热淋涩痛，水肿胀满，暑湿泄泻，目赤肿痛，痰热咳嗽。

车前子生品甘寒滑利，利水通淋，用于淋证、水肿。炒车前子提高煎出效果，长于渗湿止泻、祛痰止咳。盐炙后泻热利尿而不伤阴，偏于补肝肾、明目。

【用法与用量】9~15 g，包煎。

附：

车前草：本品为车前科植物车前或平车前的干燥全草。味甘，性寒。归肝、肾、肺、小肠经。功能为清热利尿通淋，祛痰，凉血，解毒。用于热淋涩痛，水肿尿少，暑湿泄泻，痰热咳嗽，吐血衄血，痈肿疮毒。处方写车前草应付车前草（生品）。用量 9~30 g。

（5）茵陈

【处方用名】茵陈、白蒿、因尘、滨蒿、花茵陈、绵茵陈、茵陈蒿。

【处方调配】处方写茵陈、白蒿、因尘、滨蒿、花茵陈、绵茵陈、茵陈蒿应付茵陈（生品）。

【性味与归经】苦、辛，微寒。归脾、胃、肝、胆经。

【功能与主治】清利湿热，利胆退黄。用于黄疸尿少，湿温暑湿，湿疮瘙痒。

【用法与用量】6~15 g。外用适量，煎汤熏洗。

（四）芳香化湿药

（1）苍术

【处方用名】苍术、北苍术、茅苍术、茅术、炒苍术、麸炒苍术、焦苍术、土苍术、土炒苍术、生苍术。

【处方调配】处方写苍术、北苍术、茅苍术、茅术、炒苍术、麸炒苍术应付麸炒苍术，写焦苍术应付焦苍术，写土苍术、土炒苍术应付土炒苍术，写生苍术应付生苍术。

并开药名：处方写二术、苍白术，应付麸炒苍术、麸炒白术。

【性味与归经】辛、苦，温。归脾、胃、肝经。

【功能与主治】燥湿健脾，祛风散寒，明目。用于湿阻中焦，脘腹胀满，泄泻，水肿，脚气痿躄，风湿痹痛，风寒感冒，夜盲，眼目昏涩。

苍术辛烈温燥，燥湿，祛风，散寒力强。麸炒后缓和燥性，增强健脾和胃作用。焦苍术辛燥之性大减，温脾止泻。土炒苍术，固涩止泻。

【用法与用量】3~9 g。

（2）厚朴

【处方用名】厚朴、川朴、川厚朴、制厚朴、炙厚朴、姜厚朴、紫油厚朴。

【处方调配】处方写厚朴、川朴、川厚朴、制厚朴、炙厚朴、姜厚朴、紫油厚朴应付姜厚朴。

厚朴药用部位有干皮、根皮（根朴）、枝皮（枝朴）三种商品规格。干皮习称“筒朴”；近根部的干皮一端展开如喇叭口，习称“靴筒朴”；根皮有的弯曲似鸡肠，习称“鸡肠朴”。

【性味与归经】苦、辛，温。归脾、胃、肺、大肠经。

【功能与主治】燥湿消痰，下气除满。用于湿滞伤中，脘痞吐泻，食积气滞，腹胀便秘，痰饮喘咳。

厚朴辛味峻烈，对咽喉有刺激性，姜制后可消除咽喉刺激性，增强宽中和胃功效。

【用法与用量】3~10 g。

附：

厚朴花：为木兰科植物厚朴或凹叶厚朴的干燥花蕾。味苦、性微温。归脾、胃经。功能为芳香化湿，理气宽中。用于脾胃湿阴气滞，胸脘痞闷胀满，纳谷不香。

处方写厚朴花、川朴花、朴花应付厚朴花（生品）。用量 3~9 g。

（3）砂仁

【处方用名】缩砂、缩砂仁、阳春砂、阳春砂仁、砂仁、壳砂仁、盐砂仁。

【处方调配】处方写缩砂、缩砂仁、阳春砂、阳春砂仁、砂仁、壳砂仁应付砂仁（生品），写盐砂仁应付盐水炙砂仁。

【性味与归经】辛，温。归脾、胃、肾经。

【功能与主治】化湿开胃，温脾止泻，理气安胎。用于湿浊中阻，脘痞不饥，脾胃虚寒，呕吐泄泻，妊娠恶阻，胎动不安。

砂仁辛香理气安胎，用于湿阻中焦，脾胃气滞证。盐水炙后辛燥之性略减，并能引药下行，增强温中暖肾、理气安胎作用，用于霍乱转筋，胎动不安。

【用法与用量】3~6 g，后下。用时捣碎。

（4）草果

【处方用名】草果、草果仁、草果子、炒草果、姜草果。

【处方调配】处方草果、草果仁、草果子、炒草果应付清炒草果，写姜草果仁应付姜炙草果。

【性味与归经】辛，温。归脾、胃经。

【功能与主治】燥湿温中，截疟除痰。用于寒湿内阻，脘腹胀痛，痞满呕吐，疟疾寒热，瘟疫发热。

草果仁辛温燥烈，能燥湿散寒。姜炙后燥性趋缓，长于温胃止呕。

【用法与用量】3~6 g。用时捣碎。

（五）温里药

（1）附子

【处方用名】附子、制附子、黑顺片、黑附子、黑附片、附片、淡附片、白附片、川附子、炮附片。

【处方调配】处方写附子、制附子、黑顺片、黑附子、黑附片应付黑顺片，写附片、淡附片、白附片、川附子应付白附片，写炮附片应付炒附片。

【性味与归经】辛、甘，大热；有毒。归心、肾、脾经。

【功能与主治】回阳救逆，补火助阳，散寒止痛。用于亡阳虚脱，肢冷脉微，心阳不足，胸痹心痛，虚寒吐泻，脘腹冷痛，肾阳虚衰，阳痿宫冷，阴寒水肿，阳虚外感，寒湿痹痛。

生附子有毒，加工炮制后毒性降低，便于内服。产地加工成盐附子是防止药物腐烂，利于贮存。加工成黑顺片、白附片后毒性降低，可直接入药。炮附片长于温肾暖脾，淡附片长于回阳救逆，散寒止痛。

【用法与用量】3~15 g，先煎，久煎。不宜与半夏、瓜蒌、瓜蒌子、瓜蒌皮、天花粉、川贝母、浙贝母、平贝母、伊贝母、湖北贝母、白蔹、白及同用。

附：

川乌：本品为毛茛科植物乌头的干燥母根。味辛、苦，性热；有大毒。归心、肝、肾、脾经。功能为祛风除湿，温经止痛。用于风寒湿痹，关节疼痛，心腹冷痛，寒疝作痛及麻醉止痛。一般炮制后用。生川乌多外用，用时捣碎。注意生品内服宜慎，孕妇禁用，不宜与半夏、瓜蒌、瓜蒌子、瓜蒌皮、天花粉、川贝母、浙贝母、平贝母、伊贝母、湖北贝母、白蔹、白及同用。

制川乌：本品为川乌的炮制加工品。味辛、苦，性热；有毒。归心、肝、肾、脾经。功能为祛风除湿，温经止痛。用于风寒湿痹，关节疼痛，心腹冷痛，寒疝作痛及麻醉止痛。处方写川乌、制川乌应付制川乌，写生川乌应付生川乌。用量 1.5~3 g，先煎、久煎。注意孕妇慎用，不宜与半夏、瓜蒌、瓜蒌子、瓜蒌皮、天花粉、川贝母、浙贝母、平贝母、伊贝母、湖北贝母、白蔹、白及同用。

草乌：本品为毛茛科植物北乌头的干燥块根。味辛、苦，性热；有大毒。归心、肝、肾、脾经。功能为祛风除湿，温经止痛。用于风寒湿痹，关节疼痛，心腹冷痛，寒疝作痛及麻醉止痛。一般炮制后用。注意事项同川乌。

制草乌：本品为草乌的炮制加工品。味辛、苦，性热；有毒。归心、肝、肾、脾经。功能与主治同草乌。处方写草乌、制草乌应付制草乌，写生草乌应付生草乌。用量 1.5~3 g。宜先煎、久煎。注意事项同制川乌。

（2）肉桂

【处方用名】玉桂、筒桂、紫肉桂、肉桂、肉桂心、官桂、企边桂、清化桂。

【处方调配】处方写玉桂、筒桂、紫肉桂、肉桂、肉桂心、官桂、企边桂、清化桂应付肉桂（生品）。

【性味与归经】辛、甘，大热。归肾、脾、心、肝经。

【功能与主治】补火助阳，引火归元，散寒止痛，温通经脉，用于阳痿宫冷，腰膝冷痛，肾虚作喘，虚阳上浮，眩晕目赤，心腹冷痛，虚寒吐泻，寒疝腹痛，痛经经闭。

【用法与用量】1~5 g。用时捣碎。不宜与赤石脂同用。

（3）吴茱萸

【处方用名】吴茱萸、淡吴萸、炒吴萸、制吴茱萸、生吴茱萸。

【处方调配】处方写吴茱萸、淡吴萸、炒吴萸、制吴茱萸应付制吴茱萸，写生吴茱萸应付生吴茱萸。

【性味与归经】辛、苦，热；有小毒。归肝、脾、胃、肾经。

【功能与主治】散寒止痛，降逆止呕，助阳止泻。用于厥阴头痛，寒疝腹痛，寒湿脚气，经行腹痛，脘腹胀痛，呕吐吞酸，五更泄泻。

吴茱萸散寒止痛力强，生品有小毒，多外用。经甘草制后降低毒性，缓和燥性。

【用法与用量】2~5 g。外用适量。

（4）丁香

【处方用名】丁香、公丁香、紫丁香。

【处方调配】处方写丁香、公丁香、紫丁香应付丁香（生品）。

【性味与归经】辛，温。归脾、胃、肺、肾经。

【功能与主治】温中降逆，补肾助阳。用于脾胃虚寒，呃逆呕吐，食少吐泻，心腹冷痛，肾虚阳痿。

【用法与用量】1~3 g，内服或研末外敷。用时捣碎。不宜与郁金同用。

附：

母丁香：本品为桃金娘科植物丁香的干燥近成熟果实。性味归经、功能主治同丁香而力较弱。处方写母丁香、鸡舌香应付母丁香（生品）。用法与用量同丁香。

（六）理气药

（1）陈皮

【处方用名】陈皮、橘皮、新会皮、广陈皮、炒陈皮。

【处方调配】处方写陈皮、橘皮、新会皮、广陈皮应付陈皮（生品），写炒陈皮应付炒陈皮。

【性味与归经】苦、辛，温。归肺、脾经。

【功能与主治】理气健脾，燥湿化痰。用于脘腹胀满，食少吐泻，咳嗽痰多。

【用法与用量】3~10 g。

附：

橘核：本品为芸香科植物橘及其栽培变种的干燥成熟种子。味苦，性平。归肝、肾经。功能为理气，散结，止痛。用于疝气疼痛，睾丸肿痛，乳痈乳癖。处方写橘核、炒橘核、盐橘核应付盐橘核，写生橘核应付生橘核。用量 3~9 g。用时捣碎。

（2）青皮

【处方用名】青皮、小青皮、四花青皮、炒青皮、醋青皮。

【处方调配】处方写青皮、小青皮、四花青皮、炒青皮、醋青皮应付醋炙青皮，写生青皮应付生青皮。

并开药名：处方写青陈皮应付醋青皮、陈皮。

【性味与归经】苦、辛，温。归肝、胆、胃经。

【功能与主治】疏肝破气，消积化滞。用于胸胁胀痛，疝气疼痛，乳癖，乳痈，食积气滞，脘腹胀痛。

青皮生品性烈，辛散破气力强，疏肝之中兼有发汗作用，以破气消积为主。醋炙后可缓和辛烈之性，引药入肝，消除发汗作用，并增强疏肝止痛、消积化滞的功效。

【用法与用量】3~10 g。

（3）枳实

【处方用名】枳实、川枳实、江枳实、炒枳实、焦枳实、麸炒枳实、生枳实。

【处方调配】处方写枳实、川枳实、江枳实、炒枳实、焦枳实、麸炒枳实应付麸炒枳实，写生枳实应付生枳实。

【性味与归经】苦、辛、酸，微寒。归脾、胃经。

【功能与主治】破气消积，化痰散痞。用于积滞内停，痞满胀痛，泻痢后重，大便不通，痰滞气阻，胸痹，结胸，脏器下垂。

枳实破气化痰，破气作用强烈，有损伤正气之虑，适宜气壮邪实者。麸炒枳实可缓和其峻烈之性，以免损伤正气，以散结消痞力胜。故有"生用气锐，炒用力缓"之说。

【用法与用量】3~10 g。

（4）枳壳

【处方用名】枳壳、川枳壳、江枳壳、炒枳壳、焦枳壳、麸炒枳壳、生枳壳。

【处方调配】处方写枳壳、川枳壳、江枳壳、炒枳壳、焦枳壳应付麸炒枳壳，写生枳壳应付生枳壳。

【性味与归经】苦、辛、酸，微寒。归脾、胃经。

【功能与主治】理气宽中，行滞消胀。用于胸胁气滞，胀满疼痛，食积不化，痰饮内停，脏器下垂。

枳壳辛燥，作用较强，偏于行气宽中除胀。麸炒后可缓和其峻烈之性，偏于理气健胃消食，有"宽中下气，枳壳缓而枳实速也"的说法。

【用法与用量】3~10 g。

（5）香附

【处方用名】香附、香附米、香附子、莎草根、炒香附、炙香附、制香附、醋香附、酒香附、香附炭、生香附。

【处方调配】处方写香附、香附米、香附子、莎草根、炒香附、炙香附、制香附、醋香附应付醋香附，写酒香附应付酒炙香附，写香附炭应付炒炭品，写生香附应付生香附。

【性味与归经】辛、微苦、微甘，平。归肝、脾、三焦经。

【功能与主治】疏肝解郁，理气宽中，调经止痛。用于肝郁气滞，胸胁胀痛，疝气疼痛，乳房胀痛，脾胃气滞，脘腹痞闷，胀满疼痛，月经不调，经闭痛经。

香附生品多入解表剂中，以理气解郁为主。醋香附疏肝止痛作用增强，并能消积化滞。酒香附能通经脉，散结滞。香附炭多用于治妇女崩漏不止等。

【用法与用量】6~10 g。

（6）沉香

【处方用名】沉香、落水沉香、海南沉、南沉香、上沉香。

【处方调配】处方写沉香、落水沉香、海南沉、南沉香、上沉香应付沉香（生品）。

【性味与归经】辛、苦，微温。归脾、胃、肾经。

【功能与主治】行气止痛，温中止呕，纳气平喘。用于胸腹胀闷疼痛，胃寒呕吐呃逆，肾虚气逆喘急。

【用法与用量】1~5 g，后下。用时捣碎或研成细粉。

（7）川楝子

【处方用名】川楝子、金铃子、苦楝子、炒川楝子、盐川楝子、生川楝子。

【处方调配】处方写川楝子、金铃子、苦楝子、炒川楝子应付炒川楝子，写盐川楝子应付盐川楝子，写生川楝子应付生川楝子。

【性味与归经】苦，寒；有小毒。归肝、小肠、膀胱经。

【功能与主治】疏肝泄热，行气止痛，杀虫。用于肝郁化火，胸胁、脘腹胀痛，疝气疼痛，虫积腹痛。

川楝子生品有小毒，长于杀虫、疗癣，兼能止痛。炒焦后可降低毒性，缓和苦寒之性，减少滑肠之弊，增强疏肝理气止痛作用。盐川楝子能引药下行，长于疗疝止痛。

【用法与用量】5~10 g。外用适量，研末调涂。川楝子生品，用时捣碎；炒川楝子，切厚片或碾碎。

（七）活血祛瘀药

（1）川芎

【处方用名】川芎、芎穷、酒川芎。

【处方调配】处方写川芎、芎穷应付川芎（生品），写酒川芎应酒炙川芎。

【性味与归经】辛，温。归肝、胆、心包经。

【功能与主治】活血行气，祛风止痛。用于胸痹心痛，胸胁刺痛，跌扑肿痛，月经不调，经闭痛经，癥瘕腹痛，头痛，风湿痹痛。

川芎长于活血行气，祛风止痛。酒炙后，能引药上行，增强活血行气止痛作用。

【用法与用量】3~10 g。

（2）延胡索（元胡）

【处方用名】玄胡、元胡、延胡索、玄胡索、制元胡、醋延胡、醋延胡索、酒延胡索、生延胡索。

【处方调配】处方写玄胡、元胡、延胡索、玄胡索、制元胡、醋延胡、醋延胡索应付醋延胡索，写酒延胡索应付酒炙延胡索，写生延胡索应付生延胡索。

【性味与归经】辛、苦，温。归肝、脾经。

【功能与主治】活血，行气，止痛。用于胸胁、脘腹疼痛，胸痹心痛，经闭痛经，产后瘀阻，跌扑肿痛。

延胡索生品止痛有效成分不易煎出，效果欠佳，临床多用醋制品。醋延胡索行气止痛作用增强。酒延胡索以活血、祛瘀、止痛为主。

【用法与用量】3~10 g；研末吞服，一次 1.5~3 g。切厚片或用时捣碎。

（3）郁金

【处方用名】郁金、玉金、温郁金、黄丝郁金、桂玉金、绿丝郁金、广郁金、黄郁金。本品正名为郁金。

【处方调配】郁金为姜科植物温郁金、姜黄、广西莪术或蓬莪术的干燥块根。前两者分别习称“温郁金”和“黄丝郁金”，其余按性状不同习称“桂郁金”或“绿丝郁金”。

处方写郁金、玉金、温郁金、黄丝郁金、桂玉金、绿丝郁金、广郁金、黄郁金，调配时统一应付郁金（生品）。

【性味与归经】辛、苦，寒。归肝、心、肺经。

【功能与主治】活血止痛，行气解郁，清心凉血，利胆退黄。用于胸胁刺痛，胸痹心痛，经闭痛经，乳房胀痛，热病神昏，癫痫发狂，血热吐衄，黄疸尿赤。

郁金味辛行散，既入血分以活血止痛，又入气分以行气解郁，治疗一切血瘀气滞诸痛证。其性寒，入心经而清心凉血；入肝胆经，以疏泄肝胆而退黄。

【用法与用量】3~10 g。不宜与丁香、母丁香同用。

附：

姜黄：为姜科植物姜黄的干燥根茎。味辛、苦，性温。归脾、肝经。功能为破血行气，通经止痛。用于胸胁刺痛，胸痹心痛，痛经经闭，癥瘕，风湿肩臂疼痛，跌扑肿痛。处方写姜黄、干姜黄、子姜黄、川姜黄应付姜黄（生品）。用量 3~10 g。外用适量。

片姜黄：本品为姜科植物温郁金的干燥根茎。味辛、苦，性温。归脾、肝经。功能为破血行气，通经止痛。用于胸胁刺痛，胸痹心痛，痛经经闭，癥瘕，风湿肩臂疼痛，跌扑肿痛。处方写片姜黄、片子姜应付片姜黄（生品）。用量 3~9 g。需注意片姜黄与莪术（温莪术）的来源与药用部位是一样的，都是来源于植物温郁金的根茎，区别在于采收与加工方法不同，从而造成功效与主治的不同。

（4）莪术

【处方用名】莪术、蓬莪术、蓬术、广西莪术、温莪术、山姜黄、醋莪术、生莪术。本品正名莪术。

【处方调配】莪术为姜科植物蓬莪术、广西莪术或温郁金的干燥根茎。后者习称“温莪术”。

处方写莪术、蓬莪术、蓬术、广西莪术、温莪术、醋莪术应付醋莪术，写生莪术应付生莪术。

并开药名：处方写棱术应付醋三棱、醋莪术。

【性味与归经】辛、苦，温。归肝、脾经

【功能与主治】行气破血，消积止痛。用于癥瘕痞块，瘀血经闭，胸痹心痛，食积胀痛。

本品辛散苦泄温通，入肝脾经。药力颇强，善破血行气、消积止痛，为破血消癥要药。凡血瘀气滞重症每用，既疗血瘀气结之癥瘕积聚、经闭，或心腹疼痛；又治宿食不消之脘腹胀痛等证。唯易伤正气，用时宜慎。

【用法与用量】6~9 g。孕妇禁用。

（5）三棱

【处方用名】三棱、荆三棱、京三棱、炒三棱、醋三棱、黑三棱、生三棱。本品正名为三棱。

【处方调配】三棱为黑三棱科植物黑三棱的干燥块茎。

处方写三棱、荆三棱、京三棱、炒三棱、醋三棱、黑三棱应付醋三棱，写生三棱应付生三棱。

并开药名：处方写棱术应付醋三棱、醋莪术。

【性味与归经】辛、苦，平。归肝、脾经。

【功能与主治】破血行气，消积止痛。用于癥瘕痞块，痛经，瘀血经闭，胸痹心痛，食积胀痛。

本品功效与莪术相似，亦用于血瘀气结之重症。然三棱偏入血分，破血之力优于莪术；莪术偏入气分，破气之力优于三棱。故治血瘀气滞诸证，两药常相须为用。

【用法与用量】5~10 g。孕妇禁用；不宜与芒硝、玄明粉同用。

（6）丹参

【处方用名】丹参、红丹参、紫丹参、血丹参、赤参、赤丹参、炒丹参、酒丹参。本品正名丹参。

【处方调配】丹参为唇形科植物丹参的干燥根和根茎。

处方写丹参、红丹参、紫丹参、血丹参、赤参、赤丹参应付丹参（生品），写炒丹参、

酒丹参应付酒丹参。

【性味与归经】活血祛瘀，通经止痛，清心除烦，凉血消痈。用于胸痹心痛，脘腹胁痛，癥瘕积聚，热痹疼痛，心烦不眠，月经不调，痛经经闭，疮疡肿痛。

本品味苦、性寒，降泄，入心肝血分，既善活血祛瘀而调经止痛，为妇科调经要药，适用于妇女血瘀经产腹痛诸证。又善凉血清心而消痈除烦，因其性属苦寒，故对血瘀兼热郁之证更宜；常治心腹刺痛，癥瘕积聚，痈肿疮毒，湿热病热入营血，烦躁不安及心悸失眠等证。酒炙后可增强活血之功，故活血化瘀宜酒炙用。

【用法与用量】10~15 g。不宜与藜芦同用。

（7）益母草

【处方用名】坤草、益母草、茺蔚草、鲜益母草。本品正名益母草。

【处方调配】益母草为唇形科植物益母草的新鲜或干燥地上部分。

处方写坤草、益母草、茺蔚草应付益母草（生品），写鲜益母草应付鲜益母草。

【性味与归经】苦、辛，微寒。归肝、心包、膀胱经。

【功能与主治】活血调经，利尿消肿，清热解毒。用于月经不调，痛经经闭，恶露不尽，水肿尿少，疮疡肿毒。

本品苦泄辛行，主入血分，功善能活血调经，妇女血瘀经产诸证，为妇科经产要药，故有“益母”之称。又因其善利尿消肿，兼可清热解毒，对水瘀互阻之水肿及瘀热阻滞之热毒疮肿，用之最宜。

【用法与用量】9~30 g；鲜品 12~40 g。孕妇慎用。

附：

茺蔚子：本品为唇形科植物益母草的干燥成熟果实。味辛、苦，性微寒。归心包、肝经。功能为活血调经，清肝明目。用于月经不调，经闭痛经，目赤翳障，头晕胀痛。处方写益母草子、茺蔚子、充玉子、小胡麻、三角胡麻应付茺蔚子（生品）。用量 5~10 g。瞳孔散大者慎用。

（8）红花

【处方用名】红花、杜红花、原红花、淮红花、草红花、刺红花、红蓝花。本品正名红花。

【处方调配】红花为菊科植物红花的干燥花。

处方写红花、杜红花、原红花、淮红花、草红花、刺红花、红蓝花应付红花（生品）。

【性味与归经】辛，温。归心、肝经。

【功能与主治】活血通经，散瘀止痛。用于经闭，痛经，恶露不行，癥瘕痞块，胸痹心痛，瘀滞腹痛，胸胁刺痛，跌扑损伤，疮疡肿痛。

本品辛散温通，既善活血通经治经产瘀滞之证，又擅祛瘀止痛，为治癥瘕积聚，跌打损伤，心腹瘀阻疼痛之常品。且可用于治血热瘀滞斑疹紫暗，有治血化斑之效。

【用法与用量】3~10 g。孕妇慎用。

附：

西红花：为鸢尾科植物番红花的干燥柱头。味甘，性平。归心、肝经。功能为活血化瘀，凉血解毒，解郁安神。用于经闭癥瘕，产后瘀阻，温毒发斑，忧郁痞闷，惊悸发狂。处方写西红花、藏红花、番红花应付西红花。用量 1~3 g，煎服或沸水泡服。孕妇慎用。

（9）乳香

【处方用名】乳香、滴乳香、乳香珠、制乳香、明乳香、醋乳香、生乳香、乳头香、塌香、天泽香、摩勒香、浴香。本品正名乳香。

【处方调配】乳香为橄榄科植物乳香树树皮渗出的树脂。

处方写乳香、滴乳香、乳香珠、制乳香、明乳香、醋乳香、生乳香、乳头香、塌香、天泽香、摩勒香、浴香应付醋乳香，写生乳香应付生乳香。

并开药名：处方写乳没应付醋乳香、醋没药。

【性味与归经】辛、苦，温。归心、肝、脾经。

【功能与主治】活血定痛，消肿生肌。用于胸痹心痛，胃脘疼痛，痛经经闭，产后瘀阻，癥瘕腹痛，风湿痹痛，筋脉拘挛，跌打损伤，痈肿疮疡。

本品辛散苦泄，芳香走窜，内能宣通脏腑，通达气血；外能透达经络。善活血行气止痛、消肿生肌。凡瘀血阻滞心腹诸痛、跌打损伤及痈疽疮疡久溃不敛皆可用之。若内服外用相配合，其效更良。乳香生品气味辛烈，对胃刺激性强，易引起呕吐。醋炙后可矫臭矫味，增强活血止痛、收敛生肌的作用。

【用法与用量】煎汤或入丸、散，3~5 g；外用适量，研末调敷。孕妇及胃弱者慎用。

（10）没药

【处方用名】没药、末药、炒没药、制没药、醋没药、生没药。本品正名没药。

【处方调配】没药为橄榄科植物地丁树或哈地丁树的干燥树脂，分为天然没药和胶质没药。

处方写没药、末药、炒没药、制没药、醋没药应付醋没药，写生没药应付生没药。

并开药名：处方写乳没应付醋乳香、醋没药。

【性味与归经】辛、苦，平。归心、肝、脾经。

【功能与主治】散瘀定痛，消肿生肌。用于胸痹心痛，胃脘疼痛，痛经经闭，产后瘀阻，癥瘕腹痛，风湿痹痛，跌打损伤，痈肿疮疡。

本品具活血止痛、消肿生肌之功，治跌打损伤，外科痈疽肿痛，疮疡溃后久不收口以及一切瘀滞心腹诸痛，常与乳香相须配伍，增强疗效。没药生品气味浓烈，对胃有刺激性，易引起呕吐。醋炙后可矫臭矫味，增强活血止痛、收敛生肌的作用。

【用法与用量】3~5 g，炮制去油，多入丸散用。孕妇及胃弱者慎用。

（八）止血药

（1）槐花

【处方用名】槐花、槐米、槐花米、豆槐、炒槐花（米）、槐花炭、生槐花。本品正名槐花。

【处方调配】槐花为豆科植物槐的干燥花及花蕾。前者习称“槐花”，后者习称“槐米”。

处方写槐花、槐米、槐花米、豆槐、炒槐花（米）应付炒槐花（米），写槐花炭应付槐花炭，写生槐花应付生槐花。

【性味与归经】苦，微寒。归肝、大肠经。

【功能与主治】凉血止血，清肝泻火。用于便血，痔血，血痢，崩漏，吐血，衄血，肝热目赤，头痛眩晕。

槐花苦而微寒，善清热凉血止血，对血热出血证，尤其是下部出血之便血、痔血多用；尚有清肝火明目作用，对肝经热盛之头痛、头晕、目赤有良效。炒炭能产生涩性，增强止血作用。炒炭能产生涩性，增强止血作用，血热出血多用。

【用法与用量】5~10 g。

附：

槐角：本品为豆科植物槐的干燥成熟果实。味苦，性寒。归肝、大肠经。功能为清热泻火，凉血止血。用于肠热便血，痔肿出血，肝热头痛，眩晕目赤。处方写槐角、炙槐角应付蜜槐角，写焦槐角、槐角炭应付槐角炭，写生槐角应付生槐角。槐角凉血止血，清热润肠，善治下部出血。蜜炙可缓和苦寒之性，并增强滋润肠燥的功效。炒炭增强止血作用。用量 6~9 g。

（2）茜草

【处方用名】茜草、红茜草、血茜草、活血草、茜草炭。本品正名茜草。

【处方调配】茜草为茜草科植物茜草的干燥根和根茎。

处方写茜草、红茜草、血茜草、活血草应付茜草（生品），写茜草炭应付茜草炭。

【性味与归经】苦，寒。归肝经。

【功能与主治】凉血，祛瘀，止血，通经。用于吐血，衄血，崩漏，外伤出血，瘀阻经闭，关节痹痛，跌扑肿痛。

本品既善凉血止血以治血热出血，又善活血祛瘀、通经止痛，止血之中有祛瘀作用，对血热兼瘀出血证尤宜，且止血而无留瘀之弊。除治出血证外，对血瘀经闭、跌打损伤、风湿痹痛等亦常选用。止血宜炒炭用，行血宜生用。

【用法与用量】6~10 g。

（3）蒲黄

【处方用名】蒲黄、蒲棒粉、炒蒲黄、蒲黄炭、黑蒲黄、生蒲黄。本品正名为蒲黄。

【处方调配】蒲黄为香蒲科植物水烛香蒲、东方香蒲或同属植物的干燥花粉。

处方写蒲黄、蒲棒粉、炒蒲黄、蒲黄炭、黑蒲黄应付蒲黄炭，写生蒲黄应付生蒲黄。

【性味与归经】甘，平。归肝、心包经。

【功能与主治】止血，化瘀，通淋。用于吐血，衄血，咯血，崩漏，外伤出血，经闭痛经，胸腹刺痛，跌扑肿痛，血淋涩痛。

本品甘缓不峻，性平无寒热之偏，既能止血，又善活血，对出血诸证，无论寒热及有无瘀血，皆可选用，而以属实夹瘀者尤为适宜。且能化瘀止痛、利尿通淋，对血瘀、心腹胃脘疼痛、痛经、产后瘀阻腹痛及血淋诸证，亦为常用之品。传统认为生用性滑，止血化瘀，利尿；炒用性涩，收涩止血，略兼化瘀。

【用法与用量】5~10 g，包煎。外用适量，敷患处。孕妇慎用。

（4）艾叶

【处方用名】生艾叶、艾叶、艾蒿、艾炭、艾叶炭、醋艾炭。本品正名为艾叶。

【处方调配】艾叶为菊科植物艾的干燥叶。

处方写艾叶、艾蒿、生艾叶应付生艾叶，写艾炭、艾叶炭、醋艾炭应付醋艾炭。

【性味与归经】辛、苦，温；有小毒。归肝、脾、肾经。

【功能与主治】温经止血，散寒止痛；外用祛湿止痒。用于吐血，衄血，崩漏，月经过多，胎漏下血，少腹冷痛，经寒不调，宫冷不孕；外治皮肤瘙痒。醋艾炭温经止血，用于虚寒性出血。

艾叶苦燥辛散，芳香温热，既能温经止血，善治虚寒性出血，尤宜于崩漏、胎漏下血；又善散寒调经安胎，以治下焦虚寒、寒客胞宫之月经不调、痛经、宫冷不孕、胎动不安等；还能燥湿止痒，治湿疹瘙痒。并可外用烧灸，以温经逐寒。

【用法与用量】3~9 g。外用适量，供灸治或熏洗用。

（九）化痰止咳平喘药

（1）半夏

【处方用名】半夏、制半夏、清半夏、清夏、姜半夏、姜夏、法半夏、法夏、生半夏。本品正名为半夏、法半夏、姜半夏、清半夏。

【处方调配】半夏为天南星科植物半夏的干燥块茎。

处方写半夏、制半夏、清半夏、清夏应付清半夏，写姜半夏、姜夏应付姜半夏，写法半夏、法夏应付法半夏，写生半夏应付生半夏。

【性味与归经】辛、温；有毒。归脾、胃、肺经。

【功能与主治】燥湿化痰，降逆止呕，消痞散结。用于湿痰寒痰，咳喘痰多，痰饮眩悸，风痰眩晕，痰厥头痛，呕吐反胃，胸脘痞闷，梅核气；外治痈肿痰核。

本品辛温而燥，长于燥脾湿而化痰浊，温脏腑而化寒痰，降胃气而止呕吐，为治寒痰、湿痰及呕吐的要药。又具辛散之性，能化痰、消痞散结，治痰气互结之痞证、结胸、胸痹、梅核气等。生品外用又能消肿散结。

【用法与用量】内服一般炮制后使用，3~9 g。外用适量，磨汁涂或研末以酒调敷患处。不宜与川乌、制川乌、草乌、制草乌、附子同用；生品内服宜慎。

附：

法半夏：本品为半夏的炮制加工品（一般用生石灰、甘草汁炮制）。味辛，性温。归脾、胃、肺经。功能为燥湿化痰。用于痰多咳喘，痰饮眩悸，风痰眩晕，痰厥头痛。用量3~9 g。注意事项同半夏。

姜半夏：本品为半夏的炮制加工品（一般用生姜、白矾炮制）。味辛，性温。归脾、胃、肺经。功能为温中化痰，降逆止呕。用于痰饮呕吐，胃脘痞满。用量 3~9 g。注意事项同半夏。

清半夏：本品为半夏的炮制加工品（一般用白矾炮制）。味辛，性温。归脾、胃、肺经。功能为燥湿化痰。用于湿痰咳嗽，胃脘痞满，痰涎凝聚，咯吐不出。用量 3~9 g。注意事项同半夏。

半夏为毒性中药，生品多外用，炮制后可降低毒性，缓和药性。法半夏偏于燥湿，用于寒痰、湿痰。清半夏偏于化痰。姜半夏偏于降逆止呕。

（2）旋覆花

【处方用名】旋覆花、覆花、金沸花、蜜旋覆花、蜜炙旋覆花。本品正名旋覆花。

【处方调配】旋覆花为菊科植物旋覆花或欧亚旋覆花的干燥头状花序。

处方写旋覆花、覆花、金沸花应付旋覆花（生品），写蜜炙旋覆花、蜜旋覆花应付蜜旋覆花。

【性味与归经】苦、辛、咸，微温。归肺、脾、胃、大肠经。

【功能与主治】降气，消痰，行水，止呕。用于风寒咳嗽，痰饮蓄结，胸膈痞闷，喘咳痰多，呕吐噫气，心下痞硬。

本品辛开苦降温通，既善降气化痰而平喘，消痰行水而除痞满，治痰饮壅滞，肺气上逆咳喘，胸膈痞满证；又善降胃气而止呕噫，治胃气上逆之呕吐、噫气，为治肺胃气逆病证之要药。旋覆花生品主降气，化痰，止呕。蜜炙后润肺祛痰，止咳平喘。

【用法与用量】3~9 g，包煎。

附：

金沸草：本品为菊科植物条叶旋覆花或旋覆花的干燥地上部分。味苦、辛、咸，性温。归肺、大肠经。功能为降气，消痰，行水。用于外感风寒，痰饮蓄结，咳喘痰多，胸膈痞满。处方写金沸草、金佛草、旋覆梗、旋覆花秧应付金沸草（生品）。用量 5~10 g。

（3）前胡

【处方用名】前胡、南前胡、蜜炙前胡、炙前胡、蜜前胡。本品正名前胡。

【处方调配】前胡为伞形科植物白花前胡的干燥根。

处方写前胡、南前胡、应付前胡（生品），写蜜炙前胡、炙前胡应付蜜前胡。

【性味与归经】苦、辛，微寒。归肺经。

【功能与主治】降气化痰，散风清热。用于痰热喘满，咯痰黄稠，风热咳嗽痰多。

本品专入肺经，既能下气消痰，又能宣肺散风，还能清热，善宣降肺气，化痰浊，散风热。适用于痰热阻肺，肺失宣肃之咳喘证；尤其适合于外感风热之咳喘痰。蜜炙后能增强止咳化痰作用。

【用法与用量】3~10 g。

（4）瓜蒌

【处方用名】瓜蒌、全瓜蒌、栝楼、糖瓜蒌。本品正名瓜蒌。

【处方调配】栝楼为葫芦科植物栝楼或双边栝楼的干燥成熟果实。

处方写瓜蒌、全瓜蒌、栝楼、糖瓜蒌应付瓜蒌（丝或块）。

【性味与归经】甘、微苦，寒。归肺、胃、大肠经。

【功能与主治】清热涤痰，宽胸散结，润燥滑肠。用于肺热咳嗽，痰浊黄稠，胸痹心痛，结胸痞满，乳痈，肺痈，肠痈，大便秘结。

本品甘寒滑润，上能清肺润肺而化痰止咳，治肺热、痰热、肺燥之咳喘，又善宽胸利气以开痹，为治胸痹之要药；下能润肠滋燥以通便，治肠燥便秘；还能清热散结以消痈，治热毒结聚的疮痈肿毒。瓜蒌子功偏润肺滑肠；瓜蒌皮功偏利气宽胸。

【用法与用量】9~15 g。不宜与川乌、制川乌、草乌、制草乌、附子同用。

附：

瓜蒌子：本品为葫芦科植物栝楼或双边栝楼的干燥成熟种子。味甘，性寒。归肺、胃、大肠经。功能为润肺化痰，滑肠通便。用于燥咳痰黏，肠燥便秘。处方写生瓜蒌子应付生瓜蒌子。用量 9~15 g。用时捣碎。不宜与川乌、制川乌、草乌、制草乌、附子同用。

炒瓜蒌子：本品为瓜蒌子的炮制加工品。性味归经、功能主治、用法用量、注意同瓜蒌子。处方写瓜蒌仁、瓜蒌子、炒瓜蒌子应付炒瓜蒌子。瓜蒌子炒后能降低致人呕吐、恶心的副作用，缓和滑肠致泻作用，并易于煎出有效成分。不宜与川乌、制川乌、草乌、制草乌、附子同用。

瓜蒌皮：本品为葫芦科植物栝楼或双边栝楼的干燥成熟果皮。味甘，性寒。归肺、胃经。功能为清热化痰，利气宽胸。用于痰热咳嗽，胸闷胁痛。处方写瓜蒌皮、栝楼皮、蒌皮、生瓜蒌皮应付生瓜蒌皮。用量 6~10 g。不宜与川乌、制川乌、草乌、制草乌、附子同用。

天花粉：本品为葫芦科植物栝楼或双边栝楼的干燥根。味甘、微苦，性微寒。归肺、胃经。功能为清热泻火，生津止渴，消肿排脓。用于热病烦渴，肺热燥咳，内热消渴，疮疡肿毒。处方写天花粉、瓜蒌根、栝楼根应付生天花粉。用量 10~15 g，孕妇慎用。不宜与川乌、制川乌、草乌、制草乌、附子同用。

（5）浙贝母

【处方用名】浙贝、浙贝母、象贝、珠贝、大贝、元宝贝、浙贝片。本品正名为浙贝母。

【处方调配】浙贝母为百合科植物浙贝母的干燥鳞茎。采收后大小分开，大者除去芯芽，习称“大贝”“元宝贝”；小者不去芯芽，习称“珠贝”；鳞茎切成厚片，习称“浙贝片”。

处方写浙贝、浙贝母、象贝、珠贝、大贝、元宝贝、浙贝片应付浙贝母（生品）。

【性味与归经】苦，寒。归肺、心经。

【功能与主治】清热化痰止咳，解毒散结消痈。用于风热咳嗽，痰火咳嗽，肺痈，乳痈，瘰疬，疮毒。

本品功似川贝母而偏苦泄，以清热化痰、开郁散结之功见长。外感风热、痰热咳嗽以及痰火、热毒壅结之病证多用。

【用法与用量】5~10 g。不宜与川乌、制川乌、草乌、制草乌、附子同用。

（6）川贝母

【处方用名】贝母、炉贝、黄炉贝、马牙贝、松贝、珍珠贝、青贝、川贝、川贝母、川贝粉。本品正名川贝母。

【处方调配】川贝母为百合科植物川贝母、暗紫贝母、甘肃贝母、梭砂贝母、太白贝母或瓦布贝母的干燥鳞茎。按性状不同分别习称“松贝”“青贝”“炉贝”和“栽培品”。

处方写贝母、炉贝、黄炉贝、马牙贝、松贝、珍珠贝、青贝、川贝应付川贝母（生品），写川贝粉应付川贝粉。

【性味与归经】苦、甘，微寒。归肺、心经。

【功能与主治】清热润肺，化痰止咳，散结消痈。用于肺热燥咳，干咳少痰，阴虚劳嗽，痰中带血，瘰疬，乳痈，肺痈。

本品性凉味甘质润，为清润之品，既能清肺化痰，又能润肺止咳，为肺燥、虚劳久咳多用。又有清热解郁，化痰散结之功，治痰火、热毒壅结之证。

【用法与用量】3~10 g；研粉冲服，一次 1~2 g。不宜与川乌、制川乌、草乌、制草乌、附子同用。

附：

平贝母：本品为百合科植物平贝母的干燥鳞茎。味苦、甘，性微寒。归肺、心经。功能为清热润肺，化痰止咳。用于肺热燥咳，干咳少痰，阴虚劳嗽，咳痰带血。处方写平贝母、平贝应付平贝母（生品）。用量 3~9 g；研粉冲服，一次 1~2 g。用时捣碎。不宜与川乌、制川乌、草乌、制草乌、附子同用。

土贝母：本品为葫芦科植物土贝母的干燥块茎。味苦，性微寒。归肺、脾经。功能为解毒，散结，消肿。用于乳痈，瘰疬，痰核。处方写土贝母应付土贝母（生品）。用量5~10 g。

伊贝母：本品为百合科植物新疆贝母或伊犁贝母的干燥鳞茎。味苦、甘，性微寒。归肺、心经。功能为清热润肺，化痰止咳。用于肺热燥咳，干咳少痰，阴虚劳嗽，咳痰带血。处方写伊贝母、伊贝应付伊贝母（生品）。用量 3~9 g。不宜与川乌、制川乌、草乌、制草乌、附子同用。

湖北贝母：本品为百合科植物湖北贝母的干燥鳞茎。味微苦，性凉。归肺、心经。功能为清热化痰，止咳，散结。用于热痰咳嗽，瘰疬痰核，痈肿疮毒。处方写湖北贝母应付湖北贝母（生品）。用量 3~9 g，研粉冲服。不宜与川乌、制川乌、草乌、制草乌、附子同用。

（7）苦杏仁

【处方用名】杏仁、北杏、苦杏仁、焯苦杏仁、炒杏仁、炒苦杏仁。本品正名苦杏仁。

【处方调配】苦杏仁为蔷薇科植物山杏、西伯利亚杏、东北杏或杏的干燥成熟种子。

处方写杏仁、北杏、苦杏仁应付焯苦杏仁，写炒杏仁、炒苦杏仁应付炒苦杏仁，写生苦杏仁应付生苦杏仁。

【性味与归经】苦，微温；有小毒。归肺、大肠经。

【功能与主治】降气止咳平喘，润肠通便。用于咳嗽气喘，胸满痰多，肠燥便秘。本品苦温润降，上能降肺气、疏利开通而以止咳平喘，为治咳喘之要药，随证配伍可用于治多种咳喘痰证；下能降气润肠而通利大便，治肠燥津枯的便秘。

苦杏仁生品有小毒，炒后可去毒，并有温肺散寒作用，多用于肺寒久咳。苦杏仁需焯去皮，以杀酶保苷。炒苦杏仁多去皮后炒用。

【用法与用量】5~10 g，生品入煎剂后下。内服不宜过量，以免中毒。

（8）款冬花

【处方用名】冬花、款冬、连三朵、款冬花、蜜款冬花、生款冬花。本品正名款冬花。

【处方调配】款冬花为菊科植物款冬的干燥花蕾。

处方写冬花、款冬、连三朵、款冬花、蜜款冬花应付蜜款冬花，写生款冬花应付生款冬花。

【性味与归经】辛、微苦，温。归肺经。

【功能与主治】润肺下气，止咳化痰。用于新久咳嗽，喘咳痰多，劳嗽咳血。

本品为温润之品，药性功效与紫菀相似但更长于止咳，紫菀则长于化痰，二者常相须为用，治疗各种咳嗽痰多证。然本品辛温，尤宜于寒嗽。蜜炙后药性温润，增加润肺止咳功效，多用于肺虚咳嗽。

【用法与用量】5~10 g。

（9）白果

【处方用名】银杏、白果、白果仁、炒白果、炒白果仁、熟白果。本品正名白果。

【处方调配】白果为银杏科植物银杏的干燥成熟种子。

处方写银杏、白果、白果仁应付白果（生品），写炒白果、炒白果仁、熟白果应付炒白果。

【性味与归经】甘、苦、涩，平；有毒。归肺、肾经。

【功能与主治】敛肺定喘，止带缩尿。用于痰多喘咳，带下白浊，遗尿尿频。

本品甘苦涩平，涩敛而降，上敛肺金而平喘咳，下行湿浊而降痰涎，为治喘咳痰嗽常用药；能除湿泄浊、收涩止带，为妇科止带的良药；可固精缩尿，治尿频、遗尿、遗精。白果生品有小毒，炒后可降低毒性，消除刺激性。

【用法与用量】5~10 g。生食有毒。

（十）平肝熄风药

（1）石决明

【处方用名】石决明、生石决明、九孔石决明、鲍鱼壳、煅石决明。本品正名石决明。

【处方调配】石决明为鲍科动物杂色鲍、皱纹盘鲍、羊鲍、澳洲鲍、耳鲍或白鲍的贝壳。

处方写石决明、生石决明、九孔石决明、鲍鱼壳应付生石决明，写煅石决明应付煅石决明，外用应付煅石决明。

并开药名：处方写二决明应付生石决明、炒决明子。

【性味与归经】咸，寒。归肝经。

【功能与主治】平肝潜阳，清肝明目。用于头痛眩晕，目赤翳障，视物昏花，青盲雀目。

本品为凉肝、镇肝之要药。平肝潜阳而治疗肝阳上亢之头晕目眩；清泻肝火而治疗肝火上攻之头晕、头痛；清肝明目而为疗目疾之常用药，多用于目赤、翳障、视物昏花等。石决明煅后缓和咸寒之性，增强固涩收敛作用。

【用法与用量】6~20 g，先煎。

（2）牡蛎

【处方用名】牡蛎、左牡蛎、左壳、海蛎壳、牡蛎壳、生牡蛎、煅牡蛎。本品正名牡蛎。

【处方调配】牡蛎为牡蛎科动物长牡蛎、大连湾牡蛎或近江牡蛎的贝壳。

处方写牡蛎、左牡蛎、左壳、海蛎壳、牡蛎壳、生牡蛎应付生牡蛎，写煅牡蛎应付煅牡蛎。

【性味与归经】咸，微寒。归肝、胆、肾经。

【功能与主治】重镇安神，潜阳补阴，软坚散结。用于惊悸失眠，眩晕耳鸣，瘰疬痰核，癥瘕痞块。煅牡蛎收敛固涩，制酸止痛。用于自汗盗汗，遗精滑精，崩漏带下，胃痛吞酸。

本品既为平肝潜阳之要药，善治肝阳上亢，头晕目眩等证。又长于软坚散结，常治痰核、瘰疬、癥瘕之疾。且煅用收敛固涩，善止滑脱，治疗滑脱诸证。此外，煅用尚能制酸止痛，用治胃痛泛酸。

【用法与用量】9~30 g，先煎。

（3）僵蚕

【处方用名】白僵蚕、天虫、僵虫、炒僵蚕、麸炒僵蚕、僵蚕。本品正名僵蚕。

【处方调配】僵蚕为蚕蛾科昆虫家蚕 4~5 龄的幼虫感染（或人工接种）白僵菌而致死的干燥体。

处方写白僵蚕、天虫、僵虫、炒僵蚕、麸炒僵蚕、僵蚕应付麸炒僵蚕。

【性味与归经】咸、辛，平。归肝、肺、胃经。

【功能与主治】息风止痉，祛风止痛，化痰散结。用于肝风夹痰，惊痫抽搐，小儿急惊风，破伤风，中风口㖞，风热头痛，目赤咽痛，风疹瘙痒，发颐痄腮。

本品咸辛性平，既能息风止痉，且兼可化痰，可治多种原因之惊痫抽搐，对惊风、癫痫挟痰热者尤宜。又辛散风热，祛外风止痉、止痒，治风热头痛、目赤、咽肿，风中经络口眼㖞斜、痉挛抽搐及风疹瘙痒。还能软坚散结，而治痰核、瘰疬等证。僵蚕生品有不良气味，不利于服用，麸炒后能矫正气味，并能缓和疏风走表的作用。

【用法与用量】5~10 g。

（4）地龙

【处方用名】地龙、沪地龙、广地龙、土地龙、蚯蚓干。本品正名地龙。

【处方调配】地龙为钜蚓科动物参环毛蚓、通俗环毛蚓、威廉环毛蚓或栉盲环毛蚓的干燥体。前一种习称“广地龙”，后三种习称“沪地龙”。

处方写地龙、沪地龙、广地龙、土地龙、蚯蚓干应付地龙（生品）。

【性味与归经】咸，寒。归肝、脾、膀胱经。

【功能与主治】清热定惊，通络，平喘，利尿。用于高热神昏，惊痫抽搐，关节痹痛，肢体麻木，半身不遂，肺热喘咳，水肿尿少。

本品善走窜，清热力强，清热息风而止痉，治高热抽搐、惊痫癫狂；能清肺而平喘，治肺热喘咳；又能清膀胱之热结而利水道，治热结膀胱之小便不利。此外，还长于通行经络，治痹证肢麻拘挛及中风半身不遂。

【用法与用量】5~10 g。

（十一）收涩药

（1）五味子

【处方用名】五味子、北五味子、北五味、辽五味、醋五味子。本品正名五味子。

【处方调配】五味子为木兰科植物五味子干燥成熟果实，习称“北五味子”。

处方写五味子、北五味子、北五味、辽五味、醋五味子应付醋五味子。

【性味与归经】酸、甘，温。归肺、心、肾经。

【功能与主治】收敛固涩，益气生津，补肾宁心。用于久嗽虚喘，梦遗滑精，遗尿尿频，久泻不止，自汗盗汗，津伤口渴，内热消渴，心悸失眠。

本品五味具备，以酸味为主，温而不燥，有广泛的收敛固涩作用，能上敛肺气而止咳，下滋肾阴而涩精，外能收敛止汗，内能涩肠止泻，益气而生津。凡肺肾两虚，精气耗伤之证，皆可应用。五味子醋炙能增强酸涩收敛作用，多用于咳嗽、遗精、泄泻等证。

【用法与用量】2~6 g。

附：

南五味子：本品为木兰科植物华中五味子的干燥成熟果实。性味归经、功能主治、用法与用量同五味子。处方写南五味子、南五味、醋南五味应付醋南五味子。南五味子、醋南五味子用时捣碎。

传统认为北五味子质比南五味子优良。北五味子除收敛固涩外，功偏补益心肾。南五味子则偏敛肺止咳。入滋阴药当以北五味子为宜。

（2）山茱萸

【处方用名】山茱萸、山萸肉、山萸、萸肉、熟萸肉、制萸肉、蒸萸肉、酒萸肉、酒山茱萸。本品正名山茱萸。

【处方调配】山茱萸为山茱萸科植物山茱萸的干燥成熟果肉。

处方写山茱萸、山萸肉、山萸、萸肉、熟萸肉、制萸肉、蒸萸肉、酒萸肉应付酒山茱萸。

【性味与归经】酸、涩，微温。归肝、肾经。

【功能与主治】补益肝肾，收涩固脱。用于眩晕耳鸣，腰膝酸痛，阳痿遗精，遗尿尿频，崩漏带下，大汗虚脱，内热消渴。

本品酸涩而温，温而不燥，补而不峻，入肝肾经，既能补肝肾之阴，又能温肾助阳，是平补阴阳之要药。并有较强的收敛固涩作用，堪称补敛并俱之品。对遗精滑精、遗尿尿频、月经过多、崩漏、虚汗不止等滑脱之证而兼有肝肾不足者，用之尤为适宜。山茱萸生品敛阴止汗力强，酒蒸后可增强温补肝肾的作用，并能降低其酸性。

【用法与用量】6~12 g。

（3）肉豆蔻

【处方用名】肉果、玉果、肉豆蔻、煨玉果、煨肉蔻、煨肉豆蔻、麸煨肉豆蔻。本品正名为肉豆蔻。

【处方调配】肉豆蔻为肉豆蔻科植物肉豆蔻的干燥种仁。

处方写肉果、玉果、肉豆蔻、煨玉果、煨肉蔻、煨肉豆蔻应付麸煨肉豆蔻。

【性味与归经】辛，温。归脾、胃、大肠经。

【功能与主治】温中行气，涩肠止泻。用于脾胃虚寒，久泻不止，脘腹胀痛，食少呕吐。

本品辛香温燥而涩，有涩而不滞气、行而不破气的特点，既可治脾肾阳虚之久泻久痢、五更泄泻；又可治胃寒气滞之脘腹胀痛、食少呕吐。麸皮煨制后油脂含量降低，可免滑肠，同时降低毒副作用，增强固涩、温中止泻的作用。

【用法与用量】3~10 g。麸煨肉豆蔻用时捣碎。

（4）金樱子

【处方用名】刺梨子、金罂子、金樱子、金樱子肉。本品正名金樱子。

【处方调配】金樱子为蔷薇科植物金樱子的干燥成熟果实。

处方写刺梨子、金罂子、金樱子、金樱子肉应付金樱子（去毛、核）。

【性味与归经】酸、甘、涩，平。归肾、膀胱、大肠经。

【功能与主治】固精缩尿，固崩止带，涩肠止泻。用于遗精滑精，遗尿尿频，崩漏带下，久泻久痢。

本品酸涩收敛，功专固涩，有固精缩尿、涩肠止泻之功，适用于体虚下焦不固之遗精滑精、遗尿尿频，以及久泻久痢等证。

【用法与用量】6~12 g。

（5）芡实

【处方用名】芡实、肇实、苕实、芡实米、鸡头米、炒芡实、麸炒芡实、生芡实。本品正名芡实。

【处方调配】芡实为睡莲科植物芡的干燥成熟种仁。

处方写芡实、肇实、苕实、芡实米、鸡头米、炒芡实、麸炒芡实应付麸炒芡实，写生芡实应付生芡实。

【性味与归经】甘、涩，平。归脾、肾经。

【功能与主治】益肾固精，补脾止泻，除湿止带。用于遗精滑精，遗尿尿频，脾虚久泻，白浊，带下。

本品性质平和，为药食两用之佳品。生品固肾涩精力强，麸炒后增强芳香健脾、固涩止泻作用，补脾止泻力强，多用于脾虚泄泻。

【用法与用量】9~15 g。

（十二）补益药

（1）党参

【处方用名】党参、潞党参、川党参、西党参、台党、文元党、炒党参、米炒党参。本品正名党参。

【处方调配】为桔梗科植物党参、素花党参或川党参的干燥根。

处方写党参、潞党参、川党参、西党参、台党、文元党应付党参，写炒党参、米炒党参应付米炒党参。

【性味与归经】甘，平。归脾、肺经。

【功能与主治】健脾益肺，养血生津。用于脾肺气虚，食少倦怠，咳嗽虚喘，气血不足，面色萎黄，心悸气短，津伤口渴，内热消渴。

本品性质平和，不腻不燥，既擅补中气，又善益肺气，为治脾肺气虚证最常用之品。生用补脾养胃，润肺生津，用于气阴两伤，气血两虚。米炒增强健脾止泻作用，既能健脾，又能和胃消食，用于脾胃虚弱，泄泻，脱肛。

【用法与用量】9~30 g。不宜与藜芦同用。

（2）白术

【处方用名】白术、于术、冬术、仙居术、炒白术、焦白术、麸炒白术、生白术、土炒白术。本品正名白术。

【处方调配】白术为菊科植物白术的干燥根茎。

处方写白术、于术、冬术、仙居术、炒白术、焦白术应付麸炒白术，写生白术应付生白术，写土炒白术应付土炒白术。

并开药名：处方写苍白术、二术应付麸炒白术、麸炒苍术。

【性味与归经】苦、甘，温。归脾、胃经。

【功能与主治】健脾益气，燥湿利水，止汗，安胎。用于脾虚食少，腹胀泄泻，痰饮眩悸，水肿，自汗，胎动不安。

本品善补脾益气而燥湿，为健脾要药，且有固表止汗之效，亦为治表虚自汗之常品。生品燥湿利水作用较强，用于水湿内停、痰饮。麸炒后能增强健脾作用。用于脾虚食少，倦怠无力。还能和中补气，安胎，并缓和燥性。土炒增强健脾止泻的作用。

【用法与用量】6~12 g。

（3）甘草

【处方用名】甘草、国老、甜草根、皮草、粉甘草、甜甘草、生甘草。本品正名甘草。

【处方调配】甘草为豆科植物甘草、胀果甘草或光果甘草的干燥根和根茎。

处方写甘草、国老、甜草根、皮草、粉甘草、甜甘草、生甘草应付甘草（生品）。

【性味与归经】甘，平。归心、肺、脾、胃经。

【功能与主治】补脾益气，清热解毒，祛痰止咳，缓急止痛，调和诸药。用于脾胃虚弱，倦怠乏力，心悸气短，咳嗽痰多，脘腹、四肢挛急疼痛，痈肿疮毒，缓解药物毒性、烈性。

本品药性平和，应用广泛，善和百药，故有“国老”之美称。

【用法与用量】2~10 g。不宜与海藻、京大戟、红大戟、甘遂、芫花同用。

附：

炙甘草：本品为甘草的炮制加工品。味甘，性平。归心、肺、脾、胃经。功能为补脾和胃，益气复脉。用于脾胃虚弱，倦怠乏力，心动悸，脉结代。处方写炙甘草、炙草、蜜炙甘草应付蜜炙甘草。用法与用量、注意事项同甘草。

甘草生品味甘而偏凉，以清火解毒见长。蜜炙后味甘偏温，能增强补脾益气和中的作用。清火解毒宜生用，补中缓急宜炙用。

（4）补骨脂

【处方用名】补骨脂、破故纸、破故子、故纸、盐故纸、盐骨脂、盐补骨脂、炒补骨脂、生补骨脂。本品正名补骨脂。

【处方调配】补骨脂为豆科植物补骨脂的干燥成熟果实。

处方写补骨脂、破故纸、破故子、故纸、盐故纸、盐骨脂、盐补骨脂、炒补骨脂应付盐补骨脂，写生补骨脂应付生补骨脂。

【性味与归经】辛、苦，温。归肾、脾经。

【功能与主治】温肾助阳，纳气平喘，温脾止泻；外用消风祛斑。用于肾阳不足，阳痿遗精，遗尿尿频，腰膝冷痛，肾虚作喘，五更泄泻；外用治白癜风，斑秃。

补骨脂擅补火壮阳，兼具收涩之性，为治脾肾阳虚、下元不固之要药。生用辛热而燥，易伤阴而口干舌燥，咽痛。盐炙后能缓和辛燥之性，并可引药入肾，增强补肾纳气的作用。

【用法与用量】6~10 g。外用 20%~30% 酊剂涂患处。

（5）杜仲

【处方用名】杜仲、川杜仲、盐杜仲、炒杜仲、生杜仲。本品正名杜仲。

【处方调配】为杜仲科植物杜仲的干燥树皮。

处方写杜仲、川杜仲、盐杜仲、炒杜仲应付盐杜仲，写生杜仲应付生杜仲。

【性味与归经】甘，温。归肝、肾经。

【功能与主治】补肝肾，强筋骨，安胎。用于肝肾不足，腰膝酸痛，筋骨无力，头晕目眩，妊娠漏血，胎动不安。

本品善补肝肾而强筋骨，调冲任，固经安胎。为治肝肾不足，腰脊疼痛，筋骨痿软，以及胎动不安，胎漏下血之良药。生品偏于益肝舒筋，盐炙后增强补肝肾作用，用于肾虚腰痛，胎动不安。

【用法与用量】6~10 g。

附：

杜仲叶：本品为杜仲科植物杜仲的干燥叶。味微辛，性温。归肝、肾经。功能为补肝肾，强筋骨。用于肝肾不足，头晕目眩，腰膝酸痛，筋骨痿软。处方写杜仲叶应付杜仲叶。用量 10~15 g。

（6）当归

【处方用名】当归、西当归、岷当归、全当归、归头、当归头、归身、当归身、归尾、当归尾、酒当归、酒炒当归、当归炭。本品正名当归。

【处方调配】当归为伞形科植物当归的干燥根。

当归的应用有头、尾、身、全之分。整支当归切片名全当归，又名“原当归”“通底归”。当归根头名当归头（归头），主根名当归身（归身），支根名当归尾（归尾）。

处方写当归、西当归、岷当归、全当归应付全当归（生品），写归头、当归头应付当归头（生品），写归身、当归身应付当归身（生品），写归尾、当归尾应付当归尾（生品），写酒当归、酒炒当归应付酒炒当归，写当归炭应付当归炭。

【性味与归经】甘、辛，温。归肝、心、脾经。

【功能与主治】补血活血，调经止痛，润肠通便。用于血虚萎黄，眩晕心悸，月经不调，经闭痛经，虚寒腹痛，风湿痹痛，跌扑损伤，痈疽疮疡，肠燥便秘。酒当归活血通经。用于经闭痛经，风湿痹痛，跌扑损伤。

本品专能补血，又能行血，补中有动，行中有补，诚血中之气药，亦血中圣药也，适用于血虚诸证。生用质润长于补血，调经，润肠通便。酒当归活血通经。用于经闭痛经，风湿痹痛，跌扑损伤。当归炭有止血作用，可用于崩漏下血。全当归既能补血，又可活血，统称和血；当归头止血，当归身补血，当归尾破血。

【用法与用量】6~12 g。

（7）白芍

【处方用名】白芍、芍药、杭白芍、亳芍、白芍药、炒芍药、炒白芍、醋白芍、酒白芍、土白芍、生白芍。本品正名白芍。

【处方调配】白芍为毛茛科植物芍药的干燥根。

处方写白芍、芍药、杭白芍、亳芍、白芍药、炒芍药、炒白芍应付炒白芍，写醋白芍应付醋炒白芍，写酒白芍应付酒炒白芍，写土白芍应付土炒白芍，写生白芍、生芍药应付生白芍。

并开药名：赤白芍、二芍应付炒白芍、赤芍。

【性味与归经】苦、酸，微寒。归肝、脾经。

【功能与主治】养血调经，敛阴止汗，柔肝止痛，平抑肝阳。用于血虚萎黄，月经不调，自汗，盗汗，胁痛，腹痛，四肢挛痛，头痛眩晕。

本品善养血柔肝，补阴抑阳。生用平肝敛阴作用较强，用于肝阳上亢所致头痛、眩晕、耳鸣、烦躁易怒；清炒能缓和寒性，养血敛阴，用于肝旺脾虚证；酒炒后酸寒伐肝之性降低，入血分，善于调经止血，柔肝止痛，用于肝郁血虚，胁肋疼痛、腹痛，月经不调，产后腹痛；醋炙后，引药入肝，敛血养血、疏肝解郁作用增强；土炒白芍可借土气入脾，增强养血和脾、止泻作用，适用于肝旺脾虚，腹痛腹泻。

【用法与用量】6~15 g。不宜与藜芦同用。

（8）制何首乌

【处方用名】制首乌、制何首乌。本品正名为制何首乌。

【处方调配】制何首乌为蓼科植物何首乌的干燥块根炮制加工品（黑豆汁拌蒸煮制成）。

处方写制首乌、制何首乌应付制何首乌。

【性味与归经】苦、甘、涩，微温。归肝、心、肾经。

【功能与主治】补肝肾，益精血，乌须发，强筋骨，化浊降脂。用于血虚萎黄，眩晕耳鸣，须发早白，腰膝酸软，肢体麻木，崩漏带下，高脂血症。

制本品甘涩微温，不燥不腻，入肝、肾经。功能为补肝肾，益精血，且可收敛精气，为滋补良药，尤为治须发早白、早衰之要药。常用治肝肾精血亏虚之眩晕耳鸣，须发早白，腰膝酸软以及遗精、崩带等证。

【用法与用量】6~12 g。

附：

首乌藤：本品为蓼科植物何首乌的干燥藤茎。味甘，性平。归心、肝经。功能为养血安神，祛风通络。用于失眠多梦，血虚身痛，风湿痹痛，皮肤瘙痒。处方写夜交藤、首乌藤、何首乌藤应付首乌藤（生品）。用量 9~15 g。外用适量，煎水洗患处。

何首乌：本品为蓼科植物何首乌的干燥块根。味苦、甘、涩，性微温。归肝、心、肾经。功能为解毒，消痈，截疟，润肠通便。用于疮痈，瘰疬，风疹瘙痒，久疟体虚，肠燥便秘。处方写首乌、何首乌、生首乌、生何首乌应付何首乌（生品）。用量 3~6 g。

（9）百合

【处方用名】百合、龙牙合、川百合、炙百合、蜜百合。本品正名为百合。

【处方调配】百合为百合科植物卷丹、百合或细叶百合的干燥肉质鳞叶。

处方写百合、龙牙合、川百合应付百合，写炙百合、蜜百合应付蜜百合。

【性味与归经】甘，寒。归心、肺经。

【功能与主治】养阴润肺，清心安神。用于阴虚燥咳，劳嗽咳血，虚烦惊悸，失眠多梦，精神恍惚。

本品甘微寒而质润，既能养阴润肺止咳，又能清心安神。适用于肺燥或阴虚之久咳，痰中带血等，尤以治热病余热未清之心烦失眠为常用。

生品善于清心安神。蜜炙后增强润肺止咳的功效，肺阴虚尤为适宜。

【用法与用量】6~12 g。

（10）黄精

【处方用名】黄精、制黄精、酒黄精。本品正名为黄精。

【处方调配】黄精为百合科植物滇黄精、黄精或多花黄精的干燥根茎。按形状不同，习称“大黄精”“鸡头黄精”“姜形黄精”。

黄精生品刺人咽喉，酒蒸后可除去麻味，故多酒蒸后用。处方写黄精、制黄精、酒黄精应付酒黄精。

【性味与归经】甘，平。归脾、肺、肾经。

【功能与主治】补气养阴，健脾，润肺，益肾。用于脾胃气虚，体倦乏力，胃阴不足，口干食少，肺虚燥咳，劳嗽咳血，精血不足，腰膝酸软，须发早白，内热消渴。

本品甘平质滋润，既能滋肾阴、润肺燥，又能补脾阴，益脾气。因性质平和，作用缓慢，故多作久服滋补之品。黄精质润，多服久服会妨碍消化，酒蒸后可滋而不腻。酒蒸后还能助药势，增强补脾润肺、益肾的作用。

【用法与用量】9~15 g。

项目五 饮片保管养护

中药饮片是中药材加工炮制后的成品，因其来源广泛、种类繁多、性质各异，炮制规格多，在储存中容易变质，不仅带来经济上的损失，还会影响疗效并危及病人用药安全，应根据各种饮片特性妥善保管养护，贯彻“以防为主、防治结合”的方针。

一、中药饮片常用养护与保管方法

1. 冷藏养护法： 采用低温（2~10℃）贮存中药，可以有效防止不宜烘干、晾晒中药的生虫、发霉、变色等现象发生。要注意冷藏前中药的含水量必须在安全标准范围内。此法需要一定的设备，费用较大，主要用于贵重药材、特别容易虫蛀或发霉的药材以及无其他较好办法保管的中药。

2. 干燥养护法： 通过干燥可以除去中药过多的水分，同时杀死霉菌、害虫及虫卵，起到防治虫、霉，久贮不变质的效果。

（1）摊晾法：也称阴干法，即将中药置于室内或阴凉处所，使其借温热空气的流动，吹去水分而干燥，适用于芳香性叶类、花类、果皮类中药等。

（2）高温烘干法：对含水量过高的中药，可以采取加热增温除去水分，有火盆烘干、烘箱烘干、烘干机烘干三种方法。此法适用于大多数药材，但不适用于含有升华、挥发成分药材。

（3）石灰干燥法：凡中药易变色、价值贵重、质量娇嫩、容易走油、溢糖而生霉虫蛀、回潮后不宜曝晒的品种如人参、枸杞子、鹿茸等，可采用石灰箱、石灰缸或石灰吸潮袋的干燥法。

（4）木炭干燥法：干燥的木炭用纸包好，夹置于易潮易霉的中药内，可以吸收侵入的水分，防霉、防虫。

（5）翻垛通风法：将垛底中药翻到垛面，或堆成通风垛使热气水分散发。一般在梅雨季节或发现药材含水量较高时采用此法，也可利用风扇、鼓风机等机械装置加速通风。

（6）密封吸湿法：利用严密的库房及缸、瓶、塑料袋或其他包装器材，将中药密封，使中药与外界空气隔绝，减少湿气侵入的机会，保持中药原有的水分，以防霉变与虫蛀。也可加入石灰、硅胶等吸潮剂以吸潮，更能增强防虫、霉的效果。贵重中药最好采用无菌真空密封。

3. 埋藏养护法

（1）石灰埋藏法：用大小适宜的缸或木箱，先用双层纸将药材包好，注明名称，然后置入石灰至恰好埋没所贮中药为度。适用于肉质或昆虫类中药。

（2）砂子埋藏法：在容器（用缸或木箱）底部先用干燥后的砂子铺平，再将中药分层平放，每层均撒盖砂子。适用于少数完整中药。

（3）糠壳埋藏法：利用糠壳的隔潮性能，将中药埋入糠中，防止外界湿气侵入，保持药材干燥，亦可避免虫蛀、霉变。

（4）地下室贮藏法：地下室贮藏中药，由于气温低，不直接受到阳光照射，环境较干燥，对于怕光、怕热、怕风、怕潮、怕冻的药物有一定的养护作用。

4. 对抗害虫、霉菌的养护方法

（1）硫磺熏蒸法：将一定数量的硫磺碎块置于瓦容器内，点燃后放入熏房，密封门、窗和一切缝隙，利用硫磺有毒气体室杀熏房内药材中害虫的成虫、卵、蛹和幼虫，并杀灭初萌的霉菌。

（2）磷化铝熏蒸法：采用塑料帐密封货垛或全仓密封熏蒸。根据货垛体积采用在垛上和走道地面上设多点投药，药片不要直接接触包装和药材，可采用铁盘、木盘、搪瓷盘等，把药片摊开，帐幕熏蒸可将药片盘放在货垛边。

（3）环氧乙烷；环氧乙烷是一种气体灭菌杀虫剂，对各种细菌、霉菌及昆虫、虫卵均有十分理想的杀灭作用。

（4）60Co-γ 射线辐射：60Co 释放出的 γ 射线有很强的穿透力和杀菌能力，是目前较理想的灭菌方法。但需专门设施，此法已成为中药材、饮片和中成药灭菌最实用的方法了。

（5）气调养护法：调整空气的组成，造成低氧环境，抑制虫害和微生物的生长繁殖及中药自身的氧化反应，达到保持中药质量的目的。其原理简单说就是降氧充氮，或降氧充二氧化碳。氧气是微生物和仓虫生存的必需条件，而氮气为惰性气体，无毒、无臭；二氧化碳也能使仓虫和微生物无法生长。通过降氧充氮达到杀虫防霉的作用。该法的优点是费用低，不污染环境和药材，劳动强度小，质量好，易管理。同时对于保持药材的色泽也是非常有效的方法。

（6）对抗同贮法：也称异性对抗驱虫养护，是利用不同品种的中药所散发的特殊气味、吸湿性能或特有驱虫去毒的化学成分的性质来防止另一种药材发生虫霉变质现象的一种贮藏方法。一般有混入同贮法、层积共藏法、垫底覆盖包围法、拌入密闭贮藏法和喷雾撒粉法等方法。无论采取哪种对抗同贮法来防治仓虫（霉），一定要实施在药材被蛀、发霉之前，才能收到良好的养护效果。如：

1）泽泻、山药与牡丹皮同贮防虫保色。可三者交互层层存放或泽泻与山药分别与牡丹皮贮存在一起，既可防止泽泻、山药生虫，又可防止丹皮变色。

2）西红花防冬虫夏草生虫。西红花、冬虫夏草属贵重药材，二者同贮于低温干燥处，可使冬虫夏草久贮不生虫。此外，冬虫夏草在装箱时，先于箱底，铺放用纸包好的木炭，再放些牡丹皮，然后在其上放冬虫夏草，并密封，即可防止霉蛀发生。或在装箱前，先将冬虫夏草按 0.5 kg 分件用纸封包，再将包件层层堆叠装箱，并在每层撒石灰粉，直至箱满，最顶一层同样覆撒石灰粉，盖严密封，防虫防霉效果更好。

3）蜜拌龙眼肉可保味、保色。可将晒至干爽不粘手的龙眼肉，放进干净的容器中，并加适量的蜂蜜拌匀，然后倒入洁净的陶瓷缸内，密封好置阴凉干燥处贮藏。此法保管龙眼肉，可安全度过两个夏季，且色味完好。也可在贮藏容器底部，放一碗蜂蜜，然后装上带孔洞的隔板，再将龙眼肉置于隔板上加盖保存。

4）大蒜防芡实、薏苡仁生虫。芡实和薏苡仁含丰富的淀粉，在贮藏中极易造成虫害，药材与生大蒜按 20∶1 的量，在两者之中加适量用纸包好的生大蒜瓣，并在纸包上扎一些小孔，使大蒜气味得以扩散，装入缸内盖严，即可起到良好的防虫效果。此外，大蒜与土鳖虫、斑蝥、全蝎、僵蚕等虫类药材同贮，即能使这些虫类药材不易生虫。

5）细辛、花椒养护鹿茸。鹿茸为名贵药材但易生虫难保管，若在锯茸后，将细辛碾末调成糊状，抹在锯口或裂缝边缘处，再烘干置于密闭的木箱内（以樟木箱为佳），且在箱内撒些樟脑或细辛盖严密封后置阴凉干燥处贮藏，则鹿茸不会生虫。此外，花椒与鹿茸同贮也能防虫，方法是将鹿茸装入盒内，盒底先铺一层花椒，盖好密封。

6）当归防麝香走香气、变颜色。取麝香和当归各 0.5~1 kg，分件用纸一起包好，然后一件件依次装入瓷罐内，将罐口盖严并密封，置干燥处保存。这样贮藏麝香不变色也不失香气。

除以上方法外，还有化学药剂养护法，但在药材中易残留有害物且毒性较大，将逐步被淘汰。随着技术的进步，在药品养护中新技术、新方法的应用日益广泛，如远红外干燥、微波灭虫、电离辐射等方法，养护人员均可组合利用，确保药品质量符合规范，保证用药安全。

二、中药饮片库房的温湿度管理

1. 温湿度测定仪器

（1）干湿球温度表：仓库温湿度的测定，通常使用干湿球温度表测定空气温湿度。是由两支形状和结构完全相同的温度表组成，一支用来测定气温，称为干球温度表；另一支的感应部分包着浸透纯水或已结冰的纱布，称为湿球温度表。当湿球上的水分蒸发时，会吸收热量，导致湿球温度计的温度下降，从而在干球和湿球温度计之间产生温度差，这个温度差与空气的湿度有关，通过计算这个温度差，可以得出空气的相对湿度。干湿球湿度计的准确度只有 5%~ 7% RH。

（2）其他温湿度计：常用的温湿度检测仪器还有水银或酒精温度表，最高、最低温度表，毛发湿度计，自记温湿度计等。

GSP 标准要求企业应配置温湿度自动监测系统，通过对库房环境温湿度的自动监测和数据采集，对库房温湿度实行 24 h 连续、自动监测和实时记录。

2. 仓库温湿度的控制与调节

采用密封、通风与吸潮相结合的办法，是控制和调节库内温湿度行之有效的办法。

（1）密封：就是把药品尽可能严密地封闭起来，减少外界不良气候条件的影响，以达到安全保管的目的。

密封保管应注意：

1）密封前要检查药品质量、温度和含水量是否正常，如发现发霉、生虫、发热、结霜等现象就不能进行密封。发现含水量超过安全范围或包装材料过潮，也不宜密封。

2）密封的时间要根据药品的性能和气候情况来决定。怕潮、怕溶化、怕霉的物品，应选择在相对湿度较低的时节进行密封。

3）密封材料常用的有塑料薄膜、防潮纸、油毡纸、芦席等。密封材料必须干燥清洁，无异味。

4）密封常用的方法有整库密封，小室密封、按垛密封，以及按货架、整件密封等。

（2）通风：是利用库内外空气温度不同而形成的气压差，使库内外空气形成对流，来达到调节库内温湿度的目的。正确通风，不仅可以调节与改善库内的温湿度，还能及时散发物品及包装物的多余水分。按目的不同，可分为利用通风降温（或增湿）和利用通风散潮两种。

（3）吸潮：在梅雨季节或阴雨天，当库内湿度过高，不适宜物品保管，而库外湿度过大，也不宜进行通风散潮时，可以在密封库内用吸潮的办法降低库内湿度。用吸湿剂或除湿机去湿是降低仓库内空气湿度的有效方法。

仓库中通常使用的吸湿剂有生石灰、无水氯化钙、硅胶等。生石灰吸湿性较强，速度较快，但不能直接接触保管药物，使用时捣成小块，放在箱中，不要装满，以免膨化后溢出，最好在吸湿后还没有变成粉末前换掉。氯化钙是一种白色多孔的颗粒固体，吸湿效果显著，吸湿到饱和状态后融化为液体，吸湿后的溶液加热蒸发水分后仍可使用。硅胶是一种白色多孔的颗粒固体，性能与氯化钙基本相同，但颗粒小一些，也可反复使用。

目前仓库多普遍使用机械吸潮的方法，把库内的湿空气通过抽风机吸入吸湿机冷却器内，使它凝结为水而排出。

GSP 要求药品企业仓库应设置能有效监测和调控温湿度的设备，温湿度自动监测系统应具备控制节点指令输出功能。当库房内温湿度平均值接近规定的上下限临界值或超出规定范围时，系统应能实现就地及指定地点声光报警功能。仓库管理人员应根据系统的提示，及时启动温湿度调控设备或采取相应措施进行温湿度的有效调控，直至库房环境温湿度达到规定的范围。温湿度调控过程应予以记录。温湿度监测、调控及设备校准记录保存应不少于 3 年。

三、特殊中药的储存

1. 毒性中药的养护与保管

应严格遵守《中华人民共和国药品管理法》和《医疗用毒性药品管理办法》的有关规定，做到专人、专库、专柜储存，双人、双锁、双账、双领取、双复核管理。工作中还要注意以下几点：

（1）矿物类毒性药及其制品如砒石、九分散等，主要是防止光化、氧化，以及湿度和温度引起的质变。一般宜密封储存。

（2）动、植物类毒性药，数量少的品种，可采用密封储存；水分含量较高的品种，可先暴晒或烘干后再密封储藏或加入吸湿剂。

（3）包装上要有明显的“毒”字标识；人员调动要严格履行交接手续，执行双方签字制度。

（4）保管人员操作时应戴口罩、手套等加强防护，避免中毒。

2. 贵细中药的养护与保管

贵细中药应与一般饮片分开，专库或专柜储存，专人管理，注意防虫、防霉，密封后置阴凉、通风、干燥处储存。如麝香、牛黄宜瓶装密闭；人参可放入石灰箱、石灰缸或石灰吸潮袋中密封储存于阴凉库，还可采用低温（2~10℃）的冷藏库或冷藏箱、冰箱储藏，但要注意冷藏或密封前药材的含水量必须在安全标准范围（7%~13%）。

3. 易燃中药的养护与保管

药材中遇火极易燃烧的品种，如硫黄、火硝、樟脑、干漆、海金沙等，必须按照消防管理要求，储存在阴凉安全的专库，远离火源，有专人保管。饮片应干燥，空气要流通，堆垛不宜太高。

模块二测试题

一、单项选择题

1. 每剂药价的尾数按四舍五入的规定计算到“分”，误差应小于（　　）元/剂。
A. 0.01　　B. 0.05
C. 0.1　　D. 0.5

2. 计价时，处方中药味若有不同规格或细料贵重药品（如人参、鹿茸等），应在药名的顶部注明单价，俗称（　　）。
A. 药价　　B. 单价
C. 顶码　　D. 标价

3. 下列中药，不属于妊娠禁用药的是（　　）。
A. 全蝎　　B. 三七
C. 蜈蚣　　D. 川乌

4. 妊娠禁忌用药一般不包括（　　）。
A. 剧毒药　　B. 性能峻猛药
C. 峻下逐水药　　D. 解表药

5. 下列中药，属于孕妇慎用的中药是（　　）。
A. 薏苡仁　　B. 麻黄
C. 金银花　　D. 黄连

6. 下列中药，无炒炭品的是（　　）。
A. 槟榔　　B. 栀子
C. 地榆　　D. 荆芥

7. 炒炭的主要目的是（　　）。
A. 增强健胃消食的作用
B. 增强健脾止泻的作用
C. 降低毒性
D. 增强止血止泻的作用

8. 以下中药，具有补气养阴，健脾，润肺，益肾功效的是（　　）。
A. 黄精　　B. 熟地黄
C. 玉竹　　D. 制何首乌

9. 写蜜麻黄、炙麻黄、制麻黄应付（　　）。
A. 生麻黄
B. 蜜炙麻黄绒
C. 麻黄绒
D. 蜜炙麻黄

10. 处方写苏荷应付（　　）。
A. 紫苏叶　　B. 薄荷
C. 荆芥　　D. 荷叶

11. 醋炙柴胡长于（　　）。
A. 解表退热　　B. 填阴滋血
C. 清肝退热　　D. 疏肝止痛

12. 处方写二地丁，应付（　　）。
A. 蒲公英
B. 黄花地丁
C. 婆婆丁
D. 生蒲公英、生紫花地丁

13. 处方写盐砂仁应付（　　）。
A. 盐水炙砂仁
B. 砂仁生品
C. 砂仁炒黄品
D. 砂仁炒炭品

14. 处方写附片、淡附片、白附片、川附子应付（　　）。
A. 炒附片
B. 黑顺片
C. 制附子
D. 白附片

15. 盐川楝子长于（　　）。
A. 疗疝止痛
B. 杀虫、疗癣
C. 疏肝理气、止痛
D. 疏肝泄热

二、判断题（下列判断正确的请打“√”，错误的打“×”）

16. 处方写玉果，应付槟榔。（ ）

17. 贵细中药应与一般饮片分开，专库或专柜储存，专人管理。（ ）

18. 半夏内服一般炮制后使用，不宜与川乌、制川乌、草乌、制草乌、附子同用。（ ）

19. 浙贝母处方用名有浙贝、浙贝母、象贝、松贝、珍珠贝、元宝贝、浙贝片。（ ）

20. 处方写补骨脂、破故纸、破故子、盐故纸、盐补骨脂、炒补骨脂应付盐补骨脂。（ ）

模块二测试题答案

一、单项选择题

1.B 2.C 3.B 4.D 5.A 6.A 7.D 8.A 9.D 10.B 11.D 12.D 13.A 14.D 15.A

二、判断题

16.× 17.√ 18.√ 19.× 20.√

模块三　中成药调剂

项目一　中成药介绍

一、常见中成药的应用知识

常见中成药应用，中级需要掌握 40 种中成药的功效应用。30 种初级掌握的中成药见表 3–1，中级还需要掌握的 10 种中成药见表 3–2。

表 3–1　常见中成药功能应用（1~30 种）

序号	中成药名称	组成	功效	主治	用法用量	注意事项
1	感冒清热颗粒	荆芥穗、薄荷、防风、柴胡、紫苏叶、葛根、桔梗、苦杏仁、白芷、苦地丁、芦根	疏风散寒、解表清热	用于风寒感冒，头痛发热，恶寒身痛，鼻流清涕，咳嗽咽干	开水冲服。一次 1 袋，一日 2 次	1. 服药期间忌食辛辣、油腻食物 2. 与环孢素 A 同用，可能引起环孢素 A 血药浓度提高
2	感冒退热颗粒	大青叶、板蓝根、连翘、拳参	清热解毒、疏风解表	用于上呼吸道感染，急性扁桃体炎，咽喉炎属外感风热，热毒壅盛证，症见发热、咽喉肿痛	开水冲服。一次 1~2 袋，一日 3 次	1. 风寒外感者慎用 2. 服药期间忌食辛辣、油腻食物
3	银翘解毒片	金银花、连翘、荆芥、薄荷脑、淡豆豉、淡竹叶、牛蒡子、桔梗、甘草	疏风解表、清热解毒	用于风热感冒，症见发热头痛，咳嗽口干、咽喉疼痛	口服。一次 4 片，一日 2~3 次	1. 对本品过敏禁用 2. 本品疏风解表，清热解毒，风寒感冒者慎用 3. 孕妇慎用 4. 服药期间忌烟酒及辛辣、生冷、油腻食物

（续表）

序号	中成药名称	组成	功效	主治	用法用量	注意事项
4	藿香正气口服液	苍术、陈皮、厚朴（姜制）、白芷、茯苓、大腹皮、生半夏、甘草浸膏、广藿香油、紫苏叶油	解表化湿、理气和中	用于外感风寒，内伤湿滞或夏伤暑湿所致感冒，症见头痛昏重，胸膈痞闷，脘腹胀痛，呕吐泄泻；胃肠型感冒见上述证候者	口服。一次5~10 mL，一日2次，用时摇匀	1. 风热感冒者慎用 2. 孕妇慎用 3. 服药期间饮食宜清淡
5	双黄连颗粒	金银花、黄芩、连翘	疏风解表、清热解毒	用于外感风热所致的感冒，症见发热，咳嗽，咽痛	口服或开水冲服。一次10 g，一日3次；6个月以下，一次2~3 g；6个月至一岁，一次3~4 g；一岁至三岁，一次4~5 g；三岁以上儿童酌量或遵医嘱。无蔗糖颗粒服用量减半	1. 风寒感冒慎用 2. 服药期间忌服滋补性中药，饮食宜清淡，忌食辛辣食物
6	三黄片	大黄、盐酸小檗碱、黄芩浸膏	清热解毒、泻火通便	用于三焦热盛所致的目赤肿痛、口鼻生疮、咽喉肿痛、牙龈肿痛、心烦口渴、尿黄、便秘；亦用于急性胃肠炎，痢疾	口服。小片一次4片，大片一次2片，一日2次；小儿酌减	1. 孕妇禁用 2. 冷积便秘，寒湿泻利，虚火口疮，喉痹者慎用 3. 服药期间忌食荤腥，油腻食物
7	板蓝根颗粒	板蓝根	清热解毒、凉血利咽	用于肺胃热盛所致的咽喉肿痛、口咽干燥、腮部肿胀；急性扁桃体炎、腮腺炎见上述证候者	开水冲服。一次5~10 g［规格（1）、（2）］，或一次1~2袋［规格（3）、（4）］，一日3~4次	1. 阴虚火旺者慎用 2. 服药期间忌食辛辣、油腻食物 3. 老人及素体脾胃虚弱者慎用 4. 用于腮腺炎时，应隔离治疗

（续表）

序号	中成药名称	组成	功效	主治	用法用量	注意事项
8	通宣理肺丸	紫苏叶、麻黄、前胡、苦杏仁、桔梗、陈皮、半夏（制）、茯苓、黄芩、枳壳、甘草	解表散寒、宣肺止嗽	用于风寒束肺，肺气不宣所致感冒咳嗽，症见发热、恶寒、咳嗽、鼻塞流涕、头痛、无汗，肢体酸痛	口服。水蜜丸一次 7 g，大蜜丸一次 2 丸，一日 2~3 次	1. 运动员禁用 2. 风热或痰热咳嗽、阴虚干咳者慎用 3. 孕妇慎用 4. 服药期间，饮食宜清淡，忌烟、酒及辛辣食物 5. 本方含有麻黄，心脏病、高血压病患者慎用
9	急支糖浆	鱼腥草、金荞麦、四季青、麻黄、紫菀、前胡、枳壳、甘草	清热化痰、宣肺止咳	用于外感风热所致的咳嗽，症见发热、恶寒、胸膈满闷、咳嗽咽痛；急性支气管炎，慢性支气管炎急性发作见上述证候者	口服。一次 20~30 mL，一日 3~4 次；儿童一岁以内一次 5 mL，一岁至三岁一次 7 ml，三岁至七岁一次 10 mL，七岁以上一次 15 mL，一日 3~4 次	1. 运动员禁用 2. 寒证者慎用 3. 孕妇慎用 4. 服药期间饮食宜清淡，忌食辛辣食物 5. 心脏病、高血压病者慎用
10	元胡止痛片	醋延胡索、白芷	理气、活血、止痛	用于气滞血瘀的胃痛，胁痛，头痛及痛经。	口服。一次 4~6 片，一日 3 次，或遵医嘱	1. 脾胃虚寒及胃阴不足、胃痛者禁用 2. 孕妇慎用
11	保和丸	焦山楂、六神曲（炒）、炒莱菔子、炒麦芽、半夏、陈皮、茯苓、连翘	消食、导滞、和胃	用于食积停滞，脘腹胀满，嗳腐吞酸，不欲饮食	口服。小蜜丸一次 9~18 g，大蜜丸一次 1~2 丸，一日 2 次；小儿酌减	服药期间饮食宜清淡易消化，忌暴饮暴食及油腻食物
12	玉屏风颗粒	黄芪、白术（炒）、防风	益气、固表、止汗	用于表虚不固，自汗恶风，面色㿠白，或体虚易感风邪者	开水冲服。一次 1 袋，一日 3 次	1. 热病汗出者慎用 2. 阴虚盗汗者慎用 3. 服药期间饮食宜选清淡食品

（续表）

序号	中成药名称	组成	功效	主治	用法用量	注意事项
13	龙胆泻肝丸	龙胆、柴胡、黄芩、栀子（炒）、泽泻、木通、盐车前子、酒当归、地黄、炙甘草	清肝胆、利湿热	用于肝胆湿热，头晕目赤，耳鸣耳聋，耳肿疼痛，胁痛口苦，尿赤涩痛，湿热带下	口服。小蜜丸一次6~12 g（30~60丸），大蜜丸一次1~2丸，一日2次	1. 孕妇禁用 2. 脾胃虚寒者慎用 3. 服药期间饮食宜清淡，忌食辛辣油腻之品 4. 体弱年老者慎用；对于体质壮实者，亦应中病即止，不可久服 5. 高血压剧烈头痛，服药后头痛不见减轻，伴有呕吐、神志不清或口眼歪斜、瞳仁不等等症状的高血压危象者，应立即停药并采取相应急救措施 6. 用本品治疗急性结膜炎时，可配合使用外滴眼药；治疗化脓性中耳炎时，服药期间宜配合清洗耳道；治疗阴道炎时，亦可使用清洗剂冲洗阴道，以增强疗效
14	二冬膏	天冬、麦冬	养阴润肺	用于肺阴不足引起的燥咳痰少、痰中带血、鼻干咽痛	口服。一次9~15 g，一日2次	1. 脾虚便溏，痰多湿盛的咳嗽慎用 2. 服药期间忌食辛辣、生冷、油腻食物
15	麻仁润肠丸	火麻仁、炒苦杏仁、大黄、木香、陈皮、白芍	润肠通便	用于肠胃积热，胸腹胀满，大便秘结	口服。一次1~2丸，一日2次	1. 孕妇禁用 2. 虚寒性便秘慎用 3. 忌食辛辣香燥刺激性食物

（续表）

序号	中成药名称	组成	功效	主治	用法用量	注意事项
16	右归丸	熟地黄、炮附片、肉桂、山药、酒萸肉、菟丝子、鹿角胶、枸杞子、当归、盐杜仲	温补肾阳、填精止遗	用于肾阳不足，命门火衰，腰膝疼冷，精神不振，怯寒畏冷，阳痿遗精，大便溏薄，尿频而清	口服。小蜜丸一次 9 g，大蜜丸一次 1 丸，一日 3 次	1. 本品阴虚火旺、心肾不交、湿热下注而扰动精室者慎用 2. 本品湿热下注所致阳痿慎用 3. 本品暑湿、湿热、食滞伤胃和肝气乘脾所致泄泻慎用 4. 服药期间忌生冷饮食，慎房事 5. 方中含肉桂、附子大温大热食物，不宜过服；孕妇慎用
17	百合固金丸	百合、熟地黄、麦冬、川贝母、玄参、地黄、当归、白芍、桔梗、甘草	养阴润肺、化痰止咳	用于肺肾阴虚，燥咳少痰，痰中带血，咽干喉痛	口服。水蜜丸一次 6 g，小蜜丸一次 9 g，大蜜丸一次 1 丸，一日 2 次	1. 本品为阴虚燥咳所设，外感咳嗽，寒湿痰喘者慎用 2. 本品滋阴碍脾，脾虚便溏、食欲不振者慎用 3. 服药期间忌食辛辣燥热、生冷油腻食物
18	小青龙合剂	麻黄、桂枝、白芍、干姜、细辛、炙甘草、法半夏、五味子	解表化饮、止咳平喘	用于风寒水饮，恶寒发热，无汗，喘咳痰稀	口服。一次 10~20 mL，一日 3 次。用时摇匀	1. 儿童、孕妇、哺乳期妇女禁用 2. 肝肾功能不全者禁服 3. 运动员禁用 4. 内热咳喘及虚喘者慎用 5. 服药期间忌食辛辣、生冷、油腻食物 6. 本品含麻黄，高血压、青光眼者慎用

（续表）

序号	中成药名称	组成	功效	主治	用法用量	注意事项
19	清开灵胶囊	胆酸、珍珠母、猪去氧胆酸、栀子、水牛角、板蓝根、黄芩苷、金银花	清热解毒、镇静安神	用于外感风热时毒、火毒内盛所致高热不退、烦躁不安、咽喉肿痛、舌质红绛、苔黄、脉数者；上呼吸道感染、病毒性感冒、急性化脓性扁桃体炎、急性咽炎、急性气管炎、高热等病症属上述证候者	口服。一次1~2粒［规格（1）］或2~4粒［规格（2）］，一日3次；儿童酌减或遵医嘱	1. 孕妇禁用 2. 体虚、便溏者慎用 3. 服药期间忌辛辣刺激性食物。久病体虚患者如出现腹泻时慎用
20	参苓白术散	人参、茯苓、白术（炒）、山药、白扁豆（炒）、莲子、薏苡仁（炒）、砂仁、桔梗、甘草	补脾胃、益肺气	用于脾胃虚弱，食少便溏，气短咳嗽，肢倦乏力	口服。一次6~9 g，一日2~3次	1. 湿热内蕴所致泄泻、厌食、水肿及痰火咳嗽者慎用 2. 本品宜饭前使用为佳 3. 服药期间忌食荤腥油腻，不易消化食物 4. 高血压、心脏病、肾脏病、糖尿病患者应在医师指导下服用 5. 孕妇慎用 6. 忌恼怒、忧郁、劳累过度，保持心情舒畅
21	人参健脾丸	人参、白术（麸炒）、茯苓、山药、陈皮、砂仁、炙黄芪、当归、远志（制）、木香、酸枣仁（炒）	健脾益气、和胃止泻	用于脾胃虚弱所致饮食不化、脘闷嘈杂、恶心呕吐、腹痛便溏、不思饮食、体弱倦怠	口服。水蜜丸一次8 g，大蜜丸一次2丸，一日2次	1. 湿热积滞泄泻、痞满、纳呆不宜使用 2. 感冒发热病人不宜服用 3. 有高血压、心脏病、肝病、糖尿病、肾病等慢性病严重者应在医师指导下服用 4 孕妇、哺乳期妇女应在医师指导下服用 5. 忌食荤腥、油腻、黏滑，不易消化食物 6. 忌恼怒、忧郁、劳累过度，保持心情舒畅

（续表）

序号	中成药名称	组成	功效	主治	用法用量	注意事项
22	六味地黄丸	熟地黄、酒萸肉、山药、茯苓、泽泻、牡丹皮	滋阴补肾	用于肾阴亏损，头晕耳鸣，腰膝酸软，骨蒸潮热，盗汗遗精，消渴	口服。水丸一次 5 g，水蜜丸一次 6 g，小蜜丸一次 9 g，大蜜丸一次 1 丸，一日 2 次	1. 体实及阳虚者慎服 2. 感冒者慎用 3. 本品脾虚、气滞、食少纳呆者慎服 4. 服药期间，忌食辛辣、油腻食物
23	健脾丸	党参、炒白术、陈皮、枳实（炒）、炒山楂、炒麦芽	健脾开胃	用于脾胃虚弱，脘腹胀满，食少便溏	口服。小蜜丸一次 9 g，大蜜丸一次 1 丸，一日 2 次；小儿酌减	1. 湿热内蕴所致胃痛、痞满、泄泻者慎用 2. 忌油腻生冷及不易消化食物
24	生脉饮	红参、麦冬、五味子	益气复脉、养阴生津	用于气阴两亏，心悸气短，脉微自汗	口服。一次 10 mL，一日 3 次	1. 热邪尚盛者，咳而尚有表证未解者慎用 2. 服用期间，忌食辛辣、油腻食物 3. 在治疗期间，心绞痛持续发作，宜加用硝酸酯类药。若出现剧烈心绞痛，心肌梗死，见有气促、汗出、面色苍白者，应及时急诊救治
25	柏子养心丸	柏子仁、炙黄芪、党参、川芎	补气、养血、安神	用于心气虚寒，心悸易惊，失眠多梦，健忘	口服。水蜜丸一次 6 g，小蜜丸一次 9 g。大蜜丸一次 1 丸，一日 2 次	1. 肝肾功能不全者禁用 2. 保持精神舒畅，劳逸适度 3. 不宜饮用浓茶、咖啡等兴奋性饮品 4. 宜饭后服用 5. 本品含有朱砂，不可过量、久用；不可与溴化物、碘化物同服 6. 孕妇慎用
26	小柴胡颗粒	柴胡、黄芩、姜半夏、党参、生姜、甘草、大枣	解表散热、疏肝和胃	用于外感病，邪犯少阳证，症见寒热往来、胸胁苦满、食欲不振、心烦喜呕、口苦咽干	开水冲服。一次 1~2 袋，一日 3 次	风寒表证者不宜使用

（续表）

序号	中成药名称	组成	功效	主治	用法用量	注意事项
27	逍遥丸	柴胡、当归、白芍、炒白术、茯苓、炙甘草、薄荷	疏肝健脾、养血调经	用于肝郁血虚所致郁闷不舒、胸胁胀痛、头晕目眩、食欲减退、月经不调	口服。小蜜丸一次 9 g，大蜜丸一次 1 丸，一日 2 次	1. 肝肾阴虚所致胁肋胀痛，咽干口燥，舌红少津者慎用 2. 忌辛辣生冷食物，饮食宜清淡
28	气滞胃痛颗粒	柴胡、醋延胡索、枳壳、醋香附、白芍、炙甘草	舒肝理气、和胃止痛	用于肝郁气滞，胸胁胀满，胃脘疼痛	开水冲服。一次 1 袋，一日 3 次	1. 孕妇慎用 2. 肝胃郁火、胃阴不足所致胃痛者慎用 3. 孕妇慎用
29	复方丹参片	丹参、三七、冰片	活血化瘀、理气止痛	用于气滞血瘀所致的胸痹，症见胸闷、心前区刺痛；冠心病心绞痛见上述证候者	吞服或舌下含服。一次 10 丸，一日3次。28 天为一个疗程；或遵医嘱	1. 孕妇禁用 2. 寒凝血瘀胸痹心痛者慎用 3. 脾胃虚寒者慎用 4. 忌食生冷、辛辣、油腻食物，忌烟酒、浓茶 5. 服药后胃脘不适者，宜饭后服用 6. 治疗期间，心绞痛持续发作，宜加用硝酸酯类药。如果出现剧烈心绞痛、心肌梗死，应及时救治
30	健胃消食片	太子参、陈皮、山药、炒麦芽、山楂	健胃消食	用于脾胃虚弱所致的食积，症见不思饮食、嗳腐酸臭、脘腹胀满；消化不良见上述证候者	口服或咀嚼。[规格（1）] 一次 3 片，一日 3 次，小儿酌减。[规格（2）] 成人一次 4-6 片，儿童二至四岁一次 2 片，五至八岁一次 3 片，九至十四岁一次 4 片；一日 3 次	1. 孕妇禁用 2. 湿热中阻，脾胃火旺者慎用 3. 忌食生冷、油腻及不易消化的食物

表 3-2　中级还需掌握的中成药品种（31~40 种）

序号	中成药名称	组成	功效	主治	用法用量	注意事项
31	葛根芩连丸	葛根、黄芩、黄连、炙甘草	解肌透表、清热解毒、利湿止泻	用于湿热蕴结所致的泄泻腹痛、便黄而黏、肛门灼热；及风热感冒所致的发热恶风、头痛身痛	口服。一次 3 袋；小儿一次 1 袋，一日 3 次；或遵医嘱	1. 脾胃虚寒腹泻、慢性虚寒性痢疾慎用 2. 服药期间饮食宜选清淡，忌食辛辣、油腻食物 3. 本药苦寒，易伤胃气，不可过服，久用 4. 严重脱水者，则应采取相应的治疗措施
32	蛇胆川贝散	蛇胆汁、川贝母	清肺、止咳、除痰	用于肺热咳嗽，痰多	口服。一次 0.3~0.6 g，一日 2~3 次	1. 痰湿犯肺，久咳不止者慎用 2. 孕妇慎用 3. 服药期间忌食辛辣、油腻食物，忌烟酒
33	癃闭舒胶囊	补骨脂、益母草、金钱草、海金沙、琥珀、山慈菇	益肾活血、清热通淋	用于肾气不足、湿热瘀阻所致的癃闭，症见腰膝痠软、尿频、尿急、尿痛、尿线细，伴小腹拘急疼痛；前列腺增生症见上述证候者	口服。一次 3 粒［规格（1）］或一次 2 粒［规格（2）］，一日 2 次	1. 孕妇禁用 2. 肝功能损害者禁用 3. 肺热壅盛，肝郁气滞，脾虚气陷证癖闭皆慎用 4. 服药期间，忌食辛辣、生冷、油腻食物及饮酒 5. 伴有慢性肝脏疾病的患者慎用
34	消炎利胆片	穿心莲、溪黄草、苦木	清热、祛湿、利胆	用于肝胆湿热所致的胁痛、口苦；急性胆囊炎、胆管炎见上述证候者。	口服。一次 6 片［规格（1）、规格（3）］或 3 片［规格（2）］，一日 3 次	1. 脾胃虚寒者慎用 2. 服药期间饮食宜清淡，忌食辛辣、油腻食物，并戒酒 3. 孕妇慎用 4. 用于治疗急性胆囊炎感染时，应密切观察病情变化，若发热、黄疸、上腹痛等症加重时，应及时请外科处理 5. 所含苦木有一定毒性，不宜久服
35	桂附地黄丸	肉桂、附子（制）、熟地黄、酒萸肉、山药、茯苓、泽泻、牡丹皮	温补肾阳	用于肾阳不足，腰膝痠冷，肢体浮肿，小便不利或反多，痰饮喘咳，消渴	口服。水蜜丸一次 6 g，小蜜丸一次 9 g，大蜜丸一次 1 丸，一日 2 次	1. 肺热津伤、胃热炽盛、阴虚内热消渴者慎用 2. 治疗期间宜节制房事。 3. 本品药性温热，中病即可，不可过量服用 4. 孕妇慎用 5. 本品含附子有毒，不可过服、久服 6. 服药期间忌食生冷、油腻食物

（续表）

序号	中成药名称	组成	功效	主治	用法用量	注意事项
36	妇科十味片	醋香、川芎、当归、醋延胡索、白术、甘草、大枣、白芍、赤芍、熟地黄碳酸钙	养血舒肝、调经止痛	用于血虚肝郁所致的月经不调、痛经、月经前后诸证，症见行经后错，经水量少、有血块，行经小腹疼痛，血块排出痛减，经前双乳胀痛、烦躁、食欲不振	口服。一次4片，一日3次	1. 孕妇禁用。 2. 气血不足导致的月经不调者慎用 3. 用药期间宜少食辛辣刺激食物
37	藿胆丸	广藿香叶、猪胆粉	芳香化浊、清热通窍	用于湿浊内蕴、胆经郁火所致的鼻塞、流清涕或浊涕、前额头痛	口服。一次3~6 g，一日2次	1. 忌烟酒、辛辣、鱼腥食物 2. 不宜在服药期间同时服用温补性中药 3. 孕妇慎用 4. 脾虚大便溏者慎用
38	二陈丸	陈皮、半夏（制）、茯苓、甘草	燥湿化痰、理气和胃	用于痰湿停滞导致的咳嗽痰多、胸脘胀闷、恶心呕吐	口服。一次9~15 g，一日2次	1. 肺阴虚所致的燥咳、咯血慎用 2. 本品辛香温燥易伤阴津，不宜长期服用 3. 忌食辛辣、生冷、油腻食物
39	九味羌活丸	羌活、防风、苍术、细辛、川芎、白芷、黄芩、甘草、地黄	疏风解表、散寒除湿	用于外感风寒挟湿所致的感冒，症见恶寒、发热、无汗、头重而痛、肢体痠痛	姜葱汤或温开水送服。一次6~9 g，一日2~3次	1. 风热感冒或湿热证慎用 2. 服药期间忌食辛辣、生冷、油腻食物
40	二妙丸	苍术（炒）、黄柏（炒）	燥湿清热	用于湿热下注，足膝红肿热痛，下肢丹毒，白带，阴囊湿痒	口服。一次6~9 g，一日2次	服药期间，宜食用清淡易消化食物，忌食辛辣

项目二　中成药质量变异和储藏养护

中成药原料广泛，包括植物、动物、矿物等，制备工艺也不尽相同。所含有效成分多为混合物，部分成分容易挥发或被氧化，在储藏时易受到温度、湿度、空气、光照、微生物及虫害等诸多因素的影响，因此中成药会发生物理、生物学等复杂变化而变质。一旦患者服用变质的中成药，危害生命健康。因此，做好中成药的妥善储藏，是保证人民群众用药安全、有效的重要环节。

一、中成药储藏中常见的变异现象

1. 虫蛀　中成药往往含有淀粉、糖、蛋白质等，为害虫生长提供了营养基础。中成药如果在生产、储藏、运输过程中未做好包装，易导致虫害。蜜丸、水丸、散剂、茶剂等容易产生虫蛀，丸剂类中成药被害虫污染，表面容易产生孔洞、粉末，并可见虫的排泄物；散剂若受到害虫侵蚀，可见絮状结节物等，严重影响质量。

2. 霉变　中成药发生霉变是常见的变异现象，与其包装密封不严，或在生产时原料霉菌含量超标，储存时温度过高、湿度过大等因素有关。尤其是蜜丸、水丸、散剂、茶剂等含有原粉药材的中成药易产生霉变。糖浆剂、膏滋剂发霉后可见白色絮状物。中成药一旦长了霉菌，其能分泌酵素，分解中成药的有效成分，可导致疗效降低或消失；有的霉菌产生毒素，而霉菌毒素可引起肝、肾等脏器损害，严重者可致癌。

3. 酸败　含有油脂的中成药，放置一段时间后会产生一种特殊的臭味，其原因是中成药经过光、热、湿和空气的作用产生了臭味气体，此现象称之为酸败。蜜丸、黑膏药、油溶性软膏等含有植物油或动物药材原粉的中成药，较易产生酸败现象。

4. 变色、开裂　中成药片剂、丸剂等因受热、受潮、日光照射的影响，或因放置过久出现变色、开裂的现象，会影响中成药质量。

5. 变硬　蜜丸剂因贮藏时间过长失去水分变硬；外用膏药也有因储存日久变得干枯发硬，没有黏性。药品变硬后的溶散吸收受到影响，导致疗效降低，不能使用。

6. 气味散失　储藏时间过长或储藏条件不佳，含有挥发性成分的中成药容易出现气味散失现象。如含有薄荷、丁香、肉桂、当归、冰片等中成药，储藏时容易出现气味散失。

7. 沉淀　常见液体制剂如酒剂、酊剂、口服液等因贮藏过久产生沉淀。但部分液体药剂如合剂、糖浆剂、酊剂等允许有少量轻摇易散的沉淀。

二、引起中成药变异的外在因素

1. 温度　中成药大多数在常温（15~30℃）的储存条件下较稳定，如果温度过高，容易引起虫蛀和发霉，亦可导致中成药加速氧化、水解，造成变色、气味散失、粘连等变异现象。此时挥发性成分容易散失，含脂肪油成分的药品容易“泛油”或酸败，片剂易变色，胶囊剂易发软变形，糖衣易粘连甚至溶化。若温度过低，部分中成药易产生沉淀、结晶，玻璃容器易被冻裂。一般的，多数药物应放在阴凉处（不超过 20℃）贮藏。

2. 湿度 湿度是影响中成药变异的一个极重要因素。贮存时一般仓库的相对湿度要求为35%~75%。若湿度过高，药品易吸收空气中的水分，导致含水量增加，尤其是含淀粉、黏液质、糖类等成分的中成药易吸收空气中的水分。吸湿后丸剂等容易变软，并霉变和虫蛀。胶囊剂吸湿后容易出现软化变形，颗粒剂、散剂容易吸潮结块。对于含盐类矿物中成药如芒硝、胆矾、硇砂等易潮解。若湿度过低，胶囊剂易失去水分导致囊壳变脆皱缩，药物外漏。

3. 日光 日光的直接或间接照射会导致中成药温度升高，产生变色、挥发、泛油、气味散失、分化等现象，导致质量发生变化。因此，药品储藏时要避免日光照射。

4. 空气 中成药在贮藏过程中，不可避免与空气接触。氧气是药品发生氧化的主要原因，氧气易使某些中成药发生氧化而变质。如挥发油氧化后易引起树脂化，脂肪油易氧化而结成块状，产生酸败。有氧条件下，需氧菌和霉菌生长、繁殖容易导致药品发霉。因此，保存中成药时，宜密闭或密封贮藏保管。

5. 霉菌 绝大多数的中成药都不是无菌制剂，对于液体制剂，在20~35℃、相对湿度75%以上时，若储藏不当或包装密封不严，就可出现霉菌大量生长、繁殖。因此霉菌生长是导致中成药变质的一种重要因素。

6. 害虫 药物害虫能发育和蔓延，与环境内部的温度、空气的相对湿度以及药材的成分和含水量而定。含有蛋白质、糖、油脂、淀粉等成分的中成药，易被害虫侵袭，如蜜丸在温度在18~35℃、相对湿度75%以上时，易发生虫蛀现象。所以在贮存时，一定注意温湿度，密闭保管或密封保管。

7. 包装容器 包装容器常用的有玻璃、金属、塑料等包装及纸质包装。包装容器储藏药品可避免温度、湿度、阳光、空气等影响，保持药品的清洁卫生，有效抵制微生物的侵蚀，从而保证药品质量。

包装容器亦可影响药品质量。玻璃包装时，易受紫外线影响的药品应放在棕色玻璃容器里。易与金属发生化学反应的中成药不宜选金属包装。若用塑料包装应选用无毒无味的塑料。

8. 储存时间 中成药都有一定的有效期。若储存时间过长，药品的化学成分可能发生不同程度的改变，进一步检测成分价值不大。因此为保证药品质量，做到先产先出、近期先出，不要长时间储存中成药，确保用药安全。

三、中成药的储藏、保管和养护

1. 中成药的储藏条件

《中国药典》2020年版凡例，按照药物的性质对中成药的储藏条件做了规定，主要有遮光、避光、密闭、密封、熔封或严封、阴凉处、凉暗处、冷处、常温等。

遮光：系指用不透光的容器包装，例如棕色容器或黑色包装材料包裹的无色透明、半透明容器；

避光：系指避免日光直射；

密闭：系指将容器密闭，防止尘土及异物进入；

密封：系指将容器密封，防止风化、吸潮、挥发或异物进入；

熔封或严封：系指将容器熔封或用适宜的材料严封，防止空气与水分的侵入并防止污染；

阴凉处：系指不超过 20℃；

凉暗处：系指避光且不超过 20℃；

冷处：系指 2~10℃；

常温（室温）：系指 10~30℃。

除另有规定外，贮藏项下未规定贮藏温度的一般系指常温。

2. 中成药的保管养护

（1）丸剂

储存丸剂时，应放到干燥阴凉处储存，做好密封并防潮、防霉、防虫。注意湿度对丸剂的影响，当湿度过大时，丸剂容易吸潮、发霉，反之则易变干、变硬，甚至开裂不能使用。要注意丸剂易受虫蛀。检查丸剂时，包装要完整牢固，药丸外观要光滑、色泽一致、圆整均匀无裂纹；蜜丸要软硬适中，细腻滋润、无霉变和异味。

（2）片剂

片剂含有药粉或浸膏的量较多，易受温度、湿度、光线、空气的作用出现变色、霉变、开裂等，若是糖衣片更易变色发黏。片剂常用玻璃瓶或塑料瓶加盖密封，或用铝塑泡罩包装密封，置于室内通风、干燥、遮光处保存。片剂养护时，要注意包装是否牢固，外观色泽均匀、未变色和完整。

（3）颗粒剂

颗粒剂含有药材提取物、辅料或药材细粉，容易吸湿、潮解、结块。储存时要密闭储存，防潮、防挥发，并置于干燥处。颗粒剂养护时，要注意包装是否完整牢固，外观应是干燥、颗粒均匀、色泽一致，无吸潮、软化、结块、潮解等现象，小包装无漏药。

（4）散剂

散剂的吸湿性大，易结块、霉变，含有挥发性成分的散剂当温度过高则易挥发。一般散剂应密闭贮存，含挥发性原料药物或易吸潮原料药物的散剂应密封贮存。养护时检查包装应完整牢固，外观干燥、疏松、混合均匀、色泽一致、无霉变结块。

（5）合剂、口服液、露剂

三者均是以水为分散媒，易发生水解反应和微生物污染导致霉变、沉淀、酸败。储存时要密封置于阴凉处。冬季要注意防冻，时间不宜过久。养护时不得有发霉、酸败、异物、变色、产生气体或其他变质现象，合剂允许有少量摇之易散的沉淀。

（6）胶囊剂

胶囊剂易吸潮，胶囊发软后粘在一起，遇热易软化。但过于干燥则囊壳易失水开裂。储存应密封贮存，其存放温度不高于30℃，湿度应适宜，防止受潮、发霉、变质。养护检查时，包装应完整牢固，胶囊整洁，无黏结、变形、渗漏或囊壳破裂现象，无异臭。硬胶囊应干燥、松散、混合均匀；软胶囊不漏油。

（7）酒剂、酊剂

酒剂、酊剂含有乙醇，性质比较稳定，受微生物影响变质的概率小。但酒剂、酊剂因有乙醇易挥发，储存时应密封，置阴凉处贮存。养护时注意酒剂、酊剂包装应牢固，内容物应澄清，允许有少量摇之易散的沉淀。

（8）中药膏药

湿度过大，中药膏药易吸潮，湿度过低，则易失去水分而变干。因中药膏剂含成分较多且营养丰富，容易滋生霉菌。储存时应密闭，置阴凉处贮存。中药膏药在养护时要注意包装是否完整牢固，膏体应油润细腻、光亮、老嫩适度、摊涂均匀、无飞边缺口。黑膏药应乌黑、无红斑；白膏药应无白点。

（9）橡胶膏剂

当温度、湿度过高时，所含橡胶易融化而发黏；湿度过低，橡胶膏剂则易失去水分而变干。暴露在空气中或受阳光照射，容易失去黏性。储存时应密闭避光处储存。养护时橡胶膏剂要注意包装完整牢固，外观光洁，薄厚均匀，色泽一致，无脱膏、漏膏发黏等现象。

（10）栓剂

栓剂每遇热、遇潮时易软化导致发黏、变形。在湿热状态下栓剂易霉变，湿度过低则易失去水分而开裂。栓剂宜在30℃以下密闭贮存和运输。养护栓剂时，要注意包装应完整牢固，外观完整光滑，无变形、发霉、开裂、变质，并应有适宜的硬度。

（11）软膏剂

温度过高会导致软膏剂融化分层，易被稀释或受微生物的影响而酸败、分层、变色和分解。温度过低会使软膏水分结冻分层。软膏剂应避光密封贮存。养护时要注意温度和湿度控制，检查包装是否完整牢固，软膏剂应无酸败、融化、变色、变硬及油水分离等变质现象，管装软膏封口严密，无砂眼，无压迫，尾部批号清晰。

（12）滴鼻剂

滴鼻剂为液体制剂，性质不稳定。储存时应密闭避光。养护检查时，包装应完整牢固，无液体渗漏，溶液型滴鼻剂应澄清，无沉淀及异物。混悬型鼻眼剂中的颗粒应细腻、均匀分散，若有沉淀经振摇后应易分散。乳状液型滴鼻剂应分布均匀，无若出现分层，振摇后应易恢复成乳状液。鼻用散剂干燥、细腻、混合均匀、色泽一致。鼻用散剂干燥、细腻、混合均匀、色泽一致。

（13）气雾剂

气雾剂是将药物和抛射剂装在密闭容器的制剂，具有内部压力高，受热、受撞击易爆炸，内容物易渗漏的特点。气雾剂应置凉暗处贮存。养护时检查包装应完整牢固，并避免曝晒、受热、敲打、撞击。

（14）糖浆剂

糖浆剂系指药材提取物的浓蔗糖水溶液，便于患者特别是儿童服用。但其易发生水解和受微生物的影响而霉变、酸败变质。糖浆剂应避光置干燥处贮存。养护检查时，包装应完整牢固，糖浆剂应澄清，不得有发霉、酸败、产生气体或其他变质现象，允许少量轻摇易散的沉淀。

3. 贵重中成药的养护与保管注意事项

贵重中成药一般是指疗效显著、来源特殊或生产年限长、产量较低、价格昂贵及市场紧缺的品种。如安宫牛黄丸、片仔癀等。其养护与普通中成药的养护相同。因此类药品价格昂贵，若不加强保管，丢失被盗，会造成较大的经济损失。

列入贵重品种管理的中成药，应按企业管理规定，对不同品种、剂型、规格以专用账册专柜加锁、专人管理。做到班班交接清点，填写交接单，双人签字，日清日结。发现账物不符时及时查找原因，优化管理流程，填补漏洞。

项目三 售后服务

一、咨询服务

（一）咨询服务概述

接待顾客咨询是中药调剂员在开展药学服务过程中的常见任务。顾客咨询的内容一般包括：

1. 知识咨询。即某个药品的信息、功能主治，或者某种症状、疾病的用药咨询。

2. 质量咨询。即对药品质量存疑或对服务质量不满投诉等。

3. 购销咨询。即顾客对感兴趣的药品在购销活动上的咨询，或者在购销活动过程中的异议。

（二）接待顾客咨询的步骤和要点

1. 倾听顾客咨询。顾客前来咨询，无论信息咨询还是服务投诉，药学人员都应该耐心倾听，让顾客把话说完。不能随意打断顾客。

2. 证实理解顾客。顾客提出问题后，药学人员可以通过复述顾客咨询的内容，确保理解顾客意思，并和顾客想法保持一致。

3. 争取顾客的信任。对顾客提出的异议或者投诉，不要争论，特别对提出投诉的顾客，一定要尊重顾客意见，缓和顾客的情绪，争取顾客的信任。

4. 真诚回答异议。在顾客陈述完问题后，稍作停顿再回答。回答异议的技巧有很多，但态度真诚是前提。

5. 促进成交。在解答顾客咨询后，应努力把握成交机会。即便这次不能成交，也应热情相待，为下一次成交打下基础。

（三）咨询异议处理

在药店服务过程中，顾客不断提出异议，代表顾客对药品一直存在购买兴趣。药学人员应掌握处理顾客异议的技巧，争取解决异议，增强顾客满意度和忠诚度，促成交易。对顾客异议处理常见以下技巧：

1. “是，但是”法。即一方面对顾客的意见表示认同，另一方面又要解释顾客产生意见的原因。

如顾客说：“这个药材价格有点贵。”店员可以回答：“是的，但是一分钱一分货，这个药材品质为上乘，药材好，药效才好。”

2. “高视角，全方位”法。顾客对产品提出某个方面缺点，店员可以强调产品另一方面的优点。如顾客说：“这个散剂喷在嘴巴里味道有点难闻。”店员可以回答：“散剂的颗粒比较细，味道比较重，但是吸收快，收敛作用也好，喷在溃疡上好得快。”

3. “自食其果”法。把顾客提出的缺点转化为优点，并作为他购买的理由。

4. “问题引导”法。即用向顾客提出问题的方法，引导顾客自己解除疑虑，自己找出答案，这会比直接回答顾客问题的效果更好。

5. “示范”法。即通过现场演示产品进行介绍的方法，用产品效果打消顾客的顾虑。

6. “介绍他人体会”法。即请用过产品的顾客“现身说法”。比如店内有其他购买过这个产品的顾客，店员可以对新顾客说：“这款产品效果很好的，那位回头客已经多次购买了。”

7. “展示流行”法。通过揭示当今商品的流行趋势，劝说顾客改变自己的观点，从而接受推荐。如顾客说：“我以前一直用普通的维生素 C 片。”店员可以说：“现在很多人都用这个泡腾片了，一天一片就够了。”

8. “直接否定”法。对于顾客的异议来自错误的信息时，可以直接使用“直接否定”。如顾客说：“我血压稳定了就可以不吃降压药了呀。”店员应该说：“抗高血压药是不能自行停药的。”

（四）咨询记录

完成咨询工作后，做好咨询记录非常重要。完善的咨询记录能够帮助企业提高服务质量、提升问题解决效率，促进药学服务团队的协作水平，同时可以完善顾客资料管理，便于问题追溯和分析顾客服务的质量和效果。从而改进产品或服务，优化顾客服务流程，提升顾客体验，增强顾客信任，建立长期稳定的顾客关系，促进企业的可持续发展。一般而言，咨询记录包括咨询服务日期、顾客信息、咨询内容、接待人、处理意见和咨询解答等。

二、投诉处理

顾客产生投诉的想法通常源于对产品或服务的不满意。这些不满意可能涉及商品问题、服务问题、购物环境问题以及过度营销等多个方面。面对投诉，应当及时采取处理措施，理解顾客的不满和期望，尽力满足顾客需求，提高顾客满意度。同时，不断反思和改进商品、服务和环境等方面问题，提升经营水平，更好地满足市场需求。

（一）顾客投诉的接待和处理原则

在接待和处理顾客投诉时，我们应遵循以下几个原则：

1. 顾客中心原则： 将顾客的利益放在首位，积极倾听诉求，并采取有效的措施解决问题。

2. 尊重顾客原则： 应尊重顾客的意见和感受，避免对顾客进行指责或攻击。

3. 及时处理原则： 一旦收到投诉，应尽快采取行动，避免问题恶化。及时响应也能体现良好的服务态度和专业性。

4. 客观公正原则： 在处理投诉时，要基于客观事实进行判断，要认真听取顾客的投诉内容，并核查相关依据，确保对事实的认定是准确无误的。不能因为个人主观意识或偏见而对某些顾客产生歧视或偏袒的行为。

（二）顾客投诉的处理流程

1. 倾听与记录： 当顾客提出投诉时，店员应耐心倾听，并详细记录投诉的内容，仔细询问投诉的原因和顾客诉求。

2. 主动道歉： 无论责任在谁，都应向顾客真诚地表示歉意，承认他们的不满。这可以缓解顾客的不良情绪。

3. 分析问题： 我们需要对投诉的问题进行深入分析，了解客观事实，分析问题的根本原因，以便采取有效的措施。

4. 提出解决方案： 在对投诉进行深入分析后，根据分析结果，提出一个或多个解决方案，并与顾客沟通，商定一个双方都能接受的解决方案。

5. 执行解决方案： 商定的解决方案应尽快执行，并及时向顾客反馈执行情况或结果。

6. 记录与回访： 在完成顾客投诉处理后，应及时完善投诉记录，以及对顾客进行跟踪回访，了解问题是否得到解决，并收集他们的反馈意见。改进产品或服务，避免类似的问题再次发生。

处理投诉的过程和结果都应保持公开透明，让顾客清楚了解处理过程并及时得到反馈。

模块三测试题

一、单项选择题

1. 在接待顾客咨询时，以下哪种行为最有助于提高顾客满意度？（　　）

A. 认真倾听顾客的问题，耐心解答并提供额外信息

B. 对顾客的问题表示漠不关心，直接给出答案

C. 快速完成咨询，不给予顾客足够的时间提问

D. 打断顾客的叙述，急于推销新药或高利润药物

2. 以下哪一种做法符合“以顾客为中心”原则？（　　）

A. 打断顾客诉说，快速给出解决方案

B. 保持耐心，积极倾听，并回应顾客的感受

C. 仅关注问题本身，忽略顾客的情绪

D. 忽视顾客异议，认为自己的产品无可挑剔

3. 属于异议处理的核心技巧的是（　　）。

A. 坚持己见，不轻易让步

B. 转移话题，避免正面回答

C. 站在顾客角度，理解并满足其需求

D. 强调产品优点，忽视顾客异议

4. 顾客提出药品价格太贵时，正确的处理方法是（　　）。

A. 直接降价，以满足顾客需求

B. 强调低价产品的质量问题，暗示顾客选择高价产品

C. 指责顾客对价格的误解，坚持原价不变

D. 提供成本分析，解释价格合理性，并探讨支付方案

二、判断题

5. 完成顾客投诉处理后，及时对顾客进行跟踪回访，目的是改进产品或服务，避免类似的问题再次发生。（　　）

模块三测试题答案

一、单项选择题

1.A　2.B　3.C　4.D

二、判断题

5.√

模块四 中药煎药

项目一 审核处方药物与调剂饮片

审核处方药物与调剂饮片的方法可参考中篇模块四项目一内容。中药煎药，尤其是代煎中药前需由煎药人员审核处方药物与所调剂饮片是否一致。这就要求煎药人员必须掌握一定的中药饮片鉴别技能，尤其是处方常用中药饮片的识别。中篇模块一项目一中药饮片识别部分已列出初级调剂员要求掌握的120种处方常用中药饮片的性状鉴别内容，本篇模块一项目一中药识别内容在初级的基础上又增添了中级中药调剂员要求掌握的60种中药饮片识别知识。此处仅把前面鉴定内容未涵盖的中药饮片性状鉴别列出。

（一）前胡

【饮片】本品呈类圆形或不规则形的薄片。外表皮黑褐色或灰黄色，有时可见残留的纤维状叶鞘残基。切面黄白色至淡黄色，皮部散有多数棕黄色油点，可见一棕色环纹及放射状纹理。气芳香，味微苦、辛。

（二）何首乌

【饮片】本品呈不规则的厚片或块。外表皮红棕色或红褐色，皱缩不平，有浅沟，并有横长皮孔样突起及细根痕。切面浅黄棕色或浅红棕色，显粉性；横切面有的皮部可见云锦状花纹，中央木部较大，有的呈木心。气微，味微苦而甘涩。

（三）黄精

【饮片】本品呈不规则的厚片，外表皮淡黄色至黄棕色。切面略呈角质样，淡黄色至黄棕色，可见多数淡黄色筋脉小点。质稍硬而韧。气微，味甜，嚼之有黏性。

（四）旋覆花

【饮片】本品呈扁球形或类球形，直径1~2 cm。总苞由多数苞片组成，呈覆瓦状排列，苞片披针形或条形，灰黄色，长4~11 mm；总苞基部有时残留花梗，苞片及花梗表面被白色茸毛，舌状花1列，黄色，长约1 cm，多卷曲，常脱落，先端3齿裂；管状花多数，棕黄色，长约5 mm，先端5齿裂；子房顶端有多数白色冠毛，长5~6 mm。有的可见椭圆形小瘦果。体轻，易散碎。气微，味微苦。

蜜旋覆花：本品形如旋覆花，深黄色。手捻稍粘手。具蜜香气，味甜。

（五）款冬花

【饮片】本品呈长圆棒状。单生或2~3个基部连生，长1~2.5 cm，直径0.5~1 cm。上端较粗，下端渐细或带有短梗，外面被有多数鱼鳞状苞片。苞片外表面紫红色或淡红色，内表面密被白色絮状茸毛。体轻，撕开后可见白色茸毛。气香，味微苦而辛。

蜜款冬花：本品形如款冬花，表面棕黄色或棕褐色，稍带黏性。具蜜香气，味微甜。

（六）大青叶

【饮片】本品多皱缩卷曲，有的破碎。完整叶片展平后呈长椭圆形至长圆状倒披针形，长5~20 cm，宽2~6 cm；上表面暗灰绿色，有的可见色较深稍突起的小点；先端钝，全缘或微波状，基部狭窄下延至叶柄呈翼状；叶柄长4~10 cm，淡棕黄色。质脆。气微，味微酸、苦、涩。

（七）肉豆蔻

【饮片】本品呈卵圆形或椭圆形，长2~3 cm，直径1.5~2.5 cm。表面灰棕色或灰黄色，有时外被白粉（石灰粉末）。全体有浅色纵行沟纹和不规则网状沟纹。种脐位于宽端，呈浅色圆形突起，合点呈暗凹陷。种脊呈纵沟状，连接两端。质坚，断面显棕黄色相杂的大理石花纹，宽端可见干燥皱缩的胚，富油性。气香浓烈，味辛。

麸煨肉豆蔻：本品形如肉豆蔻，表面为棕褐色，有裂隙。气香，味辛。

（八）蒲黄

【饮片】本品为黄色粉末。体轻，放水中则漂浮水面。手捻有滑腻感，易附着手指上。气微，味淡。

蒲黄炭：本品形如蒲黄，表面棕褐色或黑褐色。具焦香气，味微苦、涩。

（九）僵蚕

【饮片】本品略呈圆柱形，多弯曲皱缩。长2~5 cm，直径0.5~0.7 cm。表面灰黄色，被有白色粉霜状的气生菌丝和分生孢子。头部较圆，足8对，体节明显，尾部略呈二分歧状。质硬而脆，易折断，断面平坦，外层白色，中间有亮棕色或亮黑色的丝腺环4个。气微腥，味微咸。

炒僵蚕：本品形如僵蚕。表面黄棕色或黄白色，偶有焦黄斑。气微腥，有焦麸气，味微咸。

（十）金樱子

【饮片】金樱子肉（去毛、核）：本品呈倒卵形纵剖瓣。表面红黄色或红棕色，有突起的棕色小点。顶端有花萼残基，下部渐尖。花托壁厚 1~2 mm，内面淡黄色，残存淡黄色绒毛。气微，味甘、微涩。

（十一）补骨脂

【饮片】本品呈肾形，略扁，长 3~5 mm，宽 2~4 mm，厚约 1.5 mm。表面黑色、黑褐色或灰褐色，具细微网状皱纹。顶端圆钝，有一小突起，凹侧有果梗痕。质硬。果皮薄，与种子不易分离；种子 1 枚，子叶 2，黄白色，有油性。气香，味辛、微苦。

盐补骨脂：本品形如补骨脂。表面黑色或黑褐色，微鼓起。气微香，味微咸。

（十二）陈皮

【饮片】本品呈不规则的条状或丝状。外表面橙红色或红棕色，有细皱纹和凹下的点状油室。内表面浅黄白色，粗糙，附黄白色或黄棕色筋络状维管束。气香，味辛、苦。

（十三）吴茱萸

【饮片】本品呈球形或略呈五角状扁球形，直径 2~5 mm。表面暗黄绿色至褐色，粗糙，有多数点状突起或凹下的油点。顶端有五角星状的裂隙，基部残留被有黄色茸毛的果梗。质硬而脆，横切面可见子房 5 室，每室有淡黄色种子 1 粒。气芳香浓郁，味辛辣而苦。

制吴茱萸（甘草汤炒制）：本品形如吴茱萸，表面棕褐色至暗褐色。

项目二　中医治法与熬药火候

（一）中医治法

中医汗、吐、下、和、温、清、消、补八种治法，见于《医学心悟》。是前人在长期医疗实践中，通过八纲辨证，概括出的对多种病症的治法，制订出来的基本法则。

早在东汉张仲景所著《伤寒杂病论》中已介绍了八法的内容，清代程钟龄的《医学心悟》指出：“论病之原，以内伤外感四字括之。论病之情，则以寒热虚实表里阴阳八字统之。而论治病之方，则又以汗和下消清温补八法尽之。”对八法做了更系统的论述，并以此概括出治法的内容，实际已概括了中医治法的重点所在。

一般说来，病邪在表用汗法；病邪在里，在上属实用吐法；在里、在中属实用下法；病邪半表半里，气机不调用和法；病的性质属寒用温法；病的性质属热用清法；积聚、积滞属实用消法；正气虚弱，机能不足的虚证用补法。以上八法，根据临床病症的具体情况可单用，也可两法或多法互相配合使用，总之以病情需要为原则。如表证兼里证者，常规治法是先解表后治里，倘若表里俱急、内外壅实者，就应表里双解，汗下并用。又如上热下寒，或上寒下热证，单以温法或清法皆不适宜，又当温清二法合用。因此，临床上会出现消补并用、攻补兼施、汗补并用、和下兼施等多种治法，当随证施药。具体治法是对具体病症施行的具体治疗方法。

1. 汗法

汗法指用具有发汗作用的药物或者其他物理上的处理，使患者出汗或汗出正常，以达到治疗目的的一种治疗方法。汗法有退热、消肿、透疹、祛风湿等作用。主要适应于表证初期，邪在肌表，以发热无汗为特点者；全身疼痛或关节疼痛者；全身浮肿，腰以上为甚者；痘疹初期，或应透不透时。

汗法分辛温发汗、辛凉发汗、益气发汗、养阴发汗、攻下发汗等药物疗法以及物理疗法，如蒸浴、炙熨、温覆、热饮等。发汗以汗出邪去为目的，过汗则有伤津耗气之弊。汗后需忌风、忌生冷。疮家，淋家，衄血之血家，脉虚弱、尺中迟，身重心悸者，产后，里热阴虚者应禁汗法或慎汗法。

2. 吐法

吐法又称为催吐法，是使用催吐药或其他能引起呕吐的物理刺激（如羽毛探吐、指压舌根引吐），通过呕吐使停痰、宿食或毒物随吐排出的治疗方法。适用于某些适应本法的急证，如痰涎阻塞咽喉，妨碍呼吸；或食物停滞胃脘，胀满疼痛；或误食毒物时间不久，尚留胃中。常用催吐药瓜蒂、藜芦、胆矾等，适用于实证；参芦适用于虚证。年老体虚及孕妇等一般应禁用或慎用此法。

3. 下法

下法也称泻下法，是指运用有泻下、攻逐、润下作用的药物，通导大便、消除积滞、荡涤实热、攻逐水饮、积聚的治疗方法，又称泻下、攻下、通里、通下。它是根据《素问·阴阳应象大论》中“其下者，引而竭之；中满者，泻之于内。其实者，散而泻之”的原则而确立的。凡是胃肠实热积滞，燥屎内结，以及体内蓄水、冷积、瘀血内蓄等邪实之证，而正气未虚者，均可使用。由于证候有热结、寒结、燥结、水结等的不同，故分为寒下、温下、润下、逐水四类。下法可根据病因不同，酌情配伍祛痰药以治痰核、瘰疬、实热老痰所致的癫狂等证。对于表证未解，里证未成实者，不宜骤用泻下剂；若表邪未解，虽里实已成，亦应先解表后攻里，或采用表里双解之法；至于邪实正虚者，则应攻补兼施。下法易耗伤正气，应得效即止，慎无过剂。除润下药较和缓外，其余性质大多峻猛，年老体弱慎用，产后、失血者，孕妇一般应慎用，或酌情减量。

4. 和法

和法又称和解法。是运用和解疏泄的方法，祛除病邪，调整机体，扶助正气，使表里、上下、脏腑、气血、阴阳和调的一种治法。其适应证主要有两种，一是针对外感病，邪既不在表，又不在里，而在半表半里之间，不能使用汗、下等法时，可用和解的治法。临床上根据病邪性质和病位，以及脏腑功能失调的不同情况，将其又分为和解少阳、疏肝和胃、调和肝脾、调和肠胃等不同治法。和解少阳适用于邪在半表半里的少阳证，疏肝和胃适用于肝胃不和证，调和肝脾适用于肝郁脾虚证或肝脾失调证，调和肠胃适用于胃肠不和或上热下寒证。如《伤寒论》的小柴胡汤，治温疫的达原饮，治温病似疟的蒿芩清胆汤等，都是这一法则的例方。对内伤杂病气机郁滞，肝脾不和等，也适用和法。如肝气郁结而致月经不调用逍遥散；六郁用越鞠丸，均属本法范围。本法应用虽广，但凡邪在肌表而未入少阳半表半里者，或邪正入里而阳明热盛者，均不宜应用本法。

5. 温法

温法又称温里法、祛寒法，是用温热药治疗里寒证的方法。《素问·至真要大论》所说的“寒者热之”，即指此法。里寒证因脏腑经络不同，故温法有温中祛寒、回阳救逆、温经散寒的区别。寒与虚常并存，故温法多与补法配合运用。

由于温法所用药物，性多温燥，易伤损血阴、津液。故凡阴虚、血虚、津液不足，以及血热而出血者皆当忌用。

6. 清法

清法又称清热法，指用寒凉药物清热泻火，清热养阴，清热解毒以治疗各种火热证的方法。《素问·至真要大论》所说的“热者寒之”，即指本法。只要表邪已解，进而里热炽盛，又无实结者均可用之。因火热证有虚实之分，脏腑经络、卫气营血之辨，清法亦分为各种类型。如清卫分热用辛凉药物解表清热，方选银翘散、桑菊饮等；清气分热用甘寒清气药物，方选白虎汤，或苦寒类如黄连解毒汤重清三焦气热；清营分热用清营汤以清热凉血解毒；清血分热用犀角地黄汤等。以脏腑区分热邪部位，亦有不同清热法代表方剂，如清心火用导赤散；清脾胃火用清胃散、泻黄散；清肺火用泻白散；清肝火用左金丸、龙胆泻肝丸；清肠中火热毒邪用白头翁汤。清法又因热证有虚实之分而可兼用清补法治虚热，如知柏地黄丸泻肾火补肾阴；养阴清肺丸益肺气而滋阴清虚热等等。清法在临床上广泛使用，不仅可与补法、泻法合用，也可与温法寒热并用以治疗寒热并见的复杂病证。清法不宜长期使用，对产后体虚、素体阳虚患者尤应慎用。

清法虽能治疗热病，但由于所用药物皆多是寒凉者，易损人阳气，尤易伤伐脾胃之阳，故不宜久用。凡脏腑素阳气虚弱、大便溏泄、胃纳不佳者，气虚、血虚发热者，表邪未解、阳气被郁而发热者，以及真寒假热证均为所忌。

7. 消法

又称为消导法，是通过消食导滞和消坚散结作用，对气、血、痰、食、水、虫等积聚而成的有形之结，使之渐消缓散的一种治法。《素问·至真要大论》所说的“坚者软之”“坚者削之”“结者散之”，皆属于本法。消法所泻，主要是病在脏腑、经络、肌肉之间，邪坚病固而来势较缓，且多虚实夹杂，尤其是气血积聚而成的癥瘕痞块，不可能迅即消除，必须渐消缓散。消法也常与补法或下法配合运用，临床上根据病因、病症的各不相同，分消导食积、消痞化症、消痰祛水、消疳杀虫、消疮散痈等法。

消食导滞主要适用于食滞不化者，消痞化积主要适用于体内痰湿、气血相结合而成痞块者，行气消症主要适用于气结血瘀成症者，化瘀散结主要适用于瘀血内停而成癥瘕者，软坚散结主要适用于癥瘕肿块坚久不散者。

消法也是攻邪，治疗实证，其虽不若下法的猛峻，但久用或误用亦能伤正。故凡气、血、阴、阳的诸虚损证，以及脏腑虚弱者皆当慎用或忌用。

8. 补法

又称补养、补益法，是运用补益作用的方药补养人体气血阴阳的不足，治疗各种虚证的方法。虚证有气虚、血虚、阴虚、阳虚等不同，补法也分补气、补血、补阴、补阳等，并宜结合五脏之虚补益五脏。根据病情缓急和虚弱程度，又分为峻补与缓补。《素问·至真要大论》的“虚者补之”“损者益之”，《素问·阴阳应象大论》的“形不足者，温之以气；精不足者，补之以味”说明人体的气血阴阳互相依存，各种补法也往往配合使用。如“血脱益气”，补血药中可加用补气药；又如益肾阳为主，辅以益肾阴，使阴阳协调。对于实邪未清的病症不宜用补法，以免因用滋补而使病邪滞留不去。如果病邪未清，正气已虚，可在祛邪药中加入补益药，这是“扶正祛邪”。

补能扶正疗虚，但也不能滥用。凡邪气未退，或邪盛正虚者，均宜慎用或禁用，补能敛邪，以免造成“闭门留寇”或“误补益疾”之患。

（二）不同治法处方的煎药火候

煎药的方法可参考中篇模块四内容。不同治法处方药物在煎煮时方法与前述大体一致，先按一般要求浸泡、加水后，煎药火候及煎药时间一般分为三种情况（表 4–1 和表 4–2）。

表 4–1　不同治法处方煎煮火候

汤剂类型	应用火力
解表药	武火速煎，“气足势猛”，药力迅速
一般药	“先武后文”，使有效成分充分煎出
补益药	先用武火煮沸，后用文火慢煎，使药汁浓厚，药力持久

表 4–2　不同治法处方煎煮时间

汤剂类型	头煎煎煮时间（min）	二煎煎煮时间（min）
解表药	15~20	10~15
一般药	20~30	15~20
补益药	30~40	20~30

1. 解表药

此类处方大多用清热、发汗解表类药，用于治疗急性热病、四季外感风寒、风热类疾病，是汗法、清法的应用。因所用药物大多为辛散之品，入汤剂不宜久煎，以免有效成分挥发而降低药效。头煎先用武火煮沸，沸后用中火偏大煎煮 15~20 min，第二煎沸后再用中火煎 10~15 min。

2. 一般药

此类处方大多用于治疗常见的慢性病，达到调治调养的目的。如脾胃病、脏腑功能失调、高血压病、心血管类疾病的调理性药物。头煎沸后用中（或文）火煎煮 20~30 min，第二煎沸后再用中（或文）火煎 15~20 min。

3. 补益药

此类处方大多用于治疗虚损性疾病，多由补益药组成。如气虚、血虚、肾虚等各类虚损病症的药物。虚证一般病程较长，补虚药宜作蜜丸、煎膏、片剂、口服液、颗粒剂或酒剂等，以便保存和服用；若入汤剂宜久煎；挽救虚脱者，也可制成注射剂，以备急用。制作汤剂时，头煎沸后小火（文火）煎煮 30~40 min，第二煎沸后再用文火煎 20~30 min。

汤剂处方一般分两次煎煮。补益药因味厚滋腻，有时也可以再进行第三煎，或是第四煎。具体要求遵医嘱。

模块四测试题

一、单项选择题

1. 治疗表证，中医常采用（　　）法。
A. 补　B. 下
C. 消　D. 汗

2. 为了祛除在里寒邪，运用到附子、干姜等温里散寒的方药的治法属于（　　）法。
A. 汗　B. 补
C. 温　D. 和

3. 儿童食滞不化，脘腹闷胀，嗳气酸腐，应采用（　　）法治疗。
A. 汗　B. 消
C. 下　D. 吐

4. 补法是中医治疗（　　）证的基本方法。
A. 寒　B. 热
C. 表　D. 虚

5. （　　）方药入汤剂应文火慢煎、久煎，并适当增加煎煮次数。
A. 解表药　B. 补益药
C. 清热药　D. 泻下药

6. （　　）方药入汤剂应武火速煎，煎煮时间不宜过长。
A. 解表药　B. 补益药
C. 矿物药　D. 毒性药

7. 外感病，邪既不在表，又不在里，而在半表半里之间，治宜选（　　）法。
A. 汗　B. 补
C. 下　D. 和

8. （　　）主要适用于阴精或津液不足所致诸病。
A. 补气　B. 补血
C. 补阳　D. 补阴

9. 一般方药煎煮的火候是（　　）。
A. 武火速煎　B. 文火慢煎
C. 先武后文　D. 煮沸后闷焗

10. 补益药头煎一般煎煮（　　）min。
A. 15~20　B. 20~30
C. 30~40　D. 40~60

二、判断题

11. 中医治疗病证，可单用一种治法或多种治法组合使用。（　　）

12. 气虚、血虚发热者也可以用清法。（　　）

13. 汤药中有矿物药或有毒药，煎煮宜武火速煎，时间不宜长。（　　）

14. 补益药用于挽救虚脱者，宜制成汤剂，以备急用。（　　）

15. 何首乌饮片横切面有的皮部可见云锦状花纹。（　　）

模块四测试题答案

一、单项选择题

1.D　2.C　3.B　4.D　5.B　6.A　7.D　8.D
9.C　10.C

二、判断题

11. √　12. √　13. ×　14. ×　15. √

五级（初级）理论模拟试卷（一）

一、单项选择题（第 1 题 ~ 第 80 题。选择一个正确的答案，将相应的字母填入题内的括号中。每题 1 分，满分 80 分）

1. 关于医药职业道德的含义描述中不正确的是（　　）。

A. 医药职业道德是社会主义职业道德在医药领域的体现，具有医药职业特征

B. 医药职业道德和其他职业道德一样，具有相同的特点

C. 医药职业道德是调节医药人员与病患者、医药人员之间，以及医药人员与国家、集体之间的关系的行为规范总和

D. 医药职业道德与人民群众的生命健康息息相关，在整个职业道德体系中有其特殊地位

2. 以下不属于医药职业道德的特点的是（　　）。

A. 全人类性　　B. 严肃性

C. 义务性　　D. 平等性

3. （　　）作为最基本的职业道德规范，是对人们工作态度的一种普遍要求。

A. 奉献社会　　B. 遵纪守法

C. 诚实守信　　D. 爱岗敬业

4. 急病人所难、救死扶伤从古至今始终是医务工作的（　　）。

A. 职业道德　　B. 职业义务

C. 职业素质　　D. 职业行为

5. 中药审方有十八反“诸参辛勺叛藜芦”，下列哪种“参”可以与“藜芦”同用（　　）。

A. 人参　　B. 明党参

C. 党参　　D. 丹参

6. 相反是指（　　）。

A. 一种药物的毒性或副作用，能被另一种药物减轻或消除

B. 一种药物能消除或减轻另一种药物的毒性或副作用

C. 两种药物的合用能互相抑制、降低或丧失药效

D. 两种药物合用，能产生毒性反应或者副作用

7. 中药的归经有（　　）。

A. 七条　　B. 十二条

C. 十三条　　D. 十一条

8. 患者，男，24 岁。发热恶寒，鼻塞流清涕，属风寒表证，当用辛温解表法，此属于论治过程的哪一步（　　）。

A. 随法选方　　B. 据方施治

C. 因证立法　　D. 整体观念

9. 情志内伤、饮食不节、劳逸失度，直接损伤脏腑精气而产生的病证称为（　　）。

A. 里证　　B. 表证

C. 寒证　　D. 热证

10. 以中医学理论对四诊所得的资料进行综合分析，明确病变本质并确立为何种证的思维和实践过程的是（　　）。

A. 论治　　B. 辨证

C. 组方　　D. 立法

11. 关于“春夏养阳，秋冬养阴”理解错误的是（　　）。

A. 是一种顺时养生的法则

B. 要使人体的阴阳变化与四时阴阳变化相适应

C. 对于阴虚阳亢体质者，冬季当用凉润药物滋补阴气

D. 对于阳虚阴盛体质者，冬当用温热药物培补阳气

12. 中医学整体观念的内涵是（　　）。

A. 人体是一个有机的整体

B. 自然界是一个统一的整体

C. 人是一个有机整体，人和自然、社会环境的统一性

D. 脏腑肢体官窍联结成一个整体

13. 现存最早的中药方剂见于战国时期的（　　）。

A.《五十二病方》　B.《中华本草》

C.《施今墨对药》　D.《中药大辞典》

14. 中成药的鉴定方法包括（　　）。

A. 形状、鉴别、检查和含量测定

B. 性状、产地、检查和含量测定

C. 性状、鉴别、检查和含量测定

D. 形状、产地、检查和含量测定

15. 生霉可用酒洗（　　）。

A. 山茱萸　B. 细辛

C. 川芎　D. 牛膝

16. 下列关于毒性中药的贮存保管不正确的是（　　）。

A. 入库有验收　B. 出库有复核

C. 划定仓间　D. 谷糠贮藏

17. 研碎少量的细料药，宜选用（　　）。

A. 乳钵　B. 冲筒

C. 粉碎机　D. 铁研船

18. 下列表述不正确的是（　　）。

A. 使用戥秤称量药物时，应右手夹持戥杆，左手抓药

B. 使用天平称量药物时，应左盘放置药物，右盘放砝码

C. 使用戥秤称量药物时，应左手夹持戥杆，右手抓药

D. 使用盘秤称量药物时，药物的重量就是指针指示重量

19. 药店销售服务仪容不包括（　　）。

A. 发式礼仪　B. 专业知识

C. 指甲　D. 面部

20. 以下属于服务禁用语的是（　　）。

A. 请您稍等，我为这位客人结账就为您寻找药品

B. 不好意思，我们门店暂时没有这款药哦，稍后我帮您询问店长是否可以进货

C. 你自己看药物说明书就可以了

D. 需要我给您倒杯热水

21. 以下不属于安全灭火措施的是（　　）。

A. 隔离法　B. 窒息法

C. 通风法　D. 冷却法

22. 生产车间有人员可能触电判断伤员有无意识的方法有（　　）。

A. 轻轻拍打伤员肩部，高声喊叫，“喂！你怎么啦？”

B. 如认识，可直呼喊其姓名。有意识，立即送医院

C. 眼球固定、瞳孔散大，无反应时，立即用手指甲掐人中穴、合谷穴约5秒

D. 以上都是

23. 根据《中华人民共和国药品管理法》，有关广告说法错误的是（　　）。

A. 药品广告须经企业所在地国务院药品监督管理部门批准，并发给药品广告批准文号

B. 药品广告不得含有不科学的表示有效的断言或者保证

C. 非药品广告不得有涉及药品的宣传

D. 处方药可以在国务院卫生行政部门和国务院药品监督管理部门共同指定的医学、药学专业刊物上介绍

24. 根据《药品经营质量管理规范》，不符合药品零售企业药品陈列要求的情形是（　　）。

A. 药品放置于货（柜）架，摆放整齐有序，避免阳光直射

B. 冷藏药品放置在冷藏设备中，按规定对温度进行监测和记录

C. 中药饮片柜斗谱的书写应当正名正字

D. 毒性中药品种在专门的橱窗陈列

25. 党参应在（　　）采收。

A. 秋后春前　　B. 春夏之交

C. 秋末　　D. 秋季

26. 半夏的性状错误的是（　　）。

A. 类球形

B. 下面钝圆，较光滑

C. 顶端周围密布麻点状根痕

D. 表面可见环纹

27. 药用花蕾棒槌形，上粗下细的是（　　）。

A. 木棉花　　B. 辛夷花

C. 金银花　　D. 丁香

28. 番泻叶的泡水温度为（　　）。

A.65~75℃　　B.75~85℃

C.85~95℃　　D.95~100℃

29. 麻黄纵剖面置紫外灯下观察，边缘显亮白色荧光，中心显（　　）。

A. 亮棕色荧光　　B. 亮蓝色荧光

C. 黄色荧光　　D. 亮黄色荧光

30. 关于石膏性状描述正确的是（　　）。

A. 为清热泻火药

B. 为钙化合物类

C. 体重，质坚实

D. 以上都是

31. 以下药材中既能泻下，又能泻火、解毒的最常用药物是（　　）。

A. 芒硝　　B. 玄参

C. 番泻叶　　D. 当归

32. 天冬与麦冬相比，天冬功效偏于治疗（　　）。

A. 肺阴虚　　B. 肾阴虚

C. 胃阴虚　　D. 肠燥便秘

33. 以下关于小茴香描述正确的是（　　）。

A. 果实椭圆形，灰黄色或灰褐色，背面有 5 条薄而明

B. 种子扁心脏形，边缘肥厚，表面无颗粒状突起

C. 种子扁长卵形，边缘薄，表面密布颗粒状突起

D. 果实长圆柱形，两端稍尖，黄绿色或淡黄色，背面有 5 条微隆起的纵棱线

34. 地黄与熟地黄均有的功效是（　　）。

A. 补阳　　B. 补阴

C. 健脾　　D. 补气

35. 延胡索的主要镇痛、镇静成分为（　　）。

A. 延胡索甲素

B. 延胡索乙素

C. 延胡索丙素

D. 延胡索丁素

36. 延胡索是（　　）植物延胡索的干燥块茎。

A. 唇形科　　B. 玄参科

C. 唇形科　　D. 罂粟科

37. 蝉蜕清除杂质宜采用的方法是（　　）。

A. 挑选　　B. 筛选

C. 风选　　D. 水选

38. 牡蛎散中牡蛎的用法是（　　）。

A. 炒用　　B. 煨用

C. 煅用　　D. 醋炙

39. 中药饮片中的杂质直接影响饮片质量和使用，应对其进行限量检查，根据《中国药典》，除另有规定外，中药饮片中药屑及杂质不得超过（ ）。
A. 1% B. 3%
C. 5% D. 7%

40. 辛夷的枝梗属于（ ）。
A. 药用部位
B. 药效低的部位
C. 非药用部位
D. 药效高的部位

41. 女贞子的药用部位是（ ）。
A. 未成熟果实
B. 成熟果实
C. 干燥果序
D. 干燥果皮

42. “红藤”是指（ ）。
A. 大血藤 B. 鸡血藤
C. 降香 D. 钩藤

43. 性味辛温的活血祛瘀药是（ ）。
A. 川芎 B. 半夏
C. 艾叶 D. 丹参

44. 以下关于白术功效描述正确的是（ ）。
A. 健脾燥湿，利水消肿
B. 缓和药性，提高健脾和胃作用
C. 补脾止泻，用于脾虚久泻
D. 补肾生精，益肺肾之阴

45. 肉苁蓉的处方应付是（ ）。
A. 醋炙 B. 酒炙
C. 蜜炙 D. 盐水炒

46. （ ）须按照消防管理要求，储存在阴凉安全专库。
A. 人参 B. 干漆
C. 黄芪 D. 全蝎

47. 中药饮片处方调配时，处方名称为金铃子的是（ ）。
A. 金樱子 B. 红灯笼
C. 川楝子 D. 枸杞子

48. 清代至今的方剂称（ ）。
A. 时方 B. 经方
C. 古方 D. 验方

49. 称量范围 50~250 g，克戥每一颗星表示（ ）g。
A.2 B.3
C.5 D.7

50. 以下中药妊娠慎用的是（ ）。
A. 斑蝥 B. 莪术
C. 马钱子 D. 益母草

51. 处方调配审核时，予以纠正错误的是（ ）。
A. 草决明应付决明子
B. 双花应付金银花
C. 大腹子应付牛蒡子
D. 二术应付白术苍术

52. 校戥时的正确做法为（ ）。
A. 右手持戥，手心朝上
B. 左手持戥，手心朝下
C. 左手持戥，手心朝上
D. 右手持戥，手心朝下

53. 使用经检验合格的戥秤，每次调配对戥秤（ ）。
A. 需要检查平衡度
B. 不需要检查平衡度
C. 可以检查，不做要求
D. 随调剂人意愿

54. 以下药物中治湿阻气滞，脘腹胀满，宜选用的是（ ）。
A. 砂仁 B. 枳实
C. 厚朴 D. 苍术

55. 既能补气养阴，又能收敛固涩的药物是（　　）。

A. 五味子　　B. 南沙参

C. 乌梅　　D. 莲子

56. 治肝郁气滞兼有热者，宜选用的药物是（　　）。

A. 沉香　　B. 川楝子

C. 橘皮　　D. 木香

57. 以下关于牡丹皮描述正确的是（　　）。

A. 易纵向撕裂，撕裂时有白色粉尘飞扬

B. 划之显油痕，切面颗粒性，有油性，有的可见小亮星

C. 断面有细密、银白色、富弹性的橡胶丝相连

D. 栓皮脱落处粉红色；内表面淡灰黄色或浅棕色常见发亮结晶

58. 苍术、厚朴均善燥湿。而厚朴又能用于（　　）。

A. 脾虚便溏　　B. 咳嗽痰多

C. 发表邪　　D. 祛风湿，除痹

59. 菊花、野菊花共有的功效是（　　）。

A. 疏散风热　　B. 平肝明目

C. 透疹止痒　　D. 清热解毒

60. 铁皮石斛的药用部位是（　　）

A. 根及根茎　　B. 干燥茎

C. 肉质茎　　D. 茎叶

61. 葛根解热的有效成分是（　　）。

A. 生物碱　　B. 黄酮类

C. 挥发油　　D. 多糖

62. 以下关于木香性质描述正确的是（　　）。

A. 微温，散滞和胃，诸风能调，行肝泻肺

B. 降气，暖胃追邪，通天彻地，气逆为佳

C. 辛热，能除寒呕，心腹疼痛，温胃可晓

D. 性温，养胃进食，止痛安胎，行气破滞

63. 以下关于荆芥描述正确的是（　　）。

A. 茎呈方柱形，多分枝，节膨大，粉末内含大型螺状钟乳体

B. 破碎面有玻璃样或蜡样光泽

C. 表面淡黄绿色或淡紫红色，被短柔毛。叶对生。穗状轮伞花序顶生

D. 具强烈而持久的蒜样特异臭气

64. 关于朱砂的功能叙述正确的是（　　）。

A. 安神定惊　　B. 止咳化痰

C. 消肿止痛　　D. 祛风除湿

65. 车前草的入药部位为（　　）。

A. 干燥地上部分　　B. 全草

C. 叶片　　D. 花穗

66. 桑螵蛸为（　　）。

A. 活动期捕捉的动物药材

B. 冬眠时捕捉的动物药材

C. 孵化成虫前采集卵鞘的动物类药材

D. 随时可采的动物类药材

67. 以下不属于侧柏叶性状的是（　　）。

A. 小枝圆柱

B. 叶交互对生

C. 叶不贴伏于小枝上

D. 叶先端尖

68. 中药饮片在调配过程不需要将其单独包装的是（　　）。

A. 红花　　B. 石膏

C. 制川乌　　D. 三七粉

69. 主要功效为理气，活血，止痛的中成药是（　　）。

A. 保和丸

B. 玉屏风颗粒

C. 龙胆泻肝丸

D. 元胡止痛片

70. 藿香正气水属于（　　）。

A. 酊剂　　B. 散剂

C. 搽剂　　D. 注射剂

71. 感冒清热颗粒属于（　　）。

A. 水溶性颗粒剂

B. 泡腾性颗粒剂

C. 酒溶性颗粒剂

D. 混悬性颗粒剂

72. 急支糖浆适用于治疗（　　）。

A. 外感风热所致咳嗽

B. 外感风寒所致咳嗽

C. 肾虚咳喘

D. 肺热咳喘

73. 小柴胡颗粒属于（　　）。

A. 解表剂

B. 和解少阳剂

C. 调和肝脾剂

D. 表里双解剂

74. 应当注明药品名称、贮藏、生产日期、产品批号、有效期、执行标准、批准文号等的标签是（　　）。

A. 药品外标签

B. 药品内标签

C. 非处方药的标签

D. 原料药的标签

75. 龙胆泻肝汤中具有渗湿泄热作用的药物是（　　）。

A. 泽泻、车前子、茯苓

B. 泽泻、车前子、木通

C. 茯苓、车前子、木通

D. 猪苓、茯苓、木通

76. 主要功效为疏肝健脾，养血调经的中成药是（　　）。

A. 逍遥丸　　B. 葛根芩连丸

C. 消炎利胆片　　D. 藿胆丸

77. 中药汤剂的缺点不包括（　　）。

A. 药材可随方加减

B. 汤剂因体积较大

C. 没有防腐能力

D. 服用、携带和贮存都不方便

78. 影响汤剂煎煮时间的因素不包括（　　）。

A. 药物功效

B. 加水量

C. 药物吸水能力

D. 患者体质

79. 以下不属于汤剂特点的是（　　）。

A. 便于随症加减

B. 携带不便

C. 不宜久储

D. 吸收缓慢

80. 中药的特殊煎煮法不包括（　　）。

A. 先煎　　B. 熬制

C. 包煎　　D. 冲服

二、判断题（第 81 题～第 100 题。下列判断正确的请打“√”，错误的打“×”，将相应的符号填入题内的括号中。每题 1 分，满分 20 分）

81. 中药调剂员做好本职工作即可不必积极参加职业发展的活动。（　　）

82. 干姜的炮制品包括干姜片、炮姜、姜炭。（　　）

83. 君药也叫主药，佐药也叫辅药。（　　）

84. 糖浆剂本身具有良好的防腐作用，故储藏过程中相对比较稳定。（　　）

85. 无重大不良反应的处方药可开架销售。（　　）

86. 销售者应当建立并执行进货检查验收制度，验明产品合格证明和其他标识。（　　）

87. 炮姜具有温经止血的功效。（ ）
88. 苦杏仁炮制的目的是促进苦杏仁苷水解。（ ）
89. 杜仲来源于杜仲科杜仲的干燥根。（ ）
90. 大黄中有大黄酚、大黄素、大黄素甲醚、芦荟大黄素、大黄酸。（ ）
91. 炒王不留行宜采用文火。（ ）
92. 枸杞子性味甘、微苦、微寒。（ ）
93. 荆芥是伞形科植物。（ ）
94. 青蒿素的来源植物为菊科黄花蒿，药材名为青蒿。（ ）
95. 白头翁的功效为清热解毒，消痈排脓，祛瘀止痛。（ ）
96. 月季花是蔷薇科植物。（ ）
97. 鸡内金长于攻积，通淋化石，用于泌尿系结石和胆道结石。炒后质地酥脆，便于粉碎，并增强健脾消积的作用，用于消化不良、食积不化、肝虚泄泻及小儿疳积。（ ）
98. 感冒清热颗粒主要治疗风热感冒，头痛发热，恶寒身痛，咳嗽咽干。（ ）
99. 龙胆泻肝丸可治肝胆湿热，头晕目赤，耳鸣耳聋。（ ）
100. 调配外用代煎处方时，毒性中药（如黑顺片）可以与主药同煎处理。（ ）

五级（初级）理论模拟试卷（一）答案

一、单项选择样题（第 1 题 ~ 第 80 题。选择一个正确的答案，将相应的字母填入题内的括号中。每题 1 分，满分 80 分）

1.B 2.C 3.D 4.B 5.B 6.D 7.B 8.C
9.A 10.B 11.C 12.C 13.A 14.C 15.C
16.D 17.A 18.A 19.B 20.C 21.C 22.D
23.A 24.D 25.A 26.D 27.C 28.D 29.A
30.D 31.A 32.B 33.D 34.B 35.B 36.D
37.D 38.C 39.B 40.C 41.B 42.A 43.A
44.A 45.D 46.B 47.C 48.A 49.A 50.D
51.C 52.C 53.A 54.C 55.A 56.B 57.D
58.B 59.D 60.B 61.B 62.A 63.C 64.A
65.B 66.C 67.A 68.A 69.D 70.A 71.A
72.A 73.B 74.D 75.B 76.A 77.A 78.D
79.D 80.B

二、判断题（第 81 题 ~ 第 100 题。下列判断正确的请打“√”，错误的打“×”，将相应的符号填入题内的括号中。每题 1 分，满分 20 分）

81. × 82. √ 83. × 84. × 85. × 86. √
87. √ 88. √ 89. × 90 √ 91. ×
92. × 93. √ 94. √ 95. × 96. √
97. √ 98. × 99. √ 100. √

五级（初级）理论模拟试卷（二）

一、单项选择题（第1题～第80题。选择一个正确的答案，将相应的字母填入题内的括号中。每题1分，满分80分）

1. 职业道德的平等性是（　　）。

A. 职业高低　　B. 生人熟人

C. 男女老幼　　D. 一视同仁

2. 关于医药职业道德的基本原则描述不正确的是（　　）。

A. 社会主义医药职业道德的原则有全心全意为人民服务

B. 实行人道主义也是社会主义道德建设的核心内容

C. 以病人利益为最高标准，提供安全、有效、经济的药品

D. 社会主义医药职业道德是评价与衡量从业人员行为和思想品质的最高道德标准

3.（　　）是医药行业从业人员必须具备的起码的基本品质，是行业职业道德的一项重要规范。

A. 遵纪守法

B. 全心全意为人民服务

C. 救死扶伤

D. 诚信经营

4. 我国医药企业的特点是（　　）。

A. 国民经济持续快速增长

B. 疾病不断变化

C. 大而不强

D. 创新能力强

5. 中药饮片储存湿度应控制在（　　）。

A.35%～75%

B.30%～75%

C.25%～70%

D.30%～70%

6. 中药的性能包括（　　）。

A. 性味　　B. 归经

C. 毒性　　D. 以上都是

7. 药材及饮片（矿物类除外）的二氧化硫残留量不得超过（　　）。

A.100 mg/kg　　B.120 mg/kg

C.150 mg/kg　　D.180 mg/kg

8. 中医药独特的理论特点是（　　）。

A. 整体观念

B. 辨证论治

C. 整体观念、辨证论治

D. 整体观念、辨证论治、因证立法

9. 中医学在认识疾病和处理疾病的过程中，讲究辨证与辨病相结合，这强调的是（　　）。

A. 辨证论治　　B. 阴阳学说

C. 五行学说　　D. 整体观念

10. 中医学“同病异治”“异病同治”的依据是（　　）。

A. 病机　　B. 病程

C. 体征　　D. 病位

11. 临床上凡是肢体动摇的震颤、抽搐，病位游走不定等病象都归因于“风邪”，其所体现的中医学思维方式是（　　）。

A. 意象思维　　B. 形象思维

C. 应象思维　　D. 抽象思维

12. “动极者镇之以静”所说明的阴阳关系是（　　）。

A. 阴阳相互转化　　B. 阴阳互根互用

C. 阴阳相互消长　　D. 阴阳对立制约

13. 以下不属于注射剂特点的是（　　）。

A. 给药不方便

B. 奏效速度快

C. 耐压容器安全性差

D. 质量要求高

14.（　　）是指处方中起到针对主要病症或主要发挥治疗作用的中药。

A. 君药　　B. 臣药

C. 佐药　　D. 使药

15. 剂量准确、药效迅速、生物利用度高的剂型是（　　）。

A. 散剂　　B. 栓剂

C. 注射剂　　D. 酒剂

16. 中药贮存的基本原则是（　　）。

A. 通风、避光贮存

B. 阴凉干燥处贮存

C. 防潮、低温、干燥贮存

D. 分区、分类贮存

17. 以下不属于戥秤的构造的是（　　）。

A. 盘秤　　B. 戥纽

C. 戥杆　　D. 戥星

18. 中药饮片调剂时"焦三仙"处方应付药物包括（　　）。

A. 焦山楂、焦槟榔、焦鸡内金

B. 焦山楂、焦麦芽、焦槟榔

C. 焦山楂、焦麦芽、焦鸡内金

D. 焦山楂、焦麦芽、焦神曲

19.（　　）是药品查询接待的最主要方式。

A. 柜台查询　　B. 电话查询

C. 回访查询　　D. 微信查询

20. 顾客实际经历服务质量主要包括（　　）内容。

A. 技术质量、效率质量

B. 功能质量、技术质量

C. 效率质量、功能质量

D. 技术质量、效率质量、功能质量

21. 发现电子装备冒烟起火，应切断电源，使用哪种物质灭火（　　）。

A. 一氧化碳　　B. 二氧化碳

C. 泡沫　　D. 水

22. 以下哪些酸具有强腐蚀性，使用时须做必要防护（　　）。

A. 硝酸、冰醋酸

B. 硝酸、硼酸

C. 冰醋酸、硼酸

D. 硝酸、冰醋酸、硼酸

23. 根据《药品经营质量管理规范》，药品经营企业药品质量的主要责任人是（　　）。

A. 该企业质量管理机构负责人

B. 该企业的执业医师

C. 该企业的负责人

D. 该企业储存与养护部门负责人

24. 根据《中华人民共和国反不正当竞争法》规定，不属于侵犯商业秘密行为的是（　　）。

A. 以盗窃、利诱、胁迫或者其他不正当手段获取权利人的商业秘密

B. 披露、使用或者允许他人使用不正当手段获取权利人的商业秘密

C. 通过签订合同获取权利人的商业秘密

D. 第三人明知或应知是侵犯商业秘密，仍获取、使用或者披露他人商业秘密

25. 川贝母的药用部位是（　　）。

A. 鳞茎　　B. 根茎

C. 块茎　　D. 果实

26. 大黄的"星点"是（　　）。

A. 油点　　B. 异型维管束

C. 树脂道　　D. 维管束

27. 以下不属于当归性状的是（ ）。
A. 主根粗短
B. 断面呈绿褐色
C. 皮部厚，有棕色油点
D. 形成层呈黄棕色环状

28. 果实呈椭圆形或长卵形，具5角棱的是（ ）。
A. 木瓜 B. 酸枣仁
C. 使君子 D. 胖大海

29. 以下药材中属于菌类药材的是（ ）。
A. 昆布 B. 茯苓
C. 松萝 D. 五倍子

30. 乌梢蛇的颜色是（ ）。
A. 全体乌黑色，背部有白色斑点
B. 全体灰白色，尾部乌黑色
C. 全体绿黑色或黑褐色，密被菱形细鳞
D. 全体灰棕色，尾部乌黑色

31. 以下药材中外用能回乳的药物是（ ）。
A. 大黄 B. 芒硝
C. 郁李仁 D. 虎杖

32. 以下中药饮片中易潮解的是（ ）。
A. 盐附子 B. 芒硝
C. 大青盐 D. 咸秋石

33. 以下关于决明子功效描述正确的是（ ）。
A. 清肝明目，润肠通便
B. 明目退翳，清肝泻火
C. 清热除烦，利尿
D. 清肝明目，散结消肿

34. 以下关于女贞子描述正确的是（ ）。
A. 补益肝肾，收涩固脱
B. 滋补肝肾，明目乌发
C. 疏散风热，宣肺透疹
D. 滋补肝肾，益精明目

35. 远志的药用部位是（ ）。
A. 干燥根茎 B. 干燥皮
C. 干燥根 D. 成熟果实

36. 以下关于槐花性质描述正确的是（ ）。
A. 味苦，痔漏肠风，大肠热痢，更杀蛔虫
B. 辛，能除疮毒，瘾疹风热，咽疼可逐
C. 味苦，退疸除黄，泻湿利水，清热为凉
D. 辛温，最消瘀热，多则通经，少则养血

37. （ ）中药饮片质量检查内容包括：水分检查、中药饮片成品外观性状检查、破碎度检查等。
A. 炒黄 B. 炒焦
C. 炒炭 D. 待包装

38. 车前子清除杂质常用的方法是（ ）。
A. 挑选 B. 筛选
C. 风选 D. 水选

39. 薄荷在（ ）采摘薄荷脑含量最高。
A. 春季 B. 夏季
C. 秋季 D. 冬季

40. 以下关于白术描述正确的是（ ）。
A. 有棕黄色的点状油室
B. 去净毛须者较光滑，环节不明显，多呈纺锤形
C. 断面皮部红棕色，外皮常呈鳞片状剥落，剥落处显暗红棕色
D. 韧皮部树脂分泌物红棕色，与木部排列呈数个同心性椭圆形环

41. 升麻来源于（ ）。
A. 五加科 B. 十字花科
C. 毛茛科 D. 豆科

42. 以下关于牡蛎功效描述正确的是（ ）。
A. 既能平肝潜阳，又能清肝明目

B. 既能软坚散结，又能平肝潜阳

C. 既能软坚散结，又能活血止痛

D. 既能软坚散结，又能利水

43. 关于丁香的性状错误的是（　　）。

A. 研杆状　　B. 花冠 4 片

C. 香气浓郁　　D. 萼片 5 枚

44. 杜仲折断后有细密的（　　）相连，丝富弹性，能拉至（　　）以上才断。

A. 银黄色丝状物，0.5 cm

B. 银灰色丝状物，1 cm

C. 银白色丝状物，0.5 cm

D. 银白色丝状物，1 cm

45. 中药饮片查斗的内容主要是（　　），有无生虫、霉变、走油、结串等现象。

A. 药物的清洁度　　B. 药物的灰屑量

C. 药物的杂质含量　　D. 药物的含水量

46. 中药饮片处方调配时，处方名称写坤草的是（　　）。

A. 车钱草　　B. 金钱草

C. 益母草　　D. 甘草

47. 质地沉重的矿石类饮片应放在斗架的（　　）。

A. 中上层　　B. 高层

C. 较下层　　D. 最底层

48. 以下中药饮片中麦麸炒的是（　　）。

A. 马钱子　　B. 白术

C. 车前子　　D. 莱菔子

49. 苦杏仁的内服用量为（　　）。

A. 1~3 g　　B. 2~5 g

C. 3~7 g　　D. 5~10 g

50. 中药调剂复核非常重要，其内容不包括（　　）。

A. 药味　　B. 剂量

C. 药品质量　　D. 药价

51. 常用于消肉积的药物是（　　）。

A. 麦芽　　B. 鸡内金

C. 莱菔子　　D. 山楂

52. 善治小儿蛔积的药物是（　　）。

A. 雷丸　　B. 使君子

C. 槟榔　　D. 川楝子

53. 既能化湿，又能解表的药物是（　　）。

A. 苍术　　B. 厚朴

C. 豆蔻　　D. 砂仁

54. 治寒疝腹痛、睾丸偏坠胀痛最宜选用的药物是（　　）。

A. 小茴香　　B. 丁香

C. 肉桂　　D. 干姜

55. 厚朴和凹叶厚朴是（　　）。

A. 不同科植物

B. 同科同属

C. 同属不同种

D. 同种植物不同变种或不同变型

56. 以下关于肉桂性质描述正确的是（　　）。

A. 味微甘

B. 味甜、辣

C. 味稍苦，嚼之有胶状残留物

D. 味辛辣、微苦

57. 石斛商品药材中的耳环石斛是由下列哪种石斛加工而成的（　　）。

A. 金钗石斛　　B. 马鞭石斛

C. 铁皮石斛　　D. 紫皮石斛

58. 石斛性甘、微寒，入胃经，善于（　　）。

A. 固表益气、养心、提高免疫力

B. 健脾开胃、消食化滞

C. 滋养胃阴、生津止渴

D. 滋养胃阴、消食化滞

59. 葛根来源于（　　）。

A. 五加科　　B. 伞形科

C. 豆科　　D. 唇形科

60. 以下关于玄参功效描述正确的是（　　）。

A. 清热、解毒、活血

B. 清热、解毒、止血

C. 清热、解毒、滋阴

D. 清热、泻火、散瘀

61. 赤芍属于（　　）。

A. 蔷薇科　　B. 蓼科

C. 十字花科　　D. 毛茛科

62. 蔓荆子的入药部位为（　　）。

A. 干燥地上部分　　B. 干燥成熟果实

C. 干燥根　　D. 干燥叶

63. 以下关于没药功效描述正确的是（　　）。

A. 破血行气，消积止痛

B. 活血补血，调经止痛，舒筋活络

C. 逐瘀通经，通利关节，利尿通淋，引血下行

D. 活血止痛，消肿生肌

64. 以下不属于昆布的功效的是（　　）。

A. 软坚散结　　B. 化瘀

C. 消痰　　D. 利水

65. 小包装中药饮片的调配流程是（　　）。

A. 取药→审方→特殊处理饮片的处理→自查→复核→发药

B. 审方→自查→特殊处理饮片的处理→取药→复核→发药

C. 审方→取药→特殊处理饮片的处理→自查→复核→发药

D. 审方→取药→特殊处理饮片的处理→复核→自查→发药

66. 百部的用药部位为（　　）。

A. 根

B. 根茎

C. 块根

D. 根及根茎

67. 关于粉葛，以下说法正确的是（　　）。

A. 原植物为甘葛藤

B. 体重，质坚硬，无粉性

C. 来源于毛茛科

D. 药用部位为根及根茎

68. 菊花茶、菊花蜜、菊花饮、菊花手工皂体现了中药资源的（　　）特点。

A. 动态性

B. 多用性

C. 可利用性

D. 可再生性

69. 双黄连口服液的组成不包括（　　）。

A. 金银花

B. 黄连

C. 黄芩

D. 连翘

70. 既可以外用，又可口服的中成药是（　　）。

A. 紫云膏

B. 梅花点舌丸

C. 二妙丸

D. 伤湿止痛膏

71. 关于通宣理肺丸的注意事项，下列选项中不正确的是（　　）。

A. 风热咳嗽者慎用

B. 痰热咳嗽者慎用

C. 阴虚干咳者慎用

D. 风寒咳嗽者慎用

72. 感冒清热颗粒主治（　　）。

A. 外感风寒，内伤食积证，症见恶寒

发热、头痛身楚、胸脘满闷、恶心呕吐

B. 暑湿感冒，症见发热头痛、腹痛腹泻、恶心呕吐、肠胃不适

C. 外感风寒挟湿所致的感冒，症见头身疼痛、恶寒无汗、鼻塞流涕、咳嗽

D. 风寒感冒，头痛发热，恶寒身痛，鼻流清涕，咳嗽咽干

73. 参苓白术散中具有芳香醒脾之功的药物是（　　）。

A. 砂仁　　B. 藿香

C. 桔梗　　D. 佩兰

74. 逍遥丸与加味逍遥丸的相同功能是（　　）。

A. 调和肝脾　　B. 健脾利湿

C. 养血安神　　D. 疏肝清热

75. 银翘解毒丸的处方组成为（　　）。

A. 金银花、连翘、蔓荆子、淡豆豉、薄荷、甘草、桔梗、淡竹叶、炒牛蒡子

B. 金银花、连翘、荆芥、淡豆豉、菊花、甘草、桔梗、淡竹叶、炒牛蒡子

C. 金银花、连翘、蔓荆子、淡豆豉、菊花、甘草、桔梗、淡竹叶、炒牛蒡子

D. 金银花、连翘、荆芥、淡豆豉、薄荷、甘草、桔梗、淡竹叶、炒牛蒡子

76. 以下关于藿香正气水功效描述正确的是（　　）。

A. 祛风解表、化湿和中

B. 清热解表

C. 解表化湿、理气和中

D. 解表、祛湿、中和

77. 使用武火的是（　　）。

A. 炒焦

B. 炒炭

C. 两者都是

D. 两者都不是

78. 一般药头煎的煎煮时间是（　　）min。

A.20~30　　B.15~20

C.30~40　　D.10~15

79. 在一定条件下，中药的含水量变化，造成虫害的严重程度不同。虫害越严重，说明中药的含水量（　　）。

A. 越高　　B. 越低

C. 极低　　D. 适当

80. 汤剂的优点为（　　）。

A. 吸收快，便于随证加减，方便携带

B. 吸收快，便于随证加减，煎煮方便

C. 吸收快，便于随证加减，便于服用

D. 吸收快，便于随证加减，安全有效

二、判断题（第 81 题 ~ 第 100 题。下列判断正确的请打“√”，错误的打“×”，将相应的符号填入题内的括号中。每题 1 分，满分 20 分）

81. 医药行业职业守则包括追求利润。（　　）

82. 潮热盗汗为郁证的特点之一。（　　）

83. 贴剂是指用提取物或生物药物与适宜的高分子材料制成的一种厚片状的贴膏剂。（　　）

84. 气味芳香、含挥发性成分的薄荷、砂仁、豆蔻等中药，为避免其有效成分散失，在煎煮时应短时间煮。（　　）

85. 灭火器压力表用红、黄、绿三种颜色表示压力情况，当指针指在绿色区域时表示压力偏低。（　　）

86. 根据药品安全隐患的严重程度，药品召回分为四级。（　　）

87. 冬在商品上分为大天冬和小天冬。大天冬个头大，略弯曲，呈长纺锤形，纵皱纹较深，中柱不明显。小天冬个头小，比较平直，呈纺锤形或长椭圆形，纵皱

纹较浅，可清晰看到中柱。（ ）

88. 柴胡加龙骨牡蛎汤中用龙骨、牡蛎是针对邪入少阳而谵语。（ ）

89. 川贝母外层鳞叶2瓣，大小悬殊，大瓣紧抱小瓣，未抱合部分呈新月形，习称“怀中抱月”。（ ）

90. 牛膝别名为川牛膝。（ ）

91. 白芷是伞形科植物白芷或杭白芷的干燥根。（ ）

92. 捣碎时左手提起筒锤，用手腕的“甩劲”上下捣动，将饮片捣碎至需要程度。（ ）

93. 石斛就是铁皮石斛。（ ）

94. 木香表面黄棕色，气芳香，味苦、辛。（ ）

95. 枳壳入药应去皮膜。（ ）

96. 西洋参为五加科植物西洋参的干燥根。（ ）

97. 苦参具有清热燥湿、杀虫止痒、利尿、宁心止悸的功效。（ ）

98. 服用百合固金丸时不宜吃萝卜。（ ）

99. 六味地黄丸主要治疗气血两虚引起的面色苍白、气短心悸、头晕自汗、体虚乏力、月经过多。（ ）

100. 颗粒剂保持了汤剂吸收较快、作用迅速的特点，但缺点是服用量大、易霉败变质。（ ）

五级（初级）理论模拟试卷（二）答案

一、单项选择样题（第1题~第80题。选择一个正确的答案，将相应的字母填入题内的括号中。每题1分，满分80分）

1.D 2.B 3.A 4.C 5.A 6.D 7.C 8.C 9.B 10.A 11.B 12.D 13.C 14.A 15.C 16.D 17.D 18.D 19.A 20.B 21.B 22.A 23.C 24.C 25.A 26.B 27.B 28.C 29.B 30.C 31.B 32.B 33.A 34.B 35.C 36.A 37.D 38.C 39.C 40.A 41.C 42.B 43.D 44.D 45.A 46.C 47.C 48.B 49.D 50.D 51.D 52.B 53.A 54.C 55.D 56.B 57.C 58.C 59.C 60.C 61.D 62.B 63.D 64.B 65.C 66.C 67.A 68.B 69.B 70.B 71.D 72.C 73.A 74.A 75.D 76.C 77.C 78.A 79.A 80.D

二、判断题（第81题~第100题。下列判断正确的请打“√”，错误的打“×”，将相应的符号填入题内的括号中。每题1分，满分20分）

81. × 82. √ 83. × 84. √ 85. × 86. × 87. √ 88. × 89. √ 90. × 91. √ 92. × 93. × 94. √ 95. × 96. √ 97. √ 98. √ 99. × 100. √

四级（中级）理论模拟试卷（一）

一、单项选择题（第 1 题 ~ 第 80 题。选择一个正确的答案，将相应的字母填入题内的括号中。每题 1 分，满分 80 分）

1. 医药职业道德的基本原则是（　　）。
A. 救死扶伤，实行革命的人道主义
B. 以患者为中心，提供安全、有效、经济的药品
C. 依法执业
D. 全心全意为人民服务

2. 医药行业职业守则具体要求正确的是（　　）。
A. 调配处方若仔细操作可一次配成，可以不核对
B. 对超剂量的处方，可拒绝调配
C. 销售的药品如果有说明书时可不必指导用药
D. 企业利益与顾客利益冲突时应以本企业利益为重

3. 下列中药调剂员的做法，符合尊重同仁、密切协作职业守则要求的是（　　）。
A. 言语举止文明礼貌、平等待人
B. 主动学习，不断完善专业知识水平
C. 加强与医护人员、患者的联系，积极参与患者用药方案的制定
D. 平等对待患者，不分其年龄、性别、信仰

4. 观察中药饮片的形状、大小、颜色、折断面等特征的鉴定方法称作（　　）。
A. 性状鉴定
B. 显微鉴定
C. 基原鉴定
D. 理化鉴定

5. 既能发汗解表，又能宣肺平喘的药物是（　　）。
A. 桂枝　　B. 麻黄
C. 紫苏　　D. 生姜

6. 脏腑学说中的主要特点是（　　）。
A. 以五脏为中心的整体观
B. 以脑为中心的整体观
C. 以经络为中心的整体观
D. 以六腑为中心的整体观

7. 重阴必阳、重阳必阴，属于（　　）。
A. 阴阳的互根　　B. 阴阳的对立
C. 阴阳的转化　　D. 阴阳的消长

8. 中成药的基本特点主要有（　　）。
A. 组方协同生效　　B. 治法审证求治
C. 剂型精制便用　　D. 以上都是

9. 不属于合剂特点的是（　　）。
A. 药材经过提取纯化，易吸收，起效速度快
B. 服用量较汤剂小，可大量生产，储藏时间长
C. 加入一定的矫味剂，不可掩盖不良气味
D. 储藏中易形成沉淀或产生霉变

10. 中药贮存的基本原则是（　　）。
A. 通风、避光贮存
B. 阴凉干燥处贮存
C. 防潮、低温、干燥贮存
D. 分区、分类贮存

11. 下列关于戥称使用不正确的是（　　）。
A. 检查戥盘或戥砣的号码是否相符
B. 称量时左手握戥杆、右手抓药后捏戥纽
C. 称量时右手握戥杆、左手抓药后捏戥纽
D. 戥砣放在定盘星上应平衡

12. 二丑处方应付（　　）。

A. 金银花　　B. 羌活

C. 牵牛子　　D. 石决明

13. 关于药品销售和服务叙述错误的是（　　）。

A. 销售药品不得采用有奖销售，但可以附赠药品或礼品销售

B. 销售处方时，应由执业药师或药师对处方进行审核并签字后，才能调配、销售

C. 处方药不应采取开架自选的销售方式

D. 非处方药可不凭处方销售

14. 下列选项中关于发生触电时现场急救方法错误的是（　　）。

A. 马上切断电源

B. 尽快对心跳和呼吸情况进行简单诊断

C. 神志清醒者应就地安静休息，减轻心脏负担，加快恢复

D. 呼吸、心脏全部停止者，立即送医院，等待医生进行抢救

15. 根据《中华人民共和国消费者权益保护法》，经营者在提供商品时，必须履行的义务不包括（　　）。

A. 保证商品符合保障人身安全的要求

B. 提供有关商品的真实信息

C. 发现商品存在瑕疵，立即向有关行政部门报告并采取防止危害发生的措施

D. 按照国家有关规定向消费者出具购货凭证

16. 西洋参的横切面特征描述正确的是（　　）。

A 切面黄棕色，皮部可见黄棕色点状树脂道

B. 切面淡黄白色，木部可见黄棕色点状树脂道

C. 切面淡黄白色，髓部可见黄棕色点状树脂道

D. 切面淡黄白色，皮部可见黄棕色点状树脂道

17. 生地黄切面的颜色是（　　）。

A. 棕黑色或乌黑色　　B. 红色

C. 黄色　　D. 类白色

18. 川贝母断面（　　）。

A. 棕色　　B. 白色

C. 红色　　D. 黄色

19. 山药产量最大的是（　　）。

A. 陕西　　B. 河南

C. 甘肃　　D. 湖南

20. 白芷断面形成层环棕色，（　　）或近圆形。

A. 多角状　　B. 三角状

C. 近方形　　D. 波状

21. 玄参气特异，似（　　）。

A. 玫瑰花香　　B. 焦糖

C. 硫黄　　D. 羊油

22. 质量最好的牛膝产于（　　）。

A. 海南　　B. 云南

C. 四川　　D. 河南

23. 麦冬的药用部位是（　　）。

A. 全草　　B. 叶

C. 块根　　D. 块茎

24. 下列选项中关于知母主产地正确的是（　　）。

A. 河北、山西

B. 黑龙江、辽宁

C. 甘肃、青海

D. 新疆

25. 以下药材中以根茎入药的是（　　）。

A. 银柴胡　　B. 独活

C. 商陆　　D. 香附

26. 南沙参断面不平坦，黄白色，多（　　）。

A. 棕色油点　　B. 黑色胶状物

C. 裂隙　　D. 枯朽

27. 石菖蒲一面残留须根或圆点状根痕，另一面有（　　）叶痕，左右交互排列。

A. 三角形　　B. 方形

C. 圆形　　D. 点状

28. 类圆形厚片，切面白色或淡黄色，富粉性，有黄色的筋脉点，呈放射状排列的是（　　）。

A. 川牛膝　　B. 天花粉

C. 土茯苓　　D. 葛根

29. 纽扣状圆板形，常一面隆起，一面凹下，表面密被灰棕色或灰绿色绢状茸毛，自中央向四周辐射状排列的是（　　）。

A. 牵牛子　　B. 桃仁

C. 苦杏仁　　D. 马钱子

30. 以姜科植物姜黄的干燥根茎入药称（　　）。

A. 郁金　　B. 莪术

C. 生姜　　D. 姜黄

31. 海风藤的功效是（　　）。

A. 养血安神　　B. 凉血消肿

C. 祛风湿，通经络　　D. 行气温中

32. 蜜炙麻黄的功效是（　　）。

A. 润肺止咳　　B. 发汗散寒

C. 利水消肿　　D. 活血调经

33. 以根茎入药的是（　　）。

A. 黄精　　B. 羌活

C. 两者都是　　D. 两者都不是

34. 原植物是豆科的是（　　）。

A. 北豆根　　B. 葛根

C. 两者都是　　D. 两者都不是

35. 常作为石膏伪品的是（　　）。

A. 酸枣　　B. 青果

C. 肉桂子　　D. 方解石

36. 下列属于中药调剂计量工具的是（　　）。

A. 冲筒　　B. 粉碎机

C. 戥称　　D. 铁研船

37. 处方的有效日期一般最长不得超过（　　）。

A.1 日　　B.2 日

C.3 日　　D.1 周

38. 肉苁蓉的处方应付是（　　）。

A. 醋炙　　B. 酒炙

C. 蜜炙　　D. 盐水炒

39. 下列不宜与乌头同用的是（　　）。

A. 细辛　　B. 川贝母

C. 西洋参　　D. 甘草

40. 下列不能与巴豆同用的是（　　）。

A. 牵牛子　　B. 砒霜

C. 独狼　　D. 丁香

41. 下列不能放在同一斗中或上下斗的是（　　）。

A. 同一药物的不同炮制品

B. 经常配伍同用的药物

C. 处方中常用的“药对”

D. 属于配伍禁忌的药物

42. 250 g 戥秤提前毫时，每一粒星表示（　　）g。

A.1　　B.2　　C.5　　D.0.5

43. 中药装斗时，新添加的饮片放在斗格（　　）。

A. 上面　　B. 下面

C. 中间　　D. 任意位置

44. 中药装斗时不宜过满，一般饮片装至药斗容积的（　　）。

A.2/3　　B.4/5

C.3/5　　D.5/6

45. 按照中药饮片处方，将每味药剂量乘以相应的单价，这是计算（　　）的价格。

A. 每剂药　　B. 每张处方

C. 每味药　　D. 汤剂

46. 板蓝根颗粒中的配伍关系是（　　）。
A. 相须　B. 相使
C. 单行　D. 相杀

47. 冲筒放回原位前应（　　）。
A. 倒出药物　B. 清洁
C. 放入药物　D. 捣碎药物

48. 应切成宽丝的药材是（　　）。
A. 厚朴　B. 黄柏
C. 枇杷叶　D. 番泻叶

49. 炮制肉苁蓉用的液体辅料是（　　）。
A. 酒　B. 醋
C. 生姜汁　D. 食盐水

50. 为增强党参的健脾和中作用应选用（　　）。
A. 麸炒　B. 土炒
C. 米炒　D. 沙烫

51. 适宜热服的煎剂是（　　）。
A. 补益药　B. 解表药
C. 止吐药　D. 解毒药

52. 处方中薄荷应如何特殊处理（　　）。
A. 先煎　B. 包煎
C. 冲服　D. 后下

53. 麻黄解表作用最强的是（　　）。
A. 蜜麻黄　B. 炙麻黄
C. 生麻黄　D. 麻黄绒

54.（　　）须按照消防管理要求，储存在阴凉安全专库。
A. 人参　B. 干漆
C. 黄芪　D. 全蝎

55. 在梅雨季节或阴雨天时，可以在密封库内用（　　）降低湿度。
A. 通风法　B. 吸潮法
C. 冷藏法　D. 密封法

56. 增强清虚热作用的是（　　）。
A. 蒲黄炒阿胶
B. 麻黄制绒
C. 青蒿鳖血炙
D. 莲子芯、麦冬朱砂拌

57. 处方开半夏应付（　　）。
A. 法半夏　B. 生半夏
C. 姜半夏　D. 清半夏

58. 处方开栀子应付（　　）。
A. 生品　B. 栀子炭
C. 姜炙栀子　D. 焦栀子

59. 中药饮片调剂的程序正确的是（　　）。
A. 审方→计价→调配→复核→发药
B. 计价→审方→调配→复核→发药
C. 发药→审方→计价→调配→复核
D. 审方→调配→复核→计价→发药

60. 用于风寒感冒，头痛发热，恶寒身痛，鼻流清涕，咳嗽咽干的中成药是（　　）。
A. 感冒清热颗粒
B. 感冒退热颗粒
C. 银翘解毒丸
D. 双黄连口服液

61. 症见发热、恶寒、咳嗽、鼻塞流涕、头痛、无汗、肢体酸痛，可选用（　　）。
A. 板蓝根颗粒　B. 通宣理肺丸
C. 元胡止痛片　D. 三黄片

62. 主要功效为温补肾阳，填精止遗的中成药是（　　）。
A. 左金丸　B. 六味地黄丸
C. 右归丸　D. 左归丸

63. 小青龙合剂的主要功效是（　　）。
A. 润肠通便
B. 养阴润肺
C. 解表化饮，止咳平喘
D. 养阴润肺，化痰止咳

64. 三黄片的主要功效是（　　）。
A. 疏风散寒，解表清热

B. 清热解毒，泻火通便

C. 疏风解表，清热解毒

D. 解表化湿，理气和中

65. 孕妇忌服的中成药是（　　）。

A. 二冬膏　　B. 龙胆泻肝丸

C. 保和丸　　D. 麻仁润肠丸

66. 久病体虚患者如出现腹泻时慎用的中成药是（　　）。

A. 清开灵胶囊　　B. 六味地黄丸

C. 右归丸　　D. 参苓白术丸

67. 癃闭舒胶囊的主要功效是（　　）。

A. 清热通淋，养阴润肺

B. 清热，祛湿，利胆

C. 益肾活血，清热通淋

D. 养血舒肝，调经止痛

68. 主要功效为滋阴补肾的中成药是（　　）。

A. 健脾丸　　B. 六味地黄丸

C. 桂附地黄丸　　D. 柏子养心丸

69. 需要包煎的中成药是（　　）。

A. 生龙骨　　B. 香薷

C. 羚羊角片　　D. 六一散

70. 可以服用养阴清肺膏的是（　　）。

A. 孕妇　　B. 痰湿壅盛者

C. 风寒咳嗽者　　D. 糖尿病患者

71. 既可以外用，也可口服的中成药是（　　）。

A. 紫云膏　　B. 梅花点舌丸

C. 二妙丸　　D. 伤湿止痛膏

72. 云南白药的中毒表现类似（　　）中毒。

A. 朱砂　　B. 金属汞

C. 洋地黄类药物　　D. 乌头类药物

73. 不是云南白药的主治病症是（　　）。

A. 刀伤　　B. 跌打损伤

C. 关节扭伤　　D. 妇科血证

74. 月经不调，崩漏下血贫血衰弱可用（　　）。

A. 定坤丸　　B. 启脾丸

C. 杞菊地黄丸　　D. 伤湿止痛膏

75. 口服的五官科用药是（　　）。

A. 小儿清热止咳口服液

B. 杞菊地黄丸

C. 启脾丸

D. 伤湿止痛膏

76. 具有清热解毒，镇惊开窍作用的是（　　）。

A. 双黄连颗粒　　B. 养阴清肺膏

C. 胃苏颗粒　　D. 安宫牛黄丸

77. 以下不属于汤剂特点的是（　　）。

A. 便于随症加减　　B. 携带不便

C. 不宜久储　　D. 吸收缓慢

78. 使用文火的是（　　）。

A. 炒焦　　B. 炒炭

C. 两者都是　　D. 两者都不是

79. 以下需要包煎的药物是（　　）。

A. 玄明粉　　B. 天花粉

C. 石膏　　D. 滑石粉

80. （　　）入汤剂不宜久煎。

A. 发汗解表药　　B. 补益药

C. 毒性药　　D. 矿物类药

二、判断题（第 81 题 ~ 第 100 题。下列判断正确的请打“√”，错误的打“×”，将相应的符号填入题内的括号中。每题 1 分，满分 20 分）

81. 中药调剂员应当满足患者的用药咨询需求，提供专业、真实、准确的药学信息，不得在药学专业服务的项目、内容、费用等方面欺骗患者。（　　）

82. 党参的炮制品有醋党参、酒炒党参。（　　）

83. 剂型是指将原料药加工制成适合于医疗或预防应用的形式。（ ）

84. 为了给顾客以清新朝气、积极向上的感觉，销售人员可以使用香气浓郁的化妆品。（ ）

85. 植物阳春砂、绿壳砂、海南砂的成熟果实均为药典收载品种。（ ）

86. 牛膝和川牛膝的来源相同而产地不同。（ ）

87. 生地黄饮片周边棕黑色或棕灰色，皱缩。（ ）

88. 延胡索的入药部位包括根与根茎。（ ）

89. 土茯苓切面强纤维性，可见红色油点及多数小亮点。（ ）

90. 处方具有法律上、技术上和经济上的重要意义。（ ）

91. 二芽是生麦芽和生谷芽的并开药名。（ ）

92. 处方是由具有医学专业技术职称的医学专业技术人员进行审核、调配、核对。（ ）

93. 每剂药价的尾数按四舍五入的规定计算到"角"，误差小于0.05元/剂。（ ）

94. 热性病应少食鱼虾蟹类、肉类等寒凉食物。（ ）

95. 焯苦杏仁是指将苦杏仁清炒。（ ）

96. 药品的标签应当以说明书为依据，其内容不得超出说明书的范围，不得印有暗示疗效、误导使用和不适当宣传产品的文字和标志。（ ）

97. 中药调剂员在调配药品时应仔细核对患者的信息，防止发错药的情况发生，所以应坚持"四查十对"原则。（ ）

98. 感冒清热颗粒主要治疗风热感冒，头痛发热，恶寒身痛，咳嗽咽干。（ ）

99. 云南白药既可以内服也可以外用。（ ）

100. 补虚药宜作蜜丸、煎膏、口服液、颗粒剂或酒剂等，以便保存和服用。（ ）

四级（中级）理论模拟试卷（一）答案

一、单项选择样题（第1题～第80题。选择一个正确的答案，将相应的字母填入题内的括号中。每题1分，满分80分）

1.A 2.B 3.C 4.A 5.B 6.A 7.C 8.D 9.C 10.D 11.C 12.C 13.A 14.D 15.C 16.D 17.A 18.B 19.B 20.C 21.B 22.D 23.C 24.A 25.D 26.C 27.A 28.B 29.D 30.D 31.C 32.A 33.C 34.B 35.D 36.C 37.C 38.B 39.B 40.A 41.D 42.A 43.B 44.B 45.A 46.C 47.B 48.C 49.A 50.C 51.B 52.D 53.C 54.B 55.B 56.C 57.B 58.C 59.A 60.A 61.B 62.C 63.C 64.B 65.D 66.A 67.C 68.B 69.D 70.A 71.B 72.D 73.C 74.A 75.B 76.D 77.D 78.D 79.D 80.A

二、判断题（第81题～第100题。下列判断正确的请打"√"，错误的打"×"，将相应的符号填入题内的括号中。每题1分，满分20分）

81.√ 82.× 83.√ 84.× 85.√ 86.× 87.√ 88.× 89.× 90.√ 91.× 92.× 93.× 94.× 95.× 96.√ 97.√ 98.× 99.√ 100.√

四级（中级）理论模拟试卷（二）

一、单项选择题（第 1 题 ~ 第 80 题。选择一个正确的答案，将相应的字母填入题内的括号中。每题 1 分，满分 80 分）

1. 社会主义职业道德的核心是（　　）。
A. 办事公道　B. 爱岗敬业
C. 诚实守信　D. 为人民服务

2. 中药调剂人员的职责是（　　）。
A. 具备中医药专业知识
B. 熟悉中药调剂理论和操作技能
C. 身体健康
D. 以上都是

3. 医药行业的特点不包括（　　）。
A. 医药商品的多样性
B. 医药职业道德的严肃性
C. 医药商品质量的重要性
D. 医药市场的规范性

4. 升降浮沉是中药的（　　）。
A. 性质　B. 趋向
C. 部位　D. 功能

5. 中药饮片调剂的设施要求不正确的是（　　）。
A. 经常配伍同用的药物，可同放于一个斗中
B. 性能相似的药物多同放于一斗中
C. 同一药物的同炮制品，常同放于一个斗中
D. 同一斗中，片大者在前，细小者在后

6. 张元素的主要学说是脏腑辨证说和（　　）。
A. 肺胃内伤论　B. 遣药制方论
C. 亢害承制论　D. 血证论

7. 在阴阳五行学说中，所谓的“五行”是指（　　）。
A. 水、木、气、火、土
B. 土、水、木、金、火
C. 地、水、火、风、木
D. 土、水、木、风、金

8. 中成药的鉴定方法包括（　　）。
A. 形状、鉴别、检查和含量测定
B. 性状、产地、检查和含量测定
C. 性状、鉴别、检查和含量测定
D. 形状、产地、检查和含量测定

9. 脾胃虚弱患者不宜食用（　　）类食物。
A. 鱼肉　B. 辛辣
C. 生冷　D. 过咸

10. 在方剂中起制约君、臣药的峻烈之性的属于（　　）。
A. 君药　B. 臣药
C. 佐药　D. 使药

11. 中药饮片处方由（　　）组成。
A. 前记、正文、医师签名
B. 前记、正文、后记
C. 患者信息、正文、医师签名
D. 前记、药品名称、后记

12. 配伍禁忌是指（　　）。
A. 药物 A 影响药物 B 的吸收
B. 药物 B 影响药物 A 的排泄
C. 药物相互间发生化学或物理性相互作用
D. 药物间的协同作用

13. 药品销售人员的仪表美不包括（　　）。
A. 仪容自然美
B. 仪容修饰美
C. 仪表内在美
D. 仪表外在美

14. 适用于扑救密闭性较强的空间或设备容器内的火灾的方法是（　　）。
A. 冷却灭火法　B. 窒息灭火法
C. 抑制灭火法　D. 隔离灭火法

15. 根据《药品经营质量管理规范》，药品经营企业药品质量的主要责任人是（　　）。
A. 该企业质量管理机构负责人
B. 该企业的执业医师
C. 该企业的负责人
D. 该企业储存与养护部门负责人

16. 大黄除尽外皮后，表面为（　　）。
A. 黄棕色至红棕色，有的可见“锦纹”
B. 黄白色
C. 灰绿色
D. 黑褐色

17. 延胡索的药用部位是（　　）。
A. 块茎　B. 全草
C. 根茎　D. 叶

18. 甘草断面黄白色，（　　）。
A. 角质状　B. 粉性
C. 油性　D. 柔润性

19. 板蓝根根头部略膨大，可见暗绿色或暗棕色轮状排列的（　　）。
A. 残茎　B. 毛状纤维
C. 叶柄残基　D. 膜质鳞叶

20. 太子参表面黄白色，气微，味（　　）。
A. 微苦　B. 酸微苦
C. 咸涩　D. 微甘

21. 洋故纸为（　　）的别名。
A. 补骨脂　B. 秦艽
C. 木蝴蝶　D. 洋金花

22. 药用部位与下列药物有异的是（　　）。
A. 乳香　B. 没药
C. 安息香　D. 苏合香

23. 不入肺经的中药是（　　）。
A. 柴胡　B. 葛根　C. 升麻　D. 荆芥

24. 与京大戟来源于同一科植物的是（　　）。
A. 地锦草　B. 红大戟
C. 络石藤　D. 香加皮

25. 具有祛风湿，补肝肾，强筋骨作用的是（　　）。
A. 肉桂　B. 地骨皮
C. 五加皮　D. 牡丹皮

26. 具有肾毒性的是（　　）。
A. 川木通　B. 关木通
C. 两者都是　D. 两者都不是

27. 常作为胖大海的伪品的是（　　）。
A. 莳萝子　B. 方解石
C. 肉桂子　D. 青果

28. 常作为丁香的伪品的是（　　）。
A. 莳萝子　B. 肉桂子
C. 方解石　D. 酸枣

29. 木瓜的功效是（　　）。
A. 舒肝行气止痛
B. 清热明目，润肠通便
C. 补益心脾，养血安神
D. 舒筋活络，和胃化湿

30. 巴戟天的功效是（　　）。
A. 逐瘀通经，通利关节
B. 补肾阳，强筋骨
C. 顺气止痛，温肾散寒
D. 清热生津，消肿排脓

31. 黄柏体轻，质硬，断面深黄色，纤维性，呈（　　）。
A. 裂片状分层　B. 同心层纹
C. 网状分层　D. 鱼鳞状

32. 白芷表面灰棕色或黄棕色，有皮孔样横向突起，习称“（　　）”。
A. 起镜面　B. 鹦哥嘴

C. 疙瘩丁　　D. 蚯蚓纹

33. 桔梗表面白色或淡黄白色，气微，味（　　）。

A. 微甜后苦　　B. 苦

C. 咸　　D. 苦而涩

34. 牛膝表面有微扭曲的（　　）、侧根痕及多数横长的皮孔。

A. 细纵皱纹　　B. 铁线横纹

C. 网纹　　D. 方形网纹

35. 升麻断面木部呈放射状或（　　）条纹。

A. 车轮状　　B. 瘤状

C. 网状　　D. 云锦样

36.《金匮要略》中记载的处方可称为（　　）。

A. 经方　B. 古方　C. 单方　D. 时方

37. 在中药饮片调剂的环节中，（　　）是确保用药安全的关键。

A. 审方　B. 计价　C. 调配　D. 复核

38. 下列（　　）是直接写药名应付清炒品的中药。

A. 莱菔子　　B. 冬瓜子

C. 桑白皮　　D. 女贞子

39. 常用的中药应放置在斗架的（　　）。

A. 上层　　B. 中层

C. 下层　　D. 最底层

40. 戥秤的力点是（　　）。

A. 戥杆　B. 戥砣　C. 戥纽　D. 戥盘

41. 斗架的最下层应该存放（　　）。

A. 常用药物

B. 质地轻泡、用量大的药材

C. 矿物药材

D. 动物性药材

42. 清炒法中，山楂选用（　　）。

A. 炒黄法　　B. 炒焦法

C. 炒炭法　　D. 以上皆可

43. 不需要专库或专柜储存的是（　　）。

A. 贵细药　　B. 动物类药材

C. 毒麻药　　D. 花类药材

44. 冬虫夏草中放入（　　）药材可以防生虫。

A. 西红花　　B. 硫黄

C. 花椒　　D. 乌头

45. 具有温中止呕，止泻，止血作用的固体炮制辅料是（　　）。

A. 灶心土　　B. 稻米

C. 麦麸　　D. 滑石粉

46. 以下说法正确的是（　　）。

A. 茜草科植物水栀子的果实可作为栀子入药

B. 姜科植物山姜的种子可作为砂仁入药

C. 百合科植物阔叶麦冬块根可作为麦冬入药

D. 兰科植物独蒜兰的假鳞茎可作为山慈菇入药

47. 炮制增强燥湿化痰功能的是（　　）。

A. 制天南星　　B. 胆南星

C. 白附片　　D. 醋大戟

48. 下列是正名的是（　　）。

A. 忍冬花　　B. 二花

C. 金银花　　D. 双花

49. 下列处方全名中对用药采收季节有要求的是（　　）。

A. 明天麻　　B. 陈皮

C. 酒白芍　　D. 霜桑叶

50. 下列应存放在加盖的瓷罐中的是（　　）。

A. 青黛　B. 车前子　C. 葶苈子　D. 石膏

51.（　　）为孕妇禁用药。

A. 猪牙皂　　B. 芦荟

C. 红花　　D. 乳香

52.（　　）需临时捣碎。

A. 茯苓　　B. 辛夷
C. 连翘　　D. 苦杏仁

53. 不适宜空腹服用的是（　　）。

A. 泻下药　　B. 健胃药
C. 驱虫药　　D. 补益药

54. 香附、青皮醋炙的目的是（　　）。

A. 降低毒性　　B. 引药入肝
C. 缓和药性　　D. 矫正气味

55. 竹茹的炮制辅料是（　　）。

A. 蜜　　B. 醋
C. 姜汁　　D. 酒

56.（　）不是汤剂的外用方法的主要作用。

A. 解表散寒　　B. 温通经络
C. 活血止痛　　D. 止痒

57. 中药饮片查斗的内容主要是（　　），有无生虫，霉变，走油，结串等现象。

A. 药物的清洁度　　B. 药物的灰屑量
C. 药物的杂质含量　　D. 药物的含水量

58. 每剂药价计价误差应小于（　）元。

A.0.05　　B.0.06
C.0.07　　D.0.08

59. 下列属于汤剂处方正文的内容是（　　）。

A. 医师签名　　B. 医疗机构名称
C. 剂数　　D. 开具日期

60. 具有解表化湿，理气和中功效的中成药是（　）。

A. 藿香正气水　　B. 银翘解毒丸
C. 感冒退热颗粒　　D. 板蓝根颗粒

61. 主要功效为理气，活血，止痛的中成药是（　　）。

A. 保和丸　　B. 玉屏风颗粒
C. 龙胆泻肝丸　　D. 元胡止痛片

62. 主要功效为清肝胆，利湿热的中成药是（　）。

A. 牛黄解毒片　　B. 龙胆泻肝丸
C. 良附丸　　D. 金匮肾气丸

63. 参苓白术散的主要功效是（　　）。

A. 养阴润肺
B. 清热解毒，镇静安神
C. 健脾益气和胃
D. 补脾胃，益肺气

64. 双黄连口服液的组成不包括（　）。

A. 金银花　　B. 黄连
C. 黄芩　　D. 连翘

65. 主要功效为养阴润肺的中成药是（　）。

A. 保和丸　　B. 玉屏风颗粒
C. 二冬膏　　D. 元胡止痛片

66. 主要功效为疏肝健脾，养血调经的中成药是（　　）。

A. 逍遥丸　　B. 葛根芩连丸
C. 消炎利胆片　　D. 藿胆丸

67. 主要功效为芳香化浊，清热通窍的中成药是（　）。

A. 二陈丸　　B. 二妙丸
C. 藿胆丸　　D. 九味羌活丸

68. 川芎茶调丸用于治疗（　）效果较好。

A. 咳嗽多痰
B. 胃脘胀痛
C. 外感风邪引起的感冒头痛
D. 脾胃虚寒

69. 治疗急慢性咽炎可用（　　）。

A. 金银花露　　B. 明目地黄丸
C. 金果饮　　D. 红花油

70. 肝肾两虚，头晕目花可服用（　）。

A. 首乌丸　　B. 归脾丸
C. 大补阴丸　　D. 柏子养心丸

71. 找出与其他中成药不同的是（　　）。

A. 三九胃泰　　B. 十滴水软胶囊

C. 仁丹　　D. 六合定中丸

72. 脾胃虚弱，消化不良可用（　　）。

A. 定坤丸

B. 启脾丸

C. 杞菊地黄丸

D. 小儿清热止咳口服液

73. 属于虚证类药的是（　　）。

A. 生脉饮　　B. 六味地黄丸

C. 两者都是　　D. 两者都不是

74. 属于不寐类药的是（　　）。

A. 生脉饮　　B. 六味地黄丸

C. 两者都是　　D. 两者都不是

75. 用于外感风热引起的发热，咳嗽，风寒感冒者不适用的是（　　）。

A. 双黄连颗粒　　B. 胃苏颗粒

C. 养阴清肺膏　　D. 保和丸

76. 胃脘胀痛可用（　　）。

A. 安宫牛黄丸　　B. 保和丸

C. 胃苏颗粒　　D. 双黄连颗粒

77. 花粉类中药入汤剂宜（　　）。

A. 先煎　　B. 后下

C. 包煎　　D. 冲服

78. 一般药头煎的煎煮时间是（　　）min。

A.20~30　　B.15~20

C.30~40　　D.10~15

79.（　　）主要适用于食滞不化者。

A. 消食导滞　　B. 消痞化积

C. 行气消症　　D. 化瘀散结

80. 适宜武火速煎，以使药剂“气足势猛”，药力迅速的是（　　）。

A. 补益药　　B. 发汗解表药

C. 毒性药　　D. 一般药

二、判断题（第 81 题 ~ 第 100 题。下列判断正确的请打“√”，错误的打“×”，将相应的符号填入题内的括号中。每题 1 分，满分 20 分）

81. 职业道德与法律完全相同。（　　）

82. 饮片灰分是指饮片经高温（500~600℃）炽灼产生的灰分。（　　）

83. “二冬”处方应付天冬、麦冬。（　　）

84. 开办药品批发企业，须经企业所在地的市级药品监督管理部门批准并发给药品经营许可证。（　　）

85. 天冬和麦冬都以黄白色、半透明者为佳。（　　）

86. 姜黄连能减少黄连的苦寒之性，治疗肝胃不和、吞酸。（　　）

87. 西洋参嚼之粘牙，有沙粒感。（　　）

88. 大黄产地分布广泛，全国各省市均有野生和栽培。（　　）

89. 桔梗质地脆，皮部黄白色，形成层环棕色，木部淡黄色。（　　）

90. 中药饮片的标签注明品名、规格、产地、生产企业、产品批号、生产日期，实施批准文号管理的中药饮片还必须注明批准文号。（　　）

91. 处方中的并开药价格，其单味药剂量按总量的平均值计算，再乘以其单价。（　　）

92. 生姜和半夏的配伍关系可以称为生姜杀半夏。（　　）

93. 呕吐患者可以浓煎药汁，一次服下。（　　）

94. 气调养护法具有适用范围广、操作安全、无公害、费用低、效果好的优点，适宜大范围推广使用。（　　）

95. 焯苦杏仁是指将苦杏仁快速清炒。（　　）

96. 药品的包装、标签和说明书统一、规范，便于经营单位、医生和患者的使用，有利于药品监督管理部门的监督管理。（ ）

97. 药品包装必须按照规定印有或者贴有标签，可以适当夹带介绍或者宣传产品、企业的文字、音像及其他资料。（ ）

98. 顾客咨询的形式是多样的，主要包括现场咨询、电话咨询，信函咨询、网络咨询、回访咨询等。（ ）

99. 玉屏风口服液和急支糖浆都属于咳嗽类药物。（ ）

100. 使用煎药机煎煮中药时，要将饮片放在无纺布袋中后放入容器中，在温水中浸泡 30 min。（ ）

四级（中级）理论模拟试卷（二）答案

一、单项选择样题（第 1 题 ~ 第 80 题。选择一个正确的答案，将相应的字母填入题内的括号中。每题 1 分，满分 80 分）

1.D 2.D 3.A 4.B 5.D 6.B 7.B 8.C 9.C 10.C 11.B 12.C 13.D 14.B 15.C 16.A 17.A 18.B 19.C 20.D 21.C 22.B 23.A 24.A 25.C 26.B 27.D 28.B 29.D 30.B 31.A 32.C 33.A 34.A 35.C 36.A 37.D 38.A 39.B 40.B 41.B 42.B 43.D 44.A 45.A 46.D 47.A 48.C 49.D 50.A 51.A 52.D 53.B 54.B 55.C 56.A 57.A 58.A 59.C 60.A 61.D 62.B 63.D 64.B 65.C 66.A 67.C 68.C 69.C 70.A 71.A 72.B 73.C 74.D 75.A 76.C 77.C 78.A 79.A 80.B

二、判断题（第 81 题 ~ 第 100 题。下列判断正确的请打“√”，错误的打“×”，将相应的符号填入题内的括号中。每题 1 分，满分 20 分）

81.× 82.√ 83.√ 84.× 85.× 86.√ 87.× 88.× 89.√ 90.√ 91.√ 92.√ 93.× 94.√ 95.× 96.√ 97.× 98.√ 99.× 100.×

五级（初级）技能考核模拟试卷（一）

试题 1：中成药的应用（20 分）

①本题分值：20 分。

②考核时间：25 min。

③考核形式：笔试。

1. 准备事宜

（1）考场设备设施准备：无。

（2）需分类的中成药：

六味地黄丸、二冬膏、柏子养心丸、麻仁润肠丸、人参健脾丸、百合固金丸、参苓白术散。

（3）工具及其准备：无。

2. 考核要求

要求考生在规定时间内完成对中成药的分类，并根据情境描述推荐一种最适合病症的中成药。

3. 分类及评分标准

序号	鉴定内容	考核要点	配分	考核评分的扣分标准	扣分	得分
1	中成药的分类	在规定时间内完成 7 种中成药的分类	14	（1）正确写出一个药名得 2 分 （2）药名有错别字扣 0.5 分		
2	中成药的推荐	在规定时间内根据病情描述，推荐一味最适合病情的中成药	6	推荐正确得 6 分		
合　计			20			
操作时间（25 min）到应立即停止考生操作并按照实际完成情况赋予相应分数 否定项：若考生携带试卷出考室，则应及时终止其考试，考生该试题成绩记为 0 分						

评分人：　　　年　　月　　日　　　　核分人：　　　年　　月　　日

4. 情境描述

陈坤，男，72 岁，主要表现为心悸易惊，失眠多梦，健忘，畏寒怕冷。

假设你是药店的营业员，陈坤前来购药，提供的药品为药店所营药品。请根据陈坤的病情为其推荐最适合的中成药，并将所提供的药品进行分类。将答案填写在问题下方空白处。

问题 1：治疗便秘的中成药：

问题 2：治疗虚证的中成药：

问题 3：治疗失眠的中成药：

问题 4：治疗阴虚燥咳的中成药：

问题 5：为陈坤推荐的药品：

试题 2：中药鉴定

范围：常见 120 种中药饮片性状识别（30 分）。

①本题分值：30 分。

②考核时间：30 min。

③考核形式：实操。

1. 准备要求

（1）考场准备：大黄、王不留行、麻黄、牡丹皮、牛蒡子、牛膝、山楂、益母草、地骨皮、月季花、赤芍、枳壳、白芷、鱼腥草、泽兰、白头翁、使君子、荆芥、槐花、茯苓、延胡索、女贞子、茵陈、牡蛎、甘草、枸杞子、淡竹叶、番泻叶、石膏、西洋参。

（2）设备设施准备：操作台等。

（3）工具及其准备：无。

2. 考核要求

要求考生在规定时间内完成对中药饮片的辨识，并按照《中国药典》（2020 年版）所记载的名称、用药部位书写在中药鉴定答题卡中。

3. 分类及评分标准

序号	鉴定内容	考核要点	配分	考核评分的扣分标准	扣分	得分
1	中药辨识	在规定时间内完成对 30 味中药饮片的正确识别，并按照药典规定书写正确名称	30	（1）正名写对，得 0.5 分 （2）入药部位写对，每个 0.5 分，如果回答不准确，给 0.25 分，例如“根及根茎”，只答“根”，或者只答了“根茎”，分值一半；“成熟果实”只答了“果实”，分值一半 （3）该药认错不得分 （4）均以 2020 年版药典为准		
合 计			30			
操作时间（30 min）到应立即停止考生操作并按照实际完成情况赋予相应分数 否定项：若考生发生下列情况之一，则应及时终止其考试，考生该试题成绩记为 0 分 （1）故意损坏或混杂饮片，影响考试正常进行 （2）携带试卷出考场						

评分人：　　　年　　月　　日　　　核分人：　　　年　　月　　日

试题 3：饮片调剂

①本题分值：30 分。

②考核时间：15 min。

③考核形式：实操。

1. 准备要求

（1）考场准备：调剂操作台、戥称、包药纸、鉴方木、鸡掸子、党参、黄芪、山药、白术、酸枣仁、当归、葛根、独活。

（2）工具及其准备：无。

2. 考核要求

要求考生在规定时间内完成对中药处方一方两剂的调剂任务。

3. 中药饮片处方调配

		普通处方
中药调剂员技能考核处方笺		
费别：　市医保	医疗证号：201308	处方编号：202409007
姓名：吴 丹	性别：女	年龄：55 岁
门诊 / 住院病历号：20230112	科别（病区 / 床位号）：中医科	
临床诊断：心脾两虚		
开具日期：2024 年 9 月 7 日		
住址 / 电话：广州市技能考试中心 1 栋 100 号，1723456700		
Rp 党参 20 g　黄芪 20 g 山药 15 g　白术 10 g 酸枣仁 9 g　当归 12 g （以下空白）		共 2 剂 每日 1 剂，水煎 400 mL，分早晚两次饭后温服
医师：李志	药价：[illegible] 元	计价人：章子怡
调配：	核对：	发药：
注：1. 本处方当日内有效 2. 取药时请您当面核对药品名称、规格、数量 3. 延长处方用量原因、慢性病、老年病、外地、其他		

门诊收费专用章

4. 配分与评分标准

序号	鉴定内容	考核要点	配分	考核评分的扣分标准	扣分	得分
1	中药处方调配	（1）准备（2.5 分）	30	（1）衣帽洁净，双手洁净不留长指甲；检查戥秤，冲筒等工具是否洁净；清洁调剂台（每项 0.5 分）		
		（2）收方（2 分）		（2）收方，计时开始（以裁判口令为准）校对戥秤（可在准备时完成）（2 分）		
		（3）审方（2 分）		（3）调配审方（审方过程明显）（2 分）		
		（4）持戥姿势（2 分）		（4）持戥姿势正确（1 分）；逐剂回戥（2 分）		
		（5）按序调配（10 分）		（5）按序调配、单味分列、无混杂、无散落、无遗漏、无错配（不按序调配扣 2 分，称量排放顺序混乱扣 1 分，药物混杂扣 1 分，药物撒在台面未拣回扣 1 分，药物撒在地上扣 1 分）		
		（6）复核（1 分）		（6）逐味复查：逐味看方对药，认真核对，得 1 分		
		（7）处方签名（1 分）		（7）签名正确，得 1 分		
		（8）清场（4.5 分）		（8）戥称复原（戥陀放戥盘内，得 1 分）；清洁调剂台（得 2 分）；工具摆放整齐（得 1.5 分）		
		（9）调配时间（5 分）		（9）调配时间 <10 min 得 5 分，10~13 min 得 3 分，13~15 min 得 2 分，>15 min 不得分		
		配错药、缺味或多配药		配错药、缺味或多配药，整个“中药处方调剂”操作分扣 10 分		
合计			30			
中药处方调剂操作时间（15 min）到应立即停止考生调剂操作并按照实际完成情况赋予相应分数 否定项：若考生发生下列情况之一，则应及时终止其考试，考生该试题成绩记为 0 分 （1）携带处方出考场 （2）故意混杂调剂饮片，影响考试正常进行						

评分人：　　　　年　　月　　日　　　　核分人：　　　　年　　月　　日

试题 4：中药煎药

①本题分值：20 分。

②考核时间：10 min。

③考核形式：笔试。

1. 考核要求

要求考生在规定时间内写出中药汤剂处方的煎煮流程，并能判别和处理方中特殊煎煮中药。

2. 配分及其要求

序号	鉴定内容	考核要点	配分	考核评分的扣分标准	扣分	得分
1	中药煎药	（1）本剂中药饮片浸泡，加水量	20	（1）每项正确写出答案得 5 分 （2）答错不得分		
		（2）煎煮过程的火候选择				
		（3）煎煮次数 2 次，每次煎出药液要合并				
		（4）特殊药物处理				
合　计			20			
答题时间（10 min）到应立即停止考生答题并按照实际完成情况赋予相应分数 否定项：若考生携带试卷出考室，则应及时终止其考试，考生该试题成绩记为 0 分						

评分人：　　　年　　月　　日　　　　核分人：　　　年　　月　　日

3. 中药煎煮试题

普通处方

中药调剂员技能考核处方笺

费别：　市医保　　医疗证号：201301　　处方编号：202409030

姓名：吴丹　　性别：女　　年龄：50 岁

门诊 / 住院病历号：20240123　　科别（病区 / 床位号）：中医科

临床诊断：胃腹胀痛

开具日期：2024 年 9 月 7 日

住址 / 电话：广州市技能考试中心 1 栋 100 号，1723456720

Rp

木香 9 g	陈皮 9 g
豆蔻 6 g	厚朴 9 g
香附 10 g	甘草 9 g

（以下空白）

共 2 剂

每日 1 剂，水煎 400 mL，分早晚两次饭后温服

门诊收费专用章

医师：李晓　　药价：29.42 元　　计价人：张敏

调配：______　　核对：______　　发药：______

注：1. 本处方当日内有效

2. 取药时请您当面核对药品名称、规格、数量

3. 延长处方用量原因、慢性病、老年病、外地、其他

五级（初级）技能考核模拟试卷（二）

试题 1：中成药的应用（20 分）

①本题分值：20 分。

②考核时间：25 min。

③考核形式：笔试。

1. 准备事宜

（1）考场设备设施准备：无。

（2）需分类的中成药：

急支糖浆、逍遥丸、复方丹参片、通宣理肺丸、气滞胃痛颗粒、百合固金丸、感冒退热颗粒。

（3）工具及其准备：无。

2. 考核要求

要求考生在规定时间内完成对中成药的分类，并根据情境描述推荐一种最适合病症的中成药。

3. 分类及评分标准

序号	鉴定内容	考核要点	配分	考核评分的扣分标准	扣分	得分
1	中成药的分类	在规定时间内完成 7 种中成药的分类	14	（1）正确写出一个药名得 2 分 （2）药名有错别字扣 0.5 分		
2	中成药的推荐	在规定时间内根据病情描述，推荐一味最适合病情的中成药	6	推荐正确得 6 分		
合　计			20			
操作时间（25 min）到应立即停止考生操作并按照实际完成情况赋予相应分数 否定项：若考生携带试卷出考室，则应及时终止其考试，考生该试题成绩记为 0 分						

评分人：　　　　年　　月　　日　　　　核分人：　　　　年　　月　　日

4. 情境描述

陈一鸣，男，43 岁，由风寒束表、肺气不宣导致感冒咳嗽，症见发热、恶寒、咳嗽、鼻塞流涕、头痛、无汗、肢体酸痛。

假设你是药店的营业员，陈一鸣前来购药，提供的药品为药店所营药品。请根据陈一鸣的病情为其推荐最适合的中成药，并将所提供的药品进行分类。将答案填写在问题下方空白处。

问题 1：治疗肝郁的中成药：

问题 2：治疗胸痹的中成药：

问题 3：治疗咳嗽的中成药：

问题 4：治疗感冒的中成药：

问题 5：为陈一鸣推荐的药品：

试题 2：中药鉴定

范围：常见 120 种中药饮片性状识别（30 分）。

①本题分值：30 分。

②考核时间：30 min。

③考核形式：实操。

1. 准备要求

（1）考场准备：苍术、白芍、山楂、广金钱草、番泻叶、葛根、枳实、荆芥、砂仁、丁香、绵马贯众、五味子、鱼腥草、苏木、防风、牛膝、木瓜、青蒿、地骨皮、红花、当归、小茴香、车前草、龟甲、青黛、玄参、蔓荆子、泽兰、芒硝、自然铜。

（2）设备设施准备：操作台等。

（3）工具及其准备：无。

2. 考核要求

要求考生在规定时间内完成对中药饮片的辨识，并按照《中国药典》（2020年版）所记载的名称、用药部位书写在中药鉴定答题卡中。

3. 分类及评分标准

序号	鉴定内容	考核要点	配分	考核评分的扣分标准	扣分	得分
1	中药辨识	在规定时间内完成对30味中药饮片的正确识别，并按照药典规定书写正确名称	30	（1）正名写对，得0.5分 （2）入药部位写对，每个0.5分，如果回答不准确，给0.25分，例如“根及根茎”，只答“根”，或者只答了“根茎”，分值一半；“成熟果实”只答了“果实”，分值一半 （3）该药认错不得分 （4）均以2020年版药典为准		
合计			30			
操作时间（30min）到应立即停止考生操作并按照实际完成情况赋予相应分数 否定项：若考生发生下列情况之一，则应及时终止其考试，考生该试题成绩记为0分 （1）故意损坏或混杂饮片，影响考试正常进行 （2）携带试卷出考场						

评分人：　　　　年　　月　　日　　　　核分人：　　　　年　　月　　日

试题3：饮片调剂

①本题分值：30分。

②考核时间：15 min。

③考核形式：实操。

1. 准备要求

（1）考场准备：调剂操作台、戥称、包药纸、鉴方木、鸡掸子、黄芪、麦冬、党参、知母、五味子、甘草、天冬、射干。

（2）工具及其准备：无。

2. 考核要求

要求考生在规定时间内完成对中药处方一方两剂的调剂任务。

3. 中药饮片处方调配

中药饮片处方调配

普通处方

中药调剂员技能考核处方笺

费别：　市医保　　医疗证号：201308　　处方编号：202408007

姓名：李利民　　性别：男　　年龄：43 岁

门诊 / 住院病历号：20230112　　科别（病区 / 床位号）：中医科

临床诊断：气津两伤

开具日期：2024 年 8 月 27 日

住址 / 电话：广州市技能考试中心 1 栋 100 号，1723456700

Rp

黄芪 20 g	麦冬 12 g
党参 20 g	知母 9 g
五味子 15 g	甘草 6 g

（以下空白）

共 2 剂

每日 1 剂，水煎 400 mL，分早晚两次饭后温服

医师：李苏　　药价：39.18 元　　计价人：张乐乐

调配：＿＿＿　　核对：＿＿＿　　发药：＿＿＿

门诊收费专用章

注：1. 本处方当日内有效

2. 取药时请您当面核对药品名称、规格、数量

3. 延长处方用量原因、慢性病、老年病、外地、其他

4. 配分与评分标准

序号	鉴定内容	考核要点	配分	考核评分的扣分标准	扣分	得分
1	中药处方调配	（1）准备（2.5 分）	30	（1）衣帽洁净，双手洁净不留长指甲；检查戥秤，冲筒等工具是否洁净；清洁调剂台（每项 0.5 分）		
		（2）收方（2 分）		（2）收方，计时开始（以裁判口令为准）校对戥秤（可在准备时完成）（2 分）		
		（3）审方（2 分）		（3）调配审方（审方过程明显）（2 分）		
		（4）持戥姿势（2 分）		（4）持戥姿势正确（1 分）；逐剂回戥（2 分）		
		（5）按序调配（10 分）		（5）按序调配、单味分列、无混杂、无散落、无遗漏、无错配（不按序调配扣 2 分，称量排放顺序混乱扣 1 分，药物混杂扣 1 分，药物撒在台面未拣回扣 1 分，药物撒在地上扣 1 分）		
		（6）复核（1 分）		（6）逐味复查：逐味看方对药，认真核对，得 1 分		
		（7）处方签名（1 分）		（7）签名正确，得 1 分		
		（8）清场（4.5 分）		（8）戥称复原（戥陀放戥盘内，得 1 分）；清洁调剂台（得 2 分）；工具摆放整齐（得 1.5 分）		
		（9）调配时间（5 分）		（9）调配时间 <10 min 得 5 分，10~13 min 得 3 分，13~15 min 得 2 分，>15 min 不得分		
		配错药、缺味或多配药		配错药、缺味或多配药，整个“中药处方调剂”操作分扣 10 分		
合　计			30			

中药处方调剂操作时间（15 min）到应立即停止考生调剂操作并按照实际完成情况赋予相应分数
否定项：若考生发生下列情况之一，则应及时终止其考试，考生该试题成绩记为 0 分
（1）携带处方出考场
（2）故意混杂调剂饮片，影响考试正常进行

评分人：　　　　年　　月　　日　　　　核分人：　　　　年　　月　　日

试题 4：中药煎药

①本题分值：20 分。

②考核时间：10 min。

③考核形式：笔试。

1. 考核要求

要求考生在规定时间内写出中药汤剂处方的煎煮流程，并能判别和处理方中特殊煎煮中药。

2. 配分及其要求

<table>
<tr><th>序号</th><th>鉴定内容</th><th>考核要点</th><th>配分</th><th>考核评分的扣分标准</th><th>扣分</th><th>得分</th></tr>
<tr><td rowspan="4">1</td><td rowspan="4">中药煎药</td><td>（1）本剂中药饮片浸泡，加水量</td><td rowspan="4">20</td><td rowspan="4">（1）每项正确写出答案得 5 分
（2）答错不得分</td><td rowspan="2"></td><td rowspan="2"></td></tr>
<tr><td>（2）煎煮过程的火候选择</td></tr>
<tr><td>（3）煎煮次数 2 次，每次煎出药液要合并</td><td rowspan="2"></td><td rowspan="2"></td></tr>
<tr><td>（4）特殊药物处理</td></tr>
<tr><td colspan="3">合　计</td><td>20</td><td></td><td></td><td></td></tr>
<tr><td colspan="7">答题时间（10 min）到应立即停止考生答题并按照实际完成情况赋予相应分数
否定项：若考生携带试卷出考室，则应及时终止其考试，考生该试题成绩记为 0 分</td></tr>
</table>

评分人：　　　　年　　月　　日　　　　核分人：　　　　年　　月　　日

3. 中药煎煮试题

写出下列中药汤剂处方的煎煮流程，并能判别和处理方中特殊煎煮中药。

普通处方

中药调剂员技能考核处方笺

费别：　市医保　　　医疗证号：201310　　　处方编号：202408048

姓名：郑一乐　　　性别：男　　　年龄：43 岁

门诊 / 住院病历号：20240155　　　科别（病区 / 床位号）：中医科

临床诊断：风热上攻、肺胃热盛

开具日期：2024 年 8 月 27 日

住址 / 电话：广州市技能考试中心 1 栋 100 号，1723456711

Rp

黄连 10 g	栀子 15 g	黄芩 9 g	薄荷 6 g
石膏 15 g	白芷 12 g	连翘 10 g	荆芥穗 9 g
甘草 9 g			

（以下空白）

3 剂

每日 1 剂，水煎 400 mL，分早晚两次饭后温服

医师：张希　　药价：38[illegible]　　计价人：罗宇浩

调配：　　核对：　　发药：

门诊收费专用章

注：1. 本处方当日内有效

2. 取药时请您当面核对药品名称、规格、数量

3. 延长处方用量原因、慢性病、老年病、外地、其他

五级操作技能考核模拟试卷（一）答案

试题 1：中成药的应用

（1）治疗便秘的中成药：麻仁润肠丸。

（2）治疗虚证的中成药：六味地黄丸、人参健脾丸、参苓白术散。

（3）治疗失眠的中成药：柏子养心丸。

（4）治疗阴虚燥咳中成药：二冬膏、百合固金丸。

（5）为陈坤推荐的药品是：柏子养心丸。

试题 2：中药鉴定

120 种中药饮片性状识别及部位（答案略）

试题 3：饮片调剂（注意评分要点）

试题 4：中药煎药（注意评分要点）

五级操作技能考核模拟试卷（二）答案

试题 1：中成药的应用

（1）治疗肝郁的中成药：逍遥丸、气滞胃痛颗粒。

（2）治疗胸痹的中成药：复方丹参片。

（3）治疗咳嗽的中成药：通宣理肺丸、百合固金丸、急支糖浆。
（4）治疗感冒的中成药：感冒退热颗粒。
（5）为陈一鸣推荐的药品是：通宣理肺丸。

试题 2：中药鉴定

120 种中药饮片性状识别及部位（答案略）

试题 3：饮片调剂（注意评分要点）

试题 4：中药煎药（注意评分要点）

四级（中级）技能考核模拟试卷（一）

试题 1：中成药的应用（35 分）

①本题分值：35 分。
②考核时间：25 min。
③考核形式：笔试。

1. 准备事宜

（1）考场设备设施准备：无。
（2）需分类的中成药：

感冒清热颗粒、人参健脾丸、感冒退热颗粒、银翘解毒丸、桂附地黄丸、藿香正气水、双黄连口服液、通宣理肺丸、六味地黄丸、九味羌活丸、二陈丸、右归丸。

（3）工具及其准备：无。

2. 考核要求

要求考生在规定时间内完成对中成药的分类，并根据情境描述推荐一种最适合病症的中成药。

3. 分类及评分标准

序号	鉴定内容	考核要点	配分	考核评分的扣分标准	扣分	得分
1	中成药的分类	在规定时间内完成 12 种中成药的分类	24	（1）正确写出一个药名得 2 分 （2）药名有错别字扣 0.5 分		
2	中成药的推荐	在规定时间内根据病情描述，推荐一味最适合病情的中成药	11	推荐正确得 11 分		
合　计			35			
操作时间（25 min）到应立即停止考生操作并按照实际完成情况赋予相应分数 否定项：若考生携带试卷出考室，则应及时终止其考试，考生该试题成绩记为 0 分						

评分人：　　　　年　　月　　日　　　　核分人：　　　　年　　月　　日

4. 情境描述：

李明，男，70 岁。症见腰膝痠冷、肢体浮肿、小便清长、痰饮喘咳。

假设你是药店的营业员，李明前来购药，提供的药品为药店所营药品。请根据李明的病情为其推荐最适合的中成药，并将所提供的药品进行分类。将答案填写在问题下方空白处。

问题 1：治疗风寒感冒的中成药：

问题 2：治疗风热感冒的中成药：

问题 3：治疗暑湿感冒的中成药：

问题 4：治疗痰湿停滞之咳嗽的中成药：

问题 5：治疗虚劳的中成药：

问题 6：为李明推荐的药品：

试题 2：中药鉴定

范围：常见 180 种中药饮片性状识别（30 分）。

①本题分值：30 分。

②考核时间：30 min。

③考核形式：实操。

1. 准备要求

（1）考场准备：白芍、猪苓、谷精草、茜草、赤芍、山楂、白鲜皮、甘草、桑叶、香附、月季花、百部、鸡内金、川楝子、桃仁、昆布、黄芪、栀子、黄芩、肉桂、益智、射干、大血藤、藁本、泽兰、薏苡仁、泽泻、乌梢蛇、地肤子、石决明。

（2）设备设施准备：操作台、药材等。

（3）工具及其准备：无。

2. 考核要求

要求考生在规定时间内完成对中药饮片的辨识，并按照《中国药典》（2020 年版）所记载的名称、用药部位书写在中药鉴定答题卡中。

3. 分类及评分标准

序号	鉴定内容	考核要点	配分	考核评分的扣分标准	扣分	得分
1	中药辨识	在规定时间内完成对30味中药饮片的正确识别，并按照药典规定书写正确名称	30	（1）正名写对，得0.5分 （2）入药部位写对，每个0.5分，如果回答不准确，给0.25分，例如“根和根茎”，只答“根”，或者只答了“根茎”，分值一半；“成熟果实”只答了“果实”，分值一半 （3）该药认错不得分 （4）均以2020年版药典为准		
合计			30			
操作时间（30 min）到应立即停止考生操作并按照实际完成情况赋予相应分数 否定项：若考生发生下列情况之一，则应及时终止其考试，考生该试题成绩记为0分 （1）故意损坏或混杂饮片，影响考试正常进行 （2）携带试卷出考场						

评分人：　　　　年　　月　　日　　　　核分人：　　　　年　　月　　日

试题3：饮片调剂

1. 中药审方

①本题分值：10分。

②考核时间：10 min。

③考核形式：实操。

④考核要求：在规定时间内审核处方并将答案书写在处方答题卡中。

（注意：每个处方请写出五项不妥之处，写对得1分，多写不给分，写错倒扣1分）

（1）审核处方1：

××医院处方笺	普通处方
费别：　自费　　医疗证号：201020　　处方编号：202408140	
姓名：王天一　　性别：男　　年龄：52岁 门诊/住院病历号：20220820　　科别（病区/床位号）：中医科 临床诊断：肝肾阴虚，眩晕　　开具日期：2024年9月2日 住址/电话：广州市技能考试中心1栋100号，1723456720	

Rp

制首乌 12 g	墨旱莲 10 g	女贞子 6 g
天麻 10 g	象贝母 10 g	桑椹 15 g
补骨脂 10 g	冬桑叶 10 g	甘遂 3 g
菟丝子 6 g	枣皮 10 g	甘草 6 g

（以下空白）

3 剂

每日 1 剂，水煎 400 mL，分早晚两次饭后温服

医师：李小晖　　药价：38.22 元　　计价人：方芳

调配：　　核对：　　发药：

题号	审核项目	审核结果	得分
审核处方 1	格式		
	正名		
	并开药物应付		
	配伍禁忌		
	妊娠禁忌		
	毒性中药用量		
	特殊处理药物		

（2）审核处方 2：

×× 医院处方笺　　普通处方

费别：　自费　　医疗证号：201028　　处方编号：202409148

姓名：李四　　性别：男　　年龄：30 岁

门诊 / 住院病历号：20240828　　科别（病区 / 床位号）：中医科

临床诊断：血瘀，风痰　　开具日期：2024 年 8 月 24 日

住址 / 电话：广州市技能考试中心 1 栋 100 号，1723456728

Rp

桃仁 10 g	二活 20 g	当归 15 g
蚯蚓干 15 g	川芎 9 g	红花 9 g
乳没 10 g	附子 12 g	郁金 10 g
蒲黄 9 g	甘草 6 g	

（以下空白）

2 剂

每日 1 剂，水煎 400 mL，分早晚两次饭后温服

医师：李小晖　　药价：42.14 元　　计价人：方芳

调配：　　核对：　　发药：

题号	审核项目	审核结果	得分
审核处方2	格式		
	正名		
	并开药物应付		
	配伍禁忌		
	妊娠禁忌		
	毒性中药用量		
	特殊处理药物		

2. 调配中药饮片处方

①本题分值：25 分。

②考核时间：15 min。

③考核形式：实操。

（1）准备要求

1）考场准备：调剂操作台、戥称、包药纸、鉴方木、鸡掸子、火麻仁、大黄、地黄、当归、知母、甘草、独活、玄参。

2）工具及其准备：无。

（2）考核要求

要求考生在规定时间内完成对中药处方一方两剂的调剂任务。

（3）中药饮片处方调配

中药饮片处方调配

普通处方

中药调剂员技能考核处方笺

费别： 市医保 医疗证号：201308 处方编号：202408008

姓名：张夏 性别：女 年龄：44 岁
门诊 / 住院病历号：20220812 科别（病区 / 床位号）：中医科
临床诊断：便秘，肠胃积热
开具日期：2024 年 8 月 27 日
住址 / 电话：广州市技能考试中心 1 栋 100 号，1723456700

Rp

火麻仁 12 g 大黄[后下] 6 g
地黄 15 g 当归 10 g
知母 9 g 甘草 5 g

（以下空白）

共 2 剂

每日 1 剂，水煎 400 mL，分早晚两次饭后温服

医师：李小晖	药价：29.42 元	计价人：罗宇浩
调配：	核对：	发药：

门诊收费专用章

注：1. 本处方当日内有效
2. 取药时请您当面核对药品名称、规格、数量
3. 延长处方用量原因、慢性病、老年病、外地、其他

3. 配分与评分标准

序号	鉴定内容	考核要点	配分	考核评分的扣分标准	扣分	得分
1	中药处方调配	（1）调剂前准备（1.5分）	25	（1）衣帽洁净，双手洁净不留长指甲；检查戥称等工具是否洁净；清洁调剂台（违反一项扣0.5分）		
		（2）校对戥称（1分）		（2）校对戥称（可在准备时完成，未校对扣1分）		
		（3）调配审方（1分）		（3）审方过程明显，得1分		
		（4）持戥姿势（2分）		（4）持戥姿势正确得1分，逐剂回戥得2分		
		（5）按序调配（5分）		（5）按序调配、单味分列、无混杂、无散落、无遗漏、无错配（不按序调配扣2分，称量排放顺序混乱扣1分，药物混杂扣0.5分，药物撒在台面未拣回扣0.5分，药物撒在地上扣1分）		
		（6）特殊处理（3分）		（6）正确处理“特殊处理的中药”，要注明（特殊处理错误或未单包扣3分，未注明或标注错误扣2分）		
		（7）复核（1分）		（7）逐味复查：逐味看方对药，认真核对，得1分		
		（8）处方签名（1分）		（8）签名正确，得1分		
		（9）清场（4.5分）		（9）戥称复原（戥陀放戥盘内，得1分）；清洁调剂台（得2分）；工具摆放整齐（得1.5分）		
		（10）调配时间（5分）		（10）调配时间<8 min得5分，8~10 min得3分，10~13 min得2分，>15 min不得分		
		配错药、缺味或多配药		配错药、缺味或多配药，整个“中药处方调剂”操作分扣10分		
合计			25			

1. 中药审方操作时间（10 min）到应立即停止考生审方操作并按照实际完成情况赋予相应分数
否定项：若考生携带处方出考场，则应及时终止其考试，考生该试题成绩记为0分
2. 中药处方调剂操作时间（15 min）到应立即停止考生调剂操作并按照实际完成情况赋予相应分数。
否定项：若考生发生下列情况之一，则应及时终止其考试，考生该试题成绩记为0分
（1）携带处方出考场
（2）故意混杂调剂饮片，影响考试正常进行

评分人： 年 月 日 核分人： 年 月 日

四级（中级）技能考核模拟试卷（二）

试题 1：中成药的应用

①本题分值：35 分。

②考核时间：25 min。

③考核形式：笔试。

1. 准备事宜

（1）考场设备设施准备：无。

（2）需分类的中成药：

龙胆泻肝丸、人参健脾丸、桂附地黄丸、健脾丸、藿胆丸、三黄片、气滞胃痛颗粒、右归丸、逍遥丸、复方丹参片、参苓白术散、二陈丸。

（3）工具及其准备：无。

2. 考核要求

要求考生在规定时间内完成对中成药的分类，并根据情境描述推荐一种最适合病症的中成药。

3. 分类及评分标准

序号	鉴定内容	考核要点	配分	考核评分的扣分标准	扣分	得分
1	中成药的分类	在规定时间内完成对 12 种中成药进行分类	24	（1）正确写出一个药名得 2 分； （2）药名有错别字扣 0.5 分。		
2	中成药的推荐	在规定时间内根据病情描述，推荐一味最适合病情的中成药	11	推荐正确得 11 分。		
合　计			35			
操作时间（25 min）到应立即停止考生操作并按照实际完成情况赋予相应分数 否定项：若考生携带试卷出考室，则应及时终止其考试，考生该试题成绩记为 0 分						

评分人：　　　年　　月　　日　　　　核分人：　　　年　　月　　日

4. 情境描述

董明，男，28 岁。病症表现为头晕目赤，耳鸣耳聋，耳肿疼痛，胁痛口苦，尿赤涩痛。假设你是药店的营业员，董明前来购药，提供的药品为药店所营药品。请根据董明的病情为其推荐最适合的中成药，并将所提供的药品进行分类。将答案填写在问题下方空白处。

问题 1：孕妇慎用的中成药：

问题 2：能健脾的中成药：

问题 3：处方中含有广藿香叶、猪胆粉的中成药：

问题 4：处方中含有陈皮、半夏的中成药：

问题 5：能滋补肾阳的中成药：

问题 6：为董明推荐的药品：

试题 2：中药鉴定

范围：常见 120 种中药饮片性状识别（30 分）。

①本题分值：30 分。

②考核时间：30 min。

③考核形式：实操。

1. 准备要求

（1）考场准备：肉桂、绵马贯众、知母、地肤子、石决明、藁本、秦皮、豆蔻、紫菀、石膏、大黄、月季花、王不留行、半边莲、桑叶、粉葛、茯苓、远志、小蓟、防风、桃仁、川芎、金银花、乳香、薄荷、小茴香、半夏、厚朴、射干、滑石。

（2）设备设施准备：操作台等。

（3）工具及其准备：无。

2. 考核要求

要求考生在规定时间内完成对中药饮片的辨识，并按照《中国药典》（2020 年版）所记载的名称、用药部位书写在中药鉴定答题卡中。

3. 分类及评分标准

序号	鉴定内容	考核要点	配分	考核评分的扣分标准	扣分	得分
1	中药辨识	在规定时间内完成对 30 味中药饮片的正确识别，并按照药典规定书写正确名称。	30	（1）正名写对，得 0.5 分 （2）入药部位写对，每个 0.5 分，如果回答不准确，给 0.25 分，例如“根和根茎”，只答“根”，或者只答了“根茎”，分值一半；“成熟果实”只答了“果实”，分值一半 （3）该药认错不得分 （4）均以 2020 年版药典为准		
合计			30			
操作时间（30 min）到应立即停止考生操作并按照实际完成情况赋予相应分数 否定项：若考生发生下列情况之一，则应及时终止其考试，考生该试题成绩记为 0 分 （1）故意损坏或混杂饮片，影响考试正常进行 （2）携带试卷出考场						

评分人：　　　　年　　月　　日　　　　核分人：　　　　年　　月　　日

试题 3：饮片调剂

1. 中药审方

①本题分值：10 分。

②考核时间：10 min。

③考核形式：实操。

④考核要求：在规定时间内审核处方并将答案书写在处方答题卡中。

（注意：每个处方请写出五项不妥之处，写对得 1 分，多写不给分，写错倒扣 1 分）

（1）审核处方 1：

××医院处方笺　　普通处方

费别：　自费　　医疗证号：201027　　处方编号：202408147

姓名：张三　　性别：男　　年龄：40 岁

门诊 / 住院病历号：______　　科别（病区 / 床位号）：中医科

临床诊断：热毒壅盛　　开具日期：2024 年 6 月 23 日

住址 / 电话：广州市技能考试中心 1 栋 111 号，1723456727

Rp

黄连 9 g	山栀子 10 g	地黄 15 g	石膏 30 g
桔梗 10 g	黄芩 10 g	知柏 10 g	连翘 6 g
二花藤 18 g	牡丹皮 12 g	淡竹叶 6 g	甘草 6 g

（以下空白）

共 3 剂

每日 1 剂，水煎 400 mL，分早晚两次饭后温服

医师：李小晖　　药价：49.42 元　　计价人：方芳

调配：______　　核对：______　　发药：______

题号	审核项目	审核结果	得分
审核处方 1	格式		
	正名		
	并开药物应付		
	配伍禁忌		
	妊娠禁忌		
	毒性中药用量		
	特殊处理药物		

（2）审核处方 2：

××医院处方笺 普通处方
费别：　自费　医疗证号：201019　处方编号：202408139
姓名：徐丽丽　性别：女　年龄：29 岁 门诊 / 住院病历号：20240819　科别（病区 / 床位号）：中医科 临床诊断：气虚，孕 6 周　开具日期：2024 年 6 月 15 日 住址 / 电话：广州市技能考试中心 1 栋 108 号，1723456719
Rp 人参 6 g　当归 10 g　坤草 10 g 牛膝 3 g　鸡血藤 5 g　五灵脂 3 g 甘草 10 g （以下空白） 共 2 剂 每日 1 剂，水煎 400 mL，分早晚两次饭后温服
医师：李　晖　药价：48.00 元　计价人：方芳 调配：　核对：　发药：

题号	审核项目	审核结果	得分
审核处方 2	格式		
	正名		
	并开药物应付		
	配伍禁忌		
	妊娠禁忌		
	毒性中药用量		
	特殊处理药物		

2. 调配中药饮片处方

①本题分值：25 分。

②考核时间：15 min。

③考核形式：实操。

（1）准备要求

1）考场准备：调剂操作台、戥称、包药纸、鉴方木、鸡掸子、黄芩、瓜蒌、胆南星、陈皮、苦杏仁、枳实、青皮、桃仁。

2）工具及其准备：无。

（2）考核要求

要求考生在规定时间内完成对中药处方一方两剂的调剂任务。

（3）中药饮片处方调配：

中药饮片处方调配

普通处方

中药调剂员技能考核处方笺

费别：　市医保　　医疗证号：201308　　处方编号：202408008

姓名：张玲　　性别：女　　年龄：35 岁

门诊 / 住院病历号：2240812　　科别（病区 / 床位号）：中医科

临床诊断：咳嗽，痰热阻肺证

开具日期：2024 年 8 月 23 日

住址 / 电话：广州市技能考试中心 1 栋 100 号，1723456700

Rp

苦杏仁[后下] 12 g　　黄芩 10 g

瓜蒌 8 g　　胆南星 9 g

陈皮 10 g　　枳实 9 g

（以下空白）

共 2 剂

每日 1 剂，水煎 400 mL，分早晚两次饭后温服

门诊收费专用章

医师：李小晖　　药价：36.40 元　　计价人：方芳

调配：　　核对：　　发药：

注：1. 本处方当日内有效

2. 取药时请您当面核对药品名称、规格、数量

3. 延长处方用量原因、慢性病、老年病、外地、其他

3. 配分与评分标准

序号	鉴定内容	考核要点	配分	考核评分的扣分标准	扣分	得分
1	中药处方调配	（1）调剂前准备（1.5分）	25	（1）衣帽洁净，双手洁净不留长指甲；检查戥称等工具是否洁净；清洁调剂台（违反一项扣0.5分）		
		（2）校对戥称（1分）		（2）校对戥称（可在准备时完成，未校对扣1分）		
		（3）调配审方（1分）		（3）审方过程明显，得1分		
		（4）持戥姿势（2分）		（4）持戥姿势正确得1分，逐剂回戥得2分		
		（5）按序调配（5分）		（5）按序调配、单味分列、无混杂、无散落、无遗漏、无错配（不按序调配扣2分，称量排放顺序混乱扣1分，药物混杂扣0.5分，药物撒在台面未拣回扣0.5分，药物撒在地上扣1分）		
		（6）特殊处理（3分）		（6）正确处理"特殊处理的中药"，要注明（特殊处理错误或未单包扣3分，未注明或标注错误扣2分）		
		（7）复核（1分）		（7）逐味复查：逐味看方对药，认真核对，得1分		
		（8）处方签名（1分）		（8）签名正确，得1分		
		（9）清场（4.5分）		（9）戥称复原（戥陀放戥盘内，得1分）；清洁调剂台（得2分）；工具摆放整齐（得1.5分）		
		（10）调配时间（5分）		（10）调配时间 <8 min 得5分，8~10 min 得3分，10~13 min 得2分，>15min 不得分		
		配错药、缺味或多配药		配错药、缺味或多配药，整个"中药处方调剂"操作分扣10分		
合 计			25			

1. 中药审方操作时间（10 min）到应立即停止考生审方操作并按照实际完成情况赋予相应分数
否定项：若考生携带处方出考场，则应及时终止其考试，考生该试题成绩记为0分
2. 中药处方调剂操作时间（15 min）到应立即停止考生调剂操作并按照实际完成情况赋予相应分数
否定项：若考生发生下列情况之一，则应及时终止其考试，考生该试题成绩记为0分
（1）携带处方出考场
（2）故意混杂调剂饮片，影响考试正常进行

评分人：　　　年　　月　　日　　　　核分人：　　　年　　月　　日

四级操作技能考核模拟试卷（一）答案

试题 1：中成药的应用

（1）治疗风寒感冒的中成药：感冒清热颗粒、通宣理肺丸、九味羌活丸。

（2）治疗风热感冒的中成药：感冒退热颗粒、银翘解毒丸、双黄连口服液。

（3）治疗暑湿感冒的中成药：藿香正气水。

（4）治疗痰湿停滞之咳嗽的中成药：二陈丸。

（5）治疗虚劳的中成药：桂附地黄丸、人参健脾丸、六味地黄丸、右归丸。

（6）为李明推荐的药品：桂附地黄丸。

试题 2：中药鉴定

常见 180 种中药饮片性状识别要点及其药用部位（答案略）。

试题 3：饮片调剂

1. 中药审方

（1）处方 1：

正名：①制首乌的正名是制何首乌；②象贝母的正名是浙贝母；③冬桑叶的正名是桑叶；④枣皮的正名是山茱萸。

配伍禁忌：④甘遂不宜与甘草同用；

毒性中药用量：⑤甘遂有毒，不可超剂量使用，用量范围为 0.5~1.5 g。

（2）处方 2：

正名：蚯蚓干的正名是地龙

并开药物应付：①二活 20 g 是羌活、独活各 10 g；②乳没 10 g 是制乳香、制没药各 5 g。

特殊处理药物：①附子先煎、久煎；②蒲黄包煎。

2. 调配中药饮片处方

注意大黄要包小包，并在小包上写药名后下。

四级操作技能考核模拟试卷（二）答案

试题 1：中成药的应用

（1）孕妇慎用的中成药：龙胆泻肝丸、三黄片、气滞胃痛颗粒、复方丹参片。

（2）能健脾的中成药：参苓白术散、人参健脾丸、健脾丸、逍遥丸。

（3）处方中含有广藿香叶、猪胆粉的中成药：藿胆丸。

（4）处方中含有陈皮、半夏的中成药：二陈丸。

（5）能滋补肾阳的中成药：桂附地黄丸、右归丸。

（6）为董明推荐的药品：龙胆泻肝丸。

试题 2：中药鉴定

常见 180 种中药饮片性状识别要点及其药用部位（答案略）。

试题 3：饮片调剂

1. 中药审方

（1）处方 1：

格式：处方前记未标门诊 / 住院病历号。

正名：山栀子的正名是栀子。

并开药物应付：①知柏 10 g 是知母、黄柏各 5 g；②二花藤 180 g 是金银花、金银藤各 9 g。

特殊处理药物：石膏先煎。

（2）处方 2：

格式：处方前记的临床诊断与用药不符。

正名：坤草的正名是益母草。

配伍禁忌：人参不宜与五灵脂同用。

妊娠禁忌：①益母草孕妇慎用；②牛膝孕妇慎用。

2. 调配中药饮片处方

注意苦杏仁要包小包，并在小包上写药名并注明。

参考文献

［1］国家药典委员会 . 中华人民共和国药典（一部）[M]. 北京：中国医药科技出版社，2020.

［2］赵珍东，蓝永锋 . 实用中药传统技能、中药调剂员技能竞赛培训教程 [M]. 化学工业出版社，2022.

［3］人力资源和社会保障部教材办公室 . 中药调剂员（基础知识）[M]. 北京：中国劳动社会保障出版社，2018.

［4］人力资源和社会保障部教材办公室 . 中药调剂员（初级）[M]. 北京：中国劳动社会保障出版社，2017.

［5］人力资源和社会保障部教材办公室 . 中药调剂员（中级）[M]. 北京：中国劳动社会保障出版社，2018.

［6］印会河 . 中医基础理论 [M]. 上海科学技术出版社 ,1984.

［7］赵珍东，蓝永锋 . 实用方剂与中成药 [M]. 2 版 . 重庆大学出版社，2019.

［8］邓铁涛 . 中医诊断学 [M]. 5 版 . 上海科学技术出版社，1983.

［9］国家药典委员会 . 中华人民共和国药典临床用药须知：中药成方制剂卷 [M]. 北京：中国医药科技出版社，2022.

［10］国家中医药管理局职业技能鉴定指导中心，国家中医药行业特有工种职业技能鉴定工作中药调剂员职业专家委员会 . 中药调剂员 [M]. 北京：中国中医药出版社，2009.